Doc Childre
Howard Martin
Die HerzIntelligenz®-Methode

Doc Childre
Howard Martin

Die HerzIntelligenz®-Methode

Gesundheit stärken, Probleme meistern – mit der Kraft des Herzens

Reihe: HeartMath® – HerzIntelligenz®

Unter Mitarbeit von Donna Beech

VAK Verlags GmbH
Kirchzarten bei Freiburg

Titel der amerikanischen Originalausgabe:
The HeartMath® Solution

Erschienen bei: HarperSanFrancisco, trademark of HarperCollins Publishers Inc.
New York, USA (ISBN 0-06-251605-1)

Bibliografische Information der Deutschen Nationalbibliothek
Die Deutsche Nationalbibliothek verzeichnet diese Publikation
in der Deutschen Nationalbibliografie;
detaillierte bibliografische Daten sind im Internet über
http://dnb.d-nb.de abrufbar.

VAK Verlags GmbH
Eschbachstraße 5
79199 Kirchzarten
Deutschland
www.vakverlag.de

7. Auflage: 2022

Übersetzung: Isolde Seidel
Lektorat: Monika Radecki
Abbildungen: © 1998 *Institute of HeartMath, Research Center*
Umschlagfoto: Fotolia
Umschlaggestaltung & Satz: Karl-Heinz Mundinger, VAK
Druck: Friedrich Pustet GmbH & Co. KG, Regensburg
Printed in Germany
ISBN 978-3-86731-066-6

Inhalt

Widmung

Dieses Buch ist den Menschen gewidmet, die mehr darüber erfahren wollen, wie sie Verstand und Herz in Einklang bringen können. Und es ist den Menschen gewidmet, die spüren, dass es an der Zeit ist, praktische Methoden der Steuerung und Kontrolle der Emotionen anzuwenden, um heute in der sich wandelnden Welt zu überleben und erfolgreich zu sein.

Kurzer Hinweis zum Lesen

Das in diesem Buch präsentierte Material gibt Ihnen einen Überblick über die neueste Forschung darüber, welche Rolle unser Herz für unser Wohlbefinden spielt. Die Forschungsergebnisse sind für Leserinnen und Leser, die sich weitergehend informieren wollen, mit ausführlichen Anmerkungen versehen. Wir haben uns größte Mühe gegeben, präzise, zuverlässige und aktuelle Informationen zu liefern. Die Ideen, Vorschläge und Techniken in diesem Buch ersetzen gegebenenfalls nicht eine fundierte medizinische Behandlung.

Vorwort

Nur selten findet man eine Lösung, die weit über das ursprüngliche Problem hinausgeht, doch die sich immer weiter entwickelnde Arbeit des HeartMath-Instituts (in Boulder Creek, Kalifornien, USA) war für mich eine solche Ausnahme.

Heutzutage begegnen wir in vielen verschiedenen Zusammenhängen Hinweisen auf das Herz: Wir empfinden Liebe „in unserem Herzen" oder wir spüren eine „Herzensverbindung"; wir widmen uns einem Projekt oder unserer Arbeit „mit ganzem Herzen"; wir nehmen uns ein Kompliment oder eine Kritik „zu Herzen"; wir sind mutig, wenn wir uns „ein Herz fassen"; etwas „kommt von Herzen", wenn wir mitfühlend handeln. Doch was bedeutet „Herz" eigentlich in diesen Wendungen der Alltagssprache? Ganz sicher bezieht sich das Wort nicht auf das Organ, mit dem ich mich während meiner medizinischen Ausbildung beschäftigte – ein Organ, das jede einzelne Sekunde schlägt, um Sauerstoff und Nährstoffe in unserem Blut zu allen Körperzellen zu befördern.

Die konventionelle Medizin des Westens spricht vom Herzen ausschließlich in seiner physiologischen Funktion. Nach dieser medizinischen Definition ist das Herz ein muskuläres Organ, das aus mehreren Kammern besteht und von einem elektrischen Schaltungsnetz durchzogen ist. Das Herz wird oft als Pumpe, die Arterien als Rohre beschrieben – im Grunde genommen als biologisches Gegenstück zu einer Grundwasserpumpe und den Wasserrohren eines Hauses. Dieses Verständnis des Herzens steht in einem so auffälligen Widerspruch zu unserem emotionalen Herzen, dass man sich fragt, ob es überhaupt irgendeine Verbindung zwischen dem wörtlichen und dem übertragenen, dem körperlichen und dem mystischen Herzen gibt. Von dieser Frage geht die HEARTMATH – HERZINTELLIGENZ-Methode aus und die Antwort kann sich beträchtlich auf die eigene Gesundheit und das Allgemeinbefinden auswirken.

Der Unterschied zwischen der körperlichen und der emotionalen Definition des „Herzens" beruht auf der Trennung zwischen Körper und Geist, die in der Medizin von heute allgegenwärtig ist. Wir haben die Rolle unserer Gedanken und unserer täglichen Stressoren von ihren Auswirkungen auf unseren Körper getrennt. Während der gesamten medizinischen Ausbildung erfahren Ärzte von bakteriellen, metabolischen, toxischen und anderen Ursachen körperlicher Krankheiten, doch die Beziehung zwischen unseren Gedanken und Emotionen und den körperlichen Veränderungen, die sie hervorrufen, werden größtenteils ignoriert. Dies hat in großem Stil zu einem medizinischen Modell geführt, das entmenschlichend ist, weil es sich nur auf die spezielle körperliche Manifestation der Erkrankung konzentriert und dadurch den ganzen Menschen aus den Augen verliert.

Fachleute aus dem Gesundheitswesen reagierten auf diese Trennung zwischen Körper und Geist, indem Sie Disziplinen wie die psychosomatische Medizin und, in jüngerer Zeit, die Psychoneuroimmunologie entwickelten. Um diese Trennung zu überwinden, entstanden Verfahren, die als „ganzheitlich", „komplementär", „ergänzend" bezeichnet werden. Diese Methoden sprechen Körper, Geist und Seele an und integrieren sie. Die HEARTMATH – HERZINTELLIGENZ-Methode – deren Besonderheit auf ihrer Einfachheit und Tiefgründigkeit beruht – ist ein solcher Ansatz.

Als Arzt fasziniert mich die Beziehung zwischen Zeit und Gesundheit immer stärker. Die meisten Menschen in der modernen Gesellschaft haben das Gefühl, nicht genug Zeit zu haben. Dieses Gefühl führt zu Hektik und Eile, der Nährboden für unseren ganzen Stress, der wiederum zu schwerwiegenden Erkrankungen und Störungen führt. Ich stellte fest, dass Zeit der Rhythmus des Lebens ist, und erkannte, dass Gesundheit das empfindliche Gleichgewicht dieses Rhythmus ist und Erkrankungen und Befindlichkeitsstörungen von einem fehlenden Rhythmus herrühren. In einer Zeit, in der Chaos und fehlender Rhythmus zum Alltag gehören, ist es ganz entscheidend, Übungen zu entwickeln, mit denen wir die normalen Rhythmen wiederherstellen und regulieren und dadurch unsere Gesundheit fördern können. Die Methoden, die Doc Childre und Howard Martin hier vorstellen, bieten eine wichtige Möglichkeit, die Muster und Rhythmen unseres physischen Körpers zu verändern. So können wir wieder gesund werden, indem wir das Herz nicht nur als Pumpe im Körper verstehen, sondern herausfinden, wie durch die Liebe der Rhythmus selbst ins Gleichgewicht kommt.

Dieses Buch zeigt ausführlich, dass das Herz das Zentrum unseres Körpers und auch der Mittelpunkt unseres Denkens und Fühlens ist. Die Lösung liegt in der Erkenntnis, dass das Herz sowohl ein materieller Gegenstand (ein rhythmisch arbeitendes Organ) als auch die Liebe selbst ist. Die HERZINTELLIGENZ-Methode erkennt das Herz als die zentrale rhythmisch pumpende Kraft unseres Körpers an und zeigt uns darüberhinaus, wie wir die kohärente Kraft der Liebe nutzen können, um geschickt mit unseren Gedanken und Emotionen umzugehen. Wie ein Kiesel im Wasser bestimmte Wellenmuster hervorruft, wenn er in einen stillen Teich geworfen wird, so rufen Liebe und positive Gefühle im Herzen einen Rhythmus hervor, der Gesundheit und Wohlbefinden im ganzen Körper verbreitet. Die moderne Medizin tut sich schwer, dies zu verstehen, weil sie dazu neigt, Geist und Materie, die Emotionen und den physischen Körper zu trennen und zu unterscheiden, statt die Verbindung zwischen ihnen zu erkennen.

Als ich dem HEARTMATH-System das erste Mal begegnete, war ich begeistert von der ungewöhnlichen Kombination aus wissenschaftlicher Forschung und emotionaler Weisheit. Ich kannte bereits Untersuchungen, die vermuten ließen, dass Meditation oder das Denken guter Gedanken dazu führen können, dass man sich besser fühlt, weniger deprimiert oder gesünder ist, aber diese Studien konnte man eher als „weiche" Wissenschaft einstufen. Die HeartMath-Forschung hingegen wies in wissenschaftlichen Untersuchungen signifikante Veränderungen im Muster der Herzfrequenz und der Zusammensetzung des Blutes nach. Die HEARTMATH – HERZINTELLIGENZ-Methode stellt einen wichtigen Schnittpunkt dar: sie zeigt den Einfluss von Gefühlen wie Liebe, Mitgefühl und Dankbarkeit auf zugrunde liegende physiologische Zustände. Dieses Werk zeigt eindeutig, dass die dargestellten Techniken unsere Gesundheit tiefgreifend beeinflussen und sich in allen Lebensbereichen positiv auf unsere Art zu denken, zu fühlen, zusammenzuarbeiten und Beziehungen einzugehen auswirken.

Wenn wir dieses Buch ernst nehmen, werden wir uns selbst, andere und die Welt um uns herum von jetzt an anders wahrnehmen. Die Forschungen des HeartMath-Instituts bestätigen durch fundierte Wissenschaft unser intuitives Verständnis des Herzens und erklären, wie das elektromagnetische

Feld, das unser Herz ausstrahlt, die Menschen um uns beeinflussen kann. Die HERZINTELLIGENZ-Techniken zeigen, wie wir vom linearen Denken zum intuitiven Fühlen gelangen können. Das bietet für unsere derzeitigen und künftigen Herausforderungen intelligentere und kreativere Lösungen.

Der Ansatz macht ein Versprechen einer Gesellschaft gegenüber, die die Wissenschaft als Religion betrachtet – solange nicht wissenschaftliche Untersuchungen und Ergebnisse zahlenmäßig signifikante Veränderungen anzeigen, wird ein Ansatz nicht als glaubwürdig erachtet. Die Stärke dieses Systems beruht sowohl auf der wissenschaftlichen Forschung und dem wissenschaftlichen Verständnis als auch auf der Weisheit der Liebe. Dieser Ansatz verleiht dem „Herzen" eine neue – und sehr alte – Bedeutung, die alle uns bekannten Aspekte mit einschließt.

Dr. med. Stephan Rechtschaffen
(Autor des Buches *Time Shifting* und Präsident des *Omega Institute*)

Danksagungen

Von seinen Anfängen bis zur endgültigen Fertigstellung war das vorliegende Buch ein ziemliches Erlebnis. Es gibt zwar bereits andere Bücher über bestimmte Aspekte des HEARTMATH – HERZINTELLIGENZ-Ansatzes, doch dieses Buch will viele dieser Elemente in einem Grundlagenwerk zusammenfassen und gleichzeitig neue Informationen, Anwendungsmöglichkeiten und Erfahrungen der letzten Jahre vorstellen. Dafür brauchten wir die Hilfe und Unterstützung vieler Menschen.
Zahlreiche Freunde und Kollegen haben jahrelang durch privates und berufliches Engagement dazu beigetragen, das HEARTMATH – HERZINTELLIGENZ-System zu entwickeln und bekannt zu machen. Viele von ihnen haben wertvolle Beiträge zu diesem Buch geliefert und sie werden zweifellos auch weiterhin auf vielerlei Art (sichtbar und unsichtbar) zu seinem Erfolg beitragen. Bei ihnen wollen wir uns bedanken.
Herzlichen Dank an:

- Sara Paddison (Präsidentin des HeartMath-Instituts) für ihr beharrliches Engagement, ihre Beratung, Anregung und ihre unschätzbare Hilfe bei diesem Buchprojekt.
- Deborah Rozman (stellvertretende Vorsitzende der *HeartMath LLC*) für ihre unermessliche Hilfe beim Schreiben des Buches und für ihre Beiträge zur Verbreitung der Methode durch ihre psychologischen und wirtschaftlichen Kenntnisse, ihre Führungsqualitäten und Präsentationsfähigkeiten.
- Rollin McCraty (Forschungsdirektor des HeartMath-Instituts) und seine Kollegen für die bahnbrechende neue Forschung, die unsere Sicht des Herzens revolutioniert und Tausenden von Menschen zu einer besseren Gesundheit verhilft.

- Bruce Cryer (Vizepräsident der *HeartMath LLC*) und zuständig für die weltweite Wirtschaftsentwicklung, und sein Team, die diese Arbeit so geschickt und wirkungsvoll in Unternehmen und Organisationen auf der ganzen Welt eingeführt haben.
- Joseph Sundram (Leiter der Öffentlichkeitsabteilung) für sein Engagement, die Methode in Amerika in Behörden, bei der Armee und bei der Arbeit mit benachteiligten Menschen einzuführen, die so dringend Hilfe brauchen.
- Jeff Goelitz und Stephanie Herzog (Abteilung für Pägagogik und Familie bei der *HeartMath LLC*) für ihre innovativen Beiträge zur Erziehung von Kindern und zur kindlichen Entwicklung.
- David McArthur (Leiter der Empowerment-Abteilung) für seinen überzeugten Einsatz dafür, die Methoden auch konfessionellen Einrichtungen anzubieten.
- Jerry Kaiser und Robert Massey (Gesundheitsabteilung des HeartMath-Instituts) für ihre bahnbrechende Arbeit mit Menschen, die im medizinisch-therapeutischen Sektor arbeiten, sowie mit Menschen mit gesundheitlichen Problemen.

Unser besonderer Dank gilt Kathryn McArthur, Dana Tomasino, Wendy Rickert und Mike Atkinson, die sich um die zahllosen Details kümmerten, die nötig waren, um das Buch fertigzustellen.

Wir müssten uns noch bei vielen bedanken, um das ganz vorsichtig auszudrücken, deshalb danken wir an dieser Stelle euch allen für eure aufrichtige Arbeit, Unterstützung und innige Freundschaft!

Wir bedanken uns sehr bei unserer Belegschaft im HeartMath-Institut, bei der *HeartMath LLC*, der *Planetary LLC* und bei unseren Partnern auf der ganzen Welt. Wir wollen uns auch bei allen Mitarbeitern im Verlag HarperCollins (San Franzisko, USA) dafür bedanken, dass sie an dieses Buch geglaubt und es unterstützt haben. Ein Dankeschön auch an Donna Beech, unsere ausgezeichnete Koautorin, die uns beim Schreiben des Buches half und diese Arbeit noch angenehmer machte, und an unseren Agenten Andrew Blauner, der ganz bestimmt den Preis für den „aufrichtigsten Literaturagenten" erhielte, würde der je vergeben.

Wir bedanken uns sehr für die harte Arbeit und die aufrichtige Anteilnahme, die all diese Leute zu diesem Buch beitrugen.

Doc Childre und Howard Martin

Einführung

Der Ansatz von HEARTMATH – HERZINTELLIGENZ, auf dem dieses Buch beruht, wurde von Doc Childre entwickelt. Childre ist Stressforscher, Autor und Berater führender Persönlichkeiten aus Wirtschaft, Wissenschaft und Medizin. Dieser Ansatz bietet eine neuartige Betrachtungsweise der Psychologie, Physiologie und des menschlichen Potenzials; außerdem stellt er ein neues Modell vor, wie man in der Welt von heute leben kann, ohne sich völlig zu verschleißen.

Doc Childre widmete einen Großteil seines Lebens der Erforschung und Entwicklung der HEARTMATH – HERZINTELLIGENZ-Methode. Sie will Menschen in die Lage versetzen, eine neue Intelligenz, mehr Anteilnahme und Mitgefühl zu entwickeln, um den Anforderungen des Lebens flexibel und selbstsicher zu begegnen. Aus seinem Wunsch heraus, Menschen zu helfen, gründete Childre mit einer kleinen Gruppe von Leuten mit einer großen Bandbreite an Talenten, Erfahrungen und Sachkenntnissen das HeartMath-Institut, eine gemeinnützige Organisation, die im Bereich Forschung und Ausbildung tätig ist. Die Forschung des Instituts ist in die neuen Gebiete Neurowissenschaften, Kardiologie, Psychologie, Physiologie, Biochemie, Physik und Bioelektrizität vorgedrungen. Um diese Forschungsziele noch zu erweitern, gründete das HeartMath-Institut ein wissenschaftliches Gremium mit beratender Funktion, dem führende Leute aus zahlreichen der oben genannten Zweige angehören, die dem Institut mit Rat und Tat zur Seite stehen und die wissenschaftlichen Veröffentlichungen rezensieren. Ergebnis dieser Zusammenarbeit sind die aufregenden neuen Entdeckungen, die in diesem Buch vorgestellt werden.

Die entsprechenden wissenschaftlich validierten Techniken wurden in Seminare und Beratungen integriert, die die *HeartMath LLC* mit lizenzierten Lehrern weltweit anbietet. Diesem Unternehmen wurden vom HeartMath-Institut die Ausbildungsrechte übertragen; Vorsitzender der *HeartMath LLC* ist Doc Childre. Heute wird die Methode auf vier Kontinenten unter anderem in Firmen, Behörden, Gesundheitseinrichtungen und im Bildungswesen gelehrt.

Ich bin schon seit fast 30 Jahren an der Entwicklung des HEARTMATH – HERZINTELLIGENZ-Systems beteiligt und war während der einzelnen Entwicklungsstadien der Methode in verschiedenen Funktionen tätig. In den vergangenen acht Jahren war ich in erster Linie Geschäftsmann und Ausbilder und Vortragender in Sachen Herzintelligenz. Derzeit bin ich Präsident der *Planetary LLC*, einer Firma, die die Produkte des HEARTMATH-Systems herstellt und veröffentlicht. Aufgrund dieser Funktionen war und bin ich jeweils in einer Position, die für die öffentliche Präsentation der Methode zentral ist. Ich bekam die Gelegenheit, an diesem Buch mitzuarbeiten und einige meiner Lernerfahrungen über das Herz, mich selbst, andere Menschen und das Leben im Laufe dieser vielen Jahre zum Ausdruck zu bringen. Ich fühle mich dadurch geehrt und weiß diese Gelegenheit außerordentlich zu schätzen.

Als junger Rockmusiker fand ich erstmals Zugang zu meinem Herzen. Als ich versuchte, meinem chaotischen Leben einen Sinn zu geben, begann ich, auf die Stimme meines Herzens zu hören. Sie erwies sich bei wichtigen Entscheidungen oft als zuverlässiger Kompass. Das war mir Motivation genug, damit fortzufahren. Glücklicherweise bot mir meine Verbindung mit Doc Childre damals die Chance, mehr über das Herz zu erfahren. Dass ich bereits in jungen Jahren Respekt für die Intelligenz des Herzens entwickelte, hat zu meinem Erfolg im Leben am stärksten beigetragen.

Dieses Buch will Sie in etwas bestärken, was Sie vielleicht schon spüren oder wissen: Das Herz spielt eine entscheidende Rolle dabei, wie Sie sich selbst, die Menschen und das Leben verstehen. Wenn Sie sich das Gelesene zu Herzen nehmen und sich nur ein klein wenig bemühen, das Gelernte anzuwenden, werden sich Ihre Wahrnehmung und Ihre Emotionen grundlegend ändern. Das wird sich auch in Ihrem Leben bemerkbar machen. Sie müssen nicht jahrelang üben, bis Sie von der HEARTMATH – HERZINTELLIGENZ-Methode profitieren. Vielmehr werden Sie sich jahrelanges Suchen nach Antworten ersparen; denn die Antworten sind nur *ein* Umschalten vom Verstand auf das Herz entfernt.

Wir haben heute nicht mehr genug Zeit, uns so allmählich zu intelligenteren und fürsorglicheren Menschen zu entwickeln. Unsere momentanen und künftigen Herausforderungen machen es notwendig, dass wir neue Ressourcen in unserem Inneren entdecken und uns schneller verändern können. Das herzintelligente System ist einfach und zeigt Ihnen, wie Sie sich direkt mit der intuitiven Intelligenz Ihres Herzens verbinden können. In dem Maß, in dem Menschen diese Intelligenz entwickeln, sind sie in der Lage, mit ihrem Verstand und ihren Emotionen geschickt umzugehen, und können dadurch eher positive Veränderungen in der Gesellschaft bewirken.

Dieses Buch bietet Ihnen drei Arten von Informationen: Konzepte, Arbeitshilfen und Techniken – darüber hinaus biomedizinische, psychologische und sozialwissenschaftliche Forschungsergebnisse. Die Verbindung dieser Elemente stellt ein umfassendes System dar, um das angeborene Potenzial freizusetzen und rasche persönliche, zwischenmenschliche und soziale Verbesserungen herbeizuführen.

In der heutigen Zeit verlassen sich viele Menschen auf Wissenschaft und Technologie. Aus den bahnbrechenden Entdeckungen und Verbesserungen, die die Wissenschaft bieten kann, beziehen sie Wissen, Inspiration und Trost. Andere spüren intuitiv, dass der Glaube an die Wissenschaft sie auch einschränkt und dass der menschliche Geist mehr braucht, um erfüllt zu sein.

An der Schwelle des neuen Jahrhunderts erkennen Menschen die interessante Möglichkeit, dass Wissenschaft und Geist verschmelzen können. Bei der Lektüre dieses Buches werden Sie feststellen, dass das Herz der Weg zu dieser Verbindung ist – das bestätigt unsere jahrelange Erfahrung, Übung und Forschung.

Durch die Forschung des Instituts und die Zusammenarbeit mit anderen Wissenschaftlern konnten wir faszinierendes Beweismaterial sammeln: Das Herz verfügt über eine Intelligenz, die unsere Wahrnehmung beeinflusst. Die Herausforderung für unsere Forscher bestand nun darin, zu prüfen, ob (und wie) das philosophische oder metaphorische Herz und das physische aufeinander einwirken. Wir haben festgestellt, dass sie sich in der Tat auf vielfältige Art und Weise beeinflussen. Unsere bisherigen Entdeckungen sind zwar schon recht eindrucksvoll, doch es gibt noch viel zu untersuchen. Weil die derzeit verfügbaren wissenschaftlichen Instrumente nicht alle Wirkungsweisen des Herzens messen können, ist das Bild noch unvollständig.

Neurokardiologen und andere Wissenschaftler stehen gerade erst am Anfang, die Wege und Mechanismen, über die das Herz mit dem Gehirn kommuniziert, nachzuvollziehen und zu verstehen.

Wir gehen über das wissenschaftlich Beweisbare hinaus und stellen die Theorie auf, dass das Herz uns über die Intuition, in der sich Geist und Menschlichkeit treffen, mit einer höheren Intelligenz verbindet. Dieses Reich der Intuition ist viel größer, als es der Mensch mit seiner Wahrnehmung erfassen kann. Aber wir können diese Art der Wahrnehmung entwickeln, wenn wir lernen, wozu uns die Weisen und Philosophen schon seit langem auffordern: auf die Weisheit des Herzens zu hören und ihr zu folgen.

Wir können viel von der Wissenschaft lernen, aber wir brauchen nicht zu warten, bis die Wissenschaft *alles* bewiesen hat, bevor wir uns an die Weisheit und Intelligenz unseres Herzens wenden. Viele Menschen spüren intuitiv, dass ein solcher Zugang möglich ist; sie sehnen sich geradezu danach – sie wissen nur nicht, wie sie sich an ihr Herz wenden können. Sie warten auf eine zuverlässige Methode dafür.

Der HEARTMATH – HERZINTELLIGENZ-Ansatz bietet eine schrittweise Methode, die intuitive Intelligenz des Herzens zu entwickeln. Er ist nicht nur ein System, um Verstand und Emotionen ins Gleichgewicht zu bringen und mit der Intuition des Herzens in Kontakt zu kommen, er ist vor allem *wirksam*. Die HERZINTELLIGENZ-Methode wurde erfolgreich Tausenden von Menschen vermittelt, die die Techniken und Arbeitshilfen, die wir anbieten, konsequent anwenden.

Da Stress ja weltweit zunimmt, suchen viele Menschen nach Möglichkeiten, mehr emotionale und mentale Ausgeglichenheit in ihr Leben zu bringen. Wenn sie sich für neue Möglichkeiten öffnen, sind sie motiviert, mit ihren Gedanken und Emotionen in Bereichen, die sie bislang vermieden haben oder nicht angehen konnten, besser umzugehen. Diese Menschen sind wie Pioniere, die für andere den Grundstein legen.

Ich hoffe dadurch, dass ich diese Arbeit mit Ihnen teile, Menschen helfen zu können, sich mental und emotional wohler zu fühlen, ihr Bewusstsein zu erweitern und erfüllter zu leben. Ich habe dieses herzintelligente System selbst angewandt und lernte vor allem, dass Erfüllung im Inneren beginnt und sich dann im Außen manifestiert; denn da wird sie am stärksten wertgeschätzt. Wenn *ich* eine Dimension von Erfüllung erleben kann, die meine

Erwartungen weit übertrifft, dann können Sie das auch. Ich bin zutiefst davon überzeugt, dass ich all das Positive, das ich erlebte, deshalb erlebte, weil ich lernte, auf mein Herz zu hören und ihm zu folgen. Die HEARTMATH-HERZINTELLIGENZ-Methode bietet Ihnen die Möglichkeit, genau dies zu tun. Doc Childre und ich wünschen Ihnen: Genießen Sie es!

Howard Martin

Teil I
Herzintelligenz – Beschreibung und Bedeutung

Der umfassende Ansatz der HEARTMATH – HERZINTELLIGENZ-Methode gibt Ihnen Informationen, Methoden und Techniken an die Hand, durch die Sie mit Ihrer Herzintelligenz in Kontakt kommen können. Teil I bietet die nötige Grundlage, um den ersten Schritt zu unternehmen: die Intelligenz Ihres Herzens anzuerkennen.

Dieser erste Teil beschreibt die Herzintelligenz, erklärt, wie sie funktioniert, und erörtert, warum sie so wichtig ist. Die hier vorgestellte wissenschaftliche Forschung präsentiert eine dem Herzen innewohnende Intelligenz. Sie zeigt, wie Herz, Gehirn und der übrige Körper miteinander kommunizieren. Untersuchungen belegen, dass der Blutdruck sinkt, das Immunsystem und das hormonelle Gleichgewicht sich verbessern und die Gehirnfunktion gefördert wird, wenn die Herzintelligenz genutzt wird.

Herz und Gehirn müssen in Harmonie sein, damit Verstand, Emotionen und Körper bestmöglich zusammenarbeiten können. Wie Sie diese beiden zusammengehörenden, doch häufig leider getrennten Quellen der Intelligenz verbinden können, ist ein weiteres wichtiges Thema dieses Teils. In Teil I werden Sie:

- die Tragweite der Herzintelligenz erkennen
- die physiologische (also die stoffliche und nervale) Kommunikation zwischen Herz, Verstand und dem übrigen Körper verstehen
- den Unterschied zwischen Kopf und Herz kennenlernen.

Kapitel 1
Jenseits des Gehirns – das intelligente Herz

Es war 5.45 Uhr am Dienstagmorgen, den 6. Februar 1995, und wir befanden uns im HeartMath-Geschäftszentrum in Boulder Creek, Kalifornien. Am Nachmittag zuvor hatte Dr. Donna Willis, die Medizinredakteurin der NBC-Fernsehsendung *Today* angerufen, sie habe beschlossen, am nächsten Vormittag einen Bericht über unsere Arbeit zu senden. Er sollte „Liebe und Gesundheit" heißen. Willis wollte mit einem Überblick über die Forschungen des HeartMath-Instituts zur elektrischen Aktivität des Herzens beginnen. Dann wollte sie dem Talkmaster Bryant Gumbel und den Zuschauern von unserem FREEZE-FRAME-Sofortprogramm (einer der grundlegenden Techniken der HERZINTELLIGENZ-Methode) berichten. Diese Methode nutzt die Kraft des Herzens, um Verstand und Emotionen in den Griff zu bekommen.

„Wir haben nur ein paar Sekunden Zeit, den Zuschauern Ihre Nummer einzublenden", sagte Willis, „aber vielleicht setzen Sie trotzdem einige Leute ans Telefon, sicherheitshalber." Wir hatten nur wenig Zeit zur Vorbereitung, doch wir ließen unsere Angestellten früh anfangen, um mögliche Telefonate entgegenzunehmen – zum Glück! Sobald die Telefonnummer auf dem Bildschirm eingeblendet worden war, klingelte in der Vermittlung das Telefon. Den Rest des Tages bis tief in die Nacht hinein und auch den ganzen nächsten Tag klingelte praktisch durchgehend das Telefon. Jedes Mal, wenn die Sendung in einer anderen Zeitzone ausgestrahlt wurde, ging eine weitere Flut von Telefonaten ein.

Wir sprachen mit Tausenden von Menschen aus dem ganzen Land – mit Eltern aus den Ghettos der Großstädte ebenso wie mit führenden Persönlichkeiten aus Wissenschaft, Medizin, Wirtschaft, Bildung und Religion. Noch vor dem Ende der Sendung waren Telefonate aus allen Teilen des Landes eingegangen – alle aufgrund einer vierminütigen Reportage in einer Sendung, die überall in den USA ausgestrahlt wurde und die unsere Telefonnummer fünf kurze Sekunden lang eingeblendet hatte. Warum übte diese kurze Erwähnung des Herzens eine solche Anziehungskraft aus?

Unsere Anrufer ahnten wohl, dass das Herz eine wichtige Rolle für ihr allgemeines Wohlbefinden spielt. „Ich habe es schon immer gewusst", sagten viele; jetzt wollten sie mehr darüber erfahren. Sie wollten wissen, wie sie ihre Gedanken und Gefühle nutzen konnten, um ihre mentale, emotionale und körperliche Gesundheit zu verbessern. Menschen, die das Herz mit Liebe assoziierten, fragten sich, wie sie ihr Leben „herzlicher" gestalten könnten.

Diese spontane Reaktion bestärkte unsere seit Langem bestehende Überzeugung, dass viele Menschen bereit sind, ihre Herzensqualitäten mehr in ihr Leben zu integrieren. Ohne Einzelheiten darüber zu wissen, spüren sie, dass liebevolle, positive Gefühle irgendwie mit der Gesundheit zusammenhängen und sie tun ihr Möglichstes, um diesen Gefühlen in ihrem Leben mehr Raum zu geben.

Die meisten Menschen würden lieber Wertschätzung und Liebe empfinden als Groll und Depression. Aber oft scheint sich die Welt unkontrollier-bar um uns herum zu drehen. Trotz unserer besten Absichten können wir unser emotionales Gleichgewicht nur schlecht aufrechterhalten, wenn wir täglich mit stressigen Situationen konfrontiert werden.

Wir alle haben schon einmal die Aufforderung gehört, unserem Herzen zu folgen. Prinzipiell klingt diese Idee großartig. Doch das Problem besteht darin, dass es viel leichter gesagt als getan ist, unserem Herzen tatsächlich zu folgen und andere und auch uns selbst zu lieben. Wo sollen wir denn da anfangen? Die Menschen *reden* darüber, dem Herzen zu folgen, aber niemand zeigt uns, wie man das macht. Was heißt es genau, dem Herzen zu folgen? Und wie sollen wir uns selbst lieben? Abgesehen davon, dass Liebe ja ein nettes Gefühl ist, warum sollten wir andere Menschen lieben? Wir stellen Ihnen in diesem Buch einen praktischen und systematischen Ansatz vor, mit dem Sie diese Fragen für sich beantworten können, und wir stellen Ihnen dar, wie sehr Sie davon profitieren können.

In den vergangenen 20 Jahren haben Wissenschaftler neue Informationen über das Herz entdeckt, die zeigen, dass das Herz wesentlich komplexer ist, als wir jemals vermuteten. Wir haben mittlerweile wissenschaftliche Belege dafür, dass das Herz uns emotionale und intuitive Signale schickt und uns so hilft, unser Leben zu lenken. Es pumpt nicht nur Blut durch den Körper, sondern kontrolliert auch die harmonische Zusammenarbeit vieler Körpersysteme. Wir wissen jetzt auch, dass das Herz zwar in ständigem Austausch mit dem Gehirn steht, dass es aber auch viele eigene Entscheidungen trifft.

Aufgrund dieser neuen Befunde müssen wir unsere ganze Haltung neu überdenken, wenn wir „unserem Herzen folgen" wollen. Wissenschaftler am HeartMath-Institut (IHM) haben festgestellt, dass das Herz uns viel mehr Botschaften mitteilen und uns viel mehr helfen kann, als je angenommen wurde. Auf diesen Buchseiten werden Sie die Untersuchungen, die die Kraft der Herzintelligenz belegen, kennenlernen. Sie werden erfahren, wie diese Intelligenz unsere Entscheidungsfindung, unsere gesundheitlichen Probleme, unsere Produktivität am Arbeitsplatz, die Lernfähigkeit unserer Kinder, unsere Familien und ganz allgemein unsere Lebensqualität messbar beeinflussen kann.

Es ist an der Zeit, das Herz noch einmal neu zu untersuchen. In gesellschaftlicher Hinsicht dürfen wir unsere Vorstellung vom Herzen nicht mehr länger auf Religion und Philosophie beschränken, sondern müssen sie direkt in den Alltag integrieren, wo sie am dringendsten benötigt wird.

Die in diesem Buch vorgestellte biomedizinische, psychologische und gesellschaftswissenschaftliche Forschung untermauert den HEARTMATH – HERZINTELLIGENZ-Ansatz. Wenn Sie dieses System anwenden, werden Sie rasch kreative Lösungen für Probleme finden, neue Einsichten gewinnen und sich selbst, andere Menschen, die Gesellschaft und das Leben selbst besser verstehen.

Das Thema „Herz" ist nicht schnulzig oder sentimental. Das Herz ist intelligent und kraftvoll. Sich an sein Herz zu wenden, entspricht unserer Überzeugung nach dem nächsten Entwicklungsschritt der Menschheit und verbessert das Leben auf dieser Erde.

Zu Beginn dieses Jahrtausends steht unsere zunehmend globalere Gesellschaft vor entmutigenden Herausforderungen. Die Machtstrukturen der Welt ändern sich. Führungspersönlichkeiten leiden an mangelnder Glaubwürdigkeit. Technologien verbinden die Welt rasch durch Fernsehsatelliten und das Internet und stellen sowohl eine große Chance als auch eine Herausforderung dar. Immer mehr Nationen werden Atommächte. Überall drohen Terrorismus, Klimaveränderungen und das Gefühl allgemeiner Unsicherheit. Viele wichtige Institutionen und Systeme, die für Sicherheit und Ordnung sorgen sollen, verlieren ihren Einfluss. Hauptsächlich aufgrund all dieser Veränderungen hat Stress Hochkonjunktur. Albert Einstein sagte bereits vor Jahren: „Die bedeutenden Probleme, denen wir heute gegenüberstehen, können nicht auf der Ebene des Denkens gelöst werden, die sie hervorgerufen hat." Heutzutage ist es wichtiger denn je, Fähigkeiten zu entwickeln, mit den Herausforderungen des Lebens in einer stressigen, sich ständig verändernden Welt umzugehen. Um in diesem ganzen Durcheinander (das der Fortschritt mit sich bringt) glücklich und gesund zu leben, müssen wir neue Ideen erkunden.

Vor Hunderten von Jahren glaubte man, die Erde sei eine Scheibe. Diese Tatsache ließ sich leicht feststellen: Die Erde erstreckte sich, so weit der Blick reichte. Doch als die Mittel, weitere Reisen zu unternehmen und genauer hinzusehen, verfügbar wurden, änderte sich alles. Im 15. Jahrhundert bewiesen die Entdeckungen von Columbus und Magellan der Welt, was Kopernikus bereits errechnet hatte: Die Erde ist rund, auch wenn sie uns nicht so erscheint. Galilei bestätigte Kopernikus' Theorie, dass sich die Erde um die Sonne dreht und nicht umgekehrt. Innerhalb weniger Jahrzehnte war unser Weltbild auf den Kopf gestellt worden.

Menschen wie Magellan sind von ihren Reisen mit der Neuigkeit von unbekanntem Neuland zurückgekehrt. Was sie in der Tiefe ihres Herzens zu sagen hatten, war dies: „Unsere alten Modelle beruhten auf eingeschränkten Informationen."[1] Heutzutage zeigen neue Entdeckungen, dass jedem und jeder von uns eine organisierende zentrale Intelligenz innewohnt, die uns selbst inmitten von Chaos über unsere Probleme erheben kann und uns Erfüllung neu erleben lässt. Diese Intelligenz ist eine äußerst schnelle, intuitive Quelle der Weisheit und der Wahrnehmung, eine Intelligenz, die sowohl die mentale als auch die emotionale Intelligenz umfasst und erhöht. Wir nennen sie „Herzintelligenz".

Sobald Verstand und Emotionen durch einen sich selbst auslösenden Prozess im Gleichgewicht und in Kohärenz sind, erleben wir die Herzintelligenz als intelligenten Fluss des Bewusstseins und der Erkenntnis. Diese

Form der Intelligenz wird als direktes, intuitives Wissen erlebt, das sich in Gedanken und Emotionen äußert, die für uns selbst und andere zuträglich sind.

Die HERZINTELLIGENZ-Methode bietet eine systematische Möglichkeit, diese Herzintelligenz bewusst zu aktivieren und zu entwickeln. Mit diesem Ansatz lernen wir, unser Bewusstsein zu erweitern und neue Kohärenz in unser Leben zu bringen. Kurz gesagt, wir können über das Gehirn hinausgehen.

Die frühe Erforschung des Herzens

Als ich (Doc Childre) 1991 das HeartMath-Institut gründete, begannen meine Kollegen und ich, die Literatur und die bisher veröffentlichen Forschungsergebnisse über das Herz gründlich zu studieren. Wir hatten selbst unser Leben enorm verbessert, weil wir auf unser Herz hörten und ihm folgten. Jetzt waren wir neugierig und wollten herausfinden, *wie* und *warum* dieser Prozess funktioniert. Wir fragten uns: „Arbeitet das Herz einfach nach den Anweisungen des Gehirns oder verfügt es über eine eigene Intelligenz, die unseren Verstand und unsere Emotionen beeinflusst?" Wir wollten verstehen, wie das physische Herz mit dem Körper kommuniziert und wie es unser ganzes System beeinflusst.

Die Wörter „Heart" (Herz) und „Math" (die Abkürzung für Mathematik; in der deutschen Methodenbezeichnung: Intelligenz) werden zwar selten zusammen verwendet, doch ich hatte das Gefühl, dass diese Kombination zum Nachdenken anregt und zwei Hauptaspekte unserer Arbeit passend widerspiegelt. Mit dem Wort „Heart"/„Herz" kann natürlich praktisch jeder und jede etwas anfangen. Wenn wir „Herz" hören, denken wir an das körperliche Herz und an Eigenschaften wie Weisheit, Liebe, Mitgefühl, Mut und Stärke – die „edelsten" Qualitäten des Menschen. Auch das Wort „Math"/„Intelligenz" ruft bei den meisten Menschen eine Reaktion hervor. In dem Begriff „HEARTMATH – HERZINTELLIGENZ" bezeichnet es die Trittsteine des Systems, nämlich den Grundansatz, Herzensqualitäten *systematisch* zu entwickeln. „Math"/„Intelligenz" bezieht sich auch auf die physiologischen und psychologischen Faktoren, wenn man sich an das unglaubliche Potenzial des Herzens wendet und es entwickelt. Der Begriff „HEARTMATH – HERZINTELLIGENZ" spiegelt also die Wichtigkeit der inspirierten und gründlichen Selbsterforschung des Herzens wider.

Schon seit Jahrhunderten haben Philosophen und Dichter gespürt, dass das Herz das Zentrum unseres Lebens darstellt. Saint-Exupéry, der vielleicht spontanste und „jungenhafteste" Autor des vergangenen Jahrhunderts, schrieb: „Und hier ist mein Geheimnis, es ist sehr einfach: Man sieht nur mit dem Herzen gut; das Wesentliche ist für das Auge unsichtbar."[2]

Sprachliche Wendungen, die das Wort „Herz" enhalten, gibt es in allen Sprachen der Welt in Hülle und Fülle. In diesen Begriffen kommt unser instinktives Wissen zum Ausdruck, dass das Herz die Quelle unserer höheren Qualitäten ist. Wenn Menschen aufrichtig sind, sagen wir oft: „Sie sprechen aus dem Herzen." Wenn sie sich auf eine Tätigkeit stürzen, sagen wir: „Sie sind mit ganzem Herzen dabei." Wenn Menschen ihre eigenen Interessen verraten, sagen wir im Englischen: „Sie denken nur mit dem Kopf, nicht mit dem Herzen." Wenn sie schließlich verzweifeln, sorgen wir uns, dass sie entmutigt (im Englischen *disheartened*, wortwörtlich in etwa *ent-herzt*) sind. Sogar unsere Gesten weisen auf die Bedeutung, die wir dem Herz zuschreiben, hin: Wenn wir auf uns selbst deuten, tippen wir üblicherweise auf unser Herz.

Bei unserer Forschung achteten wir sorgfältig auf Texte und Äußerungen über das Herz im Laufe der Geschichte; dabei fragten wir uns, ob das Wort „Herz" nicht doch noch mehr bedeutet als nur die Metapher. Wenn nur *unsere* Kultur das Herz als Bild für feinsinnige Gefühle verwenden würde, könnten wir das als eine landläufige Wendung betrachten, die uns von unseren Vorfahren überliefert ist. Doch in beinahe allen Kulturen wird das Herz schon jahrhundertelang als Quelle der Weisheit und der Gefühle bezeichnet. Viele Religionen sehen das Herz als Sitz der Seele, als die Verbindung zwischen Göttlichem und Menschlichem.

Dass das Herz schon seit Menschengedenken nicht nur als Quelle der Tugend, sondern auch der Intelligenz betrachtet wird, war für uns eine besonders faszinierende Beobachtung. Die Rolle des Herzens als eine Intelligenz im Menschen, dieses Thema kommt in den alten Traditionen und in der Erbauungsliteratur häufig vor. Blaise Pascal vertrat folgende Ansicht: „Wir verstehen die Wahrheit nicht nur mit der Vernunft, sondern auch mit dem Herzen." Lord Chesterfield schrieb: „Das Herz beeinflusst unser Verstehen so stark, dass es sich lohnt, das Interesse darauf zu lenken." Thomas Carlyle folgerte: „Das Herz sieht immer vor dem Verstand."

Für viele Kulturen in der Antike (zum Beispiel die Mesopotamier, die Ägypter, die Babylonier und die Griechen) war das Herz das zentrale Organ, das unsere Emotionen, unsere Moral und unsere Fähigkeit, Entscheidungen zu treffen, beeinflussen und lenken kann. Folgerichtig maßen sie der Rolle des Herzens erhebliche emotionale und moralische Bedeutung bei.

Ähnliche Ansichten finden sich auch im Alten und Neuen Testament sowie in der chinesischen, hinduistischen und islamischen Tradition. Im Alten Testament heißt es im Buch der Sprüche 23,7: „So wie jemand in seinem Herzen denkt, so ist er"; diese Aussage wurde im Neuen Testament im Lukas-Evangelium (5,22) weitergeführt: „Was denkt ihr in euren Herzen?" Dies sind nur zwei Beispiele. In der alten jüdischen Tradition gilt das Herzzentrum, eines der *Sefirot* (Energiezentren), als *Tif fer et* (Schönheit, Harmonie, Balance).

In der Kabbala ist das Herz die zentrale Sphäre, die einzige von zehn, die alle anderen berührt, mit allen anderen in Kontakt steht; ihr sagt man nach, sie sei der Schlüssel für das Geheimnis strahlender Gesundheit, der Freude und des Wohlbefindens.

Dieser Aspekt des Gleichgewichts und das Erreichen körperlicher Ausgeglichenheit wird dem Herzen auch in den Yoga-Traditionen zugeschrieben, die das Herz als den Sitz des individuellen Bewusstseins, als Zentrum des Lebens betrachten. Im Yoga wird das Herz wörtlich und im übertragenen Sinn als die „Führung“ oder der „innere Guru“ angesehen; deshalb zielen viele Yoga-Übungen auf bewusste Wahrnehmung des eigenen Herzschlags ab.

Die chinesische Medizin betrachtet das Herz als den Sitz der Verbindung zwischen Geist und Körper, es bildet eine Brücke zwischen beiden. Es heißt, das Herzblut beheimate das *Shen*, was sowohl mit „Verstand" als auch mit „Geist" übersetzt werden kann. Der Verstand oder Geist wohnt also im Herzen und die Blutgefäße stellen die Kommunikationswege dar, die die vitalen, rhythmischen Botschaften des Herzens im ganzen Körper verteilen und so alles synchron arbeiten lassen. Da überrascht es nicht weiter, dass nach der chinesischen Medizin der Zustand jedes Körperorgans und auch das Funktionieren des ganzen Körpers über den Puls ermittelt werden kann.

Im Westen wird das Denken ausschließlich als Gehirnfunktion angesehen, doch das Chinesische drückt auch sprachlich eine andere Sichtweise aus. Die chinesischen Schriftzeichen für „denken", „Gedanke", „Absicht", „zuhören", „Tugend" und „Liebe" beinhalten alle das Schriftzeichen für „Herz". Ein altes chinesisches Wörterbuch beschreibt die „Silberfäden", die Herz und Gehirn verbinden. Im Japanischen gibt es zwei unterschiedliche Wörter für Herz: *shinzu* bezeichnet das Körperorgan, *kokoro* hingegen den „Verstand des Herzens".

All diesen Vorstellungen liegt die gemeinsame Ansicht zugrunde, dass dem Herzen eine „Intelligenz" innewohnt, die unabhängig vom Gehirn, doch in Kommunikation mit ihm arbeitet. Haben alle Kulturen, die diese Ansicht vertreten, Unrecht und sind sie vielleicht nicht wissenschaftlich gebildet genug, um Intelligenz zu verstehen?

Das Herz neu verstehen

Trotz der anschaulichen Herz-Metaphern, die in vielen Sprachen zu finden sind, lehrte man die meisten von uns, dass das Herz nur ein circa 300 Gramm schwerer Muskel ist, der Blut durch den Körper pumpt und so den Blutkreislauf aufrechterhält, bis wir sterben. Wenn irgendetwas schief geht, wendet man sich an einen Techniker (auch Arzt genannt), der das Organ wieder repariert. Schlimmstenfalls ersetzt man die eigene Pumpe durch eine von jemandem, der erst vor Kurzem verstarb. Diese rein körperliche Sichtweise betrachtet das Herz als ein funktionierendes Teil ohne eigene Intelligenz oder Emotionen.

Biologisch betrachtet ist die Effizienz des Herzens erstaunlich. Das Herz arbeitet ohne Unterbrechung 70 oder 80 Jahre lang, ohne gewartet, gereinigt, repariert oder ersetzt zu werden. Über einen Zeitraum von 70 Jahren schlägt das Herz hunderttausend Mal pro Tag, ungefähr 40 Millionen Mal im Jahr – fast drei Milliarden Mal insgesamt. Es pumpt sieben Liter Blut pro Minute – weit über 300 Liter pro Stunde – durch ein Kreislaufsystem, das circa 96 000 Kilometer lang ist (mehr als der doppelte Erdumfang).[3]

Im ungeborenen Fetus beginnt das Herz zu schlagen, bevor sich das Gehirn gebildet hat. Die Wissenschaftler wissen nicht genau, was den

Herzschlag in Gang setzt; deshalb verwenden sie den Begriff „autorhythmisch", um anzudeuten, dass der Herzschlag vom Herzen selbst ausgelöst wird.

Wenn sich das Gehirn entwickelt, wächst es von unten nach oben. Es beginnt mit dem primitivsten Teil des Gehirns (dem Stammhirn), dann entstehen die emotionalen Zentren (Amygdala und Hippocampus). Gehirnforschern ist hinlänglich bekannt, dass sich das denkende Gehirn aus den emotionalen Bereichen entwickelt. Das spricht Bände über das Verhältnis zwischen Gedanken und Gefühlen. Das ungeborene Kind hat ein emotionales Gehirn, lange bevor das rationale entsteht, und noch viel früher schlägt sein Herz.

Der Herzschlag selbst wird zwar durch das Herz ausgelöst, doch das Timing der Herzschläge, so nimmt man an, wird vom autonomen Nervensystem (also dem Gehirn) kontrolliert. Doch überraschenderweise braucht das Herz keine feste Verbindung zum Gehirn, um weiterzuschlagen. Wenn sich beispielsweise jemand einer Herztransplantation unterzieht, werden die Nerven, die vom Gehirn zum Herzen verlaufen, unterbrochen; die Chirurgen wissen noch nicht genau, wie sie sich wieder verbinden. Doch das Herz funktioniert trotzdem. Nachdem die Ärzte das Herz eingesetzt und es im Brustkorb des Empfängers zum Schlagen gebracht haben, schlägt das Herz weiter, obwohl keine Verbindung mehr zum Gehirn vorhanden ist.

Das Gehirn im Herzen

In den vergangenen Jahren haben Neurowissenschaftler etwas Aufregendes entdeckt. Sie stellten fest, dass das Herz sein eigenes unabhängiges Nervensystem hat – ein komplexes System, das als „Gehirn im Herzen" bezeichnet wird. Im Herzen gibt es mindestens 40 000 Neuronen (Nervenzellen) – ebenso viele sind in den verschiedenen subkortikalen Bereichen des Gehirns zu finden.[4] Das herzeigene Gehirn und das Nervensystem leiten Informationen zurück zum Gehirn im Schädel und bilden so ein Zwei-Wege-Informationssystem zwischen Herz und Gehirn. Die Signale, die vom Herzen an das Gehirn gesendet werden, beeinflussen viele Bereiche und Funktionen in der Amygdala, dem Thalamus und der Großhirnrinde.

Die Amygdala ist eine mandelförmige Struktur tief in dem Gehirnbereich, der die Emotionen verarbeitet. Es ist auf intensive emotionale Erinnerungen spezialisiert. Lernen und logisches Denken finden in der Großhirnrinde statt. Sie hilft uns, Probleme zu lösen und „richtig“ und „falsch“ zu unterscheiden. Die Amygdala, der Thalamus und die Großhirnrinde arbeiten eng zusammen. Die Amygdala prüft neu eingehende Informationen auf ihre emotionale Wichtigkeit hin. Sie sucht Assoziationen und vergleicht diese neu im Gehirn ankommenden Informationen mit den emotional vertrauten Erinnerungen. Dann kommuniziert sie mit der Großhirnrinde, um über ein angemessenes Handeln zu entscheiden.[5]

Die Entdeckung des herzeigenen Nervensystems – ein „Gehirn”, das die Amygdala, den Thalamus und die Großhirnrinde beeinflusst – hilft auch zu erklären, was die Physiologen John und Beatrice Lacey vom *Fels Research Institute* (einem amerikanischen Forschungsinstitut) in den 1970er-Jahren bemerkten. Damals wusste man, dass das Nervensystem des Körpers das Herz mit dem Gehirn verbindet, aber die Wissenschaftler nahmen an, dass alle Entscheidungen vom Gehirn ausgehen. Die Forschung der Laceys zeigte, dass auch noch etwas anderes geschieht: Die Laceys stellten fest, dass das Herz nicht automatisch gehorchte, wenn das Gehirn ihm über das Nervensystem „Anordnungen” schickte. Stattdessen verhielt sich das Herz, als hätte es seine eigene unverkennbare Logik. Wenn das Gehirn dem Körper als Reaktion auf bestimmte Reize Erregungssignale sandte, beschleunigte sich auch der Herzschlag entsprechend. Häufig aber verlangsamte er sich sogar, während die anderen Organe mit Erregung reagierten. Das wies darauf hin, dass das Herz selektierte und nicht nur rein mechanisch auf die Signale des Gehirns reagierte. Die Reaktion des Herzens schien vielmehr von der Art der gegebenen Aufgabe *und der Art der notwendigen mentalen Verarbeitung* abzuhängen.

Die Laceys fanden noch etwas viel Faszinierenderes heraus: Das Herz schien Botschaften an das Gehirn zurückzusenden, die das Gehirn nicht nur verstand, sondern denen es auch gehorchte. Und es sah so aus, als könnten diese Botschaften des Herzens tatsächlich das Verhalten eines Menschen beeinflussen.[6]

Die Laceys und andere Forscher entdeckten, dass unsere Herzschläge nicht nur das mechanische Pulsieren einer präzisen Pumpe sind, sondern eine *intelligente Sprache*, die erheblichen Einfluss darauf hat, wie wir die

Welt wahrnehmen und auf sie reagieren. Seitdem ermittelten Wissenschaftler auch, dass die rhythmischen Schlagmuster des Herzens in neurale Impulse umgewandelt werden, die sich unmittelbar auf die elektrische Aktivität der höheren Gehirnzentren auswirken, also auf diejenigen Gehirnbereiche, die kognitive und emotionale Informationen verarbeiten.[7-9]

In den 1970er-Jahren wurden die Ideen der Laceys kontrovers betrachtet. Doch bereits damals ahnten weitblickende Denker die Tiefe und Reichweite dieser Entdeckungen. 1977 stellte Dr. Francis Waldrop, der damals das *National Institute of Mental Health* leitete, in einem Überblick über die Arbeit der Laceys fest: „Langfristig offenbart uns ihre Forschung vielleicht viel darüber, was jeden und jede von uns zu einem ganzen Menschen macht, und gibt uns Techniken an die Hand, die einen verzweifelten Menschen wieder gesund machen können."[10]

Bei der Entwicklung der HEARTMATH – HERZINTELLIGENZ-Methode hatten wir uns zum Ziel gesetzt, die Arbeit der Laceys weiterzuführen. Sie hatten bewiesen, dass das Herz tatsächlich in der Lage ist, unter bestimmten Umständen „für sich selbst zu denken". Wir wollten nun herausfinden, wie das Herz seine Botschaften „formuliert" und unser Verhalten beeinflusst.

Was ist Intelligenz?

Schon seit Jahrzehnten versuchen Forscher, Intelligenz an sich zu verstehen. In den frühen Jahren des 20. Jahrhunderts wurden die ersten IQ-Tests entwickelt, um die Intelligenz in Form von kognitiven Fähigkeiten und des Intellekts zu messen. Unser Schulsystem wurde ausgebaut, damit Menschen beides entwickeln. Weil aber festgestellt wurde, dass die IQ-Werte sich, unabhängig vom Maß an Bildung, zwischen Kindergarten- und Erwachsenenalter nicht nennenswert erhöhten, argumentierten viele IQ-Experten, dass Intelligenz angeboren sei und nicht verändert werden könne. Den Einfluss der Erbanlagen auf die Intelligenz schätzten sie sehr unterschiedlich ein, nämlich in einer Spanne von 40 bis 80 %.[11]

1985 veröffentlichte Howard Gardner seine Forschung über „vielfältige Formen der Intelligenz" in seinem Buch *Abschied vom IQ*, das frühere

Vermutungen über die Intelligenz in Frage stellte. Gardner stellte fest, dass Intelligenz erheblich über den reinen Intellekt hinausgeht. Er behauptete, der Mensch verfüge über zahlreiche unabhängige Formen von Intelligenz, zum Beispiel die logisch-mathematische, die räumliche, die musikalische, die körperlich/kinästhetische, die intrapersonale (die mit Selbsterkenntnis einhergeht) und die interpersonale (andere Menschen verstehen). Gardners Forschungen veranlassten viele Menschen, die herkömmliche Ansicht über Intelligenz als eindimensionales Konstrukt noch einmal zu überdenken und die Faktoren, die den persönlichen, gesellschaftlichen und beruflichen Erfolg bestimmen, in einem neuen Licht zu betrachten.[12] Seine Entdeckungen regten die Pädagogen an, neue Lehrpläne zu verfassen, so dass die Kinder innerhalb ihrer vorherrschenden Intelligenzform lernen konnten. Wenn Kinder beispielsweise körperlich/kinästhetisch sehr intelligent sind, lernen sie Mathematik durch körperliche Bewegung und Spiele. So werden ihre Lernfähigkeit, Auffassungsgabe und Merkfähigkeit gefördert.

In den späten 1980er-Jahren stellten John Mayer (ein Psychologe an der *University of New Hampshire*) und Peter Salovey gemeinsam eine neue Theorie der „emotionalen Intelligenz" auf, die die Qualität unserer Beziehung mit uns selbst und mit anderen prägt. Die Definition der emotionalen Intelligenz von Mayer und Salovey umfasst fünf Bereiche: die eigenen Emotionen kennen, die eigenen Emotionen kontrollieren, sich selbst motivieren, die Emotionen anderer erkennen und mit Beziehungen umgehen.[13] Emotionale Intelligenz entwickeln heißt auch, „sich sowohl der eigenen Stimmung als auch der Gedanken über die eigene Stimmung bewusst zu werden".[14]

Reuven Bar-On, ein klinischer Psychologe und Dozent für Medizin an der medizinischen Fakultät der *Tel Aviv University*, prägte 1985 den Begriff „emotionaler Quotient" (oder „EQ"). Bar-On entwickelte 15 Jahre lang einen formalen psychologischen Test, um die emotionale Intelligenz eines Menschen zu messen. Bar-On fasste die Eigenschaften, die nach seiner Forschung und seinen Ergebnissen zur emotionalen Intelligenz beitragen, folgendermaßen zusammen:

> „Man geht davon aus, dass diejenigen Menschen über eine höhere emotionale Intelligenz verfügen, die ihre Emotionen erkennen und ausdrücken können, die eine positive Selbstachtung besitzen, ihr

> Potenzial verwirklichen und ein glückliches Leben führen können; sie sind in der Lage, die Gefühle anderer zu verstehen, und können für beide Seiten befriedigende und verantwortliche zwischenmenschliche Beziehungen eingehen und unterhalten, ohne von anderen abhängig zu werden; sie sind im Allgemeinen optimistisch, anpassungsfähig, realistisch und ziemlich erfolgreich beim Lösen von Problemen und im Umgang mit Stress, ohne dabei die Kontrolle zu verlieren.“[14]

1996 schrieb Daniel Goleman sein bahnbrechendes Buch *Emotionale Intelligenz*. Golemans gründliche Untersuchung bestätigte, dass Erfolg im Leben stärker auf unserer Fähigkeit, unsere Emotionen zu kontrollieren, beruht als auf unseren intellektuellen Fähigkeiten. Mangelnder Erfolg hingegen ist ausgesprochen häufig ein Zeichen emotionalen Missmanagements. Seine Forschungen können erklären, warum viele Menschen mit einem hohen IQ im Leben versagen, wohingegen andere mit einem eher bescheidenen IQ außerordentlich gute Leistungen erzielen. Nach Goleman kann emotionale Intelligenz im Gegensatz zum IQ das ganze Leben lang gesteigert werden.

In seinem Buch schreibt Goleman, zu den Grundlagen emotionaler Intelligenz gehöre „die Selbstbeobachtung; die Verbindung zwischen Gedanken, Gefühlen und Reaktionen zu erkennen; zu wissen, ob Gedanken oder Gefühle eine Entscheidung bestimmen; die Folgen anderer Wahlmöglichkeiten zu sehen; und diese Erkenntnisse auf die Möglichkeiten anzuwenden”.

Dieser Grad an Achtsamkeit stellt für die meisten Menschen eine echte Herausforderung dar. Wo können wir in unserer schnelllebigen Zeit innehalten, um all dies herauszufinden? Wie können wir unmittelbar während einer Auseinandersetzung oder in einer wichtigen Geschäftsbesprechung – also einer Situation, in der viel auf dem Spiel steht und wir rasch Entscheidungen treffen müssen – zu unserer emotionalen Intelligenz finden? Wie können wir in unserer Gesellschaft insgesamt die emotionale Intelligenz fördern? „Wie können wir”, fragt Goleman, „unsere Intelligenz mit unseren Emotionen verbinden, Höflichkeit in unseren Alltag und Anteilnahme in unsere Gesellschaft bringen?”[11]

Herzintelligenz kultivieren

Die Antwort lautet: indem wir die Herzintelligenz kultivieren. Wir vertreten die Ansicht, dass die Herzintelligenz tatsächlich Intellekt und Emotionen verbindet und zu einem geschickten Umgang mit Emotionen verhilft. Mit anderen Worten, die Herzintelligenz ist tatsächlich die Quelle der emotionalen Intelligenz. Aus unseren Forschungsergebnissen am HeartMath-Institut haben wir den Schluss gezogen, dass *Intelligenz* und *Intuition* zunehmen, wenn wir lernen, stärker auf unser Herz zu hören. Indem wir lernen, die Botschaften, die wir von unserem Herz empfangen, zu entschlüsseln, schärft sich unsere Wahrnehmung, so dass wir auch in schwierigen Situationen unsere Emotionen beeinflussen können. Je besser wir lernen, auf unsere Herzintelligenz zu hören und ihr zu folgen, desto differenzierter, ausgeglichener und kohärenter werden unsere Emotionen.

Wenn wir uns *nicht* von unserem Herzen leiten lassen, verfallen wir leicht in reaktive Emotionen wie Unsicherheit, Ärger, Furcht und Tadel sowie in energieraubende Reaktionen und Verhaltensweisen. Mangelnde Übung im Umgang mit Emotionen fördert die Unhöflichkeit zu Hause und auf der Straße und lässt uns teilnahmslos mit anderen umgehen – ganz zu schweigen von den Krankheiten und dem beschleunigten Alterungsprozess, die mit diesem Mangel einhergehen.

Schon bald beobachteten wir bei unseren Untersuchungen im Institut, dass negative Emotionen das Nervensystem aus dem Gleichgewicht bringen und für einen ungeordneten Herzrhythmus sorgten.[15] Es war leicht erkennbar, dass ein chronisches Ungleichgewicht des Nerven- und Herz-Kreislauf-Systems das Herz und andere Organe belastet, was letztlich zu schwerwiegenden Gesundheitsproblemen führen kann.

Positive Emotionen hingegen, so stellten wir fest, verbessern den Zustand und das Gleichgewicht des Nervensystems und sorgen für einen glatten und harmonischen Herzrhythmus. Aber dieser harmonische und kohärente Rhythmus vermochte noch mehr: In diesem Zustand konnten die Menschen die Welt um sie herum deutlicher wahrnehmen. Um diese positiven Auswirkungen gründlicher untersuchen zu können, zeigten wir unseren Testpersonen Techniken, mit denen sie im Labor *willentlich* einen Zustand inneren Gleichgewichts und innerer Harmonie herbeiführen konnten.[9, 16, 17] Diese

Techniken stellen das Herzstück der HEARTMATH – HERZINTELLIGENZ-Methode dar.

Diese Techniken, die auch Sie in diesem Buch lernen werden, wurden von Hunderten von Menschen aus allen Gesellschaftsschichten getestet. Sobald der Herzrhythmus der Testpersonen in Balance und Harmonie kam, berichteten sie durchgehend von erhöhter mentaler Klarheit und stärkerer Intuition. Wenn sich ihr Herzrhythmus änderte, konnten sie Einfluss auf ihre Wahrnehmungen nehmen. Dadurch wiederum konnten sie Stress reduzieren und ihre Effektivität steigern. Wenn sie diese Techniken regelmäßig im Alltag praktizierten, waren sie nach ihren eigenen Angaben kreativer, sie konnten besser mit anderen kommunizieren und fühlten sich emotional wohler. In diesem ausgewogenen und kohärenten Zustand nahmen sie Probleme oder schwierige Situationen oft umfassender wahr, so dass sich neue Perspektiven und Lösungen auftaten.

Als die Forscher am HeartMath-Institut im „Labor" durchgängig gute Ergebnisse erzielten, begannen sie, ihre Experimente auf den Arbeitsplatz zu übertragen. Die Versuchspersonen dieser neuen Untersuchungen wurden aufgefordert, die Techniken der HERZINTELLIGENZ-Methode in stressigen Situationen bei der Arbeit anzuwenden. Die Ergebnisse zeigen, dass die Versuchspersonen am Arbeitsplatz den gleichen harmonischen Herzrhythmus und die Veränderungen im Nervensystems herbeiführen konnten wie die Probanden im Labor.[17]

Die langfristigen Ergebnisse waren noch ermutigender. Als die Testpersonen aus der Arbeitsumgebung übten, regelmäßig einen ausgeglichenen Herzrhythmus in ihrem *Alltag* beizubehalten, berichteten sie von einem Nutzen, der unsere Erwartungen weit übertraf. Sie gaben an, selbst mitten im Trubel besser imstande zu sein, eine positive Sichtweise *beizubehalten*, ihre Emotionen ins Gleichgewicht zu bringen und Tag für Tag mit ihrer Intuition in Kontakt zu sein.

Ihre Fähigkeit, diesen Zustand dauerhaft zu erleben, war wichtig. Denn dies ließ vermuten, dass die Teilnehmer ihr System wirklich *neu trainieren* konnten, damit es körperlich, mental und emotional harmonischer arbeitet.

Die herzintelligenten Techniken gestatteten den Testpersonen, nach Belieben positive Emotionen zu erleben. Mehr noch, diese Menschen hatten ihre Grundtendenz des Lebens verändert, weil sie jetzt dauerhaft positive Emotionen empfinden konnten. Statt ständig auf äußere Umstände zu reagieren, konnten diese Menschen nun mithilfe ihrer Herzintelligenz ihr Leben durchgehend sinnvoll gestalten.

Die Wissenschaft deckt weiter auf, wie man die Kraft und Kohärenz des Herzens nutzen und lenken kann – das macht uns zuversichtlich, dass sich die Gesellschaft von Unordnung und Chaos hin zu einer neuen Ära der Kohärenz und Lebensqualität für alle entwickeln kann.

Wie Herzintelligenz wirkt

Es gibt Forschungsstudien, die erklären, wie und warum die Herzintelligenz funktioniert. Wissenschaftler im Labor des HeartMath-Instituts haben ermittelt, dass sich der Herzrhythmus von Probanden augenblicklich ändert, wenn sie sich auf ihren Herzbereich konzentrieren und ein Grundgefühl des Herzens wie Liebe, Wertschätzung oder Anteilnahme aktivieren. Wenn der Herzrhythmus kohärent wird, setzen wasserfallartig Veränderungen im Nervensystem und in der Biochemie ein, die sich praktisch auf jedes Organ im Körper auswirken. Grundgefühle des Herzens beeinflussen beide Äste des vegetativen Nervensystems. Sie *reduzieren* die Aktivität des Sympathikus (dieser Ast beschleunigt die Herzfrequenz, verengt die Blutgefäße und regt die Ausschüttung von Stresshormonen an). Gleichzeitig *erhöhen* sie die Aktivität des Parasympathikus (dieser Ast verlangsamt die Herzfrequenz und unterstützt die Entspannung des ganzen Körpers) und lassen ihn so besser arbeiten. Zusätzlich verbessert sich das Gleichgewicht zwischen Sympathikus und Parasympathikus, so dass sie effizienter zusammenarbeiten. Diese Kooperation verringert die Reibung und den Verschleiß der Nerven und inneren Organe. Positive Emotionen wie Zufriedenheit, Wertschätzung, Mitgefühl, Anteilnahme und Liebe verändern aber nicht nur die Aktivität des Nervensystems; sie reduzieren auch die Produktion des Stresshormons Kortisol. Da Kortisol und das Anti-Alterungshormon DHEA aus der gleichen Vorstufe gebildet werden, sinkt der Kortisolspiegel, wenn vermehrt DHEA produziert wird. Man weiß, dass dieses wirkungsvolle Hormon sich auch schützend und regenerativ auf viele Körpersysteme auswirkt, und man nimmt an, dass es dem Alterungsprozess entgegenwirkt.[18]

Wenn man Anteilnahme und Mitgefühl empfindet, steigt die Konzentration von IgA, einem wichtigen Antikörper (der im Speichel nachgewiesen werden kann), der die erste Abwehrlinie des Immunsystems bildet.[19] Erhöhte IgA-Spiegel machen uns widerstandsfähiger gegen Infektionen und Erkrankungen. Zahlreiche Studien haben ergeben, dass das Gefühl, geliebt und umsorgt zu werden, und die Tatsache, dass wir uns gleichzeitig um die Menschen um uns herum zu kümmern, unsere Gesundheit und Lebenserwartung stärker erhöht als körperliche Faktoren wie Alter, Blutdruck, Cholesterinwerte oder Rauchen.[20-24]

Unser Gehirn arbeitet besser, das vegetative Nervensystem kommt ins Gleichgewicht, der Blutdruck sinkt, die Konzentration der Hormone, die Stress entgegenwirken, nimmt zu und unsere Immunfunktion verbessert sich, wenn wir uns aktiv an unsere Herzintelligenz wenden. Deshalb überrascht es auch nicht, dass unser Körper bis auf die zelluläre Ebene ein Gefühl des Wohlbefindens verspürt. Mit der Herzintelligenz geht es uns mental und emotional besser. Langfristig überträgt sich dies auf die körperliche Gesundheit. Das Allerbeste daran ist, dass jeder und jede von uns diese Wirkung erzielen kann.

Wir konnten bei Angestellten großer Unternehmen (wie *Motorola, Royal Dutch Shell*, die amerikanische Bundessteuerbehörde IRS, die kalifornische Justizverwaltung und die kalifornische Rentenanstalt) messen, welche Auswirkungen es hat, die Herzintelligenz zu aktivieren. Einige Wochen, nachdem die Mitarbeiterinnen und Mitarbeiter gelernt hatten, sich an ihre Herzintelligenz zu wenden, gingen bei ihnen viele häufige Stresssymptome (wie beispielsweise Herzrasen, Schlaflosigkeit, Mattigkeit, Anspannung, Verdauungsbeschwerden und unspezifische körperliche Schmerzen) zurück. Der Bluthochdruck von Angestellten eines Unternehmens ging nachweislich innerhalb von sechs Monaten ohne Medikamente auf die Normalwerte zurück.[25]

Die Fallbeispiele des HeartMath-Instituts dokumentieren Verbesserungen des klinischen Zustandes bei Patienten mit verschiedenen Erkrankungen und Störungen; dazu gehören Herzrhythmusstörungen, Mitralklappenvorfall, Mattigkeit, Autoimmunerkrankungen, Erschöpfung des Nervensystems, Ängstlichkeit, Depression und posttraumatische Stressbeschwerden.[26,27] Bei Gesunden wurden in nur einem Monat signifikante positive Veränderungen des hormonellen Gleichgewichts gemessen. [18]]

Um diese Ergebnisse zu erzielen, führen wir die Menschen durch einen Prozess, in dem sie lernen, Zugang zu ihrem Herzen zu finden. Während der Schulung passen wir diesen Prozess individuell an die Teilnehmer an und stellen die geeigneten Methoden und Techniken vor, die auf die Bedürfnisse des und der Einzelnen eingehen. In diesem Buch sprechen wir von einer ganzen Reihe von Konzepten und Techniken, die die HEARTMATH – HERZINTELLIGENZ-Methode benutzt, um die Herzintelligenz zu aktivieren. Folgende zehn Haupttechniken und -methoden bestimmen diesen Ansatz:

1. Erkennen Sie die Wichtigkeit Ihrer Herzintelligenz für kleine und große Entscheidungen

Zuerst müssen wir genauer verstehen, welche Rolle das Herz für die Gesundheit, die Wahrnehmung und das allgemeine Wohlbefinden spielt. Wenn wir für die Wichtigkeit des Herzens anerkennen und erfassen, wie maßgeblich es den übrigen Körper beeinflusst, dann verstehen wir auch die Grundlagen der HEARTMATH – HERZINTELLIGENZ-Methode besser, nämlich wie und warum die Techniken wirken.

Die in diesen Kapiteln angeführten wissenschaftlichen Nachweise untermauern, wie das Herz mit dem übrigen Körper kommuniziert und wie Herz und Gehirn Informationen austauschen. Wenn Sie die Bedeutung dieses Informationsaustausches verstehen, werden Sie auch sehen, warum Grundwerte und Eigenschaften, die schon immer mit dem Herzen assoziiert wurden, so wichtig sind.

Im ersten Teil des Prozesses lernen Sie, Kopf und Herz zu unterscheiden und zu verfolgen, wie verschieden wir die Welt um uns herum wahrnehmen, wenn wir mit unserer Herzintelligenz in Kontakt sind. Der Kopf (also Gehirn oder Verstand) arbeitet linear und logisch; dies hilft uns in vielen Situationen, beschränkt uns aber auch. Manchmal brauchen wir mehr als Logik und Analyse, um ein Problem zu lösen oder ein komplexes emotionales Thema zu klären. Die Herzintelligenz verhilft uns zu einem intuitiven, unmittelbaren Wissen, das ein wesentlicher Aspekt unserer gesamten Intelligenz ist. Wenn wir mit unserer Herzintelligenz in Kontakt sind, geht unser Bewusstsein über das lineare und logische Denken hinaus. Als Folge davon wird unsere Sichtweise flexibler, kreativer und umfassender.

Wenn zwei Verliebte im Park spazieren gehen und von einem Regenguss erwischt werden, dann macht ihnen der Regen nicht viel aus. Es ist nur Regen-. Sie werden nass und sie trocknen sich wieder ab. Vielleicht gefällt ihnen der Regen sogar. Weil die beiden Liebenden mit ihrem Herzen in Verbindung sind, können sie dieses unerwartete Geschehnis leicht und spielerisch akzeptieren.

Wenn dasselbe Paar aber streitet, frustriert ist und beide Partner nicht mit dem eigenen Herzen in Kontakt sind, reagiert es ganz anders auf den einsetzenden Regen. Aus der Sichtweise des Kopfes ist der Regen ärgerlich und ein weiteres Ventil für Frust. Im Kontakt mit unserer Herzintelligenz erkennen wir stressfreie Lösungen für Probleme.

Wer die eigene Herzintelligenz dauerhaft spüren will, muss eine zuverlässige Partnerschaft zwischen Herz und Kopf entwickeln – eine Partnerschaft, die beginnt, wenn man lernt, zwischen diesen beiden sich beeinflussenden, aber auch sehr unterschiedlichen Arten der Intelligenz zu unterscheiden, und wenn man spürt, wann die eigenen Gedanken und Gefühle mit dem Herzen verbunden sind und wann nicht. Wenn wir neuen Respekt für das Herz gewinnen und ihm vertrauen, tun sich neue, hoffnungsvolle Möglichkeiten auf, so dass wir den Durchbruch schaffen und unsere Probleme lösen.

2. Reduzieren Sie Stress

Die biomedizinische Forschung zur inneren Kohärenz zeigt, wie schädlich sich Stress auf Menschen auswirkt. Diese innere Kohärenz eines Menschen kann am Herzrhythmus gemessen werden. Ein kohärentes System verliert praktisch keine Energie, sondern gewinnt sie. Kohärenz ist umgesetzte Effizienz. Kohärente Personen blühen mental, emotional und körperlich auf. Sie haben die Energie, sich anzupassen und innovativ zu sein. Als Folge davon erleben sie nur wenig Stress.

Erhöhte innere Kohärenz ruft beträchtliche Auswirkungen hervor: Wir brauchen weniger Energie dafür, gesund zu bleiben, wir vergeuden weniger Energie mit ineffizienten Gedanken und Reaktionen; konzentriert und produktiv zu arbeiten strengt uns nicht an.

Stress ist der Gegner, denn Stress führt zu einem inkohärenten inneren Zustand, in dem unsere Körpersysteme miteinander kämpfen – was wiederum unser Denken und Fühlen beeinflusst. Unser Nervensystem und Herzrhythmus arbeiten nicht mehr synchron und unser hormonelles Gleichgewicht nimmt ab, wenn aufgrund von Stress Inkohärenz auftritt. Folgerichtig verringert Inkohärenz unsere Leistungsfähigkeit und unsere Lebensqualität und wirkt sich negativ auf unsere Gesundheit aus. Den Wert der Kohärenz und die Folgen der Inkohärenz erkennen ist wichtig, denn dieses Wissen ist ein schlagendes Argument dafür, sich in seinem Leben von seinem Herzen leiten zu lassen.

3. Lernen Sie das FREEZE-FRAME®-Sofortprogramm und wenden Sie es an

Das FREEZE-FRAME-Sofortprogramm ist eine einfache Technik in fünf Schritten, um Zugang zu den Grundwerten und zur Stärke des Herzens zu finden und so aus der Inkohärenz in einen kohärenten Zustand zu kommen (englisch *freeze frame* bedeutet etwa „den gewohnten Rahmen einfrieren"). Beim Üben der einzelnen Schritte werden die beiden Äste des vegetativen Nervensystems (Sympathikus und Parasympathikus) ins Gleichgewicht gebracht. Das vegetative oder autonome Nervensystem (ANS) interagiert mit dem Verdauungstrakt, dem Herz-Kreislauf-, dem Immun- und dem Hormonsystem. Negative mentale und emotionale Reaktionen (wie Ärger und Sorge) rufen Unordnung und ein Ungleichgewicht im vegetativen Nervensystem hervor; positive hingegen (wie Wertschätzung und Mitgefühl) erhöhen die Ordnung und das Gleichgewicht. Mehr Ordnung wiederum lässt das Gehirn effektiver arbeiten. Indem wir durch den Fünfschritt willentlich bewusster wahrnehmen, verändern wir die Botschaften, die das Herz dem Gehirn über das ANS sendet.

Diese Übung ist nützlich, um in der jeweiligen Situation unsere Wahrnehmung und Einstellung umzuschalten. Wenden Sie dieses herzintelligente Sofortprogramm an, um klare Entscheidungen zu treffen, kleine und große, oder um Stress zu reduzieren.

Hier ist ein Beispiel dafür, wie die Technik funktioniert: Stellen Sie sich vor, Sie erleben einen typischen Tag im Büro, an dem viel los ist. Alles geht ohnehin schon schnell, aber dann wird es allmählich verwirrend und chaotisch. Sie fühlen sich derart überlastet und gestresst, dass Sie nicht mehr wissen, wie Sie weitermachen sollen. Halten Sie deshalb 60 Sekunden lang inne und praktizieren Sie das FREEZE-FRAME-Sofortprogramm, um Ihren

Verstand zu beruhigen, Ihr Nervensystem zu synchronisieren und Ihr Maß an innerer Kohärenz zu erhöhen. Dadurch erkennen Sie Ihre Möglichkeiten, mit der Situation umzugehen, ganz deutlich. Aus einem ausgeglicheneren Bewusstseinszustand, zu dem Ihnen diese Technik verhilft, können Sie Ihre Aufgabe mit weniger Stress in kürzerer Zeit bewältigen. Einfach ausgedrückt hilft Ihnen die Methode dabei, geschickter mit Ihren Gedanken und Gefühlen umzugehen und Stress abzubauen.

4. Sammeln Sie Energiespender und verringern Sie Energieräuber

Bei diesem Schritt der HEARTMATH – HERZINTELLIGENZ-Methode entwickeln Sie ein neues Bewusstsein dafür, wie effektiv Sie Ihre mentalen und emotionalen Energiereserven einsetzen. Unsere innere Kraft (mit anderen Worten: die Menge an körperlicher, mentaler und emotionaler Energie, die uns zur Verfügung steht) bestimmt unsere Lebensqualität maßgeblich. Diese Energie verwandelt sich in Vitalität und Widerstandsfähigkeit.

Positive Gedanken und Gefühle geben uns Energie. Eine optimistische Sichtweise, ein Gefühl der Wertschätzung oder eine freundliche Geste sind zum Beispiel Energiespender. Negative Gedanken und Gefühle (wie Ärger, Eifersucht und bewertende Gedanken) sind Beispiele für Energieräuber.

Indem wir lernen, unsere Gedanken und Gefühle, unseren mentalen und emotionalen Energieaufwand genauer zu beobachten, können wir feststellen, an welchen Punkten wir innere Kraft gewinnen oder verlieren. Mit diesem neuen Wissen erkennen wir, wo wir Veränderungen vornehmen müssen, um unsere Kraft zu mehren. In Kapitel 5 stellen wir das Konzept der Energieeffizienz vor und geben Ihnen eine Arbeitshilfe an die Hand – das *Arbeitsblatt zum Ausgleich von Positiva und Negativa* – mit der Sie Ihren mentalen und emotionalen Energieaufwand bestimmen können.

5. Aktivieren Sie die Grundgefühle des Herzens

Es gibt viele Grundgefühle des Herzens: Liebe, Mitgefühl, Nicht-Beurteilen, Mut, Geduld, Aufrichtigkeit, Vergebung, Wertschätzung und Anteilnahme… Alle diese Gefühle erhöhen die Synchronisation und Kohärenz des Herzrhythmus. In den folgenden Kapiteln werden wir uns auf vier Grundgefühle des Herzens – Wertschätzung, Nicht-Urteilen, Vergebung und Anteilnahme – konzentrieren, denn diese Gefühle sind notwendig, um die anderen zu entwickeln. Jedes Grundgefühl des Herzens wirkt sich sehr vorteilhaft auf Ihre Einstellung zum Leben aus. Unglücklicherweise werden die Grundgefühle des Herzens und seine Einstellungen eher zufällig als bewusst erlebt. Aber Sie können diese Grundgefühle bei Bedarf aktivieren, um Ihr persönliches Wachstum und Ihre Gesundheit zu fördern.

6. Gehen Sie geschickt mit Ihren Emotionen um

Emotionen sind komplex und manchmal fällt es uns schwer, mit ihnen umzugehen. Doch wenn Sie ein erfülltes und gesundes Leben führen wollen, ist Gefühlsmanagement unabdingbar. Je mehr Sie über Emotionen wissen – wie sie funktionieren, welche Auswirkungen sie haben und wie die emotionale Gesundheit gefährdet wird – desto besser lernen Sie, sie zu regulieren.

Emotionen können Gedanken, Wahrnehmungen und Einstellungen verstärken. Wir haben vielleicht eine eindrucksvolle Stereoanlage mit einem hochmodernen CD-Player und ausgezeichneten Lautsprechern, aber wenn der Verstärker (das Kraftwerk unserer Anlage) nicht richtig funktioniert, sind die Geräusche aus unserer Anlage extrem verzerrt. Genauso ist es, wenn unsere Emotionen (die Verstärker unserer Wahrnehmungen) nicht im Gleichgewicht sind; dann ist unsere Einstellung dem Leben gegenüber verzerrt.

Positive emotionale Zustände wirken sich wohltuend und regenerierend auf unser Herz, auf Immun- und Hormonsystem aus; negative Emotionen hingegen laugen diese Körpersysteme aus. Die meisten von uns erleben jeden Tag eine emotionale Achterbahnfahrt; manchmal sind wir oben, manchmal unten. Wenn wir nicht bewusst die Fähigkeit entwickeln, positive emotionale Zustände aus uns selbst heraus zu erzeugen und negativen Einhalt zu gebieten, fällt es uns schwer, ausgeglichen, gesund und erfüllt zu bleiben. Je mehr wir über die biomedizinische Erforschung der Emotionen wissen, desto besser lernen wir, die Kraft der Emotionen zu nutzen. Diese Kraft kann uns dann nützen, statt uns auszulaugen.

7. Seien Sie fürsorglich – aber seien Sie nicht übertrieben fürsorglich

Ganz entscheidend ist es, zwischen Anteilnahme oder Fürsorge und übertriebener Fürsorge unterscheiden zu lernen. Einerseits gehört zu einem erfüllten Leben, für sich selbst und andere gut zu sorgen. Unglücklicherweise kann Sichsorgen auch anstrengend sein. Wenn unsere Fürsorge zu weit geht, erleben wir einen Zustand, den wir übertriebene oder übermäßige Fürsorge nennen. Dieser Begriff bezeichnet ein beschwerliches Maß an Verantwortung, das mit Sich-Sorgen-Machen, Angst oder Unsicherheit einhergeht. Wenn wir zulassen, dass unsere Anteilnahme uns auslaugt, rufen wir dadurch eine Fülle von Problemen hervor; unsere Immunfunktion lässt nach, unser Hormonhaushalt gerät aus dem Gleichgewicht und wir können schlechter Entscheidungen treffen, um nur einige Beispiele zu nennen. Wenn wir zwischen Fürsorge und übertriebener Fürsorge unterscheiden lernen, können wir uns bewusst für nährende Fürsorge entscheiden und ihr erschöpfendes Gegenstück meiden. Wir können aufhören, unsere Fürsorge – für Menschen, Dinge oder Probleme – ins Extrem zu treiben. Sobald wir übermäßige Anteilnahme erkennen und um ihre Nutzlosigkeit wissen, können wir sie nach und nach aus unseren Gedanken und Gefühlen verbannen. Sie entwickeln ein neues Gefühl der Freiheit, wenn Sie merken, in welchen Bereichen und in welcher Form Sie übertrieben fürsorglich reagieren.

8. Lernen Sie die Cut-Thru®-Emotionstechnik und wenden Sie sie an

Die nächste wichtige Technik ist die Cut-Thru-Emotionstechnik, eine wissenschaftlich entwickelte Übung, die Ihnen hilft, Ihre Emotionen in den Griff zu bekommen und übermäßige Fürsorge abzubauen (englisch *cut through* bedeutet „einen Weg bahnen“, „einen Abkürzungsweg einschlagen“). Unproduktive Gedanken sind nur so schädlich wie die Gefühle, mit denen wir sie nähren. Wir haben beispielsweise hinsichtlich eines Themas Bedenken, doch wenn wir uns wirklich emotional in diesem Thema verstricken, können diese Bedenken leicht zu Angst oder Panik werden. Die einzelnen Schritte von Cut-Thru stellen eine zuverlässige Technik dar, mit der Sie Emotionen, die Inkohärenz erzeugen und Energieräuber sind, stoppen.

Wenn Sie die gesamte HERZINTELLIGENZ-Methode praktizieren, werden Sie deutlich erkennen, wann Sie gestresst sind. Sie können dann das FREEZE-FRAME-Sofortprogramm anwenden, um sich zu entscheiden, wie Sie am besten vorgehen. Doch auch wenn Sie sich schon über Ihr weiteres Handeln im Klaren sind, verspüren Sie vielleicht noch Reste unangenehmer oder verwirrender Gefühle. Wenn diese Reste das System blockieren, können Sie mit Hilfe der CUT-THRU-Emotionstechnik Ihre emotionale Verfassung verändern, damit Sie nicht nur positiver denken, sondern sich auch besser fühlen.

Lange bestehende emotionale Themen (wie das Gefühl, verraten worden zu sein, nichts wert zu sein oder Furcht) prägen das Leben vieler von uns, so dass wir keine dauerhaft positiven emotionalen Zustände erleben. Wenn wir die CUT-THRU-Technik auf diese emotionalen Überbleibsel anwenden, können wir sie auflösen und loslassen, selbst wenn sie tief in uns verwurzelt sind.

Untersuchungen am HeartMath-Institut haben gezeigt, dass sich die Emotionstechnik vorteilhaft auf das hormonelle Gleichgewicht auswirken, unangenehme Gefühlszustände (wie zum Beispiel Angst, Depression, Schuldgefühle oder Burn-out) reduzieren und positive Gefühle (wie Mitgefühl, Akzeptanz und Harmonie) verstärken. Diese Technik ist komplexer als das FREEZE-FRAME-Sofortprogramm, doch mit etwas Übung kann sie leicht erlernt und in den Lebensbereichen angewandt werden, in denen ein besseres Gefühlsmanagement gewünscht wird.

9. Machen Sie die HEART-LOCK-IN®-Herzübung

Die dritte wichtige Technik der HEARTMATH – HERZINTELLIGENZ-Methode ist die HEART-LOCK-IN-Herzübung. Durch sie stärken Sie die Kraft Ihres Herzens. Wer den Verstand zur Ruhe bringt und fest mit seinem Herzen verbunden ist – sich auf seine Kraft einklinkt –, regeneriert sein ganzes System und lässt es auftanken (englisch *heart lock-in* bedeutet etwa „sich mit dem Herzen positiv einklinken"). Wir stellen Ihnen wichtige Forschungsergebnisse vor, die belegen, wie diese Übung hilft, das Gleichgewicht im Nervensystem aufrechtzuerhalten und die Immunfunktion zu verbessern.

Diese Herzübung dauert zwischen fünf und fünfzehn Minuten und stärkt die Verbindung zwischen Herz und Gehirn. Je stärker diese Verbindung ist, desto leichter fällt es Ihnen, mit Ihrer Herzintelligenz auch im Alltag in Kontakt zu bleiben. Mit Hilfe des FREEZE-FRAME-Sofortprogramms können Sie Ihre Gedanken zur Räson bringen, mit Hilfe der CUT-THRU-Emotions-technik Ihre Emotionen; die HEART-LOCK-IN-Herzübung verstärkt die Wirkung der anderen Techniken und verbindet die Grundgefühle des Herzens noch enger mit der Herzintelligenz. Sie können Ihre Gesundheit verbessern, kreativer werden und mehr intuitive Erkenntnisse erleben, wenn Sie diese Herzübung täglich praktizieren. Sie ist eine gute Methode, Ihr ganzes System körperlich, mental und emotional zu regenerieren.

10. Setzen Sie Ihr Wissen um

Der letzte Schritt der HEARTMATH – HERZINTELLIGENZ-Methode fordert Sie auf, alles bisher Gelernte auf die verschiedenen Bereiche Ihres Lebens anzuwenden, den persönlichen, beruflichen und gesellschaftlichen. Ganz unabhängig davon, was Sie lernen – dieses Wissen auch *umzusetzen* ist der wichtigste Teil des Lernprozesses. Wir werden zahlreiche Beispiele dafür anführen, wie andere Menschen mit Hilfe der Methode ihr Privatleben, ihre Gesundheit, ihr Familienleben und ihre Arbeit (zum Beispiel in Unternehmen, im Schulwesen und in Behörden) verbessert haben. Anhand dieser Beispiele werden Sie herausfinden, wie Sie von diesem System profitieren können. Die Beispiele wollen Sie inspirieren, die Techniken und Konzepte, die Sie gerade erlernen, tatsächlich zu praktizieren.

Folgende Gleichung fasst die Essenz der herzintelligenten Methode zusammen:

Die Herzintelligenz aktivieren + den Verstand kontrollieren + die Emotionen in den Griff bekommen = Energieeffizienz, erhöhte Kohärenz, mehr Bewusstheit und höhere Produktivität.

Mit den richtigen Methoden ist es gar nicht so schwer wie es aussieht, nach dem Herzen zu leben. Schließlich hat jeder und jede von uns das eigene Herz schon viele Male im Leben gespürt und erlebt – und diese Erlebnisse gehören in der Regel mit zu den angenehmsten. Doch sie treten scheinbar zufällig auf und sind dann wieder weg. Mit Herzintelligenz sind Sie in der

Lage, die Verbindung mit Ihrem Herzen aufrechtzuerhalten, da Sie lernen, bewusst auf Ihr Herz zu hören und ihm zu folgen. Das sind *Ihre* Herzenserfahrungen.

Ein Beispiel: Die Geschichte von Melanie Trowbridge zeigt deutlich das Bedürfnis nach einem systematischen Ansatz, nach dem eigenen Herzen zu leben. Melanies Gesundheitszustand war sehr ernst. Nachdem bei ihr Eierstockkrebs diagnostiziert worden war, hatte sie sechs Monate lang ernste gesundheitliche Probleme. Sie wurde operiert, hatte zwei Lungenentzündungen (die jeweils mit einem langen Krankenhausaufenthalt einhergingen), hatte sechs zweitägige Chemotherapien und zahlreiche Tage, an denen sie sich schwach fühlte und ihr übel war. Es war eine sehr schwierige Zeit, aber jeder sagte ihr, dass sie extrem gut mit dieser Situation umging – vor allem für jemanden, der niemals zuvor ernsthaft krank war. Sie beschrieb uns ihre Situation:

„Ich konnte mit der Situation nur umgehen, indem ich, so gut es mir möglich war, mein Herz um Unterstützung bat. Danach ging es mir besser, aber im Laufe der Zeit verlor ich entweder die Verbindung zu meinem Herzen oder ich begann, sie zu ignorieren. Als sich der Krebs zurückbildete und ich allmählich wieder meinen 'normalen' Tätigkeiten nachging, hörte ich nicht mehr so genau auf mein Herz wie vorher. Dann entwickelte ich ausgesprochen stressige Ängste, dass der Krebs wiederkommen könnte. Als ich aus beruflichen Gründen ein HEARTMATH – HERZINTELLIGENZ-Seminar besuchte, merkte ich, dass ich bereits während meiner Erkrankung meinem Herzen gefolgt war, dass ich aber nicht wusste, wie ich das *konsequent* tun konnte. Ich hatte keine Ahnung, was ich da eigentlich tat! Die Techniken der Methode eröffneten mir eine Möglichkeit, mit meinem Herzen in Kontakt zu bleiben, und die Forschungen des HeartMath-Instituts belegten mir eindeutig die Wichtigkeit, dies zu tun. Seitdem fühle ich mich hinsichtlich meiner zukünftigen Gesundheit wesentlich sicherer."

Indem wir unsere Herzintelligenz entwickeln, bauen wir auch ein tiefes Gefühl innerer Sicherheit auf. Viele Menschen suchen im Außen nach Sicherheit – an ihrem Arbeitsplatz, in der Ehe, in Religionen und Überzeugungen. Aber diese Sicherheit lässt sich auch im Inneren erzeugen. Wenn wir ein starkes Gefühl von Sicherheit in unserem Herzen entwickeln, können wir mit stärkerer Integrität arbeiten, unsere Partnerschaft verbessern und unsere Grundwerte leben.

Die wichtigsten Punkte zur Erinnerung

- Es ist wissenschaftlich belegt, dass uns das Herz emotionale und intuitive Signale sendet, die helfen, unser Leben zu lenken.
- Viele antike Kulturen waren davon überzeugt, dass das Herz das Organ sei, das unsere Emotionen, unsere Moral und unsere Entscheidungsprozesse maßgeblich beeinflusst.
- Im ungeborenen Fetus beginnt das Herz zu schlagen, bevor sich das Gehirn gebildet hat. Die Wissenschaftler wissen immer noch nicht genau, was den Herzschlag in Gang setzt. Er entsteht im Herzen selbst und braucht keine Verbindung zum Gehirn, um weiterzuschlagen.
- Das Herz hat sein eigenes unabhängiges Nervensystem, das als „Gehirn im Herzen" bezeichnet wird. Im Herzen sind mindestens 40 000 Nervenzellen zu finden – so viele wie in verschiedenen subkortikalen Zentren des Gehirns.
- Grundgefühle des Herzens *reduzieren* die Aktivität des Sympathikus (der Ast des Nervensystems, der die Herzfrequenz beschleunigt, die Blutgefäße verengt und die Ausschüttung von Stresshormonen veranlasst, um uns auf das Handeln vorzubereiten); gleichzeitig *erhöhen* diese Gefühle die Aktivität des Parasympathikus (der Ast des Nervensystems, der den Herzschlag verlangsamt und die inneren Systeme des Körpers entspannt); dadurch arbeitet der Körper effektiver.
- Positive Emotionen wie Zufriedenheit, Wertschätzung, Mitgefühl, Anteilnahme und Liebe verbessern das hormonelle Gleichgewicht und die Immunfunktion.
- Aus der Forschung am HeartMath-Institut haben wir den Schluss gezogen, dass sowohl die Intelligenz wie auch die Intuition zunehmen, wenn wir lernen, besser auf unser eigenes Herz zu hören.
- Die HEARTMATH – HERZINTELLIGENZ-Methode besteht aus zehn Hauptschritten und drei Haupttechniken.

Kapitel 2
Die ideale Partnerschaft

Hier ein Beweis dafür, dass Herz und Verstand in perfekter Harmonie sein können: Der Intellekt erinnert Sie rasch daran, wie wertvoll der brandneue Toyota Corolla ist, der Ihnen mehr bietet für weniger Geld. Und Ihr Herz teilt Ihnen aufgeregt mit, dass Sie mit der zusätzlichen Leistung, den Sicherheitsvorkehrungen und dem schicken Aussehen reisen wie ein hohes Tier. Daran sehen Sie, dass sich für das Gemeinwohl selbst Gegner zusammenschließen.
(Anzeige im Toyota-Magazin, *Scientific American*, 1998)

Bei einem Seminar gab uns eine Frau ein klassisches Beispiel zum Thema Kopf und Herz. Einige Jahre vorher hatte sie mit ihrem Cousin, der immer erfolgreich war, eine Firma gegründet. Das Ganze sah nach einer sicheren Sache aus, deshalb war sie auf ihrer Fahrt zur Bank ganz aufgeregt, die Verträge zu unterzeichnen. Doch als sie die Bank betrat, machte sich ein unangenehmes Gefühl in ihr breit – Enge in der Brust und Schmetterlinge im Bauch. Irgendetwas stimmte nicht mit dieser Unternehmung; als sie jedoch darüber nachdachte, schien alles in Ordnung zu sein, deshalb unterzeichnete sie. Vier Jahre später hatte sie immer noch mit ihrem finanziellen Verlust und zahlreichen rechtlichen Problemen infolge dieser Entscheidung zu kämpfen. Sie bekannte, dass dies eine der schlechtesten Entscheidungen gewesen sei, die sie je getroffen habe. „Warum habe ich nicht auf mein Herz gehört und mich vor der Unterzeichnung besser informiert?", fragte sie seufzend.

Es war keine vernünftige Überlegung, die einen Anlass zu Bedenken gegeben hatte – als sie über den bevorstehenden Geschäftsabschluss nachdachte, hatte sie „in ihrem Herzen" Schwierigkeiten gespürt. Wie wir alle ist sie in einer Kultur aufgewachsen, die die Vernunft sehr hoch bewertet – allem gegenüber, was uns unsere Intuition sagt, sind wir eher skeptisch, weil es so wenig beweiskräftig zu sein scheint. In der beschriebenen Situation reichte die Vernunft allein aber wohl nicht aus. Als die Frau die reinen Fakten betrachtete, gab es für sie aus der Sicht des Verstandes keinen Grund, einen Rückzieher zu machen. Doch ihr Herz empfing Signale, auf die ihr Verstand nicht reagiert hatte. Wenn sie Herz *und* Verstand zu Rate gezogen hätte, hätte sie sich jahrelange Schwierigkeiten ersparen können.

Innere Teamarbeit

Wenn wir hier von Herz und Kopf sprechen, verwenden wir die Begriffe wie im Alltag. Wir assoziieren „Kopf" im Allgemeinen mit Gedanken, Abstraktionen, Auswendiglernen, Planen, Schlussfolgerungen, Rechnen, Manipulation und gelegentlich sogar mit Selbstbestrafung. Das „Herz" assoziieren wir mit sogenannten „Gefühlsqualitäten" – Eigenschaften wie Anteilnahme, Liebe, Weisheit, Intuition, Verständnis, Sicherheit und Wertschätzung. Denken Sie aber daran, dass wir nicht nur über den physischen Kopf und das physische Herz sprechen, sondern über innere Energien und Einstellungen, die mit diesen Körperbereichen werden.

Wissenschaftler am HeartMath-Institut (und andere führende Neurokardiologen aus der Forschung) untersuchen das Herz weiter und so werden wir schließlich den gegenseitigen Einfluss des physischen Herzens und des Gehirns aufeinander viel besser verstehen. Bereits die jüngsten Entdeckungen dieser Wissenschaftler haben unsere Sichtweise des menschlichen Herzens revolutioniert und radikal verändert. Bis weitere wissenschaftliche Forschungsergebnisse zur Verfügung stehen, müssen wir Herz und Verstand etwas metaphorisch beschreiben, wenn wir ihre Wirkung erklären wollen.

Sowohl das Herz als auch der Verstand verarbeiten Informationen, die unsere Körperfunktionen regeln, unsere Einstellungen und Reaktionen bestimmen und ganz allgemein unsere Verbindung zur Welt um uns herum gewährleisten. Doch sie gehen Fakten oft sehr verschieden an und interpretieren sie unterschiedlich. Der Kopf (wir meinen Gehirn und Verstand) arbeitet linear und logisch. Seine Hauptfunktion besteht darin, zu analysieren, zu memorieren, Einteilungen vorzunehmen, zu vergleichen und Botschaften, die durch unsere Sinne hereinkommen, ebenso wie vergangene Erfahrungen zu sortieren und diese Daten in Wahrnehmungen, Gedanken und Emotionen zu übersetzen. Der Kopf reguliert außerdem zahlreiche Körperfunktionen. Er entscheidet, was gut und was schlecht, was angemessen und was unangemessen ist. Dabei trennt, teilt und katalogisiert er die Eindrücke, so dass wir aus vergangenen Erfahrungen der Gegenwart einen Sinn verleihen und über die Zukunft nachdenken können. Indem er Millionen von Teilwahrheiten und unvollständigen Daten sammelt und kombiniert, gelingt es dem Kopf, ein einigermaßen schlüssiges Muster der Realität zusammenzusetzen. Wenn wir bestimmte Muster in unserem Leben erkennen, können wir bestimmte Vorannahmen über die Welt entwickeln, die uns Zeit und Energie sparen. Stellen Sie sich vor, Sie müssten jeden Tag bei der Arbeit die Fähigkeiten für Ihre Arbeit aufs Neue lernen. Das Leben wäre eindeutig wesentlich schwieriger und komplexer, wenn wir uns nicht auf Muster verlassen könnten.

Doch so wichtig diese Fähigkeit, Muster zu bilden, auch ist, sie hat auch ihre Nachteile. Der Kopf kann leicht in diesen vorgefertigten Mustern stecken bleiben. Statt die Dinge aus einem neuen Blickwinkel zu betrachten, kann es passieren, dass er stur davon ausgeht, dass er über Menschen, Orte, Themen und uns selbst „schon weiß, was los ist". Dadurch hält er uns davon ab, neue Möglichkeiten zu erkennen und zu akzeptieren. Wenn starre Denkmuster das Ruder übernommen haben, müssen alle neu eingehenden Informationen, um als gültig anerkannt zu werden, mit dem herrschenden Weltbild im Kopf übereinstimmen. Ein Gefühl für Ordnung und Stabilität aufrechtzuerhalten ist zum Überleben notwendig. Wenn wir allerdings versuchen, neue Lösungen für Probleme zu finden, oder neue Einstellungen, Verhaltensweisen oder Sichtweisen entwickeln wollen, kann das Gefühl für Ordnung eine Belastung sein.

Die meisten der Nervenzellen in unserem Gehirn haben wir zwar von Geburt an, doch die Muster, mit denen sich diese Zellen verbinden, entwickeln und ändern sich unser ganzes Leben lang. Wenn wir unsere Umgebung erkunden und neue Fertigkeiten entwickeln, verbinden sich die Nervenzellen oder Neuronen zu einem Netz oder Netzwerk, bilden komplexe

Ansammlungen (neurale Schaltkreise sozusagen), die unseren Wahrnehmungen, Erinnerungen, Verhaltensweisen und Gewohnheiten zugrunde liegen.

Erinnern Sie sich daran, als Sie das erste Mal Auto fuhren? Nehmen wir an, dass es ein Wagen mit Gangschaltung war. Die meisten von uns mussten nur ein wenig üben, vielleicht eine oder zwei Wochen, bis wir mit einer Hand fahren, einen anderen Radiosender einstellen und uns gleichzeitig mit einem Freund unterhalten konnten. Wir entwickelten neue Verschaltungen im Gehirn, durch die wir diese Aufgaben meistern konnten. Unsere Verschaltungen ändern sich täglich. Je häufiger wir eine Handlung üben oder wiederholen, desto stärker schleift sich die Verschaltung für dieses Verhalten ein. Verstärken wir ein Verhalten oft genug, läuft es schließlich automatisch ab.

Ebenso wie körperliche Fertigkeiten (wie Autofahren, Gehen oder eine Sportart) werden auch mentale und emotionale Einstellungen und Verhaltensweisen durch Wiederholen automatisiert. Wenn wir wiederholt die gleichen Gedanken und Gefühle hegen, festigt sich die neurale Verschaltung, die diesen Mustern zugrunde liegt. Kurz gesagt, unsere mentalen und emotionalen Muster werden in den Schaltkreisen unseres Gehirns „verdrahtet" – fest installiert. Das erklärt, warum unser Kopf bisweilen so stur sein kann und warum „eingefleischte" Wahrnehmungen, Emotionen und Einstellungen so schwer zu ändern sind.[1]

Die Herzintelligenz hingegen verarbeitet Informationen weniger linear, sondern direkter und intuitiver. Das Herz ist nicht nur *offen* für neue Möglichkeiten, es sucht geradezu danach, ist immer auf eine neue, intuitive Erkenntnis aus. Kurz gesagt: Der Kopf „weiß", das Herz „versteht". Das Herz hat die Fähigkeit, Informationen komplexer zu verarbeiten; dies wirkt sich stark auf unsere Gehirnfunktionen aus, wie wir noch zeigen werden.

Das Herz zeigt uns die inhärenten Grundwerte unseres Lebens und bringt uns stärker in Kontakt mit dem Gefühl wirklicher Sicherheit und Zugehörigkeit, nach dem wir uns alle sehnen. Herzintelligenz geht oft mit einem Gefühl der Beständigkeit, Sicherheit und Ausgeglichenheit einher. Deshalb können wir allein aufgrund unseres Gefühls sagen, ob wir mit unserem Herzen in Kontakt sind. Die Herzintelligenz lässt uns auch Gefühle und Eigenschaften wie Liebe, Mitgefühl, Toleranz, Geduld und Vergebung empfinden. Diese Qualitäten gehen oft mit einem friedlichen, klaren Bewusstsein einher. Wenn wir mit unserem Herzen in Kontakt sind, beruhigt sich unser Verstand und unsere Gedanken werden rationaler und konzentrierter. Unsere Schlussfolgerungen zeichnen sich durch Klarheit und Verständnis aus. Wir haben ein stärkeres Gefühl der Kontrolle und sehen das Leben optimistischer und hoffnungsvoller. Wenn Menschen die Techniken zur Steigerung der Herzintelligenz praktizieren, fühlen sie sich weniger in ihren Problemen und ihrem hektischen Alltag gefangen. Ihr Blick erweitert sich.

Wir haben auch zahlreiche Fälle erlebt, die deutlich machen, wie effektiv es sich am Arbeitsplatz auswirken kann, die Herzintelligenz zu kultivieren und Grundwerte wie Wertschätzung, Anteilnahme, Aufrichtigkeit und Authentizität zu betonen.

In einem Fall hatten die Spezialisten für Kommunikations- und Informationstechnologie einer großen staatlichen Einrichtung in Kalifornien eine Reihe von Veränderungen in Gang gesetzt, um die neuen Herausforderungen im Bereich Informationsservice zu bewältigen. Der Stress, der mit diesen Veränderungen einherging, rief ein Klima der Spaltung, Fehlwahrnehmung und Fehlkommunikation auf vielen Ebenen hervor.

Die Vorgesetzten nahmen die Sache in die Hand und zogen ein Team von HEARTMATH – HERZINTELLIGENZ-Beratern und -Lehrern zu Rate, die für 117 Angestellte ein Schulungsprogramm in *Inner Quality Management®* abhalten sollten. In diesem Training erfuhren die Arbeitnehmer, wie wichtig das Herz psychologisch und physiologisch gesehen für Veränderungen ist. Sie bekamen die Techniken der HERZINTELLIGENZ-Methode an die Hand, um ihre Herzintelligenz zu aktivieren, ihr Gefühl für Sicherheit und Zusammenarbeit zu steigern und um ihren Stresspegel zu reduzieren. Vor Beginn und nach Abschluss des Ausbildungsprogramms wurden psychologische Tests durchgeführt, um jegliche Veränderungen des emotionalen Stresses und der sozialen Haltung zu messen. Auch die körperlichen Stresssymptome wurden erfasst.

Die Teilnehmer konnten ihren persönlichen und beruflichen Stress besser auflösen, weil sie lernten, im jeweiligen Moment und bei Begegnungen im Alltag aus den Grundgefühlen ihres Herzens heraus zu handeln. Die Ergebnisse nach der Schulung zeigten, dass Ärger erheblich zurückging (20 %), ebenso Traurigkeit (22 %) und Müdigkeit (24 %). Ein Gefühl inneren Friedens (23 %) und die Vitalität (10 %) stiegen signifikant an. Die Stresssymptome wie Angst (21 %), Schlafstörungen (24 %) und Herzrasen (19 %) nahmen deutlich ab. Diese persönlichen Besserungen führten zu harmonischeren betrieblichen Veränderungen. Der Schlüssel für diese Veränderungen lag darin, die Teilnehmer dazu zu bringen, ihrer Herzintelligenz zu vertrauen und sie bei Herausforderungen zu Rate zu ziehen.[2] (Siehe Abbildung 2.1.)

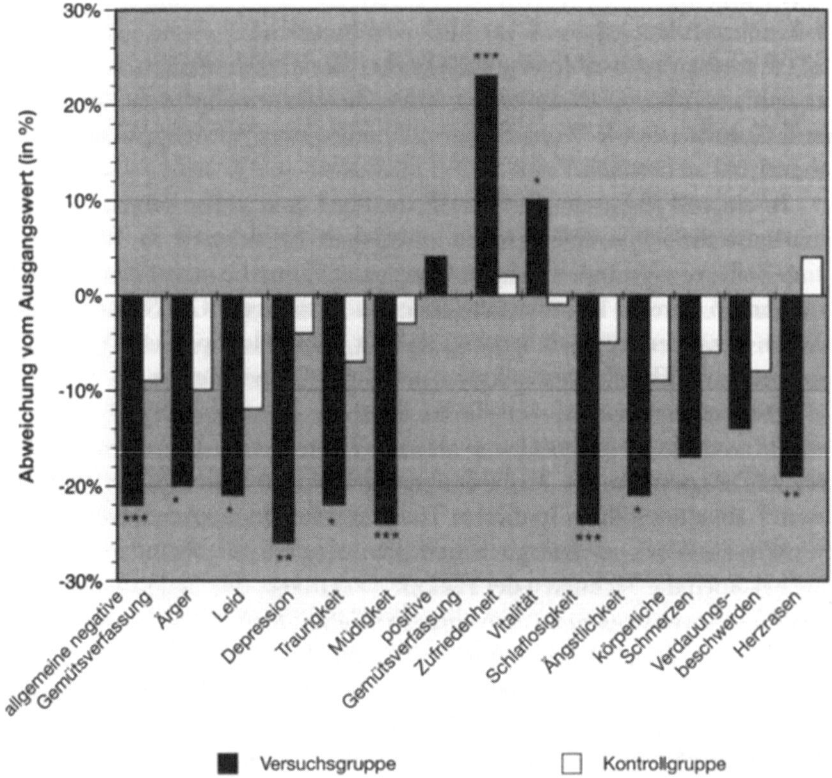

Abbildung 2.1: Verbesserung der körperlichen und emotionalen Gesundheit bei Angestellten, die die Techniken der HEARMATH – HERZINTELLIGENZ-Methode praktizieren: Bei Angestellten einer kalifornischen Behörde gingen Stress, negative Emotionen, Müdigkeit und viele der üblichen körperlichen Stresssymptome (siehe schwarze Balken) signifikant zurück, nachdem sie die Techniken gelernt und nur wenige Wochen geübt hatten; innerer Friede und Vitalität nahmen zu. Eine Kontrollgruppe, die diese Methode nicht anwandte, zeigte keine signifikanten Veränderungen (siehe weiße Balken). *p - 0,5, **p - 0,01, ***p - 0,001.

Kommunikation zwischen Herz und Gehirn

Die Liebe und Anteilnahme, die wir mit unserem Herzen empfinden, umfasst sicher mehr, als wissenschaftlich nachweisbar ist. Doch wir haben es am HeartMath-Institut immer für wichtig erachtet, so viel wie möglich von den körperlichen Abläufen zu verstehen, die geschehen, wenn unser Herz 'lebendig wird'. Wenn das Herz wirklich intelligent ist, dann möchten wir verstehen, wie es seine Botschaften mitteilt. Unsere Suche nach Antworten hat zu faszinierenden wissenschaftlichen Erkenntnissen geführt; viele von ihnen werden wir Ihnen auf diesen Seiten ausführlich darlegen.

Um die physiologischen Abläufe zu erforschen, über die das Herz mit dem Gehirn und dem übrigen Körper kommuniziert, haben die Wissenschaftler des HeartMath-Instituts folgende Fragen gestellt: Warum empfinden die meisten Menschen (unabhängig von ihrer Hautfarbe, Kultur oder Nationalität) Liebe und andere Emotionen im Bereich des *Herzens*? Wie wirken sich emotionale Zustände auf das Herz, das vegetative Nervensystem, das Gehirn, das Immun- und das Hormonsystem aus? Wie beeinflusst die Informationsverarbeitung des Herzens die anderen Körpersysteme und das Gehirn?

Sie stellten fest, dass das Herz auf drei Arten mit dem Gehirn und dem übrigen Körper kommuniziert, für die es fundierte wissenschaftliche Belege gibt: *neural* (durch die Übermittlung von Nervenimpulsen), *biochemisch* (über Hormone und Neurotransmitter) und *biophysikalisch* (über Druckwellen). Zusätzlich gibt es immer mehr wissenschaftliche Belege dafür, dass das Herz noch auf eine vierte Art kommunizieren könnte: *energetisch* (durch Wechselwirkungen im elektromagnetischen Feld). Über diese Kommunikationswege beeinflusst das Herz die Funktionen des Gehirns und die der anderen Körpersysteme maßgeblich.[3]

Neurale Kommunikation

In den vergangenen 20 Jahren entstand eine neue Disziplin, die *Neurokardiologie*.[4] Sie erforscht Herz und Nervensystem. Dieses spannende neue Gebiet liefert uns bedeutsame Erkenntnisse über einige der Wege, wie Gehirn und Herz miteinander sowie mit dem übrigen Körper kommunizieren.

1991 lieferte Dr. J. Andrew Armour (*Dalhousie University*, Halifax, Kanada), einer der Pioniere der Neurokardiologie, den Beweis für ein funktionelles *Herzgehirn* – das „Gehirn im Herzen", das wir im ersten Kapitel kurz erwähnten.[5] Aus Sicht der Neurowissenschaften ist das herzeigene Nervensystem komplex genug, um als eigenes kleines Gehirn bezeichnet zu werden. Armour zeigte in seiner Arbeit, dass dieses Gehirn im Herzen ein kompliziertes Netzwerk mit verschiedenartigen Nervenzellen, Neurotransmittern, Proteinen und Hilfszellen ist. Dank seiner komplexen Schaltkreise kann es unabhängig vom Gehirn im Kopf arbeiten. Es kann lernen, sich erinnern, ja selbst fühlen und empfinden. Durch Armours Forschung tut sich ein ganz neues Bild des Herzens auf.[6]

Mit jedem Herzschlag werden zahlreiche Nervensignale an das Gehirn geleitet. Das herzeigene Gehirn bezieht Informationen aus Hormonen, der Herzfrequenz und dem Blutdruck; es verwandelt diese Informationen in Nervenimpulse und verarbeitet sie eigenständig. Dann sendet es diese Informationen über den Vagusnerv und die Rückenmarksnerven an das Gehirn im Kopf zurück. Auf diesem gleichen nervalen Weg können auch Schmerz und andere Gefühlsempfindungen dem Gehirn im Kopf mitgeteilt werden. Die Nervenbahnen vom Herzen zum Gehirn treten an einer Stelle in das Gehirn ein, die Medulla genannt wird und sich an der Schädelbasis befindet.[6]

Diese Botschaften des Herzens an den Kopf regulieren viele Funktionen des vegetativen Nervensystems (ANS); diese Regulierung geschieht, indem das Kopfgehirn die Botschaften zum Herzen, zu den Blutgefäßen und zu anderen Drüsen und Organen leitet. Doch die Signale des Herzens an das Gehirn gelangen stufenweise auch in die höheren Gehirnzentren und beeinflussen diese. Die Arbeit der Laceys, die wir in Kapitel 1 vorstellten, und die anderer Forscher nach ihnen belegen, dass sich neurale Botschaften des Herzens auf die Funktion der Großhirnrinde auswirken, also auf den Teil des Gehirns, der unsere Fähigkeit zu vernünftigem Denken kontrolliert.[7-9]

Die Botschaften des Herzens an das Gehirn beeinflussen auch die Amygdala, das wichtige emotionale Gehirnzentrum, das wir in Kapitel 1 erwähnten.[10] Je nachdem, was das Herz mitteilt, kann diese Meldung gelegentlich Gehirnprozesse behindern oder sie fördern.[7-9, 11]

Auch nimmt das Herz kontinuierlich auf unsere Wahrnehmungen, unsere Emotionen und unser Bewusstsein Einfluss.[3] Weil das Herz über Kommunikationswege mit den höheren Gehirnzentren verbunden ist, kann man erklären, wie Informationen aus dem Herzen das Denken und Fühlen sowie die Fähigkeit dazu modifizieren kann. Abbildung 2.2 (Seite 58) stellt vereinfacht die neuralen Kommunikationswege vom Herzen zum Gehirn dar.

Biochemische Kommunikation

Ein weiterer Weg, über den das Herz mit dem Gehirn und dem übrigen Körper kommuniziert, ist das Hormonsystem. Ein *Hormon* ist definiert als chemische Substanz, die in einem Organ oder Teil des Körpers gebildet und dann im Blutstrom zu einem anderen Organ oder Gewebe transportiert wird, an dem sie eine bestimmte Wirkung hervorruft. Seit 1983 ein neues, wirkungsvolles Hormon, das in den Herzvorhöfen gebildet und von dort ausgeschüttet wird, entdeckt wurde, wird das Herz formal als Teil des Hormonsystems betrachtet. Dieses Hormon heißt *atrial natriuretischer Faktor* (ANF) oder *Atriopeptin*. Es reguliert den Blutdruck, den Flüssigkeitshaushalt des Körpers und das Gleichgewicht des Elektrolythaushalts. Es wird auch als „Gleichgewichtshormon" bezeichnet und wirkt sehr vielfältig: auf die Blutgefäße, die Nieren, die Nebennieren und viele regulatorische Bereiche des Gehirns.[12] Außerdem lassen Untersuchungen darauf schließen, dass ANF die Ausschüttung von Stresshormonen hemmt[13], dass es auf die Funktion und das Wachstum der Fortpflanzungsorgane einwirkt[14] und dass es sogar das Immunsystem beeinflussen könnte.[15] Noch faszinierender ist, dass ANF motiviertes Verhalten beeinflussen könnte; darauf weisen Experimente hin.[16]

Neben ANF und verschiedenen anderen Hormonen produziert das Herz auch Noradrenalin und Dopamin und schüttet sie aus. Früher glaubte man, diese Neurotransmitter würden nur vom Gehirn und in den Ganglien außerhalb des Herzens hergestellt.[17] Diese Moleküle gehören zu den bekannten chemischen Substanzen, die Emotionen im Gehirn hervorrufen. Die genaue Wirkungsweise dieser vom Herzen produzierten Neurotransmitter muss noch erforscht werden; einige Wissenschaftler betrachten jedoch das Herz als ihren Ursprung und Entstehungsort. Diese Ansicht erhärtet die neue Betrachtungsweise, dass die menschlichen Emotionen sich nicht auf das Gehirn beschränken, sondern in einem Netzwerk über den ganzen Körper verteilt sind.[18] Das Herz ist der „Spielleiter" in diesem Netzwerk.

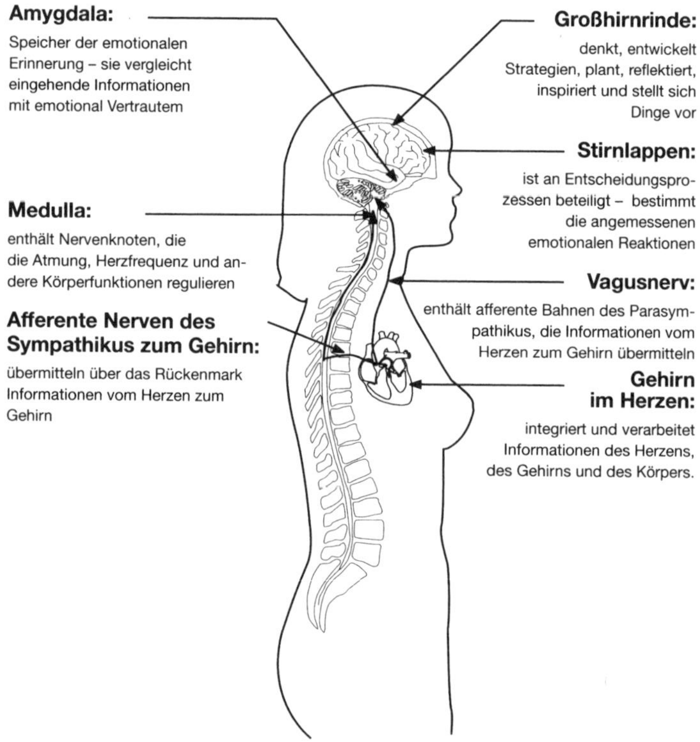

Abbildung 2.2: Die neurale Kommunikation vom Herzen zum Gehirn: Diese Abbildung zeigt die Nervenbahnen, über die das Herz mit dem Gehirn kommuniziert. Das intrinsische Nervensystem (das herzeigene Gehirn) verfügt über sensorische Neuriten (Äste von Nervenzellen), die Informationen aufnehmen, und verschiedenartige Schaltneuronen. Die sensorischen Neuriten sind überall im Herzen zu finden, empfangen viele verschiedene physiologische Informationen und reagieren auf sie; Beispiele dafür sind Herzfrequenz, Blutdruck, Hormone und Neurotransmitter. Die Schaltneuronen sind in Verarbeitungszentren angeordnet, die die vom Gehirn und den Körperorganen eingehenden neuralen Informationen zusammen mit den sensorischen Neuriten des Herzens integrieren. Sobald das Herz diese Information verarbeitet hat, sendet es über “afferente Nervenbahnen” (über Bahnen, die zum Gehirn führen) Botschaften an das Gehirn. Die afferenten Bahnen des Sympathikus gelangen über das Rückenmark ins Gehirn. Der Vagusnerv enthält Tausende von Nervenfasern, von denen viele auch Informationen aus dem Herzen an das Gehirn leiten. Diese Nervenbahnen enden im Gehirn an der Medulla, einem Gehirnbereich, der zahlreiche vitale Körperfunktionen reguliert. Von hier aus gelangen die neuralen Informationen des Herzens in die höheren Gehirnzentren, die Emotionen verarbeiten, Entscheidungen treffen und vernünftig denken.

Die biophysikalische Kommunikation

Mit jedem Schlag erzeugt das Herz eine kraftvolle Blutdruckwelle, die sich rasch, viel schneller als der tatsächliche Blutfluss, durch die Arterien fortsetzt. Diese Druckwellen rufen das hervor, was wir als Puls wahrnehmen.

In diesen Druckschwankungen der Blutdruckwellen gibt es wichtige Rhythmen. Bei Gesunden sind Blutdruckwellen, Atmung und die Rhythmen des vegetativen Nervensystems komplex aufeinander abgestimmt.[19] Weil diese Druckwellen-Muster mit dem Herzrhythmus variieren, stellen sie eine weitere Sprache dar, in der das Herz mit dem übrigen Körper kommuniziert. Alle Drüsen und Organe werden auf diesem Weg informiert. Kurz gesagt, alle unsere Zellen „spüren" die vom Herzen ausgehenden Druckwellen und sind von ihnen in mehrfacher Hinsicht abhängig. Auf der basalsten Ebene pressen die Druckwellen die Blutzellen durch die Kapillaren und versorgen alle unsere Zellen mit Sauerstoff und Nährstoffen. Zusätzlich erweitern diese Wellen die Arterien und veranlassen sie dadurch, eine relativ hohe elektrische Spannung zu erzeugen. Die Wellen üben außerdem rhythmisch Druck auf die Körperzellen aus. Dadurch erzeugen einige Zellproteine, als Reaktion auf diesen „Druck", elektrischen Strom.

Die Experimente am HeartMath-Institut haben ergeben, dass Druckwellen die biophysikalische Art und Weise darstellen, wie das Herz mit dem Gehirn kommuniziert und seine Aktivität beeinflusst. Bei diesen Untersuchungen maßen die Forscher gleichzeitig die Zeit, zu der die Blutdruckwelle im Gehirn ankam, und die Gehirnaktivität. Wenn eine Blutdruckwelle die Gehirnzellen erreichte, änderte sich die elektrische Aktivität des Gehirns deutlich.[3]

Energetische Kommunikation

Vielen Ärzten ist bekannt, dass das Muster und die Qualität der vom Herzen ausgesandten Energie über das elektromagnetische Feld des Herzens in den ganzen Körper gelangen. Ebenso wie Funktelefone und Radiosender Informationen über ein elektromagnetisches Feld übermitteln, so – vermuten einige Forscher – findet ein ähnlicher Informationstransfer über das vom Herzen erzeugte elektromagnetische Feld statt.[3,20] Das elektromagnetische Feld des Herzens ist bei Weitem das stärkste des Körpers; es ist schätzungsweise 5000 Mal stärker als das des Gehirns.[20] Das Feld des Herzens durchdringt nicht nur jede unserer Körperzellen, sondern strahlt auch über den Körper hinaus; mit empfindlichen Messeinrichtungen, mit sogenannten *Magnetometern*, kann es im Abstand von bis zu drei Metern gemessen werden (siehe Abbildung 2.3).

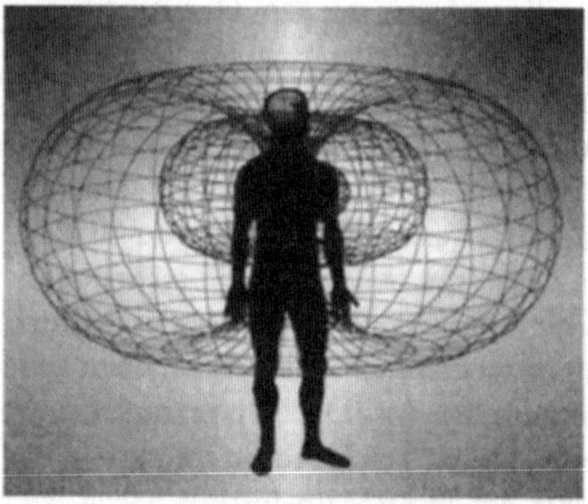

Abbildung 2.3: Das elektromagnetische Feld des Herzens: Das vom Herzen erzeugte elektromagnetische Feld umgibt unseren ganzen Körper und erstreckt sich in alle Richtungen in den Raum um uns herum. Dieses bei Weitem stärkste Energiefeld des Körpers kann mit feinen Geräten noch viele Meter von uns entfernt gemessen werden.

Wissenschaftler an unserem Institut und anderswo stellten fest, dass die elektrischen Informationsmuster in unseren Gehirnwellen zu finden sind. Dies kann über ein Elektroenzephalogramm (EEG) ermittelt werden.[20, 21] Eine Reihe von Experimenten, die Gary Schwartz und seine Kollegen (Universität Arizona) durchführten, ergab, dass die komplexen Muster der Herzaktivität in unseren Gehirnwellen mit den neuralen oder anderen herkömmlichen Kommunikationswegen nicht vollständig erklärt werden können. Schwartz' Daten liefern Anhaltspunkte dafür, dass die elektromagnetischen Felder des Herzens und des Gehirns miteinander interagieren.[20] Sowohl die Forschung von Schwartz als auch unsere eigene am HeartMath-

Institut zeigt, dass unser Herz und das Gehirn besser synchronisiert sind, wenn wir unsere Aufmerksamkeit auf unser Herz richten. Die Versuche legen nahe, dass der energetische Austausch zwischen Herz und Gehirn dabei eine Rolle spielt.[3, 20, 21]

Außerdem belegen die Untersuchungen, dass die energetischen Informationen aus dem Energiefeld des Herzens nicht nur von unserem Gehirn und Körper, sondern auch von den Menschen um uns herum registriert werden.[3, 22] Wie dies geschieht, erfahren Sie in Kapitel 8.

Das Herz – der Dirigent

Die hier zitierte wissenschaftliche Forschung vermittelt ein eindeutiges Bild: Sie sieht das Herz als intelligentes System an, das vielfältige Informationen unabhängig vom Gehirn verarbeitet. Die neuralen, biochemischen, biophysikalischen und elektromagnetischen Botschaften, die das Herz erzeugt und an Gehirn und Körper übermittelt, beeinflussen unsere physiologischen, mentalen und emotionalen Prozesse tiefgreifend. Wie aber entschlüsseln wir diese Botschaften? Können wir mit einer wissenschaftlichen Methode feststellen oder messen, was das Herz „sagt", und bestimmen, wie diese Mitteilung unser Bewusstsein im jeweiligen Augenblick beeinflusst?

Im Laufe der Jahre haben wir mit vielen verschiedenen psychologischen und physiologischen Messmethoden experimentiert. Die Muster der Herzfrequenzvariabilität (HFV) oder des Herzrhythmus haben sich durchgängig als der dynamischste Spiegel unserer inneren emotionalen Zustände erwiesen. Die *Herzfrequenzvariabilität* misst die Veränderungen zwischen den einzelnen Herzschlägen.

Wenn Sie sich von einer Ärztin untersuchen lassen, teilt sie Ihnen vielleicht mit, dass Ihr Herz 70 Mal in der Minute schlägt (Schläge pro Minute). Das ist freilich nur ein Durchschnittswert, denn die Zeitdauer zwischen den einzelnen Schlägen variiert ständig. Wenn die Ärztin Ihren Puls mit den Fingern misst, wie das durchaus üblich ist, dann zählt sie alle Pulsschläge in einem bestimmten Zeitraum; Sie merken dabei keine Abweichungen. Falls Sie jedoch an einen Monitor angeschlossen sind, der Ihren Herzrhythmus aufzeichnet, können Sie selbst im Ruhezustand deutliche Schwankungen der Herzfrequenz beobachten.

Noch vor 35 Jahren hielten die Ärzte eine gleich bleibende Herzfrequenz für ein Zeichen guter Gesundheit. Aufgrund der HFV-Analyse wissen wir heute jedoch, dass eine variierende Herzfrequenz normal ist. Selbst im Schlaf ändert sich die Herzfrequenz mit jedem Schlag. Im Gegensatz zu dieser früheren Ansicht, eine stabile Herzfrequenz sei ein Anzeichen von Gesundheit, wissen wir heute, dass der Verlust der natürlich auftretenden Schwankungen der Herzfrequenz in Wirklichkeit auf eine Erkrankung und auf künftige Probleme hinweist.[23] Weil die Variabilität der Herzfrequenz mit zunehmendem Alter nachlässt, stellt sie eine Möglichkeit dar, das biologische Alter zu bestimmen.[24] Kurz gesagt, die HFV misst die Flexibilität unseres Herzens und Nervensystems und spiegelt unsere Gesundheit und Fitness wider.

Das Forscherteam am HeartMath-Institut ist fasziniert von der HFV, weil die sich ändernden rhythmischen Schlagmuster des Herzens Einblick in die Kommunikationswege zwischen Herz, Gehirn und Körper bieten. Möglicherweise fungieren bestimmte Muster der neuralen, biochemischen, biophysikalischen und elektromagnetischen Aktivität, die durch genaue Schwankungen im Timing zwischen den Herzschlägen hervorgerufen werden, als eine intelligente Sprache, mit der das Herz dem restlichen Körper wichtige Informationen übermittelt. Durch das Messen der HFV und ihre Analyse erkannten die Forscher am Institut im Laufe der Zeit, wie das Herz seine Botschaften kodiert. Noch faszinierender war die Entdeckung, dass diese veränderlichen Herzrhythmen erstaunlich genau auf unsere Gedanken und Gefühle reagieren. Anhand der gemessenen HFV konnte das Forscherteam feststellen, wie unser Herz und Nervensystem auf Stress und andere Emotionen reagieren.[25]

Wenn wir Seminarteilnehmer an einen Monitor anschließen, der den Herzrhythmus zeigt, sind sie verblüfft, wie sich die kleinste emotionale Veränderung sofort sowohl in einer Veränderung der Herzfrequenz als auch im Muster der HFV zeigt. Bei einem Seminar wurde ein recht ruhiger Geschäftsmann an den Monitor angeschlossen. Zuerst hatte er eine langsame Herzfrequenz von 65 Schlägen pro Minute und ein recht gleichmäßiges HFV-Muster. Doch als jemand aus der Gruppe einen Witz erzählte und er lachte, sprang seine Herzfrequenz für einige Augenblicke auf 94 Schläge, bevor sie wieder auf den Ausgangswert zurückging. Als er mit der Stress verursachenden Übung begann, von 200 in 17er-Schritten rückwärts zu zählen, war an seinem HFV-Muster erkennbar, dass sich seine Herzfrequenz unwillkürlich veränderte. (Das gleiche unwillkürliche Muster tritt auf, wenn wir uns aufgrund irgendeiner Enttäuschung oder Angst gestresst fühlen.) Als er sich auf sein Herz konzentrierte und an eine geliebte Person dachte, war sein HFV-Muster rasch wieder gleichmäßig, geordnet und kohärent. Danach schlug sein Herz erkennbar in einem harmonischen Rhythmus, mal schneller und mal langsamer.

Durch die Analyse der Herzfrequenzvariabilität können wir dem fortwährenden Austausch zwischen Herz und Gehirn zuhören und ihn interpretieren. Wenn wir die Welt wahrnehmen und auf sie reagieren, beeinflussen die Botschaften, die das Gehirn über das vegetative Nervensystem aussendet, das Schlagmuster des Herzens. Gleichzeitig erzeugt der Herzrhythmus Nervensignale, die zum Gehirn zurückfließen und so unsere Wahrnehmungen, Denkprozesse und Gefühlszustände beeinflussen.

Wie bereits in Kapitel 1 erwähnt, erkannten wir bei unseren Untersuchungen schon bald, dass *negative* Emotionen (wie beispielsweise Ärger und Frustration) zu einer vermehrten Störung und Inkohärenz des Herzrhythmus und des vegetativen Nervensystems führen und so den ganzen Körper in Mitleidenschaft ziehen. *Positive* Emotionen (wie Liebe, Anteilnahme und Anerkennung) hingegen erhöhen die Harmonie, Ordnung und Kohärenz des Herzrhythmus und bringen das Nervensystem ins Gleichgewicht. Die Herzfrequenzvariabilität kann als wichtiges Kriterium dafür gelten, wie mental und emotional ausgeglichen wir leben.[26]

Die Auswirkungen auf die Gesundheit sind leicht verständlich: Disharmonie in unserem Herzrhythmus führt zu Ineffizienz und erhöht den Stress für unser Herz und die anderen Organe; ein harmonischer Herzrhythmus dagegen ist effizienter und weniger belastend für die Körpersysteme.

Das typische Muster der HFV von jemandem, der sich ärgert oder frustriert ist, ist unregelmäßig und ungeordnet (Abbildung 2.4, Seite 64). Der Sympathikus und der Parasympathikus arbeiten nicht synchron, sondern kämpfen miteinander um die Kontrolle über den Herzrhythmus – der Sympathikus versucht, ihn zu beschleunigen, der Parasympathikus will ihn verlangsamen. Das ist, als ob man beim Autofahren mit einem Fuß auf das Gaspedal und gleichzeitig mit dem anderen Fuß auf die Bremse tritt. Den meisten von uns ist ihr Auto zu wichtig, als dass sie es so behandelten – doch mit uns selbst gehen wir häufiger so um, als uns bewusst ist.

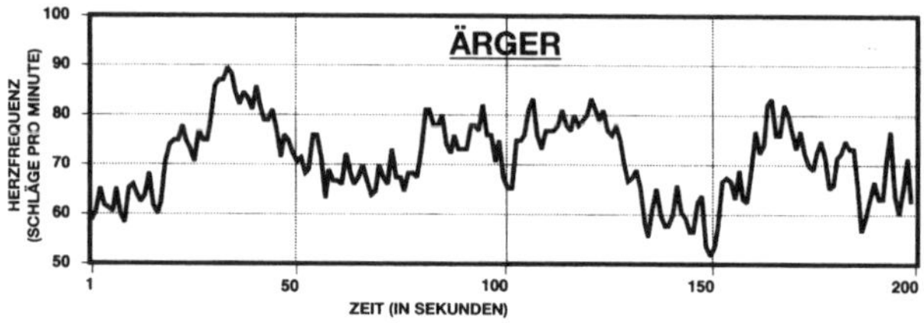

Abbildung 2.4: Negative Emotionen und die Herzfrequenzvariabilität (HFV): Bei negativen Gefühlszuständen, also etwa bei Ärger (hier dargestellt) und Frustration, ist das Muster der HFV inkohärent, willkürlich und gezackt. Dies kennzeichnet eine Disharmonie in unserem vegetativen Nervensystem, das Informationen vom Gehirn zum Herzen und zum übrigen Körper leitet.

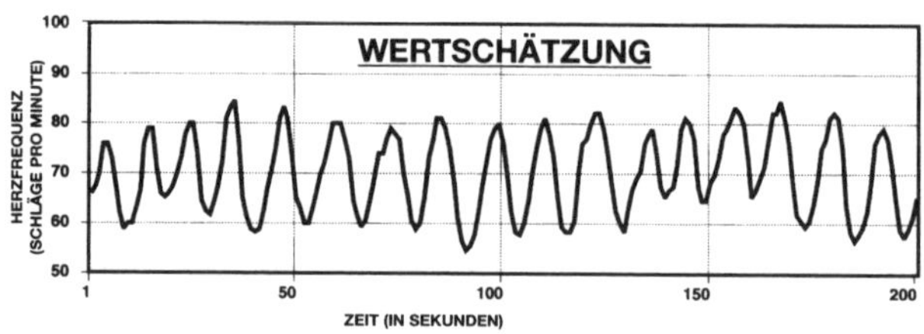

Abbildung 2.5: Positive Emotionen und die Herzfrequenzvariabilität (HFV): Bei positiven Gefühlszuständen, wie etwa bei Wertschätzung (hier abgebildet), Liebe und Anteilnahme, ist das HFV-Muster kohärent und geordnet. Ein solches Muster geht üblicherweise mit einem Gleichgewicht im vegetativen Nervensystem und mit einem effizient arbeitenden Herz-Kreislauf-System einher.

Wenn wir nervös oder gestresst sind, erzeugen wir einen ungeordneten Herzrhythmus. Dies löst eine Kettenreaktion in unserem Körper aus: Unsere Blutgefäße verengen sich, der Blutdruck steigt und wir vergeuden eine Menge Energie. Wird dies zum Dauerzustand, kommt es zu Bluthochdruck, der das Risiko von Herzerkrankungen und Schlaganfällen stark erhöht.

Schätzungsweise jeder vierte US-Amerikaner – ungefähr 50 Millionen Menschen – hat erhöhten Blutdruck; in den Vereinigten Staaten fallen heute mehr Menschen Herz-Kreislauf-Erkrankungen zum Opfer als den nächsten sieben häufigsten Todesursachen zusammen.[27] Die gute Nachricht lautet: Gefühle der Anerkennung, Liebe, des Mitgefühls und der Anteilnahme bewirken das Gegenteil. Diese positiven Herzensgefühle erzeugen einen gleichmäßigen und harmonischen Herzrhythmus, Anzeichen eines gut funktionierenden Herz-Kreislauf-Systems und eines ausgeglichenen Nervensystems (Abbildung 2.5).

Wenn wir positive Gefühle erzeugen, sind die beiden Äste des Nervensystems synchron und arbeiten harmonisch zusammen. Dies wirkt sich positiv auf unsere Gesundheit aus. Ein besseres Gleichgewicht im Vegetativum beeinflusst den ganzen Körper wohltuend positiv – es erhöht unsere Immunität[28, 29] und verbessert das hormonelle Gleichgewicht. Dies werden wir in einem späteren Kapitel genauer ausführen.[30]

Harmonie

Im 17. Jahrhundert war Christiaan Huygens, ein holländischer Entdecker, sehr stolz auf die von ihm erfundene Pendeluhr. In seiner Werkstatt bewahrte er eine ganze Sammlung solcher Uhren auf. Als er eines Tages im Bett lag, bemerkte er etwas ganz Erstaunliches: Alle Pendel bewegten sich gleichzeitig in die gleiche Richtung. Er wusste aber genau, dass dies anfangs nicht der Fall gewesen war. Huygens stand auf und setzte die Pendel alle zu unterschiedlichen Zeiten in Bewegung, brachte also ihren synchronen Rhythmus durcheinander. Zu seiner Verblüffung liefen bald wieder alle Pendel synchron. Jedes Mal, wenn er ihren Rhythmus unterbrach, fanden die Pendel wieder zurück zur Synchronizität. Zwar konnte Huygens dieses Rätsel nicht völlig lösen, doch späteren Wissenschaftlern gelang dies: Das größte Pendel, also das mit dem stärksten Rhythmus, synchronisiert die anderen. Dieses Phänomen, Harmonie (oder in der technischen Welt „Frequenzkopplung" oder „Entrainment") genannt, ist in der Natur überall zu finden (Abbildung 2.6, Seite 66).[31]

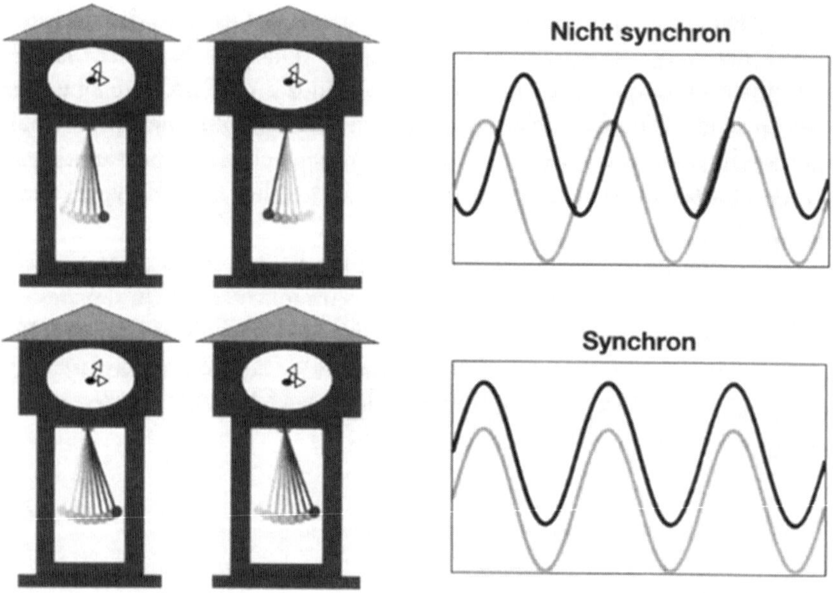

Abbildung 2.6: Harmonie (auch Entrainment; Frequenzkopplung): Wenn zwei Pendeluhren nebeneinander an einer Wand stehen, schwingen ihre Pendel im Laufe der Zeit synchron. Die Uhren erzeugen dann Wellenmuster, wie rechts unten abgebildet. Dieses Muster ist ein klassisches Beispiel für das Phänomen der Frequenzkopplung (Harmonie), das überall in der Natur (sowohl in lebenden Organismen wie auch in unbelebten Systemen) vorkommt. Allgemein lässt sich feststellen: Wenn Systeme synchronisiert sind, arbeiten sie effizienter. Im menschlichen Körper ist das Herz als der stärkste rhythmische Oszillator das zentrale „Pendel", das den anderen Körpersystemen den „Takt" angibt.

Wenn der Körper in Harmonie ist, arbeiten die wichtigen Systeme effizienter zusammen. Als Folge davon kann man besser denken und man fühlt sich besser. Das Herz ist der stärkste Schwingungsgenerator im Körper, entspricht also dem stärksten Pendel in einer Uhrensammlung. Deshalb kann es die übrigen Körpersysteme mit in seinen Rhythmus ziehen. Wenn wir beispielsweise innige Liebe oder Wertschätzung empfinden, synchronisiert sich das Gehirn (das heißt, es kommt in Harmonie) mit dem harmonischen

Herzrhythmus, wie in Abbildung 2.7 dargestellt.[3,21] Dieser Zustand zwischen Kopf und Herz tritt genau dann ein, wenn der Herzrhythmus alle zehn Sekunden einen Zyklus vollendet (0,1 Hz).

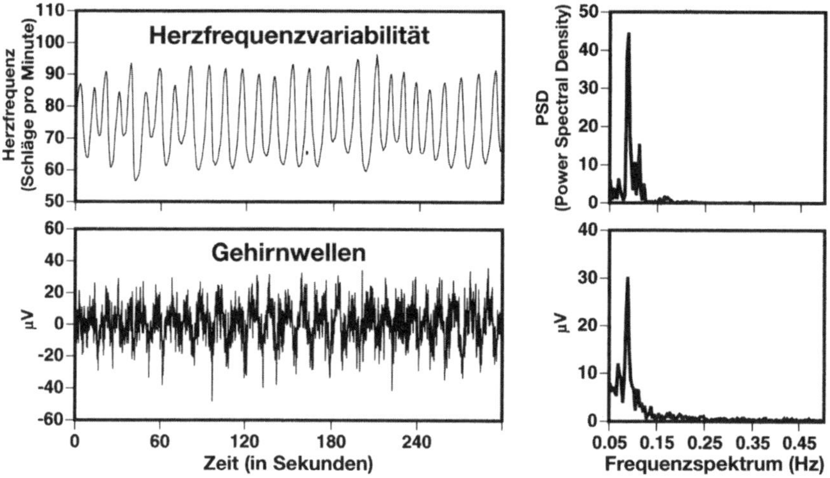

Abbildung 2.7: Harmonie zwischen Herz und Kopf: Hier sehen Sie die Harmonie zwischen der Herzfrequenzvariabilität und den Gehirnwellenmustern. Diese Frequenzkopplung wurde gemessen, während die Versuchsperson den FREEZE-FRAME-Fünfschritt praktizierte und aufrichtige Wertschätzung empfand. Die Diagramme links zeigen die Echtzeitaufzeichnungen des Herzrhythmus und der Gehirnwellen. Die Schaubilder rechts zeigen die Frequenzspektra der gleichen Daten. Beachten Sie, wie sich Herzrhythmus und Gehirnwellen während der FREEZE-FRAME-Übung bei einer Frequenz von ungefähr 0,1 Hz (die große Zacke in den rechten Darstellungen) synchronisieren.

Wenn sich die Gehirnwellen mit dem Herzrhythmus bei 0,1 Hz koppeln, dann berichten unsere Versuchspersonen von erhöhter intuitiver Klarheit und einem stärkeren Wohlgefühl. Der FREEZE-FRAME-Fünfschritt, die CUT-THRU-Emotionstechnik und die HEART-LOCK-IN-Herzübung, auf die wir in den Kapiteln 4, 9 und 10 zu sprechen kommen, sind dafür konzipiert, Kopf und Herz in Einklang zu bringen. Diese Techniken wirken genau deshalb, weil sie die Kohärenz und Harmonie fördern.

Nach unseren Untersuchungen überschreiten wir in diesen schwer zu erreichenden Momenten unsere übliche Leistung und fühlen uns mit *etwas anderem* in Harmonie; dabei kann es sich um einen wunderbaren Sonnenuntergang, um inspirierende Musik oder einen anderen Menschen handeln. In Wirklichkeit aber kommen wir in Harmonie mit *uns selbst*. In solchen Momenten fühlen wir uns nicht nur entspannter und friedlicher. Der frequenzgekoppelte Zustand macht uns auch leistungsfähiger und bietet zahlreiche gesundheitliche Vorteile. In Harmonie arbeitet unser Organismus im Optimalzustand.

Unsere Forschungen belegen, dass die Menschen die Fähigkeit, einen solchen harmonischen Zustand aufrechtzuerhalten, entwickeln können, indem sie sich auf Gefühle des Herzens (wie Wertschätzung und Liebe) konzentrieren. Wir beeinflussen die Botschaften des Herzens an das Gehirn, wenn wir mittels bestimmter Techniken unseren Gefühlszustand absichtlich und bewusst verändern; dies belegen unsere Untersuchungsergebnisse zur Kopf-Herz-Harmonie. Unser Körper ist so angelegt, dass er optimal funktioniert, wenn Herz und Kopf aufeinander eingestimmt sind und zusammenarbeiten.

Ein Abkommen zwischen Herz und Kopf treffen

Die dargestellten wissenschaftlichen Zusammenhänge zeigen, dass das Herz viele Botschaften an das Gehirn sendet. Wie aber wirkt es sich aus, wenn wir lernen, die Kommunikation zwischen Herz und Kopf zu verfeinern und zu verbessern?

Soll das Herz das Gehirn stärker beeinflussen, besteht die Herausforderung darin, den Kopf dazu zu bringen, sich dem Herzen lange genug zu unterwerfen, um sich mit der Herzintelligenz zu verbinden – häufig führt das zu einem regelrechten Kampf! Gleichgültig, wie wertvoll die Beiträge des Herzens sein mögen, sie stören oft die gewohnten Abläufe. Wenn gewohnte, jahrelang „eingefleischte", neurale Strukturen in Frage gestellt werden, halten sie sich manchmal hartnäckig, als ginge es um Leben und

Tod. Sendet das Herz ein eindeutiges intuitives Signal mit einem Gefühl, das sagt: „Mach das nicht!", leistet der Kopf vielleicht erbittert Widerstand und fragt penetrant zurück: „Warum?", „Wie?", „Wann?", so dass das Signal des Herzens gekappt wird. Sie erkennen vielleicht deutlich, dass Sie ein bestimmtes Verhalten ändern müssten. Aber bevor Sie diese Einsicht in die Tat umsetzen, ersinnen Sie erst einmal Gründe und Argumente, die Sie davon überzeugen, sich *nicht* zu ändern.

Ein Beispiel: Sally ging es jedes Mal sehr nahe, wenn sie ihre Schwester Linda mit deren Mann streiten hörte. Bevor sie sich versah, war sie mitten im Getümmel, vermittelte und erteilte Ratschläge. Zum Schluss stritten sie alle drei miteinander. Sally fühlte sich dann missverstanden und verletzt, verließ das Haus und schwor, sich da nie wieder hineinziehen zu lassen. Jede Auseinandersetzung ging ihr tagelang nach; sie analysierte und grübelte, was sie hätte anders sagen sollen. Häufig riet Sallys Intuition ihr zu Beginn eines Streits, sich herauszuhalten. Doch ihr Kopf konterte sofort mit Gegenargumenten für eine Einmischung: „Linda ist meine Schwester. Ich liebe sie und kann nicht mit ansehen, wenn sie so verletzt wird. Sie braucht meine Hilfe." So ging das jahrelang: Ihr Kopf trug jedes Mal den Sieg davon – und Sally fühlte sich elend.

Hätte Sally die Techniken der HEARTMATH – HERZINTELLIGENZ-Methode zur Verfügung gehabt, dann hätte sie eine stabile Verbindung zwischen ihrem Herzen und ihrem Kopf herstellen können; dadurch hätte sie die Weisheit ihres Herzens besser verstanden. Aus dieser integrierten Sichtweise hätte sie ihre tiefe Zuneigung für ihre Schwester und ihren Schwager ausdrücken können, ohne sich emotional in deren Probleme zu verstricken.

Die meisten von uns können sich an Gelegenheiten erinnern, bei denen uns unser Herz ganz klar mitteilte, was wir tun (oder lassen) sollten; doch wir haben die Situation allzu gründlich analysiert und haben uns bei dem Versuch, eine Lösung zu finden, gedanklich im Kreis gedreht. Bei Sally haben die Umstände ihren Emotionen einen Streich gespielt – ihre Liebe zu ihrer Schwester und ihre eigene Angst vor dem Schmerz, den sich die beiden scheinbar zufügten, standen sich gegenseitig im Weg. Doch statt sich von ihrem Herzen zu mehr Bewusstheit leiten zu lassen, ließ sich Sally auf einen Prozess ein, der ihre Intelligenz reduzierte und sie davon abhielt, andere Möglichkeiten zu erkennen.

Der Kopf verleitet uns häufig dazu, ein Thema zu rationalisieren und zu konzeptualisieren, statt umzusetzen, was das Herz bereits weiß und mitgeteilt hat. Wenn wir nur vom Kopf her auf das Leben reagieren, ohne uns mit der Kraft des Herzens zu verbünden, führt unsere Zielstrebigkeit nur zu kindischem und plumpem Verhalten, für das wir uns nicht selten später schämen. Wenn hingegen Kopf und Herz übereinstimmen, profitieren wir von ihrer Zusammenarbeit und können uns in die notwendige Richtung ändern.

Die „höhere" und die „niedere" Ebene des Herzens

„Moment mal", sagen Sie vielleicht, „ich bin meinem Herzen gefolgt und wurde verletzt, auf mir wurde herumgetrampelt und ich wurde betrogen." Das kommt durchaus häufig vor. Sie vertrauen jemandem in dem Glauben, Sie lägen ihm so am Herzen, wie er Ihnen, müssen aber leider feststellen, dass er nur auf seinen eigenen Vorteil bedacht ist – auf Ihre Kosten. Diese Art von Erkenntnis ist so häufig, dass es gleichsam zum Erwachsenwerden gehört, mit diesem Schock angemessen umzugehen.

Durch die Erfahrung können wir Betrug früher erahnen und so seine Wirkung mildern. Doch viele Menschen blicken in ihrem Inneren auf vergangene schmerzliche Ereignisse noch mit einer Verbitterung zurück, die toxisch und selbstzerstörerisch ist. In dem Glauben, ihre Verwundbarkeit und Anteilnahme führten zu diesen Verletzungen, schneiden sie sich von den spontanen Äußerungen ihres Herzens ab. Sie werden vorsichtig und verlieben sich zum Beispiel nur langsam wieder. „Mein Herz hat mich in diese Situation gebracht", denken sie.

Die Fähigkeit, uns vor Schmerz zu schützen, ist ein wichtiger Überlebensmechanismus. Sich aber von seinem Herzen abzuschneiden ist eine unangebrachte Abwehrhaltung; sie beruht auf der Überzeugung, dem Herzen zu folgen bedeute, den Emotionen zu folgen – eine Überzeugung, die einfach nicht stimmt. Die Tatsache, dass wir etwas intensiv fühlen (Ärger, Furcht oder eine Begierde), bedeutet nicht, dass diese Emotion von unserem Herzen ausgeht. Vielmehr holt sich der Kopf oft emotionale Unterstützung, um sich durchzusetzen, und überwältigt unsere Emotionen, um seine Furcht, seine Projektionen und Wünsche zu verteidigen – unabhängig davon, ob sie sich an der Herzintelligenz orientieren oder nicht.

Wenn wir gerade erst lernen, zwischen dem Kopf und dem Herzen zu unterscheiden, täuschen wir uns leicht. Doch zwischen den vom Kopf gesteuerten Emotionen und den echten Herzensemotionen besteht ein großer Unterschied. Um Verwirrung zu vermeiden, möchten wir die Emotionen in die von der „höheren” und die von der „niederen” Herzebene einteilen.

Das niedere Herz beinhaltet die Gefühle, die von den Überbleibseln und Bedingungen des Verstandes geprägt sind. Bedingte Liebe ist dafür ein gutes Beispiel: „Ich liebe dich, solange du tust, was ich will.” Das Herz möchte geben, doch der Verstand möchte nicht Wort halten, er möchte auf Nummer sicher gehen und seinen Willen durchsetzen.

Das Herz der höheren Ebene gestattet mehr. Es sichert sich nicht ab und treibt keinen Tauschhandel. Statt zu sagen: „Ich tue das, *falls* du dies tust”, drückt es sich authentisch und ohne Erwartungen aus. Authentizität ist für das Herz der höheren Ebene Belohnung genug. Doch dauerhaft Herzensqualitäten nach außen zu leben erfordert emotionale Reife.

Ein Beispiel dafür ist Mitleid (englisch *sympathy*). Auf den ersten Blick erscheint dieses Gefühl sicher bewundernswert. Wenn Ihnen eine Freundin berichtet, ihr Leben sei die Hölle, und Ihnen stichhaltige Beispiele dafür liefert, dann empfinden Sie ganz natürlich Mitleid. Sie fangen an, sich für sie den Kopf zu zermartern. Was soll daran verkehrt sein? Denken Sie darüber nach! Wie geht es Ihnen nach einem Treffen mit ihr? Fühlen Sie sich erschöpft? Ausgelaugt? Ruhebedürftig? Das vor Mitleid „blutende Herz” ist das Herz der niederen Ebene. Die Gefühle eines anderen Menschen nachzuempfinden verdient Bewunderung, doch wir müssen unsere Empathie und Anteilnahme vorsichtig zum Ausdruck bringen.

Wir wissen aus unserer persönlichen Erfahrung, dass zu viel Mitleid nicht hilft. Es laugt aus – und nützt nichts und niemandem. Mitleid kommt ins Spiel, wenn sich unser Kopf allzu stark mit jemandem in Not identifiziert, und wir beginnen, unsere eigenen Bedenken zu projizieren. Unser Kopf überredet uns, dass wir, um ein guter Freund oder eine gute Freundin zu sein, uns in den Schmerz der anderen Person „hineinversetzen”, uns mit ihr identifizieren und den Schmerz zu unserem machen müssen. Das bedeutet, uns von ähnlichen zehrenden Emotionen überwältigen zu lassen, unter denen auch unser Freund oder unsere Freundin leidet. Sobald wir unsere eigene Besorgnis wegen des Problems auf die Bedenken unseres Freundes projizieren, sinken wir in einen emotionalen Sumpf, der niemandem hilft. Deshalb führt eine Woge des Mitleids oft nur dazu, dass zwei Menschen jammern und klagen statt einem – ohne dass eine Lösung in Sicht wäre.

Mitgefühl (englisch *compassion*) andererseits regeneriert und ermöglicht ein intuitives Verständnis und potenzielle Lösungen. Mitgefühl lässt uns die Gefühle eines anderen empfinden, ohne dass wir uns dabei selbst verlieren. Wir können unseren leidenden Freund in die Arme nehmen, ohne uns übertrieben verantwortlich oder verzweifelt zu fühlen. An den Problemen und Sorgen der Menschen, die wir lieben, Anteil zu nehmen, gehört ganz natürlich zu einer Freundschaft. Wir müssen nur darauf achten, dass unsere Anteilnahme ein Mitgefühl auf der höheren Herzebene ist und nicht Mitleid aus der niederen.

Weil wir üblicherweise zwischen dem höheren und dem niederen Herzen *nicht* unterscheiden, nehmen wir auch oft den Unterschied nicht wahr, sondern scheren beide Arten von Emotionen über den Kamm „Herzensgefühle“. Erinnern Sie sich, als Sie das letzte Mal jemandem Ihr Herz schenkten und verletzt wurden? Können Sie im Rückblick sagen, welche Art von Gefühlen Sie empfanden? Folgten Sie Ihrem ganzen Herzen oder reagierten Sie auf eine Mischung aus mentalen Erwartungen (Emotionen der niederen Herzebene)? Rührte Ihr Schmerz von der Liebe her, die Sie empfanden, oder von Ihren unerfüllten Hoffnungen und Bedingungen?

Wenn wir lernen, unsere Emotionen lange genug in den Griff zu bekommen, um innezuhalten und unsere Aufmerksamkeit auf die ruhigeren Botschaften unseres Herzens umzuschalten, können wir jede beliebige Situation aus einer umfassenderen Perspektive betrachten und uns so vor Verletzung, Frustration und Schmerz schützen.

Mit 21 erlebte ich (Howard Martin) am eigenen Leibe, wie schwierig es sein kann, die Herzintelligenz zu finden. Aus heiterem Himmel ließ mich meine Freundin wegen eines reiferen (und wesentlich reicheren Mannes) sit-zen. Nach dieser Trennung war ich völlig am Boden. Als sie mir ihren Ab-schiedsbrief schrieb, waren wir vier Jahre zusammen. Mein Herz war gebrochen. Ich war geschockt, außer mir vor Schmerz und Gewissensbissen, ich war verwirrt und verzweifelt. Als ich herausfand, dass zwei meiner Freunde die neue Beziehung hinter meinem Rücken unterstützt hatten, kamen zu meiner Liste der Emotionen des gebrochenen Herzens noch Ärger und Rachegelüste hinzu.

In diesem emotional verzerrten Zustand beschloss ich, sie zurückzugewinnen, weil ich sie wirklich liebte. Schließlich war sie *meine* Freundin; ich wollte nicht zulassen, dass irgendein Draufgänger sie entführte, ohne mich tapfer geschlagen zu haben. Ich arrangierte ein Treffen und wir hatten unsere „Aussprache”. Wir fühlten beide die Bindung unserer emotionalen Vergangenheit. In einem Moment der Innigkeit hielt ich um ihre Hand an. Sie war gerührt von meinem Engagement und wollte über den Vorschlag nachdenken. Damals war ich wirklich meinem Herzen gefolgt – so dachte ich zumindest.

Als Doc Childre am nächsten Tag auftauchte, erzählte ich ihm stolz von meinem Heiratsantrag. Zu meiner Überraschung reagierte er etwas anders auf die Situation als ich, um es ganz vorsichtig auszudrücken. Er sagte, der Teil in mir, der gebrochen sei, sei nicht mein Herz, nicht die wirkliche tiefe Liebe zu ihr. Vielmehr waren meine Erwartungen enttäuscht; diese Verletzung verstärke meine Unsicherheit. Er schlug vor, als Zeichen echter Liebe solle ich sie wieder treffen und sie aus dem Heiratsantrag „entlassen”. „Wenn sie von selbst zurückkommt, hast du ein solides und klares Fundament, auf das du bauen kannst”, sagte er. „Wenn sie nicht von sich aus zurückkommt, dann hast du das Liebevollste getan, was du in dieser Situation tun konntest; irgendwann wird es sich auszahlen. Du musst nur die Scherben aufheben und weitermachen; du liebst sie nur, wenn du ihr die notwendige Freiheit zugestehst, damit sie sich entscheiden kann.”

Das war so ungefähr das Letzte, was ich hören wollte, doch ich hielt mich daran. Ich hatte über das Konzept bedingungsloser Liebe gelesen, doch diesmal ging es um kein Konzept. Es fiel mir sehr schwer, weil ich sie liebte, doch gleichzeitig erschien es mir sinnvoll, nach einer höheren Form der Liebe zu streben als nach einer, die auf meiner Unsicherheit und Kränkung beruht. Nachdem Doc Childre gegangen war, kämpften mein Kopf und mein Herz stundenlang miteinander. Doch letztlich gewann das Herz. Ich rief sie an und entließ sie ohne Bedingungen. Sie kam nicht mehr zu mir zurück; sie heiratete den anderen Mann und ist, soweit ich weiß, immer noch glücklich verheiratet.

Ich war zwar nicht augenblicklich erleichtert oder voll Friede, aber ich empfand eine Stärke, die mir ein Gefühl von Sicherheit und Selbstvertrauen gab. Im Laufe der Zeit wurde dieses Geschenk immer wertvoller und ich konnte auf völlig neue Art lieben. Ich machte weiter, fand leicht neue, bereichernde Beziehungen und bin heute überaus glücklich verheiratet.

Was wie das Herz aussieht, ist oft nicht das echte Herz. Das wahre Herz sagt uns oft Dinge, die der Kopf nicht hören will. Der Kopf wird durch schnelle Ergebnisse motiviert; deshalb lässt er sich leicht entmutigen, wenn sich die Belohnungen des Herzens nur langsam zeigen. Trotz dieser Schwierigkeiten ist es immer die weiseste Entscheidung, nach dem Herzen mit seiner tiefen Erkenntnis und dem intuitiven Verständnis zu handeln.

Die Forschungen unseres Instituts und die anderer haben ergeben, dass unser Verständnis der Zusammenhänge unsere Wertschätzung erhöht. Dr. Mark George, der führende Psychiater an der *Medical University* (South Carolina, USA) sagt: „Wenn ich alles (...) über den Klang einer Geige weiß, darüber, wie er mein Ohr trifft und dann in mein Gehirn gelangt, schmälert das nicht mein Vergnügen an einer gut gespielten Symphonie. Abläufe zu kennen verhindert nicht ein schönes Erlebnis und oft vermittelt mir das sogar eine andere Dimension."[32]

Ebenso ist es mit der Wissenschaft des Herzens. Wenn es zur Sache geht (und wir unser Leben leben und empfinden), dann ist das Entscheidende an der Herzintelligenz, dass sie *wirkt* und dass sie, wenn wir sie nutzen, unsere Gesundheit und unser Wohlbefinden steigert. Wir brauchen keine Wissenschaft, um auf unser Herz zu hören. Menschen tun dies schon seit langer Zeit. Aber wir können die Wissenschaft heranziehen, um besser zu verstehen, wie die Herzintelligenz wirkt; so können wir sie leichter erleben und wertschätzen.

Es ist einfacher, als Sie vielleicht denken, auf die Signale und Botschaften des Herzens zu hören. Für diese Kommunikation sind wir von Natur aus eingerichtet. Sogar auf der körperlichen Ebene sind die Bestandteile für diese ideale Partnerschaft bereits angelegt. Wir alle haben die Stimme unseres Herzens auch schon gehört, ob wir ihr nun folgten oder nicht. Wenn wir mehr über unser Herz erfahren und feststellen, dass wir seinen Beiträgen zu unserem Bewusstsein trauen und vertrauen können, werden wir (sowohl als Einzelne als auch als Gesellschaft) das Leben neu und bereichernd empfinden. Angesichts des potenziellen Gewinns lohnt es sich, dem Herzen zu folgen. Ein Leben ohne Herz ist nicht sonderlich angenehm.

Die wichtigsten Punkte zur Erinnerung

- Neue wissenschaftliche Entdeckungen liefern uns eine grundlegend neue und andere Sichtweise der Rolle des menschlichen Herzens.
- Informationen, die das Herz an das Gehirn sendet, können unsere höheren Gehirnzentren tiefgreifend beeinflussen.
- Unsere emotionale Verfassung spiegelt sich in unserem Herzrhythmus wider; dies ist aus den Messungen der Herzfrequenzvariabilität erkennbar. Unser Herzrhythmus wirkt auf die Fähigkeit des Gehirns, Informationen zu verarbeiten, Entscheidungen zu treffen, Probleme zu lösen und unsere Kreativität zu erleben und auszudrücken.
- Weil das Herz der stärkste Rhythmusgenerator des Körpers ist, zieht er die übrigen Körpersysteme in seinen Rhythmus.
- Wenn Versuchspersonen in Untersuchungen ihr Gehirn und ihr Herz in Harmonie bringen, berichten sie von erhöhter intuitiver Klarheit und stärkerem Wohlbefinden.
- Positive Gefühle (wie Wertschätzung) rufen eine stärkere Ordnung und ein besseres Gleichgewicht im vegetativen Nervensystem hervor; dies führt zu einer besseren Immunfunktion und einem ausgewogeneren Hormonhaushalt; auch das Gehirn arbeitet effizienter.
- Indem wir unseren Gefühlszustand durch Techniken verändern, die am Herzen orientiert sind (wie die FREEZE-FRAME-Übung), modifizieren wir die Botschaften des Herzens an das Gehirn. Dieser andere Informationsfluss vom Herzen zum Gehirn kann die höheren Gehirnfunktionen unterstützen.
- Wenn wir Kopf und Herz in Einklang bringen, können wir die Kraft beider nutzen und die notwendigen Veränderungen vornehmen.
- Die Gefühle der sogenannten niederen Herzebene unterliegen Bindungen und Bedingungen, die vom Verstand geprägt sind.

Teil II
Zugang zur Herzintelligenz finden

Da wir nun die Bedeutung der Herzintelligenz kennen und ihre biologische Funktionsweise verstehen, ist es an der Zeit zu erfahren, wie wir gezielt und willentlich Zugang zu ihr finden.

In Teil II beschreiben wir zunächst, was uns den Zugang zur Herzintelligenz versperrt. Dann erörtern wir, wie wir diese Hindernisse beseitigen und eine zuverlässige Partnerschaft zwischen Kopf und Herz aufbauen können.

Die HERZINTELLIGENZ-Methode zielt vor allem darauf ab, die Kohärenz zu erhöhen und uns dadurch in einen Zustand optimaler Effizienz zu versetzen. Stress führt zu Inkohärenz in unserem Organismus, deshalb reduziert eine höhere Kohärenz Stress. Im Kapitel 3 gehen wir auf die Gefahren des Stresses ein.

Weil wir wissen, wie energieraubend Stress ist – und wie entscheidend es ist, ihn zu eliminieren –, stellen wir in Kapitel 4 das FREEZE-FRAME-Sofortprogramm vor. Mit dieser Technik können Sie die Kommunikation zwischen Kopf und Herz verstärken und verbessern und dadurch Stress abbauen. Die fünf Schritte dieser Technik nehmen nur wenige Minuten in Anspruch und sind besonders wertvoll, die Gedanken zu kontrollieren und unnötigen Energieverlust zu verhindern. Diese Technik erhöht die geistige Klarheit, deshalb können Sie selbst in vorher äußerst stressigen Situationen vernünftige Entscheidungen treffen. Statt den Stress zuzulassen, lernen Sie, den FREEZE-FRAME-Fünfschritt anzuwenden – und profitieren sofort von ihm.

Um das Potenzial der Herzintelligenz noch zu erhöhen, ist es wichtig, die Gedanken und Gefühle genau zu beobachten. Unser innerer Dialog *gibt* uns manchmal Energie, manchmal *raubt* er sie uns. Auf Energieräuber und Energiespender werden wir in Kapitel 5 zu sprechen kommen, bevor wir Ihnen eine Übung vorstellen, mit der Sie ermitteln können, wie effizient Sie aktuell Ihre verfügbare Energie nutzen. Das Wissen um Energiespender und -räuber stellt einen Schlüssel zur Herzintelligenz dar.

Grundgefühle des Herzens (wie Anerkennung, Unvoreingenommenheit und Vergebung) erhöhen die Energie und gleichen viele Defizite aus. Diese Eigenschaften sind wie ein Zugangscode zur Herzintelligenz. Im letzten Kapitel dieses Teils stellen wir die „Kraftspender des Herzens" vor; sie nutzen die Grundgefühle des Herzens, um Zugang zur Herzintelligenz zu finden und sie anzuwenden.

In Teil II werden Sie also:

- erkennen, warum es so wichtig ist, Stress auszuschalten
- das FREEZE-FRAME-Sofortprogramm erlernen und anwenden
- sich Ihrer Gedanken und Gefühle stärker bewusst werden und erfahren, wie diese Sie beeinflussen können
- die Bedeutsamkeit der Grundgefühle des Herzens verstehen und erfahren, wie Sie sie einsetzen können, um Zugang zu Ihrer Herzintelligenz zu finden.

Kapitel 3
Die Risiken der Inkohärenz

Elise war alleinerziehende Mutter mit zwei kleinen Kindern und seit einem Jahr geschieden. Sie litt finanziell und emotional noch unter der Belastung der Scheidung, als ihre Firma sie unerwartet entließ. Das Unternehmen sprach ihr zwar eine Abfindung zu, doch die änderte nichts an der Tatsache, dass sie arbeitslos war. Nachdem sie sich zwei Wochen lang vergeblich bei verschiedenen Firmen vorgestellt hatte, machte sie sich solche Sorgen um die Zukunft, dass sie nicht mehr schlafen konnte. „Wie soll ich meine Rechnungen bezahlen, wenn ich nicht bald einen anderen Job finde? Was wird aus meinen Kindern? Mein Leben geht den Bach runter!" Sie spürte, wie der Stress an ihr zehrte; ihre Gedanken waren so vergiftet, dass sie ihr Dilemma noch verschlimmerten. Schließlich bewarb sie sich in ihrer Verzweiflung um eine Stelle, die sie eigentlich gar nicht wollte, die sie aber nach ihrer Einschätzung leicht bekommen konnte. Die Firma stand in dem Ruf, ihre Angestellten schlecht zu behandeln und zu bezahlen. Deshalb hatte sie sie als Rettungsanker aufgespart und sich ausgemalt, sie würde dort nur im Notfall arbeiten. Es traf sie schwer, als auch diese Firma sie ablehnte.

Am Abend nach dieser Absage brachte Elise ihre Kinder wie in Trance zu Bett und setzte sich dann allein auf die Veranda. Wenn sie nicht innerhalb weniger Wochen das Geld aufbrächte, um die Hypothek zu bezahlen, würde sie das Haus verlieren. Dann würde ihr Ex-Mann vielleicht das Sorgerecht für die Kinder einklagen. Alles, was ihr lieb war, konnte ihr genommen werden. Sie starrte voll Verzweiflung in die Dunkelheit. Da sie jede denkbare Ressource ausgeschöpft hatte, war Elise auf sich selbst zurückgeworfen. Sie merkte plötzlich, dass niemand ihr aus dieser Notlage heraushelfen konnte, wenn *sie* es nicht selbst tat. Seltsamerweise machte ihr diese Vorstellung Mut. Sie saß still da und machte sich all ihre inneren Ressourcen bewusst; sie empfand ein Gefühl der Erleichterung – ja, des Friedens – und war offen für neue Möglichkeiten. Das Betriebsklima in der Firma hatte ihr nie wirklich entsprochen. Wie wäre es, wenn Sie eine Beratungsfirma eröffnen und sich selbstständig machen würde? Was wäre, wenn dies die Chance wäre, auf die sie gewartet hatte?

Elise war sich dessen nicht bewusst, aber sie zapfte gerade ihr Herz als Quelle der Hoffnung an. Die Liebe und der Optimismus von früher, die sie kannte, waren unter einem Berg von Ängsten und Erwartungen begraben und erstickt. Aber dank ihrer natürlichen Widerstandsfähigkeit konnte sie sich in diesem Augenblick größter Verzweiflung an ihr Herz wenden. Mit Hilfe ihres Herzens fand sie es zunehmend leichter, sich neue Möglichkeiten vorzustellen. Kreative Möglichkeiten, wie sie ihre eigene Firma aufbauen und ihre finanziellen Probleme lösen könnte, tauchten in ihr auf – nicht, weil sie sich „aufgemuntert" hatte, sondern aus einem einfachen, wissenschaftlich belegbaren Grund: Sie hatte sich mit den Grundgefühlen ihres Herzens verbunden und hatte sich so aus dem inneren Aufruhr heraus- und in einen kohärenten Zustand hineinbefördert.

Innere Kohärenz

Wenn Sie die Worte auf dieser Seite lesen können, hängt das teilweise damit zusammen, dass es hell ist. Unabhängig davon, ob es sich bei der Lichtquelle um die Sonne oder um künstliches Licht handelt, dieses Licht ist diffus, das heißt, es wird gestreut und ist nicht gebündelt. Seine Teilchen tanzen in scheinbar willkürlichen Mustern um Sie herum. Mit anderen Worten, sie sind inkohärent – und das ist gut so. Denn wenn sie in einer einheitlichen Anordnung gebündelt wären, würden eben diese Photonen einen leuchtenden Laserstrahl bilden, der ein Loch in diese Seite brennen und das ganze Buch durchdringen würde.

Kohärenz ist mehr als ein wirkungsvolles harmonisches Konzept, so, als ob in einer Gruppe jeder den gleichen Ton summte. Es ist der Unterschied zwischen einer Leselampe und einem Laserstrahl. Zur HERZINTELLIGENZ-Methode gehört vor allem das Verständnis, wie mentale und emotionale Energie kohärent werden und wie sich dieses Wissen in die Praxis umsetzen lässt. Innere Kohärenz ist ein Maßstab für Intelligenz und der Pfeiler eines ausgefüllten Lebens. Auch in *Ihrem* Leben kann sich innere Kohärenz sehr kraftvoll auswirken. Überall in der Natur gibt es äußerst kohärente Muster und Strukturen. Ja, würden unsere Zellen nicht eine gewisse Ordnung und Einheitlichkeit beibehalten, würden wir auseinanderfallen. Intuitiv ist leicht zu verstehen, dass ein gewisses Maß an Kohärenz in allen Lebewesen unabdingbar ist. In einem kohärenten System geht praktisch keine Energie verloren, weil alle Bestandteile harmonisch zusammenarbeiten. Daraus ergibt sich, dass man dann am stärksten ist, wenn alle Körpersysteme aufeinander abgestimmt funktionieren.

Die meisten von uns wissen aus eigener Erfahrung, welche Schwungkraft und Befriedigung positive Emotionen in unserem Leben auslösen können. In solch energiereichen Momenten wächst unsere Effizienz bei kleinen und großen Aufgaben beinahe mühelos. Positive Gefühlszustände wirken sich derartig aus, weil sie Kohärenz im Menschen erzeugen. Um uns flexibel anzupassen und beweglich und innovativ sein zu können, lohnt es sich, diesen Zustand der Kohärenz zu kultivieren. Denn so können wir nach stressigen Ereignissen rasch wieder ins Gleichgewicht kommen und zu Gelassenheit finden; wir können unsere Kommunikation, Gesundheit und unser allgemeines Wohlbefinden steigern. Mit einem ausgeglichenen Herzen und einem wachen Verstand finden wir Zugang zu unserer angeborenen Intelligenz und einer stärkeren inneren Kohärenz – zu unserem optimalen Zustand.

Lebenswichtig: Zugang zur Kohärenz gewinnen

Unsere heutige Herausforderung besteht darin, in einer Zeit, in der Chaos, Komplexität und Inkohärenz zunehmen, unsere innere Kohärenz zu erhöhen. Es genügt nicht mehr, clever zu sein. Wir brauchen eine neue, schnellere, zuverlässigere und flexiblere Form von Intelligenz als die lineare, „schrittweise" agierende Intelligenz, die wir üblicherweise nutzen. Die meisten Menschen haben heute das Gefühl, die Zeit verfliege nur so, Informationen und Energie flitzten davon und die Ereignisse ringsum fänden in rasender Geschwindigkeit statt. Als Folge davon nimmt der Stress zu. Die jüngste Forschung hat festgestellt, dass der stärkste aller Stressoren darin besteht, stündlich mehrmals seine Aufmerksamkeit umzuschalten und sich auf viele verschiedene Aufgaben zu konzentrieren.[1]

Anders als vor ungefähr 30 Jahren ist der Durchschnittsmensch heute mindestens sieben oder acht Mal pro Stunde aufgefordert, seine Aufmerksamkeit auf etwas anderes zu richten oder umzuschalten. Jede Unterbrechung durch einen Kollegen, eine Klientin oder den eigenen Partner (persönlich, über eine E-Mail, ein Fax oder ein Telefonat) erfordert beispielsweise ein Umschalten. Viele von uns erleben leicht die doppelte Anzahl an Unterbrechungen; heute ist es nicht mehr ungewöhnlich, wenn jemand 10 bis 20 Mal (oder noch häufiger) pro Stunde gestört wird (was sich dann an einem einzigen achtstündigen Arbeitstag auf 100 Unterbrechungen beläuft). Angesichts dieser ständigen, hastigen Unterbrechungen ist es kein Wunder, dass der optimale Zustand innerer Kohärenz schwieriger aufrechtzuerhalten ist – und der Stress zunimmt.

Wenn wir Kopf und Herz in Einklang bringen, erhöht sich die Kohärenz zwischen Herz und Gehirn und wir können von unserem optimalen Leistungsniveau aus agieren.[2] Wenn wir aber nicht „synchron" sind, sind wir auch weniger bewusst und schränken unsere Fähigkeiten ein. Stellen Sie sich das Herz als Radiosender vor, der 24 Stunden am Tag sendet. Die Qualität seiner Übertragung hängt von jedem unserer Gedanken und Gefühle ab. Wenn unsere Gedanken durcheinander und chaotisch sind, ist auch die Übertragung gestört. Wir können nicht die ganze Sendung empfangen. Wir nehmen vielleicht nur wahr, dass wir gereizt oder zerstreut sind, aber diese „atmosphärische" Störung beeinflusst all unsere Körpersysteme bis hinab auf die zelluläre Ebene.

Mangelnde Kohärenz beeinträchtigt unser Sehvermögen, Hörvermögen, unsere Reaktionsgeschwindigkeit, geistige Klarheit, unsere Gefühlszustände und Sensibilität. Eingeschränkte Kohärenz beeinträchtigt all unsere Funktionen, sie raubt uns auch das Gefühl wirklicher Befriedigung. Selbst wenn wir etwas tun, was uns normalerweise erfüllt, erleben wir diese Zufriedenheit nur zum Teil, wenn unser System eine „Sendestörung" hat und unkoordiniert arbeitet.

Dummerweise kann bereits ein wenig „atmosphärische Störung" unser Wahrnehmen beeinträchtigen. Schon die spitze Bemerkung eines Freundes oder Verwandten kann uns so verärgern, dass wir nicht mehr klar denken können. Später denken wir dann: „... hätte ich sagen *sollen*!" Sind wir aufgebracht, können wir nicht klar denken, weil wir im ganz wörtlichen Sinn inkohärent sind. Unser Herzrhythmus ist ungeordnet und inkohärent. Dadurch können unsere höheren Gehirnzentren nicht so effizient funktionieren wie sonst.[2] Wenn wir uns beruhigt haben und unser System *danach* wieder kohärenter arbeitet, fallen uns die Argumente ein, die wir hätten vorbringen sollen. Wir sind wieder im Gleichgewicht, deshalb können wir die Situation aus einer anderen Perspektive betrachten – aus unserer eigenen, stressfreien.

Es ist ein Teufelskreis: Stress macht die Kohärenz zunichte – und Inkohärenz erzeugt Stress. Das ist das Schlechte daran. Stress ist viel gefährlicher als angenommen. Selbst ein gelegentliches Stressereignis schadet unserem Körper. Mit einem bestimmten Maß an Stress können wir umgehen, so sind wir gebaut. Chronischer Stress jedoch – der mit so negativen Haltungen wie Feindseligkeit, Ärger und Depression einhergeht – macht uns krank und tötet uns letztlich.[3-5] Stress zieht nicht nur eine flüchtige Stimmung nach sich. Er greift nach uns und lässt uns nicht los, er verändert unsere Physiologie und unsere Gesundheit.

Die schädlichen Auswirkungen von Stress

Laut einem amerikanischen Stressforschungsinstitut sind 75-90 % aller Arztbesuche auf Beschwerden im Zusammenhang mit Stress zurückzuführen.[6] Um mit diesen Beschwerden fertig zu werden, nehmen allein die Amerikaner jährlich fünf Milliarden Beruhigungsmittel, fünf Milliarden Schlafmittel, drei Milliarden Aufputschmittel und 16.000 *Tonnen* Aspirin (Ibuprofen und Paracetamol nicht mit eingerechnet).[7]

Der medizinischen Forschung gelingt es immer besser, eine Verbindung zwischen äußeren Faktoren (wie Ernährung, Lebensweise und Umwelt) und unseren schlimmsten Erkrankungen herzustellen. Wir betrachten einen hohen Cholesterinwert, Diabetes mellitus und Zigarettenrauchen ganz selbstverständlich als starke Risikofaktoren für Herzerkrankungen. Doch bei über der Hälfte der neuen Fälle von Herzerkrankungen liegt keiner dieser Faktoren vor.[8]

In seiner bahnbrechenden Untersuchung von 1988 berichtete Dr. Hans Eysenck, dass Reaktionen auf nicht mehr zu bewältigenden Stress viel eher Vorboten für Krebstod oder eine Herzerkrankung seien als Rauchen.[9] Nach einem Herzinfarkt sind nicht die physiologischen Faktoren (wie ein arterieller Verschluss oder der Zustand des Herzens) die stärksten Anzeichen der Genesung, sondern emotionale Faktoren. Ein alarmierender Bericht aus dem amerikanischen Bundesministerium für Gesundheit, Bildung und Soziales ergab, dass die Zufriedenheit am Arbeitsplatz und „allgemeine Zufriedenheit" die Genesung der Patienten am stärksten bestimmen. Immer mehr wissenschaftliche Forschungen belegen den direkten Einfluss mentaler und emotionaler Einstellungen auf Gesundheit und Wohlbefinden:

- In einer zehnjährigen Studie hatten Menschen, die nicht effektiv mit Stress umgehen konnten, ein 40 % höheres Todesrisiko als Nicht-Gestresste.[9]
- Eine Untersuchung der medizinischen Fakultät der *Harvard University* an 1623 Überlebenden eines Herzinfarktes ergab, dass das Risiko weiterer Herzinfarkte mehr als doppelt so hoch war, wenn die Versuchspersonen sich bei emotionalen Konflikten ärgerten, als wenn sie ruhig blieben.[10]
- Eine Langzeitstudie über 20 Jahre mit mehr als 1700 älteren Männern, die die *Harvard School of Public Health* durchführte, stellte fest, dass Sorgen über soziale Verhältnisse, Gesundheit und die persönliche Finanzlage das Risiko koronarer Herzerkrankungen signifikant erhöhten.[11]
- Bei einer Untersuchung mit 202 berufstätigen Frauen stellte die Spannung zwischen der Karriere und dem Engagement für Partner, Kinder und Freunde den Faktor dar, der die Frauen mit Herzerkrankungen von den Gesunden unterschied.[12]
- Eine internationale Studie mit 2829 Menschen im Alter zwischen 55 und 85 Jahren ergab, dass diejenigen, die das höchste Maß an persönlicher Kontrolle angaben, ein 60 % geringeres Todesrisiko hatten, als diejenigen, die sich den Herausforderungen des Lebens gegenüber relativ hilflos fühlten.[13]
- Nach einer Studie der *Mayo Clinic* mit Herzkranken war der psychische Stress das stärkste Vorzeichen künftiger Herzprobleme, wie beispielsweise plötzlicher Herztod, Herzstillstand und Herzinfarkt.[14]

Wir stoßen auf so viele Statistiken über Herzerkrankungen in Zeitungen, Zeitschriften, in Gesundheitsbüchern und im Fernsehen, dass die meisten von uns bei diesem Thema einen verschleierten Blick bekommen – bis sie persönlich betroffen sind: Ein enger Freund oder ein Familienmitglied entwickelt eine Herzkrankheit. Dann erst beginnen wir uns zu fragen, wie das geschehen konnte und was wir tun können. Oder unser Hausarzt warnt uns, dass wir selbst gefährdet seien, dann plötzlich sind wir alarmiert und unser Interesse ist geweckt.

Wir merken aber nicht, dass ein Herzinfarkt oder eine Herzerkrankung dann auftreten, wenn etwas schon lange Zeit schief gelaufen ist und schließlich zusammenbricht. Das *wirkliche* Leiden ist nicht der letzte auslösende Faktor; es ist das, was zwischen der Gesundheit und der Erkrankung stattfand.

Stress ist das Leiden, das uns beunruhigen sollte. Sind wir ständig gestresst, gewöhnen wir uns an diese Unausgewogenheit. Manche von uns sind in Familien aufgewachsen, in denen Ärger, Depression oder Enttäuschung so häufig vorkamen, dass wir den Stress, den diese Gefühlszustände hervorrufen, für normal halten. In einer Großstadt scheinen beinahe alle um uns herum in Eile, zerstreut und von Stress getrieben zu sein – und wieder erscheint dies normal. Ganz unabhängig davon, wo wir leben, finden wir leicht in unserem Umfeld jammernde unglückliche Menschen, die recht schnell feststellen, was im Leben alles nicht passt, statt Dinge zu suchen, die sie wertschätzen können. Wie weit verbreitet dieses Verhalten auch sein mag, wie „normal" es auch erscheinen mag, auf unsere Gesundheit hat es beträchtliche negative Auswirkungen.

Wir haben zwei Wahlmöglichkeiten: der Welt weiterhin die Schuld an unserem Stress zu geben oder die Verantwortung für unsere Reaktionen zu übernehmen und ganz bewusst unser emotionales Klima zu verändern. Es kann kein Zweifel daran bestehen, dass die meisten Herzprobleme das Ergebnis jahrelanger innerer Anspannung sind.

Chronischer Stress

Das *Journal of the American Medical Association* veröffentlichte 1997 eine Untersuchung der *Duke University*, die zeigt, dass so häufige Emotionen wie Anspannung, Frustration und Traurigkeit die Blutversorgung des Herzens verschlechtern. Im Alltag erhöhen diese Emotionen das Risiko einer Unterversorgung des Herzens um mehr als das Doppelte, das heißt, das Herzgewebe wird nicht ausreichend mit Blut versorgt. Dies kann Vorbote eines Herzinfarktes sein.[15]

Nach den Aussagen von Dr. Murray Mittleman und Malcolm Maclure von der *Harvard University* lassen die Erkenntnisse dieser Studie vermuten, „dass frühere Studien seltener, extremer Stressereignisse, wie Erdbeben oder Krieg, nur die Spitze des Eisberges darstellten. Damit beziehen wir uns auf die Erkenntnisse, dass ein geringes Maß an Stress, das im Alltag häufig erlebt wird, eine Unterversorgung des Herzens hervorrufen kann."[16]

Stress ist die körperliche und verstandesmäßige Reaktion auf jeglichen Druck, der das normale Gleichgewicht stört. Stress tritt auf, wenn wir merken, dass Ereignisse nicht unseren Erwartungen entsprechen *und wir unsere Reaktion auf diese Enttäuschung nicht in den Griff bekommen*. Stress, diese unkontrollierte Reaktion, äußert sich in Form von Widerstand, Anspannung, Belastung oder Frustration, die uns körperlich und psychisch aus dem Gleichgewicht bringen und uns in einem Zustand fehlender Harmonie halten. Wenn unser Gleichgewicht über lange Zeit gestört ist, macht Stress uns unfähig. Wir lassen aufgrund der Überlastung nach, fühlen uns emotional wie abgeschaltet und werden schließlich krank.

Heute ist bekannt, dass die körperliche Stressreaktion 1400 physikalische und chemische Reaktionen und mehr als 30 verschiedene Hormone und Neurotransmitter benötigt. Die zwei wichtigsten Körpersysteme, die unsere körperliche Reaktion auf Stress koordinieren, sind das vegetative Nervensystem, das praktisch sofort reagiert, und das Hormonsystem, dessen Reaktion später einsetzt und länger anhält. Doch auch Organe, die keinem dieser beiden Systeme zugerechnet werden, wie der Magen oder die Nieren, schütten Hormone aus, um die umfassende Reaktion des Körpers auf Stress zu bewerkstelligen.[4]

Auf Stress reagiert unser Körper rasch, indem er das Hormon Adrenalin in den Blutkreislauf ausschüttet. Adrenalin erhöht unsere Herzfrequenz und unseren Blutdruck, spannt unsere Muskeln an, beschleunigt die Atmung und befähigt uns, uns mit der Bedrohung zu konfrontieren oder um unser Leben zu rennen. Andere Hormone (wie Noradrenalin und Kortisol) werden bei Stress ebenfalls aktiviert. Die ständige Ausschüttung dieser Hormone verbrennt den Körper wie Säure, wenn sie nicht kontrolliert wird. Diese Hormonpegel können selbst *Stunden nach dem Stress* noch erhöht sein.

Kortisol ist mittlerweile als Stresshormon bekannt, weil es so maßgeblich an der Stressreaktion des Körpers beteiligt ist. Unser Körper braucht eine ausgewogene Menge an Kortisol, um gesund zu funktionieren. Doch zu hohe Dosen können unserem Organismus extrem schaden. Wenn wir chronisch im Stress sind und unser Körper über einen langen Zeitraum viel Kortisol produziert, stellt sich der Thermostat im Gehirn um und veranlasst den Körper, die erhöhte Kortisolproduktion beizubehalten, weil er es für normal hält. Chronisch erhöhte Kortisolwerte, so hat sich gezeigt, beeinträchtigen die Immunfunktion[17], setzen die Verwertung von Glukose herab[18], erhöhen den Knochenschwund und fördern Osteoporose[19], reduzieren die Muskelmasse, behindern die Bildung der Haut und ihre Regeneration[20], erhöhen die Fettansammlung (besonders um Taille und Hüften)[21], beeinträchtigen Gedächtnis und Lernen und zerstören Gehirnzellen.[22, 23]

Chronischer Stress baut sich Tag für Tag, Woche für Woche, Jahr für Jahr auf. Bei den meisten Menschen richtet dieser *tägliche* Zuwachs den größten Schaden an; die kleinen Stressoren machen viel mehr aus als die schweren Schocks. Wir passen uns an den täglichen Stress an, doch das ist eine völlig unsinnige Gewohnheit, denn das ständige biochemische Bombardement fordert von unserem Körper seinen Tribut.

Wir passen uns an den Stress an, weil wir die ernsten Konsequenzen nicht bemerken und weil wir uns an ihn gewöhnt haben und ihn als normal empfinden. Geht es nicht allen unseren Freunden ebenso?

Im Laufe des Tages schieben wir kaum wahrnehmbare Gefühle wie Unterlegenheit und Groll beiseite. Wenn uns Dinge erdrücken oder ärgern, haben wir unsere „Lieblingsreaktionen". Manche schlagen in ihrem Ärger wild um sich, andere verschaffen sich mit beißendem Humor eine gewisse Ge-nugtuung. Andere flüchten sich in Alkohol, Drogen oder Fressanfälle, um ihren Frust oder das Gefühl, in der Falle zu sitzen, zu lindern. Fast alle beklagen wir uns regelmäßig bei Treffen mit unseren Freunden. Da auch sie in ihrem Leben jede Menge zu beklagen haben, erscheint das Jammern ganz normal, ja, es gehört beinahe zur Geselligkeit. Doch dieser ständige Strom inkohärenter Gedanken und Emotionen zehrt an unserer Kraft und prägt diese schädliche Gewohnheit tiefer in unser Gehirn ein, sodass wir uns das nächste Mal leichter schlecht fühlen können. Sobald der Stress chronisch wird, kann unser Körper ihn nicht mehr täglich ausgleichen. Selbst wenn wir jeden Tag eine Stunde innehalten, um uns eine „Feuerpause" zu verschaffen, hat sich unsere Körperchemie so zuverlässig geändert, als hätten wir ein Medikament genommen. Sie kann nicht einfach in den ursprünglichen Zustand zurück. Nach zehn Whiskeys macht uns auch eine Tasse Kaffee nicht mehr nüchtern. Wir müssen warten, bis die Wirkung nachlässt – ohne zwischenzeitlich weiterzutrinken (oder in diesem Fall: sich weiter zu stressen)! Wir haben alle eine bestimmte Stressschwelle oder einen Krisenpunkt; sobald wir diese überschreiten, werden wir ernsthaft krank. Bei *leichtem* Druck können die Adrenalin- und Kortisol-Spritzen unsere Leistung vorübergehend steigern. Danach folgt eine gesunde Erschöpfung, die wir durch Ruhe ausgleichen. Bei einer unvermindert anhaltenden erhöhten Adrenalin- und Kortisolausschüttung bleibt unsere Leistung zunehmend hinter den Erwartungen zurück.[24] Dann geht es mit uns wirklich abwärts.

Wie gerechtfertigt ist Stress?

Die Ironie besteht darin, dass unser Körper auf Stress absolut gleich reagiert, ob wir nun aus gutem Grund gestresst sind oder nicht. Der Körper kümmert sich nicht darum, ob wir Recht haben oder nicht. Selbst wenn wir uns unserer Einschätzung nach völlig zu Recht ärgern und uns sagen, Ärger sei eine gesunde Reaktion – der Preis bleibt gleich. Ein Beispiel:

Jemand schneidet Sie im Straßenverkehr. Das ist nicht nur unverschämt, Sie müssen auch noch scharf bremsen und ausweichen, ebenso das Auto hinter Ihnen. Sie sacken über dem Lenkrad zusammen und denken darüber nach, wie knapp Sie einer Karambolage mit drei Fahrzeugen entkamen. Dieser Idiot im anderen Wagen hat doch tatsächlich Ihr Leben aufs Spiel gesetzt! Wenn *das* keinen Ärger rechtfertigt, was dann?

Während Sie innerlich kochen und fluchen, gerät Ihr Nervensystem in einen Alarmzustand. Ihr Adrenalinspiegel steigt und reagiert pflichtbewusst auf Ihren Ärger. Ob er nun gerechtfertigt ist oder nicht, Sie sollten sich fragen, ob er sich lohnt! Der Autofahrer hat sich davongemacht und hat keine Ahnung, welche Gefahr er heraufbeschwor; doch Sie „zahlen" während der nächsten Stunden massiv für Ihre Reaktion. Für Ihren Körper bedeutet es keinen Unterschied, ob Ihr Ärger gerechtfertigt ist oder nicht. Unabhängig davon, *warum* Sie sich so fühlen oder was Sie empfinden, die körperlichen Auswirkungen sind die gleichen.

Menschen erleben regelmäßig eine ganze Reihe unterschiedlicher Emotionen – von Liebe und Hass bis zu Freude und Sorge. Doch die Psychologen sagen uns bereits seit Jahrzehnten, dass Gefühle nicht richtig oder falsch seien, sie sind einfach Gefühle. Im körperlichen Sinn ist das tatsächlich so. Unser Körper fällt kein moralisches Urteil über unsere Gefühle; er reagiert einfach entsprechend.

Wir haben uns an unsere gerechtfertigten Stressreaktionen gewöhnt, ohne uns ihrer schädlichen Auswirkungen bewusst zu sein. Doch letztlich stumpfen wir den Gefühlen gegenüber ab und es kommt zu einer ständigen leichten Angst oder Depression.

Die oben erwähnte Studie von Dr. Gullette aus dem Jahr 1997 stellte überraschend fest, dass nur sehr wenige Herzpatienten Schmerz verspürten. Obwohl sie stark herzinfarktgefährdet waren, war ihnen überhaupt nicht *bewusst*, dass Stress ihr Herz in Mitleidenschaft gezogen hatte.[15] Sie hatten so wenig Körpergefühl, dass sie nicht spürten, was passierte.

Die meisten von uns haben gelernt, dass es schädlich ist, Gefühle zu unterdrücken. Zahlreiche Forschungsberichte bestätigen dies. Beispielsweise wird die Neigung, emotionales Leid zu unterdrücken, mit einer erhöhten Anfälligkeit für Krebs in Verbindung gebracht.[9,25] Andere Untersuchungen zeigen, dass Menschen, die ihren Ärger unterdrücken, ein höheres Risiko haben, herzkrank zu werden.*26* Andererseits ist auch die Überzeugung weit verbreitet, dass es gesund ist, seinem Ärger Luft zu machen. Diese Vorstellung geht auf eine frühe Praxis Sigmund Freuds zurück; er hielt seine Patienten dazu an, ihren Ärger herauszulassen, um eine emotionale Klärung zu fördern. Vielleicht ist nicht ebenso bekannt, dass Freud später damit aufhörte. Im Gegensatz zu dem, was wir lernten, sagt uns die Wissenschaft jetzt, dass das An-die-Decke-Gehen nicht nur gesundheitsschädlich ist, sondern dass es faktisch für unseren Organismus *gefährlicher* sein kann, als innerlich zu kochen oder sich wütend zu fühlen. Der Psychologe Aaron Siegman (*University of Maryland*, USA) führte eine Untersuchung durch, die belegt, dass Menschen, die impulsiv reagieren und ihrem Ärger Luft machen, stärker gefährdet sind, koronare Herzerkrankungen zu entwickeln, als Menschen, die ihren Ärger für sich behalten.[27]

Den Menschen, die ihre Gefühle schon seit Langem verdrängen, bietet die Psychologie eine wertvolle Hilfe, sich ihrer Gefühle bewusst zu werden. Doch die Psychologen merken auch, dass Ärger oder Gefühle des Verletztseins nicht verschwinden, wenn man sie aufs Neue erlebt. Vielmehr verstärkt dies das emotionale Muster im Gehirn. Ja, es führt zu mehr Aggression und mehr Ärger. Wenn Sie darüber sprechen, wie sehr Sie etwas auf die Palme gebracht hat, kann dies in der Tat den Ärger wieder aufflammen lassen und ihn so verstärken, dass er Ihrem Körper noch einmal schaden kann.

Sich dem Ärger hinzugeben kommt uns in mehrfacher Hinsicht teuer zu stehen. Das amerikanische Bundesverkehrsministerium meldet, dass „Asphalt-Aggressivität" bei einem Drittel der Verkehrsunfälle mit Personenschaden und bei zwei Drittel der Unfälle mit tödlichem Ausgang eine Rolle spielt.[28] Andere Studien haben ergeben, dass die Unfähigkeit, Ärger zu kontrollieren, sich deutlich im Ausbleiben von Beförderungen, in Entlassungen und Zwangspensionierungen äußert.[1]

Was machen wir also, wenn wir unseren Ärger weder ausdrücken noch unterdrücken sollen? Die Antwort lautet: den Ärger zwar wahrnehmen, aber anders auf die Situation reagieren. Leichter gesagt als getan, nicht wahr? Können Sie sich vorstellen, Ihren Ärger zu zwingen, sich in ein angenehmeres, freundlicheres Gefühl zu verwandeln? Das würde nie funktionieren. Entschlossenheit allein genügt nicht. Es bedarf einer neuen Intelligenz, um Gefühle zu verstehen und in den Griff zu bekommen. Wenn Sie Kopf und Herz in Kohärenz bringen und die Herzintelligenz für sich arbeiten lassen, haben Sie eine realistische Chance, Ihren Ärger auf gesunde Art und Weise zu transformieren.

Signale des Herzens

Statt das Gehirn als alleinige Quelle unserer Intelligenz zu sehen, merken wir, dass es ein bemerkenswerter Partner des Herzens ist, aber nicht sein Chef. Gut synchronisiert, arbeitet das Gehirn harmonisch mit dem Herzen zusammen und ist auf den „Code des Herzens" eingestimmt; diesen Begriff prägte Dr. Paul Pearsall.[29] Arbeiten Kopf und Herzintelligenz einträchtig zusammen, sind wir in der Lage, Stress zu eliminieren. Das beste Rezept gegen Stress lautet:

Herz + Kopf = Kohärenz.

Schon jahrelang können Ärzte die Auswirkungen starker Feindseligkeit mittels Elektrokardiogramm (EKG) messen.[30] Der Arzt kann Elektroden an Ihren Ohrläppchen, Zehen oder einer beliebigen anderen Körperstelle befestigen und Ihren Herzschlag in einem EKG aufzeichnen. Im Gegensatz zu jeglichem anderen inneren Pulsieren ist der Herzschlag so stark, dass er an jeder Körperstelle gemessen werden kann. Seine elektromagnetischen Signale durchdringen jede Körperzelle.

Kürzlich entdeckten Wissenschaftler eine differenziertere Art, die EKG-Aufzeichnungen zu analysieren. Sie wandten die Spektralanalyse an und konnten beobachten, dass sich der Herzrhythmus (die Muster der Herzfrequenzvariabilität), der, wie wir wissen, von Emotionen (wie Frustration und Ärger, ebenso wie Liebe, Fürsorge, Mitgefühl und Anerkennung) beeinflusst wird, auf das Frequenzmuster im EKG auswirkt. Mit anderen Worten: *Unsere Gefühle wirken sich auf die Informationen aus, die im elektromagnetischen Signal des Herzens enthalten sind.* Die Spektralanalyse hat also gezeigt, dass das vom Herzen erzeugte elektromagnetische Feld ebenfalls kohärenter wird, wenn der Herzrhythmus kohärenter und geordneter ist.[31,32]

Die Spektralanalyse ermittelt, welche verschiedenen einzelnen Frequenzen in einem elektromagnetischen Signal enthalten sind. Das ist so, als ob man ein Stück Schokoladenkuchen in ein Gerät stellt, das anzeigt, aus wie viel Mehl, Zucker, Eier, Butter, Salz, Backpulver und Schokolade der Kuchen besteht. Beim Herzrhythmus zeigt die Spektralanalyse den Forschern an, wie kohärent der Rhythmus ist. Aus diesen Angaben können sie ermitteln, wie kohärent das Herz seine Informationen an all unsere Zellen und an die Menschen in unserer Umgebung sendet.

In einer Untersuchung am HeartMath-Institut wurden die Aufzeichnungen des Herzrhythmus von jemandem, der frustriert war, einer Spektralanalyse unterzogen. Erinnern Sie sich an das Schaubild in Kapitel 2 (Abbildung 2.4, Seite 64), in dem die inkohärente Herzfrequenzvariabilität infolge Ärgers dargestellt ist. Betrachten Sie nun Abbildung 3.1 (Seite 92). Die linke Seite zeigt das *Frequenzspektrum* des Herzrhythmus einer frustrierten Versuchsperson. Dieses Schaubild macht deutlich, dass die Frequenzstruktur des Herzrhythmusmusters ungeordnet und inkohärent wird, wenn wir frustriert sind. Dies wiederum weist auf ein Ungleichgewicht im vegetativen Nervensystem hin. Arbeitet das Herz ungeordnet, sendet es inkohärente Signale an den ganzen Körper und in unsere Umgebung. In der gleichen Untersuchung kontrollierten Wissenschaftler den Herzrhythmus einer Versuchsperson, die Wertschätzung empfand. (Schauen Sie sich noch einmal Abbildung 2.5, Seite 64, an, um diesen kohärenten Herzrhythmus wieder vor Augen zu haben!) Die rechte Darstellung in Abbildung 3.1 zeigt das Frequenzspektrum dieser Daten. Sie sehen, wie stark sich dieses Frequenzmuster von dem eines oder einer Frustrierten unterscheidet. Diese Darstellung macht deutlich, dass die beiden Äste des vegetativen Nervensystems harmonischer zusammenarbeiten und einen einzelnen, kohärenten Herzrhythmus erzeugen, wenn wir Wertschätzung empfinden. Sieht das Frequenzspektrum des Herzrhythmus aus wie auf der rechten Seite, befinden sich die Person in einem Zustand *innerer Harmonie*. Dann werden auch die Muster im elektromagnetischen Feld des Herzens kohärenter und harmonischer.[32]

Erinnern Sie sich, dass dieses elektromagnetische Energiefeld Informationen an alle unsere Zellen und in unsere Umgebung ausstrahlt! Ihre Wahrnehmung wirkt sich durchaus auf die Signale, die Ihr Herz aussendet, aus, wie Abbildung 3.1 zeigt. In dieser Grafik erzeugte die Versuchsperson, die Wertschätzung empfand, eine kohärente Welle; Frustration hingegen ließ das elektromagnetische Signal des Herzens inkohärent werden. Dieser drastische Unterschied in der inneren Kohärenz wird durch einen einzigen, ausgesprochen bedeutsamen Faktor hervorgerufen: einen Unterschied in der Wahrnehmung.

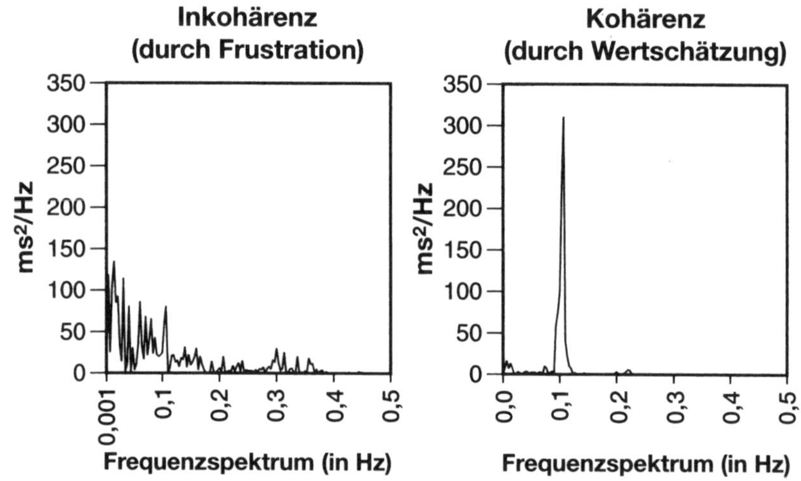

Abbildung 3.1: Frequenzspektra zur Darstellung inkohärenter und kohärenter Herzrhythmen: Diese Abbildung zeigt die Frequenzspektra des Herzrhythmus in verschiedenen Gefühlszuständen. Die HFV-Muster sind mit Hilfe der Spektralanalyse dargestellt. Die Spektralanalyse schlüsselt das gesamte Herzrhythmusmuster in die verschiedenen einzelnen vorhandenen Frequenzen auf. Die linke Darstellung gibt das Frequenzspektrum vom Herzrhythmus einer frustrierten Versuchsperson wider. Es wird als *inkohärentes* Spektrum bezeichnet, weil die Frequenzen gestreut und ungeordnet sind. In diesem Zustand sind auch das vegetative Nervensystem und das vom Herzen erzeugte und ausgesandte elektromagnetische Feld ungeordnet. Das Schaubild rechts zeigt das Frequenzspektrum des Herzrhythmus einer Versuchsperson, die aufrichtige Wertschätzung empfindet. Dies wird *kohärentes* Spektrum genannt, weil die Frequenzstruktur des Herzrhythmus geordnet und harmonisch ist. In diesem Zustand herrscht im vegetativen Nervensystem stärkere Harmonie; auch das elektromagnetische Feld des Herzens ist kohärenter.

Die Wahrnehmung ändern und dadurch Stress überwinden

Gelungenes Stressmanagement zeichnet sich durch veränderte Wahrnehmung der Stressoren aus. Nicht die *Ereignisse selbst* lösen Stress aus, sondern unsere *Wahrnehmung*. Das Gute daran ist, dass wir Stress kontrollieren können, da er unsere *Reaktion* ist, nicht das Ereignis, das die Reaktion hervorruft.

Sobald wir eine Situation anders wahrnehmen und sie mit dem Herzen betrachten, reagieren wir wahrscheinlich weniger oder nicht mehr gestresst. Mit Hilfe der HEARTMATH – HERZINTELLIGENZ-Methode können wir Stress als noch ungenutzte Gelegenheit zur persönlichen Stärkung ansehen. Bei manchen Problemen ist es schwierig, sie als Chancen des Wachstums und der Stärkung zu betrachten, doch die meisten Wahrnehmungen, Einstellungen, Handlungen und Reaktionen können wir mit ausreichender Herzkohärenz transformieren.

Im Protokoll des 7. Internationalen Stresskongresses (1995) gab Dr. Graham Burrows (Präsident einer internationalen Einrichtung zur Stresserforschung) an, er sei nach jahrelanger Lektüre der Forschungsberichte zum Thema Stress zu dem Schluss gekommen, dass das ganze Thema sich auf zwei Grundursachen zurückführen lasse: 1. Probleme in der Wahrnehmung und 2. Probleme in der Kommunikation.[33] Wir können nicht so einfach die Ereignisse unseres Lebens verändern, aber wir können unsere Wahrnehmung erweitern. Darin liegt das Geheimnis begründet, Stress zu kontrollieren und abzubauen. Dadurch verbessert sich die Kommunikation zwischen Herz und Gehirn und Kohärenz stellt sich ein.

Wenn wir verstehen, dass Stress mit unserer Wahrnehmung beginnt, können wir beobachten, wie jede Wahrnehmung eine Kaskade körperlicher Reaktionen in Gang setzt, die unsere nächste, übernächste und jede weitere Wahrnehmung und Reaktion prägen. Indem wir mit unserer Herzintelligenz auf unsere Wahrnehmungen und Reaktionen achten, können wir chronischen Stress ausschalten, der wie langsam wirkendes Gift unseren Körper durchdringt. Um anders als bisher auf Stress zu reagieren und die Ereignisse des Lebens intuitiv, ausgeglichen, selbstsicher und flexibel wahrzunehmen, müssen wir enorm umschalten – vom Kopf auf das Herz.

Die Fähigkeit, sich in Elend und Leid hineinzudenken, liegt in Ihrem Inneren. Ebenso die Fähigkeit, damit aufzuhören. Wenn Sie diese Kraft und Fähigkeit einsetzen, bestimmt dies Ihre Lebensqualität. Durch mangelndes Selbstmanagement baut sich kontinuierlich Stress im Organismus auf. Viel körperliches und emotionales Leid kommt dadurch zustande, dass der Verstand zwischen angstvollen Gedanken hin- und herspringt (Gedanken über den Tag, die Zukunft, die Vergangenheit) und überlegt, wie er hätte handeln sollen, sich selbst im Nachhinein ständig kritisiert und alte Emotionen mit sich herumschleppt. Um den Stress, der sich als Folge all dieses Grübelns ansammelt, zu vertreiben, sucht der Verstand stimulierende Ablenkung und geistlose Aufgaben. Selten erkennt er an, dass er den Stress selbst verursacht – bis es zu einem Zusammenbruch kommt. Dann hinterfragt er seine Vorgehensweise, sammelt die Scherben auf und sucht beim Herzen Hilfe.

Dieser selbstzerstörerische Ablauf lässt sich stoppen. Sie können sich jetzt die Kraft und Intelligenz Ihres Herzens zunutze machen und viel Stress reduzieren oder ausschalten, indem Sie Kopf und Herz in Einklang bringen, bevor der Stress gegen Ihren Willen seinen Preis fordert. Dadurch werden Sie freier und treffen effizientere Entscheidungen. Doch Stress muss stufenweise abgebaut werden. Es geht nicht um Perfektion, sondern um eine ständige Verbesserung. Hier sind zur Erinnerung vier wichtige Punkte zum Thema Stress:

- Stress hängt von unserer Wahrnehmung ab. Nicht die Ereignisse an sich sind stressig; unsere Wahrnehmung löst den Stress aus.
- Stress geht nicht nur mit unseren größeren Problemen einher. Stress bildet sich als Ergebnis davon, dass wir die Kleinigkeiten nicht in den Griff bekommen – unsere gewohnheitsmäßigen Reaktionen, Handlungen, Meinungen, Ärgernisse und Frustrationen.
- Groll, Ärger, Frustration, Sorge, Enttäuschung – alle negativen Gefühlszustände fordern ihren Tribut von Herz, Gehirn und übrigem Körper, ob sie nun gerechtfertigt sind oder nicht.
- Es gibt eine positive Aussicht: Indem Sie lernen, sich an die Kraft Ihres Herzens und die Gefühle der höheren Herzebene zu wenden, bringen Sie Ihren Organismus in einen Zustand erhöhter Kohärenz. Dadurch gewinnen Sie eine neue Sichtweise und die notwendige Intelligenz, um Stress in eine Gelegenheit für persönliches Wachstum zu transformieren.

Ein wirkungsvolles Rezept, um Stress abzubauen, besteht darin, sich an die Herzintelligenz zu wenden und dadurch ausgewogen und klar wahrzunehmen. Meinen Sie es mit Ihrem Wunsch nach Stressabbau ernst, können Sie rasche Ergebnisse erzielen, wenn Sie die nächste Technik der HERZINTELLIGENZ-Methode praktizieren: das FREEZE-FRAME-Sofortprogramm.

Durch das Üben lernen Sie, sich von gewohnheitsmäßigen negativen Reaktionen, einer düsteren Sichtweise und unbefriedigenden Urteilen zu befreien und stärker „aus dem Herzen heraus" zu leben. Dieser Ansatz verändert den Blickwinkel der meisten Menschen deutlich, ist aber nicht so schwierig, wie er vielleicht zunächst wirkt. Je besser Sie die Herzintelligenz verstehen, desto stärker können Sie Ihre Wahrnehmungen beeinflussen, desto mehr Stress können Sie abbauen, desto stärker können Sie Ihre Kohärenz und Kreativität erhöhen und desto besser können Sie Ihre persönliche Lebenssituation meistern.

Die wichtigsten Punkte zur Erinnerung

- Positive Gefühle rufen im Menschen Kohärenz hervor. Stress erzeugt Inkohärenz.
- Funktioniert ein System kohärent, geht praktisch keine Energie verloren, weil seine einzelnen Teile harmonisch zusammenarbeiten.
- Indem Sie lernen, mit den Grundgefühlen Ihres Herzens und den damit einhergehenden Gefühlen der „höheren" Herzebene in Kontakt zu kommen, steigern Sie Ihre innere Kohärenz.
- Sie können Stress von einer intelligenteren Warte aus betrachten, wenn Ihr Kopf und Ihr Herz in Harmonie sind. Dadurch verhindern Sie, dass Stress Ihnen Energie raubt.
- Physiologisch besteht keinerlei Unterschied, ob Ihr Ärger nun gerechtfertigt ist oder nicht. Der Körper beurteilt Gefühle nicht von einem moralischen Standpunkt aus; er reagiert einfach.
- Das wirkliche Leiden unserer heutigen Gesellschaft ist das, was sich zwischen einer guten Gesundheit und dem Ausbruch einer Erkrankung abspielt – vermehrter Stress und eine verminderte Lebensqualität.
- Zugang zur Herzintelligenz und dadurch bedingte ausgeglichene und klare Wahrnehmung sind ein wirksames Rezept gegen Stress. Mit Hilfe der Herzintelligenz können Sie Stress in eine Gelegenheit zum Wachstum transformieren.

Kapitel 4
Das FREEZE-FRAME®-Sofortprogramm

Patricia Chapman war eine wandelnde Zeitbombe. Sie hatte Herzrasen mit 700 Extraschlägen pro Stunde und die Ärzte hatten sie auf das hohe Risiko eines plötzlichen Herztodes hingewiesen. „Ich wollte die perfekte Mutter, die perfekte Ehefrau und die perfekte Angestellte sein", erzählte sie. „Nachts schlief ich gewöhnlich nur vier Stunden, weil ich so viel zu tun hatte. Ich hatte mich so an den Adrenalinstoß gewöhnt, dass ich nicht mehr wusste, wie das Leben ohne ihn war." Patricia war durch die Arbeit bei einer weltweit tätigen Computerfirma Anstrengung gewöhnt, aber das Tempo ihres Körpers brachte sie beinahe um. Sie war immer wieder lange Zeit krankgeschrieben. Nach einem Anfall ventrikulärer Tachykardie und nach vier Operationen hatten die Ärzte ihr Betablocker und Valium gegen ihre Herzrhythmusstörungen verordnet – sie starb beinahe an ihrem anhaltenden Herzrasen.

Als Patricia im Herbst 1995 auf Empfehlung eines ihrer Ärzte ein HEARTMATH – HERZINTELLIGENZ-Seminar besuchte, litt sie unter Haarausfall und hatte ständig Magen- und Kopfschmerzen. Keiner ihrer Ärzte schien ihr wirklich helfen zu können. Als ihr aufging, dass es bei ihr um Leben und Tod ging, war Patricia fest entschlossen, es mit der HERZINTELLIGENZ-Methode zu probieren und regelmäßig den FREEZE-FRAME-Fünfschritt zu üben (englisch *freeze frame* bedeutet etwa „den gewohnten Rahmen einfrieren"). „Nach meinem Seminarwochenende konnte ich jedes Mal den Auslöser stoppen, wenn das Adrenalin wieder in die Höhe zu schnellen begann. Während meines ersten Arbeitstages danach schloss ich mich achtmal in der Toilette ein, schloss meine Augen und übte diese herzintelligente Technik. Mittlerweile kann ich meine Augen offen lassen und mich selbst wieder in die Balance bringen, ohne den Raum zu verlassen." Ihre Kollegen merkten den Unterschied sofort – sie selbst empfand weniger Stress und Anspannung, mehr Gelassenheit, selbst in hektischen Zeiten. Ihre Fachärzte an der *Stanford University* waren besonders beeindruckt. Innerhalb weniger Wochen konnten die Ärzte das Valium absetzen; innerhalb von fünf Monaten wurden die Medikamente gegen die Rhythmusstörungen um die Hälfte reduziert; innerhalb von neun Monaten hatte sie ein normales 24-Stunden-EKG. Sie erlebte keine Anfälle ventrikulärer Tachykardie mehr. Sie änderte dabei nicht ihre Medikamente, ihre Lebensweise, ihre Ernährung oder ihr Bewegungsprogramm. Deshalb schreibt Patricia diese tiefgreifenden Auswirkungen den Techniken der HERZINTELLIGENZ-Methode zu. Nach über vier Jahren praktiziert Patricia die FREEZE-FRAME-Schritte immer noch regelmäßig. Ihr Herz schlägt mit normaler Geschwindigkeit und die bedrohliche Zeitbombe hat aufgehört zu ticken. Sie ist überzeugt, dass die Anwendung dieser herzorientierten Übung ihr das Leben gerettet hat.

Patricias Geschichte verdeutlicht wie viele andere Beispiele, dass die konsequente Hinwendung zur Herzintelligenz das Leben eines Menschen beträchtlich beeinflussen kann.[1]

Das FREEZE-FRAME-Sofortprogramm – was ist denn das?

Der Begriff „freeze frame" stammt aus der Filmsprache und bezeichnet das Anhalten des Filmes bei einem einzelnen Bild, um es genauer zu betrachten. Bekanntlich besteht ein Film ja aus zahllosen Einzelbildern. Der Filmprojektor lässt die Abfolge der einzelnen Bilder so schnell an einer starken Lichtquelle vorbeilaufen, dass wir sie als Folge und ungerahmt wahrnehmen. All diese einzelnen Bilder zusammen erzeugen die Bewegung, die unsere Aufmerksamkeit für die Geschichte fesselt. Wenn wir ein Standbild von einem dieser vorbeiziehenden Momente sehen wollen, müssen wir den Projektor anhalten – *oder den Rahmen einfrieren.*[2]

Wir können das Leben als schnellen Film betrachten. Wir sind so sehr von den Eindrücken der Geschichte gefesselt, dass wir leicht vergessen, dass sie aus einzelnen Augenblicken besteht. Jede einzelne Minute haben wir eine erstaunliche Bandbreite an Gedanken, Emotionen und Erfahrungen, die unser Leben ausmachen.

Denken Sie darüber einmal nach! Wie viel ist in Ihrem Inneren vor sich gegangen, seit Sie anfingen, dieses Kapitel zu lesen? Vielleicht klingelte das Telefon oder Sie wurden anderweitig gestört. Vielleicht haben Sie sich, um bequemer zu sitzen oder die richtige Beleuchtung zu finden, bewegt. Vielleicht hat eine bestimmte Formulierung Sie an etwas anderes erinnert und Ihre Gedanken begannen zu wandern. Jedes dieser Ereignisse hat eine mentale oder emotionale Spur in Ihrem Inneren hinterlassen. War die Unterbrechung angenehm, wandten Sie sich in einer angenehmen Stimmung wieder der Lek-türe zu. Bei einer unerfreulichen Unterbrechung mischte sich Ihr Unbehagen subtil oder weniger subtil in die weitere Lektüre. Sie verstehen, worauf wir hinauswollen: Jede Reaktion führt zum nächsten Bild. In jedem einzelnen Moment schreiben Sie die Geschichte Ihres Lebens fort.

Das FREEZE-FRAME-Sofortprogramm verhilft Ihnen dazu, Ihre Reaktion auf den Film in jedem beliebigen Moment anzuhalten. Es schenkt Ihnen eine Auszeit, in der Sie genauer erkennen können, was in einem einzelnen Bild vor sich geht. Indem Sie Ihren Kopf und Ihr Herz in Übereinstimmung bringen, finden Sie rasch und zuverlässig Zugang zu Ihrer Herzintelligenz.

Wenn Sie sich mit der Unterstützung dieser Technik an Ihr Herz wenden, reduzieren Sie nicht nur Stress. Sie schalten Ihre Sichtweise um und können eine tiefere Quelle der Intuition und Kraft anzapfen. Dank der erforderlichen fünf Schritte können Sie mit der Kraft des Herzens den Verstand kontrollieren. Weil unsere Gedanken, Gefühle und unser Körper zusammenhängen, wirkt sich das Sofortprogramm auch enorm auf unsere Emotionen und unseren Körper aus. Wir stellen in diesem Buch noch andere Techniken vor, die speziell darauf abzielen, die Emotionen in den Griff zu bekommen und den Körper zu regenerieren. Der FREEZE-FRAME-Fünfschritt ist jedoch die schnellste und leichteste Art, die Herzintelligenz einzuschalten und Ihrem ganzen System zu einem neuen Grad an Kohärenz zu verhelfen.

Diese einfache Technik erzeugt in fünf Schritten eine harmonische Beziehung zwischen Kopf und Herz.[2] Sie gestattet uns, das nächste Bild im Film mit einer ausgeglichenen und einsichtsvollen Sichtweise zu fokussieren, um intelligent durchs Leben zu gehen. Sie hilft uns, Stress zu reduzieren und uns nicht mehr selbst zu vergiften; stattdessen macht sie uns selbstsicher. Mit etwas Übung können Sie die Herzintelligenz systematisch in Ihren Alltag integrieren.

Wenn wir eine neue körperliche Fertigkeit lernen (wie Golf, Tennis, Tanzen, sogar gefährliche wie Fallschirmspringen), wird uns der Lehrer wahrscheinlich ermahnen, uns zu entspannen und mit der Bewegung der Sportart mitzugehen. Gute Lehrer wissen, dass wir leichter Zugang zu unseren natürlichen Fähigkeiten haben, wenn unser Körper frei von Anspannung ist und wenn wir ausgeglichen sind – wenn Kopf und Herz zusammenarbeiten. Die besten Sportler und Tänzer sind diejenigen, die sich entspannen, während sie sich auf ihre Aktivität konzentrieren. Sobald sie diese Ausgewogenheit zwischen Kopf und Herz erreichen, verbessert sich ihre Leistung sichtlich.

Bei Wettkämpfen in Mannschaftssportarten kann man das gut beobachten. Jeder Sportfan weiß, dass manche Spiele einen einfach in den Bann ziehen, egal, wie gut das Team sonst ist. Ein solches Spiel übersteigt alle Erwartungen. Aus welchem Grund auch immer arbeiten die Spieler wie die Teile einer gut geölten Maschine zusammen. Es sieht so aus, als ob sie gegenseitig ihre Gedanken lesen könnten. Die Fähigkeit des Einzelnen wird noch verstärkt, weil alle zusammen in Harmonie miteinander sind.

Bei einem unharmonischen Team hingegen scheint nichts zu klappen. Der Trainer marschiert murrend am Spielfeldrand auf und ab. Er traut seinen Augen nicht. Seine Mannschaft verliert nicht nur, sie spielt auch wie ein Verlierer! Alles geht schief – das Timing, die Technik, die Koordination. Vielleicht fordert der Trainer in einer solchen Situation eine Auszeit. Wenn er seiner Mannschaft eine Pause verschaffen kann, kann sie sich neu gruppieren und geschlossener spielen. Der Coach wird seine Leute auch mit Worten aufmuntern. Ihr ganzes Talent, ihre Fertigkeiten und das Training sind umsonst, wenn sie in einem solchen Moment den Mut verlieren, das weiß er.

Bei Ihnen ist das genauso. Es ist eine hilfreiche Strategie, sich immer wieder eine Auszeit zu nehmen und Ihr inneres Team neu zu gruppieren: Ihren Kopf und Ihr Herz.

Vielleicht sind Sie der Meinung, Sie hätten nicht genug Zeit für eine Pause, doch das stimmt nicht: Das FREEZE-FRAME-Sofortprogramm ist so konzipiert, dass es schnell wirkt. In der kurzen mentalen Auszeit, zu der es Ihnen verhilft, finden Sie sofort Zugang zur ausgleichenden Kraft Ihres Herzens und zu den erfrischenden Einsichten Ihrer Herzintelligenz.

Die fünf Schritte des FREEZE-FRAME-Sofortprogramms

1. Erkennen Sie den Stress und begegnen Sie ihm mit der FREEZE-FRAME-Übung. Nehmen Sie sich eine Auszeit.
2. Bemühen Sie sich, Ihre Aufmerksamkeit weg von Ihrem rasenden Verstand oder Ihrem Gefühlswirrwarr und stattdessen in Ihre Herzgegend zu lenken. Stellen Sie sich vor, Sie atmen mit Ihrem Herzen und bringen Sie so Ihre Energie in diesen Bereich.
3. Erinnern Sie sich an ein positives, fröhliches Gefühl oder eine positive Zeit in Ihrem Leben und versuchen Sie, dieses Gefühl oder diese Zeit noch einmal zu erleben.
4. Fragen Sie mit Hilfe Ihrer Intuition und mit Ihrem gesunden Menschenverstand Ihr Herz, welche Reaktion auf diese Situation angemessener wäre – eine Reaktion, die Ihren künftigen Stress verringert.
5. Hören Sie auf die Antwort Ihres Herzens. (So können Sie auf Ihren blindlings reagierenden Verstand wirkungsvoll Einfluss nehmen und in Ihrem Inneren vernünftige Lösungen finden!)

Diese Technik ist leicht zu erlernen. Mit etwas Übung geht sie schon fast in Fleisch und Blut über. Aber lassen Sie sich von Ihrer Einfachheit nicht täuschen. Dieses Einfache ist sehr wirkungsvoll und kommt gewöhnlich dann zum Ausdruck, wenn das Komplexe entwirrt worden ist. Wenn Sie diese fünf Schritte systematisch anwenden, bekommen Sie handfeste Ergebnisse. Die FREEZE-FRAME-Sequenz ist die Tür zur intuitiven Intelligenz und verbindet Kopf und Herz zuverlässig miteinander. Bevor Sie die Technik ausprobieren, wollen wir jeden Schritt genauer erklären.

Schritt 1

Erkennen Sie den Stress und begegnen Sie ihm mit der FREEZE-FRAME-Übung. Nehmen Sie sich eine Auszeit.

Immer, wenn wir uns mental oder emotional aus dem Gleichgewicht gebracht fühlen, erleben wir ein gewisses Maß an Stress. Doch weil wir uns an unterschwelligen Stress im Leben gewöhnt haben, merken wir oft nicht mehr, wie er an uns zehrt. Wenn wir bei unseren Alltagsaktivitäten in Fahrt kommen, erleben wir eine kleine Stressreaktion nach der anderen. Bevor wir es merken, bringen wir nicht mehr zustande, was uns eigentlich möglich wäre. Doch nur wenn wir *merken, dass* wir gestresst sind, haben wir die Chance, den Stress zu stoppen. Wie wir in Kapitel 3 beschrieben haben, erleben wir Stress zuerst mental und emotional durch unsere Wahrnehmung. Unser Körper signalisiert uns in der Regel, wenn wir zu viel Stress haben, indem sich zum Beispiel unsere Muskeln verspannen oder unsere Schultern und der Nacken fest werden. Vielleicht ist unser Magen gereizt, wir bekommen Kopfschmerzen oder sind nervös. Wenn wir auf den Stress nicht Einfluss nehmen, werden wir eventuell verwirrt und vergessen, was wir tun wollten oder was wir gerade tun. Dann passiert es umso leichter, dass wir anderen Menschen gegenüber schroff sind und alles persönlich nehmen. In jedem Fall gehen wir erschöpft zu Bett. Die Frühwarnzeichen von Stress äußern sich bei jedem von uns unterschiedlich. Wichtig ist allerdings, dass wir unsere eigenen Hinweise erkennen lernen.

Sobald wir den Stress bemerkt haben, sollten wir genau in diesem Moment innehalten und eine Auszeit nehmen. Dann können wir erkennen, dass wir – jetzt – eine neue Sichtweise brauchen und dass wir zuerst einmal von dem Problem einen Schritt zurücktreten müssen. Das kann eine Herausforderung darstellen, weil wir so sehr in unsere Pflichten und Aktivitäten verstrickt sind.

Der erste FREEZE-FRAME-Schritt ist so, als ob man am Videorecorder den Pausenknopf drückt, um einen Film anzuhalten. In diesem Fall halten wir den Film unseres Lebens an. Betrachten Sie es von folgender Warte aus: Wenn wir Regisseur(in) unseres eigenen Films sein wollen – und auf die Handlung zu einem gewissen Grad Einfluss nehmen wollen –, dürfen wir nicht mehr länger nur ein Schauspieler oder eine Schauspielerin sein, sondern wir müssen einen Schritt zurücktreten, um die ganze Szene zu sehen.

Schritt 2

Bemühen Sie sich, Ihre Aufmerksamkeit weg von Ihrem rasenden Verstand oder Ihrem Gefühlswirrwarr und stattdessen in Ihre Herzgegend zu lenken. Stellen Sie sich vor, Sie atmen mit Ihrem Herzen, und bringen Sie so Ihre Energie in diesen Bereich. Bleiben Sie mit Ihrer Aufmerksamkeit zehn Sekunden oder länger in dieser Gegend.

Indem wir unseren Fokus vom Problem weg und auf unser Herz lenken, richten wir unsere Energie nicht mehr länger auf das Problem, sondern konzentrieren uns auf Lösungsmöglichkeiten.

Es mag wie eine bequeme Ablenkung des Verstandes aussehen, sich auf den Herzbereich zu fokussieren. Dieser Schritt hilft uns tatsächlich, unsere mentale Ausrichtung von dem Problem wegzulenken, doch er bietet noch andere Vorteile. Dieses Umschalten verbessert das Gleichgewicht des Nervensystems, lässt das Herz-Kreislauf-System effizienter arbeiten, fördert die Kommunikation zwischen Herz und Gehirn und macht so Verstand und Emotionen kohärenter.[3-6] Falls es Ihnen schwerfällt, Ihre Aufmerksamkeit in Ihre Herzgegend zu lenken, probieren Sie Folgendes: Konzentrieren Sie sich auf ihre linke große Zehe; wackeln Sie mit ihr, spüren Sie nach, wie sie sich anfühlt, und achten Sie darauf, wie leicht Sie Ihre Aufmerksamkeit in diesen Bereich lenken können. Richten Sie nun Ihren Fokus auf Ihre Herzgegend. Stellen Sie sich vor, Ihr Atem fließt durch diesen Bereich ein und aus, oder halten Sie Ihre Hand über Ihr Herz – das hilft Ihnen, Ihre Aufmerksamkeit leichter an dieser Stelle zu halten. Bleiben Sie mit Ihrer Aufmerksamkeit zehn Sekunden oder länger in diesem Bereich.

Schritt 3

Erinnern Sie sich an ein positives, fröhliches Gefühl oder eine positive Zeit in Ihrem Leben und versuchen Sie, dieses Gefühl oder diese Zeit noch einmal zu erleben.

Hier einige Beispiele: ein entspannender Urlaub; Liebe, die Sie für ein Kind, einen Ehepartner oder die Eltern empfinden; eine Zeit, die Sie in der Natur verbrachten; die Wertschätzung für jemanden oder etwas in Ihrem Leben. Erinnern Sie sich an ein *Gefühl* wie Freude, Anerkennung, Anteilnahme, Mitgefühl oder Liebe.

In wissenschaftlichen Untersuchungen hat sich gezeigt, dass sich unser Nerven-, Immun- und Hormonsystem regeneriert und sich dadurch unsere Gesundheit und unser Wohlbefinden verbessern, wenn wir diese Grundgefühle des Herzens erleben.[3, 6-8] Diese positiven Gefühle bringen uns dazu, die Welt klarer, differenzierter und ausgeglichener zu sehen.

In diesem dritten Schritt ist wichtig, das Gefühl wieder zu *erleben*. Es ist keine mentale Visualisierung, bei der Sie sich einfach etwas in Ihrer Fantasie vorstellen. Eine Frau nimmt beispielsweise ihren letzten Urlaub auf Hawaii als Auslöser für ein positives Gefühl. Sie erinnert sich, dass der Mond auf das Wasser schien oder der Wind sachte durch die Palmen strich, während sie mit ihrem Mann am Strand stand. Wesentlich ist, wie sie sich bei dieser Erfahrung *fühlte*, nicht (oder nicht nur), wie sie bei dieser Erfahrung *aussah* oder was in der Situation zu *sehen* war. Dieser Schritt zielt darauf ab, die gefühlte Erinnerung wachzurufen.

Wir haben zehntausenden von Menschen diese Technik beigebracht und für viele von ihnen war dieser dritte Schritt der schwierigste. Für Menschen, die darin ungeübt sind oder die von ihrem Herzen abgeschnitten sind, kann es schwer sein, ein positives Gefühl wirklich zu aktivieren. Noch schwieriger ist es, es zu aktivieren, wenn die derzeitige Situation äußerst stressig und emotionsgeladen ist. Wenn es Ihnen schwerfällt, willentlich Zugang zu einem positiven Gefühl zu finden, geben Sie einfach Ihr Bestes. Sie können eine aktuelle negative Reaktion leichter neutralisieren, wenn Sie sich bemühen, Ihre Aufmerksamkeit auf ein Gefühl wie Wertschätzung zu richten – egal, ob Sie es in der Vergangenheit oder in der Gegenwart erlebt haben.

Dr. Richard Podell (Internist und Professor für Familienmedizin an der *University of Medicine and Dentistry* in New Jersey, USA) ist ein zertifizierter FREEZE-FRAME-Trainer, der die Technik schon seit circa drei Jahren nutzt und unterrichtet. Powell hat über hundert seiner Patienten die FREEZE-FRAME-Schritte beigebracht, die sie üblicherweise nach einer zweistündigen Sitzung beherrschen. Er beschreibt seine Erfahrung wie folgt: Sobald jemand genau identifiziert hat, was bei ihm Gefühle der Wertschätzung, Fürsorge oder Liebe am besten auslösen kann (das kann ein Bild, eine Erfahrung oder eine Person sein), werden ihm die fünf Schritte einleuchten. Die Ergebnisse können dann enorm sein.

Mit nur wenig Mühe findet jeder und jede Interessierte Auslöser, die die bei diesem Schritt erforderlichen Herzensgefühle aktivieren.

Schritt 4

Fragen Sie mit Hilfe Ihrer Intuition und mit Ihrem gesunden Menschenverstand Ihr Herz, welche Reaktion auf diese Situation angemessener wäre – eine Reaktion, die Ihren künftigen Stress verringert.

Bei diesem Schritt bleiben Sie mit Ihrer Aufmerksamkeit in Ihrem Herzbereich und fragen einfach: „Welche Reaktion wäre auf diese Situation angebrachter – eine Reaktion, die meinen künftigen Stress verringert?" Wenn Sie diese Frage aus Ihrem Herzen heraus stellen, werden Ihre Intuition, Ihr gesunder Menschenverstand und Ihre Aufrichtigkeit aktiviert und stehen Ihnen zur Verfügung. Vielleicht haben Sie nicht bei jeder Frage brillante Einsichten, doch Ihre Fähigkeit, geeignete, praktische Lösungen zu finden, verbessert sich.

Bleiben Sie bei diesem Schritt mit Ihrer Aufmerksamkeit in der Herzgegend. Das hält Sie dort verankert, sodass Sie sich nicht wieder mit Ihrem Kopf identifizieren.

Schritt 5

Hören Sie auf die Antwort Ihres Herzens.

Das ist eine wirksame Art, Ihren blindlings reagierenden Verstand und Ihre Emotionen in Schach zu halten. Es ist eine innere Quelle für vernünftige Lösungen. Wenn Ihr Verstand und Ihre Emotionen einmal zur Ruhe gekommen sind, können Sie die leise Stimme in Ihrem Inneren hören. Um zu dieser inneren Weisheit, zu Ihrer Intuition, zu finden, müssen Sie vom Kopf auf Ihr Herz umschalten –dieses Umschalten schaffen Sie mit den vorangegangenen vier Schritten. Versuchen Sie, innerlich ganz still zu sein, sobald Sie mit Ihrem Herzen Verbindung aufgenommen haben. Entspannen Sie sich und hören Sie auf ein Signal Ihres Herzens. Wenn Ihr ganzes System kohärent arbeitet, kommen Ihre Gehirnwellen nach und nach in Einklang mit Ihrem Herzrhythmus[3]. Dies unterstützt die Tätigkeit der Großhirnrinde (wie in Kapitel 2 beschrieben) und Sie finden leichter Zugang zu Ihrem gesamten Potenzial an Intelligenz. Durch diesen Prozess schalten Sie Ihre Wahrnehmung um und gewinnen Zugang zu neuen Informationen.

Manchmal können die Antworten, die Sie durch den FREEZE-FRAME-Fünfschritt erhalten, sehr einfach sein; ja, manchmal sind sie die Bestätigung von etwas, was Sie schon wissen. Ein andermal haben Sie vielleicht den Eindruck, dass Sie zu neuen Informationen und Betrachtungsweisen Zugang erhalten, als würden Sie sie „herunterladen". In einer wieder anderen Situation nehmen Sie vielleicht ein Gefühl statt einer eindeutigen Antwort wahr. Wichtig ist bei diesem fünften Schritt, dass Sie sich bemühen, der Anweisung des Herzens zu folgen, so gut Sie können, selbst wenn es sich nur um ein flüchtiges Gefühl handelt (oder, was noch schlimmer ist, eine Aufforderung, die Sie *nicht* hören *wollen*, wie zum Beispiel: „Lass los und tu etwas anderes!").

Ein Beispiel: Bill, einem Unternehmer, der vier Bypass-Operationen hinter sich hatte und dem eine künstliche Aorta eingesetzt worden war, fiel es sehr schwer, sich mit seinem Herzen zu verbinden. Als er aber von den Wirkungen des FREEZE-FRAME-Sofortprogramms las, beschloss er, es auszuprobieren. Das erste Thema, das er mit dieser Technik anging, war seine Aggressivität im Straßenverkehr. Weil er jeden Tag zur Arbeit fuhr, gab es reichlich Gelegenheiten für seine Asphalt-Aggressionen. Nach kurzer Zeit hatte er mit Hilfe der fünf Übungsschritte seine Entrüstung anderen Autofahrern gegenüber überwunden. Bald stellte er fest, dass er nur noch selten ärgerlich wurde – und dann nur noch ein wenig. Deshalb beschloss er, den Fünfschritt auch bei anderen Themen anzuwenden.

Bill war jahrelang wohl kein besonders angenehmer Zeitgenosse – das war kein Geheimnis. Seine Ehe war zerbrochen und die Enttäuschung darüber bestimmte sein Leben. Irgendwann hatte sich auch das Verhältnis zu seiner jetzt 44-jährigen Tochter verschlechtert. „Eines Morgens auf dem Weg zur Arbeit beschloss ich, das FREEZE-FRAME-Sofortprogramm einmal auf meine Beziehung zu meiner Tochter anzuwenden. Ich durchlief die Schritte nur einmal und wusste anschließend, dass ich mich dabei verändert hatte." Ihm waren keine bestimmten Gedanken oder Erkenntnisse über die Bezie-hung durch den Kopf gegangen und dennoch konnte er plötzlich seine alte, verbohrte Denkweise über Bord werfen. Stattdessen empfand er Mitgefühl und Liebe zu seiner Tochter. Diese Erfahrung reichte aus, um die ganze Beziehung zu verändern. Er erzählte: „Heute komme ich gut mit meiner Tochter zurecht. Wir telefonieren fast täglich und sie sagt, sie mag mich so, wie ich jetzt bin. Was für eine lohnende Erfahrung!"

Die Wirkung ist körperlich spürbar

Was geht in unserem Körper vor sich, wenn wir die fünf Schritte durchlaufen? Wenn wir die FREEZE-FRAME-Übung ernsthaft machen, arbeitet unser Herz harmonischer. Das Gleichgewicht unseres Nervensystems, das unsere Herzfrequenz, den Blutdruck und viele andere Drüsen und Organe reguliert, verbessert sich.[3] Deshalb können die Wahrnehmungszentren des Gehirns Informationen effizienter verarbeiten; wir können leichter auf wichtiges, bereits gespeichertes Wissen zugreifen. So können neue intuitive Lösungen, an die wir durch unser Herz und seine Grundgefühle herankommen, in unser Bewusstsein gelangen.

Wie wir bereits in Kapitel 2 sahen, wirkt sich diese Technik so harmonisierend auf den Herzrhythmus (den stärksten Rhythmus im Körper) aus, dass das Herz viele andere rhythmisch arbeitende Körpersysteme in Harmonie bringt und effizienter arbeiten lässt. Unser inneres Team arbeitet jetzt zusammen. Abbildung 4.1 zeigt, wie drei wichtige rhythmisch arbeitende Körpersysteme vor und nach dem FREEZE-FRAME-Sofortprogramm interagieren. Die Versuchsperson wurde zehn Minuten lang medizinisch überwacht, damit die Herzfrequenzvariabilität, die Pulswellenlaufzeit (eine Blutdruckmessung) und die Atmung ermittelt werden konnten.

Fünf Minuten (oder 300 Sekunden) nach Beginn des Experiments begann die Versuchsperson mit den FREEZE-FRAME-Schritten. Die vertikale Linie in der Mitte der dreiteiligen Grafik markiert diesen Moment. Wie Sie selbst sehen, gingen die Muster sofort von einem gezackten und unregelmäßigen in einen geordneten und kohärenten Zustand über – alle drei Körpersysteme gelangten in Harmonie. Sobald sich das Herz ‚einschaltete', arbeiteten Atmung, Blutdruck und Nervensystem effizienter zusammen. Dieses Ergebnis erklärt, warum Menschen sich beim Üben der Technik in Harmonie fühlen, ohne es erklären zu können.

Rollin McCraty (der Forschungsdirektor am HeartMath-Institut) und ein Team von Wissenschaftlern führten eine interessante Untersuchung über die Wirkung verschiedener Emotionen auf das Nervensystem durch; diese Studie wurde 1995 im *American Journal of Cardiology* veröffentlicht. In diesem Experiment wandten die Versuchspersonen das FREEZE-FRAME-Sofortprogramm an, um willentlich und augenblicklich durch die Konzen-

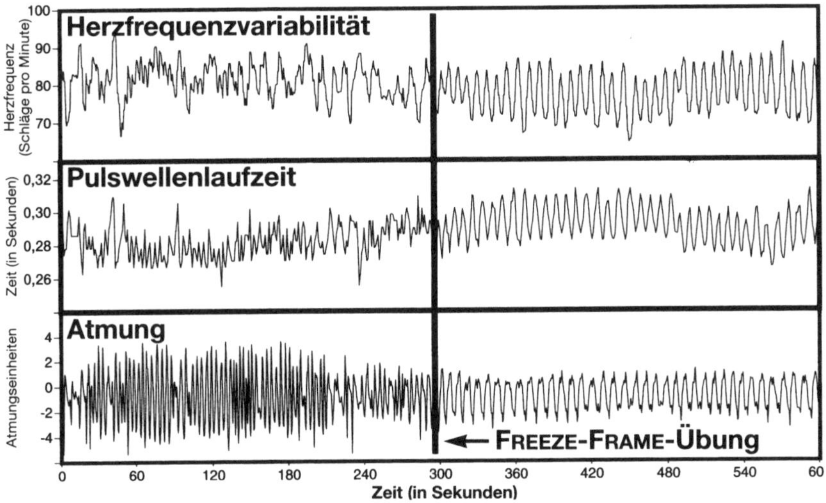

Abbildung 4.1: Während der FREEZE-FRAME-Sequenz in Harmonie kommen: Dieses Schaubild zeigt die Muster der Herzfrequenzvariabilität, der Pulswellenlaufzeit und der Atmung über einen Zeitraum von zehn Minuten. Nach 300 Sekunden begann die Versuchsperson mit der Herzintelligenzübung und alle drei Körpersysteme kamen in Harmonie. Wenn unsere Systeme derart synchronisiert sind, funktionieren sie effizienter, sparen wertvolle Energie und fördern unsere Gesundheit.

tration auf ihr Herz ihren Gefühlszustand zu verändern. Diese Ergebnisse, so die Zeitschrift, bestätigen, dass der Fünfschritt eine Methode darstellt, die Gesundheit zu verbessern und das Wohlbefinden zu erhöhen. „Alle Versuchspersonen können mit Hilfe der FREEZE-FRAME-Methode ihr vegetatives Nervensystem stärker ins Gleichgewicht bringen; dies kann sich wohltuend auf Bluthochdruck auswirken; auch sinkt die Wahrscheinlichkeit eines plötzlichen Todes bei Patienten mit kongestivem Herzversagen und Erkrankungen der Koronararterien."[3]

Die HERZINTELLIGENZ-Technik üben

Jetzt ist es an der Zeit, dass Sie Ihre eigenen Erfahrungen mit FREEZE-FRAME machen. Dies ist Ihr erster Versuch, achten Sie also darauf, keine unrealistischen Erwartungen zu hegen! Vielleicht müssen Sie dic Schritte einige Male durchlaufen, bevor Sie etwas spüren oder Klarheit erlangen. Gehen Sie nicht davon aus, etwas falsch zu machen. Denken Sie auch nicht, Sie seien der Einzige, der es beim ersten oder zweiten Mal „nicht kapiert"! Auf das eigene Herz zu hören ist nicht schwierig, doch für jeden und jede bedeutet es etwas anderes, sich auf die inneren Signale einzustimmen – es erfordert oft ein wenig Übung. Gehen Sie einfach die Übung langsam und locker an und beschränken Sie sich auf das Wesentliche. Der FREEZE-FRAME-Fünfschritt ist eine *erlernbare* Fertigkeit; Ihre emotionale Intelligenz und Ihre Herzintelligenz entwickeln sich, indem Sie die HEARTMATH – HERZINELLIGENZ-Methoden anwenden.

Fahren Sie nun mit dem FREEZE-FRAME-Arbeitsblatt auf der Folgeseite fort und beginnen Sie, mit dieser Übung auch schriftlich zu arbeiten. Durch das Schreiben gewinnen Sie Klarheit und erkennen die Verbindungen zwischen Gedanken, Gefühlen, Reaktionen und Wahlmöglichkeiten. Das Arbeitsblatt ist mit Stützrädern an einem Kinderfahrrad vergleichbar: Sobald Sie einmal den Dreh raushaben, können Sie die fünf Übungsschritte durchlaufen und sich mit der Kraft und Intuition Ihres Herzens verbinden, ohne alles aufzuschreiben.

Einige Hinweise zum FREEZE-FRAME-Arbeitsblatt

1. Denken Sie an eine derzeitige Stresssituation in Ihrem Leben und beschreiben Sie sie mit ein paar Stichworten; notieren Sie sie unter „Derzeitige Stresssituation". Wählen Sie nicht das schlimmste Beispiel, bei dem Sie emotional sehr verwickelt sind. Im Fitness-Studio würden Sie beim ersten Besuch auch nicht mit den schwersten Gewichten beginnen, oder? Für manche Situationen braucht man mehr Muskeln als für andere. Beginnen Sie mit einer „Anfänger"-Stresssituation, um Ihre Stärke zu testen. Von da aus können Sie aufbauen.

FREEZE-FRAME-Arbeitsblatt

Üben Sie die fünf Schritte des FREEZE-FRAME-Sofortprogramms

1. Erkennen Sie den Stress und begegnen Sie ihm mit der FREEZE-FRAME-Übung. Nehmen Sie sich eine Auszeit.
2. Bemühen Sie sich nachdrücklich, Ihre Aufmerksamkeit weg von Ihrem rasenden Verstand oder Ihrem Gefühlswirrwarr und stattdessen in Ihre Herzgegend zu lenken. Stellen Sie sich vor, Sie atmen mit Ihrem Herzen, und bringen Sie so Ihre Energie in diesen Bereich. Bleiben Sie mit Ihrer Aufmerksamkeit zehn Sekunden oder länger in diesem Bereich.
3. Erinnern Sie sich an ein positives, fröhliches Gefühl oder eine positive Zeit in Ihrem Leben und versuchen Sie, dieses Gefühl oder diese Zeit noch einmal zu erleben.
4. Fragen Sie mit Hilfe Ihrer Intuition und mit Ihrem gesunden Menschenverstand Ihr Herz, welche Reaktion auf diese Situation angebrachter wäre – eine Reaktion, die Ihren künftigen Stress verringert.
5. Hören Sie auf die Antwort Ihres Herzens. (Das ist eine wirksame Art, Ihren blindlings reagierenden Verstand und Ihre Emotionen in Schach zu halten. Es ist eine innere Quelle für vernünftige Lösungen.)

Derzeitige Stresssituation: ______________________________

____

Kopfreaktion: ______________________________

____

____

____

Üben Sie jetzt das FREEZE-FRAME-Sofortprogramm.

Intuitive Reaktion des Herzens: ______________________________

____

____

____

Durch die FREEZE-FRAME-Übung gelangte ich von __________ zu __________

2. Schreiben Sie unter dem Stichwort „Kopfreaktion" auf, was Sie im Zusammenhang mit dieser Situation erlebt haben: wiederkehrende Gedanken, immer wieder auftauchende Gefühle und Reaktionen. Handelt es sich um Ärger, Frustration, Sorge, Ungeduld, Burn-out-Gefühle? Der Begriff „Kopfreaktion" bezeichnet eine Kombination aus Gedanken und Emotionen, *die der Kopf erzeugt*, keine Grundgefühle des Herzens.
3. Nehmen Sie sich jetzt einen Moment Zeit, um die fünf Schritte der Technik Revue passieren zu lassen. Entspannen Sie sich dann, schließen Sie, wenn Sie wollen, Ihre Augen, und durchlaufen Sie die Schritte der Reihe nach. (Beim Lernen ist es einfacher, die Aufmerksamkeit umzulenken, indem Sie Ihre Augen schließen. Wenn Sie einmal den Dreh raus haben, können Sie die FREEZE-FRAME-Technik mit offenen oder geschlossenen Augen anwenden.) Wenn Sie fertig sind – sich also auf Ihren Herzbereich konzentriert haben, ein Grundgefühl des Herzens aktiviert und Ihr Herz um Rat gefragt haben – schreiben Sie die Antwort Ihres Herzens auf („Intuitive Reaktion des Herzens").
4. Betrachten Sie Ihr Arbeitsblatt einmal von einer anderen Warte aus. Lesen Sie, was Sie als „Kopfreaktion" und „Intuitive Reaktion des Herzens" notiert haben. Besteht da ein Unterschied? Wenn ja, beschreiben Sie ihn.
5. Finden Sie ein oder zwei Worte, die die Kopfreaktion charakterisieren (zum Beispiel „ärgerlich", „emotional" oder „ungeduldig"). Finden Sie dann ein Wort oder zwei Wörter, um die intuitive Sichtweise zu beschreiben (zum Beispiel „gelassen", „logisch" oder „fürsorglich"). Schreiben Sie diese Worte in die Satzlücken ganz unten auf Ihrem Arbeitsblatt. (Jemand gelangt zum Beispiel durch die FREEZE-FRAME-Übung von „Verwirrung" zu „Klarheit" oder von „Ärger" zu „Akzeptanz".)

Machen Sie sich keine Gedanken, wenn Sie nicht gleich zu Erkenntnissen gelangen, die Ihr Leben verändern. Sie befinden sich in einem Prozess, etwas dazuzulernen. Es ist schon ein enormer Schritt vorwärts, wenn Sie sich ernsthaft bemühen, das FREEZE-FRAME-Sofortprogramm anzuwenden. Ihre Fertigkeit wächst mit zunehmender Übung.

Anfangs werden Sie sich zumindest ausgeglichener und gelassener fühlen. Vielleicht bemerken Sie auch, dass sich Ihre Haltung oder Sichtweise etwas ändert. Selbst wenn Sie noch nicht alle Antworten haben, um Ihre Situation zu lösen, fühlen Sie sich beim Üben klarer in Bezug auf das Thema – Sie wissen, dass Sie auf dem richtigen Weg sind. (Manchmal erhält man nicht sofort beim Üben eine Antwort, sondern sie fällt einem später ein!)

Mit jeder Wiederholung vertieft sich der Kontakt zu Ihrem Herzen. Je besser Sie die Schritte beherrschen und je stärker Ihr Herz wird, desto schneller gewinnen Sie Einsichten und desto schneller und tiefgreifender ändern sich Ihre Haltung und Ihre Sichtweise. Der Schlüssel dafür liegt im Üben.

Was an dem herzintelligenten Sofortprogramm so anders ist

Vielleicht stellen Sie fest, dass Sie (zumindest anfangs) beim Üben der Technik Empfindungen haben, die sie bereits kennen. Wir alle haben Erfahrungen damit, uns an unsere Herzintelligenz zu wenden – häufig unbewusst. Deshalb ist es ganz natürlich, dass uns das Gefühl vertraut ist.

Ein großer Vorteil beim Üben der HEARTMATH – HERZINELLIGENZ-Techniken besteht darin, dass sich diese Zustände *willentlich* herbeiführen lassen. Sobald Sie eine Technik beherrschen, können sie sich regelmäßig an Ihr Herz wenden und Ihre Herzintelligenz kann ständig wachsen.

Oft fragen uns Menschen, wie sich das FREEZE-FRAME-Sofortprogramm von Atemübungen oder Meditation unterscheidet. Gute Frage. Den meisten von uns bringt ein üblicher Rat unserer Großeltern keine dauerhafte Erleichterung, wenn wir gestresst sind: Man empfahl früher, innezuhalten, einige Male tief zu atmen und bis zehn zu zählen. Schon kurz nachdem wir mit dem Zählen aufgehört haben, beginnen der Verstand und die Emotionen wieder zu kreisen. Wir brauchen noch mehr.

Einfach einige Male tief zu atmen *kann* helfen, weil unser Atemmuster unseren Herzrhythmus modulieren kann. Es ist sogar möglich, durch ‚kognitive' Atemübungen unser Atemmuster und unseren Herzrhythmus in Übereinstimmung zu bringen, ohne uns dabei auf das Herz zu konzentrieren: Bei diesen Übungen werden wir uns bewusst, wie schnell und tief wir atmen, und beeinflussen dann unsere Atemfrequenz bewusst, sofern wir in der richtigen Geschwindigkeit oder Frequenz atmen.[6] Kognitive Atemübungen legen unserem Herz einen Atemrhythmus auf, indem wir langsam und rhythmisch atmen (zum Beispiel fünf Sekunden einatmen und fünf Sekunden ausatmen), und fördern so die Harmonie. Wir haben jedoch festgestellt, dass es den Menschen sehr schwerfällt, über einen langen Zeitraum hinweg bewusst eine langsame Atemfrequenz aufrechtzuerhalten.

Wenn sich Interessierte auf ihr Herz konzentrieren und entspannt „durch" ihr Herz atmen, wird die Herzfrequenzvariabilität ganz von selbst gleichmäßig und harmonisch. Deshalb lässt sie sich auch leichter über einen langen Zeitraum beibehalten. *Das Herz reguliert den Atemrhythmus am stärksten.*[9]

Durch das Üben der FREEZE-FRAME-Sequenz können Harmonie oder Kohärenz spontan auftreten; es besteht also keinerlei Notwendigkeit dafür, die Atmung über den Verstand zu kontrollieren. Der Verstand macht die Bahn frei, statt den Atemprozess zu steuern. Das fühlt sich nicht nur gut an, sondern ist auch leicht aufrechtzuerhalten. Der herzintelligente Fünfschritt sorgt außerdem für einen Stimmungswechsel hin zu anteilnehmenden, an-erkennenden und ähnlichen Gefühlszuständen, was wiederum dauerhafte Harmonie zwischen Herz und Gehirn erzeugt.[4] Die Atemgeschwindigkeit synchronisiert die Signale, die über die Nerven vom Herzen zum Gehirn gelangen.[9]

Der Schlüssel für den Erfolg der FREEZE-FRAME-Technik liegt darin, dass man mit der Kraft des Herzens das körperliche, mentale und emotionale System in Harmonie bringt. Die besten Ergebnisse erzielen Sie, wenn Sie sich auf Ihren Herzbereich konzentrieren: Atmen Sie einige Male langsam und tief ein und aus; empfinden Sie intensiv Emotionen wie Liebe, Fürsorge oder Wertschätzung; denken Sie dann nicht mehr an Ihren Atem, sondern bleiben Sie mit Ihrer Aufmerksamkeit bei diesem Gefühlszustand.

Bei vielen Meditations- und Visualisierungstechniken konzentriert man sich auf den Kopf (auf die Mitte der Stirn oder auf den Scheitel) und versucht, mit Hilfe des Verstandes den Verstand zu beruhigen. Solche Techniken zu beherrschen kann sehr schwierig sein. Forscher stellen eine Veränderung der Gehirnwellen und anderer Körperreaktionen (darunter eine geringere Aktivität des Nervensystems) aufgrund meditativer Zustände fest, doch nur selten ist ein kohärenter Herzrhythmus zu verzeichnen.

Selbst bei Meditationstechniken, bei denen man sich auf das Herz fokussiert, lenkt man oft die Energie nur mit dem Verstand und gelangt nicht zu dem Punkt, sich auf die Grundgefühle des Herzens einzulassen – nur über sie kann das Herz den Energiefluss steuern. Wenn man sich auf ein Grundgefühl des Herzens einlässt, wird der Herzrhythmus kohärenter – ein wertvolles Ergebnis. Die Forscher am HeartMath-Institut haben herausgefunden, dass die Kohärenz des Herzrhythmus nötig ist, um den Verstand wirklich zu beruhigen und in einen intuitiven Zustand zu gelangen.

Diese Erkenntnis war es in erster Linie, die mich (Doc Childre) dazu bewog, das FREEZE-FRAME-Sofortprogramm zu entwickeln. Aus meiner eigenen, 20-jährigen Erfahrung mit Meditations- und Gebetspraxis stellte ich fest, dass man lange und diszipliniert üben muss, um den Verstand so weit zu beruhigen, dass man physiologisch und intuitiv von der Meditation profitiert. Das fand ich durch das bestätigt, was ich bei anderen, die ähnliche Praktiken anwandten, beobachtete. Selbst Menschen, die schon lange meditieren, profitieren davon nur wenig, wenn sie nicht bis zu dem Punkt gelangen, ihr Herz mit einzubeziehen – deshalb sind sie von ihrem Weiterkommen häufig enttäuscht.

Ich respektiere alle Bemühungen und Disziplinen, mit denen sich Menschen nach innen wenden, und ihre persönliche Art, zu beten oder zu meditieren. Als ich die FREEZE-FRAME-Übung entwickelte, wollte ich den Menschen helfen, die nicht die Lust oder die Zeit zur Meditation haben. Auch wollte ich den Menschen helfen, die beten, meditieren oder andere Methoden anwenden, um jenen tieferen Ort im Herzen zu finden, damit sie von ihren Bemühungen möglichst viel profitieren.

Diese fünf HERZINTELLIGENZ-Schritte kann man im Auto durchlaufen, während man auf eine Sitzung oder auf den Bus wartet; sie können immer und überall angewandt werden. Ebenso wie Meditation können wir diese Übung auch längere Zeit durchführen, wenn wir wollen. Da die meisten Menschen aber nicht so viel Zeit haben, ist sie eine gute Methode, um schnell Ergebnisse zu erzielen.

Was den Übenden mit am besten an dem Sofortprogramm gefällt, ist die Tatsache, dass man es jeweils im aktuellen Augenblick anwenden kann – wann immer man sich nach tiefem Frieden sehnt oder rasch Zugang zur eigenen Intuition braucht. Sobald man den Ablauf geübt und verinnerlicht hat, ist es leicht, dieses Ergebnis in weniger als einer Minute zu erreichen. Man muss sich nicht zurückziehen, um zu meditieren. Selbst wenn Sie mit Meditation gut zurechtkommen, können Sie sich nicht immer an einen ruhigen Ort verabschieden und zwanzig Minuten allein verbringen. Wenn Sie in einer frustrierenden Besprechung am Arbeitsplatz sind oder schreiende Kinder von der Schule abholen, steigt ihr Stresspegel, aber es besteht keine Möglichkeit, sich zurückzuziehen.

Die Bedeutung der Fähigkeit, das FREEZE-FRAME-Sofortprogramm in der *Echtzeit* – genau im Moment des Stresses – anzuwenden und zu innerem Frieden und zu Harmonie zurückzufinden, kann nicht genug betont werden. Diese Unmittelbarkeit reduziert die physiologischen und psychischen Auswirkungen von Stress, Frustration und Angst *auf der Stelle*. Sie stoppt den Energieverlust Ihres Nerven-, Hormon- und Immunsystems, zu dem es gekommen wäre, wenn Sie die Stressreaktion hätten ablaufen lassen. Indem Sie innehalten, um das Sofortprogramm anzuwenden, den ‚Rahmen einzufrieren' und sich wirklich mit Ihrem Herzen zu verbinden, finden Sie wieder zu Ihrem Gleichgewicht zurück und bringen den Stress zum Stillstand. Deshalb ist diese Übung so konzipiert, dass sie *auf der Stelle* wirkt.

Sie können jede beliebige Meditation, Visualisierung, Affirmation, Technik zum Stressabbau und jedes Gebet intensivieren, indem Sie sich dabei auf Ihr Herz konzentrieren. Ein Beispiel: Jack, der schon lange meditiert, erzählte uns: „Nachdem ich mehr als zehn Jahre täglich meditiert hatte, machte ich die Erfahrung, dass sich durch den FREEZE-FRAME-Fünfschritt wirklich etwas in mir änderte. Nach nur kurzem Üben konnte ich erreichen, was ich in all den Jahren zu finden versuchte – die Fähigkeit, mein Herz deutlicher zu spüren und schneller zu innerem Frieden zurückzukehren, wenn ich aus dem Gleichgewicht geraten bin. Besonders nützlich ist das Sofortprogramm unmittelbar während der Alltagsaktivitäten, denn da bin ich emotional und mental am stärksten gefährdet, aus dem Gleichgewicht zu geraten."

Unabhängig davon, welche Technik Sie sonst noch praktizieren, bedenken Sie, dass die Botschaft des Herzens deutlicher wird, wenn der Verstand ruhig ist. Und um den Verstand wirklich zur Ruhe zu bringen, müssen wir Kopf und Herz in Einklang bringen. Das Maß an Herz und Engagement, mit dem Sie jede Gesundheitsmaßnahme betreiben (ob es sich nun um einen Ernährungsplan, ein Bewegungsprogramm, Gebet, Meditation oder Selbsthilfeprogramme handelt), dieses Maß wird auch Ihren Nutzen bestimmen. Die wissenschaftlich erforschten, benutzerfreundlichen Schritte der

FREEZE-FRAME-Übung können jeder Technik, die Sie anwenden, die kohärente Kraft des Herzens verleihen.

Die Techniken der HEARTMATH – HERZINTELLIGENZ-Methode wollen nicht mit anderen Methoden zum persönlichen oder spirituellen Wachstum konkurrieren, sondern sie unterstützen. Wir achten jeden Prozess, der Menschen hilft, inneren Frieden, Inspiration, Wohlbefinden oder bessere Gesundheit zu erlangen. Die FREEZE-FRAME-Schritte sind eine bequeme, leicht zugängliche und effiziente Möglichkeit, um bei Bedarf Klarheit, innere Sicherheit und Frieden zu erleben.

In den neutralen Zustand gelangen

Aber machen wir uns nichts vor, manchmal kann es schwierig sein, ein positives Gefühl wie Mitgefühl (geschweige denn Wertschätzung) zu empfinden; vor allem, wenn die Situation extrem stressig und emotionsgeladen ist. In solchen Fällen ist unser Bemühen, mindestens in einen neutralen Zustand zu gelangen, das Beste, was wir tun können. Wenn uns dies gelingt, kann das schon mehr Erfolg bedeuten, als uns bewusst ist.

Unterschätzen Sie die Kraft des neutralen Zustandes nicht. Er spart Energie und stellt einen guten Boden dar, auf dem neue Einsichten wachsen können. Die Fähigkeit, in den neutralen Zustand zu kommen und dort zu bleiben, bis das Herz eindeutige Handlungsvorschläge macht, ist ein Zeichen von Ausgeglichenheit und Reife. Die Fähigkeit, Impulse zu kontrollieren (das heißt auch, Belohnungen aufgrund von Impulsen aufschieben zu können), ist ein Gradmesser emotionaler Intelligenz. Wenn es uns gelingt, einen neutralen Zustand zu erreichen, stellt unser Herzrhythmus das Gleichgewicht rasch wieder her; dann können wir neue Handlungsmöglichkeiten wahrnehmen, statt mechanisch auf Impulse zu reagieren und später den Preis dafür zu bezahlen (und diese Reaktionen wahrscheinlich zu bereuen).

Bei all unserem Tun spielen Gedanken und Gefühle eine maßgebliche Rolle. Durch diese inneren Prozesse erleben wir Zufriedenheit und inneren Frieden – und ebenso erleben wir jene schrecklichen Tage, die wir am liebsten vergessen würden. Die FREEZE-FRAME-Übung verändert nicht jede unangenehme Situation, der wir uns im Leben gegenübersehen. Das Leben ist immer noch so, wie es nun einmal ist. Aber die Technik kann uns helfen, in einen neutralen Zustand umzuschalten, damit wir nicht immer wieder ausgelaugt und erschöpft sind.

Im neutralen Zustand können wir uns schneller auf die Gegebenheiten einstellen, selbst wenn sich die Dinge nicht nach unserem Wunsch entwickeln. Statt Energie damit zu vergeuden, eine Person oder Situation als störend zu bewerten, treten wir einen Schritt zurück und warten, bis wir zu einer tieferen Einsicht gelangen. Wir drängen nicht nach vorn und weichen nicht zurück; wir bleiben locker im neutralen Zustand. Das herzintelligente Sofortprogramm kann uns dahin bringen, denn es reinigt die Fenster unseres Verstandes vom Nebel, damit wir klar sehen. Dann haben wir die Möglichkeit, die Geschehnisse umzudeuten.[2]

Der neutrale Bereich ermöglicht einen direkten Zugang zur Objektivität des jeweiligen Augenblicks. Es stellt eine echte Herausforderung dar, neutral zu bleiben, während der Kopf sich wie verrückt Meinungen bildet und blitzschnell Urteile fällt. Der Kopf möchte jetzt zu einem Schluss kommen. Er neigt dazu zu sagen: „Ich weiß genau, was hier vor sich geht!" – gleichgültig, ob seine Meinungen auf zuverlässigen Informationen beruhen oder nicht.

In jeder Stress auslösenden Situation hören wir den Lärm in unserem Kopf und spüren das vertraute Zerren; wenn wir nur die ersten beiden Schritte der FREEZE-FRAME-Technik konsequent üben, gelangen wir in den neutralen Zustand. Dort können wir uns fragen: „Wie wäre es, wenn es in dieser Situation noch andere Aspekte gäbe, die ich nicht wahrnehme? Was ist, wenn noch etwas dazugehört, was ich nicht weiß?" Es ist erstaunlich, wie viel Energie wir im neutralen Zustand sparen, wenn wir unseren Verstand nicht automatisch annehmen lassen, dass etwas so oder so ist.

Eltern wissen, wie mühsam es ist, Kinder in einem Wutanfall zu beruhigen, sie wieder unter Kontrolle zu bringen; doch sie machen sich die Mühe, weil sie sie lieben. Unsere innerlichen Wutausbrüche sind eine ebenso große Herausforderung. Wir alle erleben sie von Zeit zu Zeit – und sie verschwinden nicht auf Befehl. Doch es lohnt sich, auf sie Einfluss zu nehmen. Versuchen Sie, geduldig mit sich zu sein. Empfinden Sie für sich ebenso viel Mit-gefühl wie zum Beispiel für Ihre Kinder. Jedes Mal, wenn Sie sich in einer Stresssituation bemühen, die Herzintelligenzübung anzuwenden, Kontakt zu Ihrem Herzen zu finden und in den neutralen Zustand zu kommen, stärken Sie diesen inneren ‚Muskel' etwas mehr. Bei jedem Mal wird der Prozess etwas leichter.

Ich (Howard Martin) kann einen persönlichen FREEZE-FRAME-Klassiker zur Kraft des neutralen Zustandes erzählen. Auf einer meiner Geschäftsreisen nach Los Angeles saß ich im Flugzeug in einer Sitzreihe, der eine andere Reihe von Sitzplätzen gegenüber angeordnet war. Ich hatte den Sitz zum Gang hin, neben mir saß eine junge Frau, am Fenster saß ein gut gekleideter Geschäftsmann. Uns gegenüber saß eine junge Mutter mit zwei Kindern, einem dreijährigen Jungen und einem Säugling. Eine Zeit lang ging alles gut, doch dann wurde der kleine Junge unruhig und begann, seine Spielzeugautos überall herumzuwerfen. Seine Mutter erkannte, dass dies den Geschäftsmann störte, deshalb gab sie dem Jungen ein paar Kekse und ein kleine Packung Traubensaft mit einem Strohhalm. Nach kurzer Zeit schlug der Junge rhythmisch mit der Saftpackung immer wieder auf sein Tablett. Sie ahnen es wahrscheinlich schon: Die Packung fiel ihm aus der Hand, flog hinüber zum Geschäftsmann und spritzte ihn von oben bis unten mit Traubensaft voll. Die Mutter tat ihr Bestes, den Mann zu beschwichtigen und den aufgeregten Jungen zu beruhigen, als ihr Baby zu schreien anfing. Die Mutter erkannte, dass es Zeit war, die Windel zu wechseln, entfernte die volle Windel und legte sie auf das Tablett vor dem Babysitz – unmittelbar mir gegenüber. Ein stechender Geruch machte sich breit. Kaum war sie fertigt, kündigte der Pilot die baldige Landung an, sodass sie nicht mehr aufstehen konnte. Die junge Frau neben mir berührte mich am Arm und fragte: „Entschuldigen Sie bitte, aber ich habe Flugangst. Darf ich mich bitte während der Landung bei Ihnen festhalten?" „Freilich", antwortete ich, ohne zu ahnen, was das bedeutete. Da sie sich ja die Erlaubnis geholt hatte, krallte sich die Dame mit beiden Händen an meinem Unterarm fest und vergrub ihren Kopf in meiner Schulter.

Da saß ich also in einem Flugzeug, gefangen neben einem aufgebrachten Geschäftsmann im Traubenanzug, einer panischen Frau, einer bedrängten jungen Mutter, einem nicht zu bändigenden Kleinkind und einem weinenden Säugling – und die benutzte Windel lag immer noch direkt vor mir.

Dies schien mir eine *gute* Gelegenheit zu sein, das FREEZE-FRAME-Sofortprogramm zu testen. Ich durchlief die ersten drei Schritte, konnte aber höchstens in einen neutralen Zustand gelangen. Ich musste für eine Weile meine Augen schließen und innehalten. Dann fragte ich: „Welche Reaktion wäre in dieser Situation angebrachter, eine Reaktion, die meinen künftigen Stress verringert?" Die erste Reaktion meines Herzens war Mitgefühl für alle Beteiligten. Die Situation war einfach für jeden und jede ziemlich schwierig. Dann wurde mir schlagartig die Komik der ganzen Situation bewusst. Ich empfand aufrichtiges Mitgefühl für alle Beteiligten, aber die ganze Geschichte erschien mir auf einmal lustig. Ich musste meine Augen öffnen, um nicht laut loszulachen – außerdem musste ich die Blutversorgung meines Armes überprüfen. Das Flugzeug befand sich in der Landephase und der Griff der Frau hatte seinen Höhepunkt erreicht. Nachdem ich das Flugzeug verlassen hatte, war ich reichlich froh, dass der Flug zu Ende war – aber ich lächelte amüsiert.

Den Alltag besser bewältigen

Wir alle hatten schon Erlebnisse, zu denen wir gerne zurückkehren würden, um sie zu verändern. Selbst wenn wir davon ausgehen, dass wir eine schwierige Situation nicht hätten verhindern können, so würden wir doch gerne unser Verhalten in der Situation ändern und unsere Worte neu formulieren. Da dies nicht möglich ist, müssen wir die Dinge beim ersten Mal richtig angehen. Jeder Mensch verfügt in seinem Herzen über die Kraft, einen unsteten Verstand anzuhalten und verstörte Emotionen zur Ruhe zu bringen, um eine Stresssituation richtig einschätzen zu können. Wenn wir diese Kraft nutzen und ganz bewusst aus der Ausgeglichenheit des Herzens heraus handeln, haben wir später weniger zu bereuen, weil wir uns selbstverständlicher mit unserem wahren Selbst verbinden, nicht mit dem Selbst, das blindlings reagiert.

Ein Beispiel: Rosemary wandte die FREEZE-FRAME-Schritte erstmals während eines Konfliktes mit ihrem Mann und ihrer Tochter an. Für sie waren, wie für viele, Erziehungsthemen sehr emotionsgeladen. „Wir erfuhren kürzlich, dass unsere Tochter angefangen hatte, ein aktives Sexualleben zu führen", erzählte Rosemary. „Scott und ich gerieten sofort in Streit darüber. Nach einigen Tagen machte mir Scott Vorwürfe. Ich verteidigte mich und schützte unsere Tochter. Er zeigte sich von einer Seite, die ich nicht kannte und auch nicht mochte. Ich dachte, er hätte den Verstand verloren. Als ich meiner besten Freundin davon erzählte, schlug sie mir vor, ich solle mich an mein Herz wenden, indem ich mich auf meinen Herzbereich konzentriere und durch mein Herz atme. Sie führte mich durch die FREEZE-FRAME-Schritte; damals kannte ich allerdings den Namen nicht. Dieser Prozess erschien mir sehr natürlich. Als ich an diesem Abend mit meinem Mann wieder über unsere Tochter sprach, begann ich zuerst nach dem alten Muster zu reagieren. Dann erinnerte ich mich daran, zumindest zu versuchen, in meinem Herzen zu bleiben, indem ich die Schritte anwandte, die meine Freundin mir gezeigt hatte. Während mein Mann redete, durchlief ich die Schritte. Ich bemerkte sofort einen Wandel. Zum ersten Mal konnte ich in seinen Worten seine Angst hören; er empfand Schmerz seinen eigenen ungelösten sexuellen Problemen und der Doppelmoral seinen Söhnen und Töchtern gegenüber. Ich spürte Mitgefühl statt Ärger und konnte aus meinem Herzen heraus reagieren statt von meinem Kopf aus. Die umgewandelte Energie verschlug mir fast die Sprache. Unsere Konflikte waren sehr schnell und liebevoll gelöst. Ich war verblüfft, dass die Kraft des Herzens mir zu solchen Einsichten verhelfen konnte."

Das FREEZE-FRAME-Sofortprogramm ist eine wirkungsvolle Methode, wenn wir mit Schwierigkeiten in persönlichen Beziehungen, aber auch am Arbeitsplatz ringen. Firmenkunden haben uns Hunderte von Geschichten erzählt, wie sie durch die fünf Schritte Zeit und Energie sparten. Viele haben die Technik genutzt, um die Informationsflut, die sie täglich zu bewältigen haben, zu sichten, Schwerpunkte zu setzen und auszusortieren. Die Technik ist besonders für gut funktionierende Teams nützlich, deren Erfolg davon abhängt, dass sie sich konsequent auf ihre Ziele, ihre Kommunikation, Kreativität und die Synergie im Team konzentrieren.

Ein anderes Beispiel: Dan ist im mittleren Management tätig; er empfand Sitzungen als den anstrengendsten und erschöpfendsten Teil seines Arbeitstages. „Ich muss manchmal an drei oder vier Sitzungen pro Tag teilnehmen, in der Regel mit Kollegen, die ich gut kenne. Mary, eine unserer Managerinnen, ist bekannt dafür, dass sie ihre Beiträge in die Länge zieht und alles endlos oft wiederholt. Das geht vielen Leuten auf die Nerven, doch mir besonders, weil ich recht präzise und nicht sehr geduldig bin. Einige Tage, nachdem ich das FREEZE-FRAME-Sofortprogramm erlernt hatte, hörte ich Mary bei einer Sitzung wieder zu. Ich spürte meine wachsende Ungeduld und plötzlich fielen mir die fünf Übungsschritte ein. Ich ließ mich, so gut ich konnte, in mein Herz hineinfallen und alle Bewertungen wichen von mir. Ich empfand wirklich Mitgefühl mit dieser Frau und ihrem Bedürfnis, alles ausführlich darzustellen. Es war wunderbar befreiend, ihr mitfühlend zuzuhören. Dadurch verlief mein ganzer Tag und Feierabend anders."

Das FREEZE-FRAME-Sofortprogramm anwenden

Bei jeder neuen Fertigkeit können Schwierigkeiten auftreten. Zum Beispiel kann man es einfach vergessen, man kann entmutigt sein oder keine Zeit zum Üben haben. Sich in der Routine des Alltags zu verstricken ist leicht – ob Sie nun in der Wirtschaft tätig sind, Fernfahrer, Lehrerin, Eltern oder Studentin. Eine Gewohnheit zu verändern erfordert aufrichtiges Bemühen und Eigeninitiative.

In Bereichen, die Ihnen jahrelang Schwierigkeiten bereiteten, können Sie nicht über Nacht Wunder erwarten. Doch Sie werden erstaunt sein, welche Fortschritte Sie machen können. Üben Sie in den nächsten Wochen die Schritte vier- oder fünfmal am Tag. Hier sind einige nützliche Anregungen (in den Leerzeilen können Sie Ihre eigenen Ideen notieren):

Die FREEZE-FRAME-Schritte zu Hause anwenden

- unterwegs (auf dem Weg zur Arbeit oder nach Hause), um die Arbeit am Arbeitsplatz zu lassen, um Familienkonflikte nicht mit zur Arbeit zu nehmen, um ganz präsent zu sein
- vor Gesprächen oder Telefonaten, um aufrichtiger zu sein, eine tiefere Verbindung mit Ihrem Gesprächspartner oder Ihrer Gesprächspartnerin herzustellen und um besser zuzuhören
- immer, wenn ein Gespräch abzugleiten beginnt
- wenn die Kinder sauer sind, streiten oder Theater machen
- zu Beginn des Tages, um sich positiv auf eine Tätigkeit einzustimmen, um Ihr ganzes System auf einen kohärenten Tag einzustellen, um die

mentalen und emotionalen Überreste des Vortages oder der Nacht zu vertreiben
- am Ende des Tages, um den Tag positiv abzuschließen und tiefen Schlaf zu finden

Anderes: ____________________

____

____

Die FREEZE-FRAME-Schritte am Arbeitsplatz anwenden
- unterwegs, um wieder frisch und kohärent zu werden (auf dem Weg von und zur Arbeit; vor und nach Sitzungen, bei der Ablaufplanung, bei Terminen und Telefonaten)
- bei Planungssitzungen, bei kreativer Arbeit
- bevor Sie eine Rede halten, vor jeder Tätigkeit, die Klarheit, Ausgeglichenheit und höchste intellektuelle Leistungen erfordert
- nach einer schwierigen Begegnung mit einem Kollegen oder Klienten oder vor einer Begegnung, die schwierig werden könnte
- während einer Pause: in der Kaffee- oder Mittagspause, am Abend oder Wochenende, im Urlaub, um sich zu erfrischen und erholen
- in jedem Moment, der Ihnen Stress bereitet, oder in jeder Entscheidungssituation

Anderes: ____________________

____

Die FREEZE-FRAME-Schritte für Ihre Gesundheit und Kreativität nutzen
- zur Unterstützung bei gesundheitlichen Beschwerden wie Bluthochdruck, Herzrhythmusstörungen, Spannungskopfschmerz, prämenstruelles Syndrom, Panikattacken, chronisches Müdigkeitssyndrom u.a.
- um zu einem ausgewogenen Sport- und Ernährungsprogramm zu finden
- um die kreative Inspiration zu fördern
- um beim Golf, Tennis oder in jeder anderen Sportart bessere Leistungen zu erzielen
- um kreative Projekte wie Schreiben, Malen und Hobbys zu fördern

Anderes: ____________________

____

____

Tipps für die Praxis

Es ist nützlich, ein einfaches System für sich zu entwickeln, das Sie an den FREEZE-FRAME-Fünfschritt erinnert: Sie können sich einen Notizzettel an den Spiegel im Badezimmer oder an die Kühlschranktür hängen. Sie können einen Wecker stellen, der Sie zu einer bestimmten Zeit an die Übung erinnert. Wenn Sie am Computer arbeiten, können Sie sich selbst über den Bildschirmschoner eine Notiz schicken, die Sie zum Üben ermuntert. Sie können ein FREEZE-FRAME-Arbeitsblatt ausfüllen und die Intuition Ihres Herzens fragen, wie Sie die Technik am besten in Ihr Leben integrieren können.

Denken Sie daran, wie wichtig es ist, die Übung gerade bei Kleinkram anzuwenden. Wenn Sie warten, bis es zu einer Krise kommt, ist Ihr Herz vielleicht noch nicht stark genug, um Ihnen die nötige Erkenntnis zu vermitteln. Beginnen Sie mit etwas Kleinem und machen Sie Schritt für Schritt weiter. Fangen Sie mit den täglichen kleineren Ärgernissen, Frustrationen, Enttäuschungen dann an, wenn sie auftreten – in dem Wissen, auf diese Weise für die größeren, unvorhergesehenen Ereignisse Reserven zu entwickeln.

Eines ist sicher: Sie werden unzählige Gelegenheiten haben, das Sofortprogramm anzuwenden. Das Leben ist voller potenzieller Stresssituationen. Wenn Sie versuchen, die Schritte genau in solchen Situationen anzuwenden, gleichen Sie nach und nach den Stress aus. Sie sind dann nicht nur den ganzen Tag über in besserer Stimmung, auch Ihr Körper wird es Ihnen danken.

Sie brauchen den herzintelligenten Fünfschritt nicht Ihr ganzes Leben lang anzuwenden. Der Sinn dieses Sofortprogramms besteht darin, bewusst einen Prozess in Gang zu setzen, der dann automatisch abläuft. Im Laufe der Zeit wird sich viel verändern. Statt in regelmäßigen Abständen die Schritte zu durchlaufen und die Technik bei Stress anzuwenden (etwa so, wie man ein Desinfektionsmittel auf eine Wunde aufträgt), werden Sie feststellen, dass Sie immer länger in Ihrem Herzen und in diesem Flow-Zustand geankert bleiben.

Nach einer Weile kommt es zu einem Standortwechsel – vom Kopf weg zum Herzen hin. Sobald Sie diesen Wechsel vollzogen haben, werden Sie es unangenehm finden, *nicht* mit Ihrem Herzen verbunden zu sein. Die seltenen

Gelegenheiten, bei denen Sie nur aus Ihrem Kopf heraus reagieren, fühlen sich dann nicht mehr stimmig oder natürlich an. Sie haben dann das *Bedürfnis*, die fünf Übungsschritte zu durchlaufen, um sich schnell wieder mit Ihrem Herzen zu verbinden.

Denken Sie daran, dass es bei dieser Technik nicht um Perfektion geht, sondern um das Verhältnis – es geht darum, die Zeit, die Sie in Rapport mit Ihrem Herzen sind, zu verlängern. Je länger Ihnen dies gelingt, desto mehr befinden Sie sich im Flow-Zustand, in dem Sie den ganzen Tag anerkennende, mitfühlende und fürsorgliche Gefühle empfinden. Liebe statt Stress wird Ihr neues Grundgefühl sein.

Die wichtigsten Punkte zur Erinnerung

- Mit dem FREEZE-FRAME-Sofortprogramm können Sie Ihre Reaktion auf den Film des Lebens in jedem Moment leichter stoppen. Es verhilft Ihnen zu einer klareren Sichtweise auf ein einzelnes Bild; dadurch können Sie das nächste Bild ausgeglichen und einsichtsvoll beeinflussen.
- Der Schlüssel für den Erfolg der fünf Übungsschritte beruht auf der Kraft des Herzens, das Ihre Körpersysteme in Harmonie bringt. Wenn das Gehirn mit dem Herzen zusammenarbeitet, arbeitet es effizienter. So gewinnen Sie Zugang zu neuen Informationen und schalten Ihre Wahrnehmung um.
- Indem Sie Ihre Aufmerksamkeit vom jeweiligen Problem abziehen und zum Herzen hinlenken, entziehen Sie Ihrer bisherigen Sichtweise des Problems Energie. Wenn Sie bewusst, ausgeglichen und aus Ihrem Herzen heraus handeln, verbinden Sie sich natürlicher mit dem Denken oder Handeln Ihres wahren Selbst – nicht mit dem Selbst, der blindlings reagiert.
- Es ist nicht schwer, auf das eigene Herz zu hören, doch sich auf seine inneren Signale *einzustellen* ist für jeden und jede anders und erfordert oft ein wenig Übung.
- Sie können das HERZINTELLIGENZ-Sofortprogramm immer und überall anwenden, wenn Sie Stress bereits im Keim ersticken und rasch Zugang

zu Ihrer Intuition finden wollen. Bereits beim Üben lernen Sie, die Herzintelligenz systematisch in Ihren Alltag zu integrieren.

- Anfängerinnen und Anfängern kann ein einfaches System helfen, das FREEZE-FRAME-Sofortprogramm beherrschen zu lernen. Sie können beispielsweise einen Wecker stellen oder Notizzettel am Spiegel oder Kühlschrank befestigen oder sich von Ihrem Bildschirmschoner erinnern lassen.
- Unterschätzen Sie den neutralen Zustand nicht! In einen neutralen Zustand gelangen zu können und dort verankert zu bleiben, bis Ihr Herz Ihnen das richtige Vorgehen signalisiert, ist ein Zeichen von Ausgeglichenheit und Reife. Dieser Zustand ermöglicht den direkten Zugang zur Objektivität des Augenblicks.
- Das FREEZE-FRAME-Sofortprogramm gibt Ihnen eine wissenschaftlich erforschte, benutzerfreundliche Schrittfolge an die Hand, um alle Tätigkeiten mit der Kraft des kohärenten Herzens auszuführen. Die Techniken der HEARTMATH – HERZINTELLIGENZ-Methode wollen andere Methoden zu Persönlichkeitsentwicklung und spirituellem Wachstum unterstützen, nicht mit ihnen konkurrieren.

Kapitel 5 Energieeffizienz

Der Wecker klingelt um 6.30 Uhr. Bevor Steve seine Augen öffnet, formen sich bereits unangenehme Gedanken in seinem Kopf. „Ich hasse Aufstehen. Ich habe keine Lust, zur Arbeit zu gehen. Heute wird es bestimmt furchtbar." Steve schleppt sich unter die Dusche, während der Strom von Sorgen in seinem Inneren anhält; Bedenken wegen gestrigen Problemen fügen sich zu Ängsten vor heute – vor seinem Arbeitspensum, dem kalten Wetter und davor, wie ausgebrannt er sich fühlt. „Wenn ich erst einen Kaffee getrunken habe, wird es mir schon wieder gut gehen", macht er sich selbst Mut; dabei spült die warme Dusche allmählich seinen Aufwachschock aus ihm heraus. Er zieht sich an, geht nach unten und stellt fest, dass sich die automatische Kaffeemaschine nicht eingeschaltet hat. Sein Kaffee ist nicht fertig und er hat auch keine Zeit mehr, jetzt noch einen zu kochen. „Mensch, das darf doch nicht wahr sein!", flucht er und haut mit seiner Hand auf den Tisch. Auf seinem Weg zur Arbeit (ohne Kaffee!) hört er im Radio eine Sendung über den steigenden Drogenkonsum Jugendlicher. Sein eigener Sohn und dessen ungewöhnliches Verhalten in letzter Zeit fallen ihm ein. Angst um seinen Sohn und dessen potenzieller Drogenkonsum begleiten ihn auf seinem Weg zur Arbeit. Er schiebt die Gedanken beiseite, schaltet um auf einen anderen Sender und erfährt dort, dass seine Lieblingsbasketballmannschaft wegen nur zwei Punkten am Abend vorher ein wichtiges Spiel verlor und sich deshalb nicht für die Play-offs qualifizieren konnte. „Und was kommt als Nächstes?", fragt sich Steve.

An seiner Arbeitsstelle begrüßt ihn der Pförtner freundlich mit den Worten: „Guten Morgen Steve. Wie geht's?" „So gut wie noch nie!", antwortet er mechanisch. In der Nähe seines Büros sieht er einen Kollegen, mit dem er einige Tage zuvor eine massive Auseinandersetzung hatte. Bei diesem Anblick wächst sein Ärger noch mehr. „Dieses A...", murmelt er. „Dem werd' ich's heimzahlen, wenn er am wenigsten damit rechnet."

In seinem Büro hört er seinen Anrufbeantworter ab, schaltet seinen Computer ein und findet eine Reihe unbeantworteter E-Mails vom gestrigen Tag. 10 Nachrichten auf dem Band, 30 E-Mails. Steve fühlt sich schon jetzt überlastet und er hat noch nicht einmal angefangen. Zu seiner Überraschung verläuft der Tag dennoch recht gut. Als er erfährt, dass ein Auftrag, den er bearbeitet, sich gut entwickelt, spürt er eine Welle angenehmer Erregung. Eine neue Klientin beeindruckt ihn und er unterhält sich sehr angeregt mit ihr. Unmittelbar vor der Mittagspause wechselt er einige laute Worte mit seiner Sekretärin wegen eines unvollständigen Briefes. Beim Essen lässt er den Vorfall allerdings noch einmal Revue passieren und stellt fest, dass er sie nicht ausreichend informiert hatte. Deshalb konnte sie seinen Auftrag nicht ausführen. Auf dem Weg zurück ins Büro entschuldigt er sich. Mit dieser fürsorglichen Geste geht es ihm gut. Später bedankt sich eine freundliche Kollegin für einen Gefallen, den er ihr erwiesen hat, und seine Stimmung steigt durch diesen Akt der Wertschätzung weiter.

Steve geht in einer ihm wohlbekannten Stimmung in den Feierabend – nicht gerade großartig, aber auch nicht mies. Er fühlt sich irgendwie substanzlos – dumpf, aber nicht wirklich schlecht.

Zu Hause begrüßt ihn seine Frau und erzählt ihm ausführlich von der Krankheit ihrer Schwester. Die Ärzte wüssten noch nicht genau, was es sei. Sie gehe in einigen Tagen zur Untersuchung ins Krankenhaus. Als sie über die verschiedenen Möglichkeiten sprechen, tauchen zahlreiche düstere Gedanken auf. Beim Abendessen fühlt Steve sich ausgelaugt; er versucht, sich mit der Aussicht auf seine Lieblingssendung aufzumuntern. Seine Frau erinnert ihn daran, dass später der Versicherungsvertreter vorbeikommt, damit sie über die Aufstockung ihrer Lebensversicherung reden. Als Steve jede Hoffnung auf eine Pause schwinden sieht, fängt er an zu klagen. Obwohl der Grad seiner Anspannung nichts mit seiner Frau zu tun hat, ist er recht kurz angebunden mit ihr. Als der Versicherungsvertreter endlich aus dem Haus ist, ist es Zeit, ins Bett zu gehen. Steve sinkt erschöpft auf sein Kissen. „Wenigstens ist morgen Mittwoch – Halbzeit. Noch zwei Tage, dann kann ich mich am Wochenende entspannen."

Erfahrungen wie Steve machen Millionen von Menschen – erfolgreiche Menschen, die Karriere gemacht und eine Familie haben, das neueste Auto fahren, recht gesund sind. Trotz ihres Erfolges kämpfen sie emotional ums Überleben. Ihre Energie ist erschöpft; sie fühlen sich müde und überlastet. Diese ziemlich unbefriedigende Lebensqualität ist die Folge nicht genügend beachteter Gefühle und Gedanken.

Wenn wir auf die Geschichte von Steve zurückblicken, können wir uns fragen, wie stark Steves innerer Dialog von mechanischen, unkontrollierten Kopfreaktionen bestimmt war und welcher Anteil von seinem Herzen ausging. Ging er geschickt oder ungeschickt mit seiner mentalen und emotionalen Energie um? Welche Gedanken und Gefühle verbesserten seine Lebensqualität und welche erzeugten Stress?"

Die FREEZE-FRAME-Technik, die Sie im vorangegangenen Kapitel erlernt haben, zielt auf eben diese Fragen ab; ebenso die Kraftspender des Herzens und die CUT-THRU-Emotionstechnik, die Sie später kennenlernen werden.

Hätte Steve diese Techniken angewandt, um kohärenter zu werden, hätte er sich von seinen energieraubenden Gedanken und Gefühlen befreien können. Er wüsste auch, wie er bewusst Gedanken und Gefühle empfinden könnte, die seinem ganzen System Energie geben. Statt den ganzen Tag lang kräfteraubende Emotionen zuzulassen, könnte er solche Emotionen im Keim ersticken. Unglücklicherweise sind sich viele von uns überhaupt nicht bewusst, wie sie mit ihrer Lebensenergie umgehen. Als Folge davon leiden unsere Gesundheit und Zufriedenheit.

Ob wir uns dessen bewusst sind oder nicht, in unserem Inneren findet unser ganzes Leben lang ein Energiesparspiel statt. Jeden Tag erleben wir innerlich Tausende von Gedanken, Gefühlen und Eindrücken, die sich alle unmittelbar auf unser Energieniveau auswirken. Es ist nicht leicht, sich aller bewusst zu sein; doch wir können uns selbst beobachten und darauf achten, wann wir kräftezehrend denken und fühlen, statt uns Einstellungen und Sichtweisen anzueignen, die uns Energie geben. Selbst inmitten eines größer-en Problems (bei dem es uns schwerfällt, die Situation wertzuschätzen) können wir unsere Reaktionen neutralisieren und wieder ins Gleichgewicht kommen, indem wir uns in unser Herz hinein entspannen und mit Hilfe des FREEZE-FRAME-Sofortprogramms unseren Blickwinkel ändern.

Damit wollen wir nicht sagen, dass wir alles, was uns im Laufe des Tages widerfährt, als wunderbar ansehen und Probleme nett kaschieren sollten.

Doch es ist möglich, Schwierigkeiten gelassen anzugehen, auf Enttäuschungen weise und einsichtig zu reagieren und im Zusammensein mit anderen über unseren persönlichen Tagesplan hinauszublicken. Mit anderen Worten, es wird Zeit, dass wir erwachsen werden. Eine erwachsene Haltung Problemen gegenüber bedeutet, sie als das zu sehen, was sie sind, und sie nicht aufzubauschen oder für ihre Lösung wichtigere Werte zu opfern.

Emotionen als Super-Nährstoffe nutzen

Seit unserer Kindheit werden wir dazu angehalten, darauf zu achten, was wir zu uns nehmen. Bereits in der Grundschule lernen wir, dass ausgewogene Mahlzeiten der Schlüssel für eine gesunde Ernährung sind. Doch die Untersuchungen, die wir in diesem Buch vorstellen, belegen, dass die Gedanken und Gefühle, die wir konsumieren, ebenso wichtig sind, wenn nicht sogar wichtiger. Unsere mentale und emotionale Nahrung bestimmt unseren allgemeinen Energiezustand, unsere Gesundheit und unser Wohlbefinden weitgehender, als die meisten Menschen merken.

Bei starkem Stress werden, physiologisch gesehen, unsere Energiereserven *umgeleitet*. Prozesse, die die körperlichen Energievorräte zur sofortigen Ver-wendung bereitstellen, werden *auf Kosten* solcher Prozesse aktiviert, die un-seren Organismus aufrechterhalten, reparieren und regenerieren. Ziel des Körpers ist es, uns Energie zur Verfügung zu stellen, damit wir uns mit un-seren Stressoren auseinandersetzen können.[1]

Das läuft auf eine einfache Rechnung hinaus: Wenn unsere Energiereserven ständig für die Stressbewältigung gebraucht werden, bleibt zu wenig Energie für regenerative Prozesse, die die verlorene Energie wieder ausgleichen, Schäden am Körper „reparieren" und uns vor Krankheiten schützen. Die Synthese neuer Eiweiß-, Fett- und Kohlenhydrat-Vorräte kommt zum Stillstand; Zellen werden nicht mehr ausreichend repariert und ersetzt; der Knochenaufbau und die Wundheilung sind verlangsamt; es zirkulieren weniger Immunzellen und Antikörper durch unseren Körper.[1] Langfristig laugt Stress unseren Organismus aus und kann eine große Gefahr für unsere Gesundheit darstellen (siehe auch Kapitel 3). Die jüngste Forschung belegt, dass ein hohes Maß an emotionalem Stress sogar die entscheidenden Ausbesserungsprozesse auf der molekularen Ebene beeinträchtigen kann, die die Schäden an der DNS in Schach halten.[2] Wir wissen auch, dass das Stresshormon Kortisol in großen Mengen unsere Gehirnzellen zerstört.[3]

Jedes Mal hingegen, wenn wir die Kraft unseres Herzens aktivieren und so wohltuende Gefühle wie aufrichtige Wertschätzung, Anteilnahme und Liebe empfinden, lassen wir die elektromagnetische Energie des Herzens für uns arbeiten. Unsere Stimmung bessert sich vielleicht sichtlich, doch die stärkste Wirkung ist im Allgemeinen unsichtbar. Wenn wir bewusst ein Grundgefühl des Herzens statt eines negativen Gefühls wählen, kappen wir die physiologisch erschöpfende und schädliche Stressreaktion und lassen die natürliche Regenerationsfähigkeit des Körpers zum Zuge kommen. Dadurch denken und fühlen wir erfrischt und neu statt strapaziert und ausgelaugt. Als Folge davon können wir künftige „Energiefresser" (beispielsweise Stress, Angst und Ärger) besser abwehren, bevor sie uns erwischen.

Wir leben dann auf einem kraftvollen, neuen Energieniveau, weil sich unser ganzes System an diesen wohltuenden Emotionen ausrichtet. Was als *psychische* Nahrung begann, wird auf der basalen Ebene *körperliche* Nahrung. Zwischen den beiden Ästen des vegetativen Nervensystems findet weniger Reibung statt, sie arbeiten besser zusammen. Das verringert den Verschleiß von Herz, Gehirn und allen anderen Organen; außerdem verbessert es zahlreiche Körperfunktionen und hält uns gesund und munter.[4] Unzählige Studien haben gezeigt, dass Menschen, die die Techniken der HEARTMATH – HERZINTELLIGENZ-Methode praktizieren, um auf ihren Verstand und ihre Emotionen Einfluss zu nehmen und mehr Herz und positive Grundgefühle in ihren Alltag zu integrieren, erheblich weniger erschöpft sind, körperlich mehr Energie haben und vitaler sind.[5-9] Von Herzen empfundene positive Gefühle wirken weit über die psychische Gesundheit hinaus. Sie stärken unser inneres Energiesystem und nähren den Körper bis hinab auf die zelluläre Ebene. Deshalb nennen wir diese Emotionen gerne „Super-Nährstoffe".

Tägliche Reserven

Wie wir unsere Lebensenergie verwenden und wieder auffüllen, das bestimmt weitgehend unsere Lebensqualität. Die meisten von uns sind nicht gewohnt, ihren Energiepegel mit ihren Emotionen in Verbindung zu bringen. Wir sind uns vielleicht vage der Tatsache bewusst, dass wir mehr Energie haben, wenn wir enthusiastisch sind. Wie oft aber bringen wir die Emotionen, die wir während des Tages empfunden haben, mit unserer Müdigkeit am Abend in Zusammenhang? Wie oft sagen wir uns, wenn wir nach einer anstrengenden Woche keine Energie für das Wochenende haben: „Jetzt will ich einmal nachsehen: Am Dienstag und Mittwoch habe ich zweimal ärgerlich reagiert; dann habe ich mir praktisch den ganzen Donnerstag und Freitag über Sorgen gemacht wegen des Abgabetermins. Kein Wunder, dass ich mich bei diesem emotionalen Missmanagement ausgelaugt fühle!"

Wir müssen unsere Aufmerksamkeit umschalten und ein wenig experimentieren, um unseren Energieverlust und unseren Energiegewinn wahrzunehmen. Der aus dieser Aufmerksamkeit resultierende Energieschub spricht für sich. Wir sind ein Stück weit selbst dafür verantwortlich, wie wir unsere Energie verwenden, ob uns das gefällt oder nicht. Das Gesetz der Energieerhaltung in der Physik besagt, dass Energie niemals erzeugt oder zerstört werden kann; sie kann nur die Form ändern. Jeden Morgen wachen wir mit einem bestimmten Energievorrat auf, den wir im Laufe des Tages verbrauchen können. Es liegt an uns, ob wir diese Energie für effiziente oder für ineffiziente Gedanken, Gefühle und Einstellungen einsetzen. Wie wir gesehen haben, ist die Lebensenergie rasch vergeudet, wenn wir die Inkohärenz in unserem Körper regieren lassen; Kohärenz hingegen spart Energie – mit ihr arbeiten unsere verschiedenen Körpersysteme koordiniert.

Ohne Energie geht gar nichts. Um irgendetwas zu bewegen oder zu verändern, braucht man Energie. Wenn wir verstehen, wie die Energie in unserem Denken und Fühlen und in unserem Körper wirkt, dann können wir unsere Energie *für* statt *gegen* uns arbeiten lassen. Wenn wir aufgrund von Inkohärenz Energie verloren haben, müssen wir unsere Energiereserven erst wieder auffüllen (ebenso, wie wir Geld einzahlen müssen, wenn wir unser Konto überzogen haben).

Ein Auge auf unser Energiekonto werfen

Viele Psychoanalytiker betrachten Geld als Symbol für Macht und Energie in unserem Leben. In unserer Konsumgesellschaft denken wir viel an Geld: wie viel Geld wir einnehmen, wie viel wir ausgeben, wie viel wir künftig haben wollen und wie viel wir in der Vergangenheit verloren haben. Nach Aussagen von Soziologen müssen wir, um in der Welt von heute als Erwachsene erfolgreich zu sein – um unser Leben zu meistern –, Fertigkeiten beherrschen, die früher nur Bankangestellte, Verwalter und Spezialisten für Zeitmanagement brauchten. Manche Leute gleichen zwar ihr Konto nicht aus oder zahlen nur ein Minimum ihrer überzogenen Beträge ab; die meisten beobachten jedoch gewohnheitsmäßig ihre Einnahmen und Ausgaben, um das Konto ausgeglichen zu halten. Warum wenden wir diese Fertigkeit im Umgang mit unserer Lebensenergie nicht an?

Stellen Sie sich Folgendes vor: Wie wäre es, wenn wir in unserem Inneren einen Computer hätten – einen Herzcomputer –, der jeden Gedanken, jedes Gefühl und jede Emotion berechnen könnte? Stellen Sie sich vor, er führte über alle Gedanken und Gefühle Buch und entschiede, ob sie Energie kosteten oder Energie zur Verfügung stellten, er beurteilte, wie stark sie unsere Vitalität förderten oder erschöpften, und drucke uns dann eine Übersicht über unsere verfügbaren Energiereserven aus.

In gewissem Sinne existiert ein solcher innerer Computer. Jeder Gedanke und jedes Gefühl, unabhängig davon, wie wichtig oder unbedeutend, beeinflusst tatsächlich unsere inneren Energiereserven. Und in jedem Augenblick spiegelt unser körperlicher Zustand den Stand unseres Energiekontos wider.

Wir können lernen, unser Energiekonto zu beobachten und geschickt zu handhaben, indem wir unsere Einlagen und Auszahlungen verfolgen, um sicherzustellen, dass sich das „Kapital" vermehrt. Wenn wir erstmals auf unsere Energiebilanz achten, fallen uns zuerst die großen Ausgaben auf. Hat es sich wirklich gelohnt, dass wir uns über die belanglosen Frustrationen im Büro so aufregten, dass wir uns in unserer kostbaren Freizeit müde und aufgewühlt fühlten? Zeit ist nicht besonders viel wert, wenn wir sie dazu nutzen müssen, uns von Stress zu erholen.

Es ist sicher wichtig, auf die extravaganten „Stress-Ausgaben", durch die wir unser Konto überziehen, zu verzichten. Ein Beispiel dafür wäre, wenn wir den ganzen Weg von der Arbeit nach Hause auf den Autofahrer wütend sind, der stur zehn Stundenkilometer unter dem Tempolimit fährt und uns nicht überholen lässt. Wenn wir üben, auf unser Herz zu hören, merken wir nach und nach auch die kleinen Dinge, die uns Energie kosten.

Diese kleinen emotionalen Ausrutscher, in denen wir uns Sorgen, Schuldgefühlen, Selbstverurteilungen und Beurteilungen anderer hingeben, kosten uns mehr, als uns bewusst ist. Beim Thema Geld ist uns die Wirkung dieser kleinen, scheinbar harmlosen täglichen Ausgaben vertraut. Obwohl wir solche Ausgaben nicht in den Haushaltsplan mit aufnehmen, läppern sich die paar Mark täglich für einen Cappuccino oder eine Zeitschrift, die man in der Mittagspause kurz durchblättert, schnell zusammen. Wenn uns am Ende des Monats hundert Euro für eine Autoreparatur fehlen, wissen wir, wo sie geblieben sind: in der Sammlung heimtückischer kleiner Dinge, die wir gern vergessen mitzurechnen.

Kürzlich leitete Deborah Rozman, eine unserer Mitarbeiterinnen, einen FREEZE-FRAME-Sofortprogramm-Workshop für die ganze Belegschaft einer größeren Fernsehsendung. Die Produzenten, Kameraleute und Autoren nahmen teil. Die Moderatoren wollten Deborah am nächsten Tag im Fernsehen interviewen und die FREEZE-FRAME-Techniken zunächst selbst ausprobieren. Während des Seminars füllte jeder das *Arbeitsblatt zum Ausgleich von Positiva und Negativa* aus – wir kommen in Kürze darauf zu sprechen –, um die effizienten und ineffizienten Energieausgaben der letzten drei Tage zu ermitteln. Anschließend besprachen sie die Ergebnisse. Die Teilnehmer wussten ja, dass der Bereich Fernsehen ein stressiges Metier ist, in dem ein Termin den nächsten jagt; deshalb war es nicht weiter verwunderlich, dass ihre Energieräuber die Energiespender weit übertrafen. Sie *spürten* es auch. Sie merkten allerdings nicht, dass die meisten ihrer Energieräuber nicht mit den Terminen zusammenhingen, sondern mit Beziehungen, Kommunikationsproblemen, finanziellen Sorgen und Bewertungen.

Einer der Teilnehmer sagte: „Wissen Sie, mein Leben fühlt sich wie der Film *Und täglich grüßt das Murmeltier* an. Jeden Morgen stehe ich auf und sehe den gleichen Tagesablauf vor mir. Jeden Abend denke ich mir: ‚Irgendetwas muss sich ändern.' Die Lebensqualität, von der Sie sprechen, spüre ich nicht. Ich fühle mich die meiste Zeit über abgestumpft. Wie steigt man aus diesem Leben eines Hamsters im Laufrad aus? Soll ich meine Arbeit aufgeben und aufs Land ziehen?" In der anschließenden lebhaften Diskussion gaben die meisten Beschäftigten an, sich genauso zu fühlen. Bis dahin hatten sie dieses Gefühl der Arbeit und dem Leben in New York zugeschrieben. Doch selbst Bibliothekare in amerikanischen Kleinstädten klagen darüber, dass Stress ihre Energie raubt und sie sich abgestumpft fühlen.

Wir können nicht die Stimulation am Arbeitsplatz oder in der Stadt verantwortlich machen; unsere *innere* Atmosphäre aus Gereiztheit, Frustration, Ärger, Schuldzuweisungen und Urteilen erzeugt unseren Stress und bringt unser Herz dazu, sich zu verschließen. Wenn Bewertungen oder Tadel die Oberhand gewonnen haben, sind wir von den Grundgefühlen des Herzens abgeschnitten; dann empfinden wir keine nährende Lebensqualität mehr. Wir sind nicht mehr in Kontakt mit Anerkennung, Anteilnahme und Liebe, deshalb wird unser Leben trocken und stressig, unser Verstand funktioniert nur noch mechanisch, nicht mehr klar und intuitiv.

Wenn also aufs Land zu ziehen keine Lösung ist, welche Lösung gibt es dann? Was können wir tun, um unserem Leben wieder Qualität zu geben? Der erste Schritt besteht darin, uns von unserem imaginären Herzcomputer eine Übersicht erstellen zu lassen. Könnten wir sehen, wie viel Energie wir in nur einer Woche durch einen einzigen negativen Gefühlszustand (beispielsweise durch Bewertungen) vergeuden, wären wir überrascht.

Sobald wir den Zustand unseres Herzens und Verstandes kennen, können wir von da aus weitermachen. Wir müssen lediglich diese Bewertungen (oder Sorgen oder Schuldgefühle), sobald sie auftreten, bewusst durch Wertschätzung, Mitgefühl und Toleranz ersetzen. Dieses einfache Umwandeln stoppt den Energieverlust und gibt uns unsere Regenerationsfähigkeit zurück.

Der größte Teil unserer empfundenen Stressbelastung ist nichts anderes als die Abgabe, die wir für unseren ungeschickten Umgang mit unserer mentalen und emotionalen Energie bezahlen. Wir können den Ereignissen und Menschen in unserem Leben die Schuld für unser Befinden geben. Doch *wir* sind diejenigen, die zu lange ohne Pause vor dem Computer sitzen oder uns allein mit Willenskraft und dem Adrenalinspiegel durch den Tag hetzen, statt eine Pause einzulegen, um unsere Reserven aufzufüllen. Würden wir uns öfter einen Moment Zeit nehmen, um das FREEZE-FRAME-Sofortprogramm anzuwenden und unser Herz einzuschalten, könnten wir unsere Energie in jedem einzelnen Augenblick umlenken. Auf diese Weise könnten wir die Auswirkungen der Überlastung reduzieren.

Unser eigener Bilanzbuchhalter werden

Einige unserer Gedanken und gefühlsmäßigen Reaktionen schenken uns Energie, während andere uns Energie rauben und uns auslaugen. Manche dieser Energiespender und -räuber sind subtil; manche sind ganz offensichtlich. Einige sind relativ neutral, andere treten massiv auf. Doch unser *gesamter* innerer Dialog, alle Gedankenprozesse und Gefühlszustände, sind einer der beiden Kategorien zuzurechnen.

Unser Energiekonto steigt natürlich im Wert, wenn wir mehr Energieeinnahmen als -ausgaben verzeichnen. Eine gesunde Energiereserve bringt Vitalität, Anpassungs- und Widerstandsfähigkeit, Kreativität und eine stete Verbesserung der Lebensqualität mit sich – psychisch und physisch. Unser Energiekonto verliert hingegen an Wert, wenn mehr Ausgaben zusammenkommen als Einnahmen. Wir sind dann emotional verbraucht und schneller am Ende. Unsere Kreativität, Produktivität und die verfügbare Intelligenz nehmen ab, ebenso unsere Fähigkeit, mit Widrigkeiten umzugehen und dabei zuversichtlich und positiv eingestellt zu bleiben. Unsere Lebensqualität nimmt beträchtlich ab, wenn die Ausgaben die Einnahmen überwiegen.

Lassen Sie uns ein typisches Energiedefizit betrachten: Eine Auseinandersetzung mit einer guten Freundin kostet uns viel Kraft. Nachdem harsche Worte gewechselt wurden und sich die Wogen geglättet haben, sind wir vor allem müde. Unsere Energie hat spürbar abgenommen. Es kann Tage dauern, bis wir uns von dem Streit erholt haben – besonders, wenn wir den Vorfall immer wieder in unserer Phantasie durchspielen. Wenn wir uns diese wiederholte gedankliche Analyse angewöhnen, kann unsere Gesundheit langfristig darunter leiden. Wir merken zwar vielleicht, dass wir uns nach einer Auseinandersetzung besonders müde fühlen, doch wir halten nur selten inne und reflektieren, was währenddessen in unserem Körper vor sich ging. Die neueste Forschung gewährt uns einen Blick darauf, was mit unseren Körpersystemen geschieht, während wir eifrig kritisieren, jammern oder beschuldigen.

Die Psychologin Janice Keicolt-Glaser und der Immunologe Ronald Glaser (*Ohio State University*) untersuchten, wie sich harsche Begegnungen zwischen Ehepaaren auf Herzfrequenz, Blutdruck, Hormon- und Immunsystem auswirken. Als Ehepaare in einer Versuchssituation heikle Themen diskutierten, erhöhten sich bei denjenigen mit dem feindseligsten Austausch nicht nur die Herzfrequenz und der Blutdruck erheblich; auch die Stresshormone stiegen und die Immunfunktion fiel ab; sie war auch am nächsten Tag, als die Versuchspersonen das Labor verließen, noch niedrig. Dabei erwiesen sich diejenigen Interaktionen als die schädlichsten, die von Feindseligkeit, Kritik, Sarkasmus und Schuldzuweisungen geprägt waren, wenn sich also ein Partner weigerte, die Verantwortung zu übernehmen, und gleichzeitig den Partner erniedrigte.

Obwohl die Testpersonen nach eigener Aussage sehr glücklich verheiratet waren, gesund lebten und körperlich ausgesprochen gesund waren, traten diese Auswirkungen auf. Es spielte auch keine Rolle, ob die Paare schon seit über 40 Jahren oder erst seit Kurzem verheiratet waren; die beobachteten physiologischen Reaktionen waren ähnlich.[10-12] Diese Ergebnisse decken sich mit Daten aus Langzeitstudien, die belegen, dass ärgerliche, feindselige und aggressive Menschen häufiger an Herzerkrankungen leiden und eine kürzere Lebenserwartung haben.[13, 14]

Wir würden zweimal überlegen, ob sich eine bestimmte Reaktion überhaupt lohnt, wenn wir innehalten würden und die schädlichen physiologischen Reaktionen, denen wir uns bei jedem Streit aussetzen, bedenken würden.

Wir fühlen uns hingegen gestärkt, wenn wir mit einem anderen Menschen ein wichtiges Gespräch führen und wirkliche Übereinstimmung (also Rapport und eine starke Herzensverbindung) spüren. Dann vergeht die Zeit wie im Flug: es ist drei Uhr morgens und wir sind immer noch voll Energie! Und die Energie bleibt uns noch lange nach dem Abschied erhalten. Jedes Mal, wenn wir in den nächsten Tagen an die Unterhaltung denken, fühlen wir uns beschwingt und regeneriert. Bei positiven Begegnungen empfinden wir viele positive Emotionen, die unser Immunsystem stimulieren, Störungen leichter abwehren[15] und unsere verschiedenen Körpersysteme besser kommunizieren lassen.[4] Solche Unterhaltungen sind eindeutig Energiespender.

Achten Sie im Laufe der nächsten Tage darauf, ob Ihre Gespräche Ihnen Energie geben oder rauben. Würdigen Sie die Energie spendenden – diese zusätzliche positive Reaktion lässt das Guthaben auf Ihrem Energiekonto weiter anwachsen. Entspannen Sie sich in schwierigen, zehrenden Unterhaltungen in Ihr Herz hinein und versuchen Sie, etwas an Ihrem Gegenüber zu finden, das Sie anerkennen können – oder begegnen Sie ihm oder ihr mitfühlend oder freundlich. Sie machen sich nicht zum Fußabstreifer, wenn Sie nach positiven Aspekten suchen. Vielmehr klärt sich dadurch Ihr Verstand und Sie bekommen die nötige Kohärenz für Ihren nächsten Gesprächsbeitrag. Das ist praktische angewandte Energieeffizienz.

Die Techniken der HEARTMATH – HERZINTELLIGENZ-Methode (der FREEZE-FRAME-Fünfschritt und die anderen Methoden, die Sie in diesem Buch kennenlernen werden) sind so konzipiert, dass Sie bei Bedarf bewusst und willentlich emotional und mental kohärent werden. Dadurch können Sie diesen optimalen, regenerierenden Zustand der Energieeffizienz über einen längeren Zeitraum genießen.

Wenn Sie lernen, eine „Diät" hochwertiger Gedanken und Gefühle einzuhalten, erhöht sich Ihr Energieniveau beträchtlich – Stress hingegen wird ausgeschlossen. Mit jeder negativen Regung Ihres Verstandes, die Sie anhalten und bei der Sie mit Ihrer Herzintelligenz reagieren, nimmt Ihre Energie zu. Wiederholen wir diesen Prozess im Laufe der Zeit, dann erleben wir mental, emotional und körperlich eine Verjüngungskur.

Wir halten unsere Kinder dazu an, sich von Unbekannten, Drogen, bestimmten Nahrungsmitteln und anderen Bedrohungen für ihre Gesundheit und Sicherheit fernzuhalten. Als Erwachsene fällt es uns oft schwer, uns gegenüber den schädlichsten Einflüssen, mit denen wir konfrontiert sind (unseren eigenen negativen Gedanken, Einstellungen und Emotionen), abzugrenzen. Wir erleben einen inneren Aufruhr oder lassen unsere Gefühle an anderen aus, weil wir das nicht unterdrücken möchten. Untersuchungen haben gezeigt, dass unser Energieniveau beim Auftreten dieser negativen emotionalen und mentalen Zustände in beiden Fällen sinkt (beim Ausleben *und* beim Unterdrücken): sobald wir sie *erleben*, kann es uns nicht gut gehen. Wir müssen also einen Schritt weitergehen: Wenn wir uns von Frustration, Ärger, Beurteilungen oder Schuldzuweisungen abgrenzen, bevor wir uns auf sie *einlassen*, müssen wir uns weder Luft machen noch etwas unterdrücken. Eine neue Art von Intelligenz, Reife und Stärke ist erforderlich, um dieses Abgrenzen und Sich-nicht-Einlassen zu lernen.

Weiter oben in diesem Kapitel haben wir das *Arbeitsblatt zum Ausgleich von Positiva und Negativa* erwähnt. Es ist eine ausgezeichnete Methode, um zu beobachten, wie viel Lebensenergie wir verbrauchen und wie viel wir

Arbeitsblatt zum Ausgleich von Positiva und Negativa

Notieren Sie unter *Positiva* die positiven Ereignisse, Unterhaltungen und Begegnungen in einem bestimmten Zeitraum. Notieren Sie so viele, wie Ihnen einfallen, und schätzen Sie dabei jeden positiven Aspekt wert. Vermerken Sie auch die *ständigen* positiven Punkte in Ihrem Leben – allgemein die Atmosphäre mit Ihren Freunden, Ihrer Familie, in Ihrem Lebensumfeld, am Arbeitsplatz und so weiter. (Achten Sie darauf, wie bewusst Ihnen diese Vorteile in dem bestimmten Zeitraum waren.)

Notieren Sie unter *Negativa* Probleme, Konflikte und negative Ereignisse, die Ihnen im gleichen Zeitraum Energie entzogen haben.

Punkte	Positiva		Negativa	Punkte
______	______	**Themen, die Sie mit einbeziehen können:**	______	______
______	______	Übereinstimmung mit Grundwerten	______	______
______	______	Auswirkungen auf die Familie/Arbeit	______	______
______	______	stressig/nicht stressig	______	______
______	______	beteiligte Personen	______	______
______	______	Gefühle	______	______

______ **Summe der Positiva** **Summe der Negativa** ______

Nachdem Sie die positiven und negativen Aspekte zusammengestellt haben, treten Sie innerlich einen Schritt zurück und vergleichen Sie die beiden Listen aus der Sicht Ihres Herzens. Beachten Sie, welche Negativa Sie zum *damaligen Zeitpunkt* hätten neutralisieren oder in Positiva verwandeln können, wenn Sie lange genug innegehalten hätten, um Ihren Blickwinkel zu erweitern.

Ihre Schlussfolgerung: ______________________________

____

____

sparen. Die Zeit, die wir dafür brauchen, über unsere Energiespender und -räuber Buch zu führen, ist sinnvoll investiert. Selbst wenn Sie nur wenige Tage lang Inventur machen, verschaffen Sie sich ein äußerst klares Bild davon, wann Sie auf Ihr Energiekonto einzahlen (oder wann Sie davon abheben) und in welcher Form Sie das (jeweils) tun. Sie werden feststellen, welche mentalen oder emotionalen Muster Ihrem Wohlbefinden förderlich sind und welche nicht.

Das Arbeitsblatt nutzen

Versuchen Sie, Ihre Energiebilanz 24 Stunden lang zu verfolgen. Nehmen Sie sich entweder den heutigen oder den gestrigen Tag dafür vor, damit Ihre Erinnerung noch frisch ist. Tragen Sie alles in das Arbeitsblatt auf der Vorseite ein. Denken Sie zuerst an den Tag, den Sie betrachten wollen, insgesamt. Betrachten Sie den Tagesablauf so objektiv wie möglich – denken Sie nicht übermäßig identifiziert an richtig oder falsch, gut oder schlecht. Durchlaufen Sie dann an die folgenden Schritte:

1. Schreiben Sie unter „Positiva" die Ereignisse, die Ihnen Energie geschenkt haben, die harmonisch waren und bei denen Sie sich gut fühlten. Dazu könnten angenehme Begegnungen mit anderen gehören, freundliche Gesten, Momente, in denen Sie sich hätten aufregen können, es aber ließen, oder kreative Zeiten, in denen Sie allein waren.
2. Notieren Sie unter „Negativa" Ereignisse, die Sie als inkohärent, unharmonisch oder kräftezehrend empfanden. Dazu zählen Missverständnisse, Überreaktionen, Frustration, Sorgen, Zeitdruck oder ein ungeschickter Umgang mit der eigenen Energie – alles, bei dem Sie sich nicht gut fühlten.
3. Wenn Sie alle Punkte aufgelistet haben, schreiben Sie +1 bei jedem positiven Aspekt und -1 bei jedem negativen. Addieren Sie zuerst die Positiva, dann die Negativa; subtrahieren Sie die Nachteile von den Vorteilen, um das Gesamtergebnis zu ermitteln. Wenn Sie in den „roten" Zahlen (also im Minusbereich) sind, ist es Zeit zu handeln.

Was haben Sie aus dieser Übung gelernt? Ist Ihnen deutlicher geworden, wie Ihre Einstellungen und Sichtweisen Ihr Befinden im beobachteten Zeitraum beeinflusst haben? Haben Sie Muster erkannt, die sich wiederholen, oder Tätigkeiten, die Sie regelmäßig ausführen, und die Ihre Gesamtpunktzahl verringerten oder erhöhten? Gab es Negativa, die Sie gerne mit einer negativeren Punktzahl, beispielsweise mit -5 oder -50, statt nur mit -1 eingestuft hätten, weil Sie Ihnen so auf die Nerven gehen oder Ihnen enorm viel Energie rauben? Hätten Sie gerne einige Positiva besser bewertet, weil Sie Ihnen besonders viel Energie geben oder Ihnen Spaß machen? Vielleicht hatten Sie auch Aspekte auf der Liste, die Sie gleichzeitig positiv und negativ vermerkt haben. Das kommt durchaus vor. Einige Ereignisse gehen mit positiven *und* negativen Gefühlszuständen einher; beispielsweise ein Besuch in einem Einkaufszentrum mit Ihrem Sohn, der wunderbar begann, aber mit einem Streit endete.

Haben Sie Begebenheiten in Ihrer Negativspalte entdeckt, die zu Positiva hätten werden können, wenn Sie Ihr Herz etwas mehr ins Spiel gebracht hätten, um anders zu reagieren? Können Sie sich vorstellen, dass Sie das FREEZE-FRAM-Sofortprogramm anwenden, um Negativa zu vermeiden oder sogar in Positiva umzuwandeln?

Haben Sie in Ihrer Erinnerung an den Tag den negativen Punkten mehr Gewicht gegeben als den positiven und so Ihren Tag schlechter beurteilt, als er eigentlich war? Machen Sie sich keine Sorgen deswegen. Das geht den meisten Menschen so. Es ist ein beliebter Trick des Kopfes, das Positive zu ignorieren und sich mit dem Negativen aufzuhalten.

Gibt es an dem Tag Positiva, die Sie in dem entsprechenden Moment hätten mehr wertschätzen können (oder würden Sie gern generell alles stärker wertschätzen)? Oft betrachten wir unsere positiven Punkte als selbstverständlich. Wir gewinnen Energie, wenn wir unsere Positiva entsprechend anerkennen – so entsteht ein Energiepuffer, mit dem wir die Widrigkeiten des Alltags spielend bewältigen können.

Unabhängig von Ihrer ermittelten Gesamtpunktzahl ist die Tatsache, dass Sie sich genügend um Ihre persönliche Entwicklung kümmern und über Ihre Energiebelastungen Buch führen, an sich ein großes Plus. Die meisten Menschen treten nicht kürzer, um sich ihres Energiehaushaltes bewusst zu werden. Sie jedoch haben das getan – und unserer Meinung nach ist das mindestens fünf Pluspunkte wert!

Das *Arbeitsblatt zum Ausgleich von Positiva und Negativa* regelmäßig anzuwenden ist ein erster Schritt in Richtung Freiheit. Indem Sie aufschreiben, wie Sie Ihre Energie einsetzen und wie Sie diesen Einsatz mit Zahlen bewerten, werden Sie sich Ihrer Energieeffizienz bewusster. Wenn Sie stärker auf Ihre Gedanken und Gefühle achten, werden Sie sich ganz automatisch an Ihr Herz wenden, um Ihren Energieverbrauch zu kontrollieren und Ihre Energie zu mehren.

Ihr Leben ist Power

Entscheidend ist: Mit gefüllten Energiespeichern haben Sie mehr Energie, um Ihre persönlichen Ziele zu erreichen, Stress zu vermeiden, unsinnige Verhaltensweisen abzulegen und achtsamer zu werden. Mit leeren Energiespeichern ist das Leben schwieriger, Ihre Bewusstheit ist getrübt, Veränderungen sind schwieriger durchzuführen und Sie fühlen sich unbefriedigt (wesentlich weniger glücklich und erfüllt). Wie würden Sie *lieber* leben?

Das, was die HEARTMATH – HERZINTELLIGENZ-Methode Ihnen zur Steigerung der Kraft für die notwendigen Veränderungen anbietet, ist einfach: *Stoppen Sie den Energieverlust und füllen Sie gleichzeitig Ihr System mit neuer Energie auf!* Noch einfacher ausgedrückt könnten wir sagen: Füllen Sie Ihre Eimer, aber stopfen Sie erst die Löcher!

Mit vollen Energiespeichern können Sie Ereignisse, die Sie früher aufregten oder stressten, leichter als günstige Gelegenheiten betrachten. Wenn Sie sich zuerst an Ihr Herz wenden, kann Ihr Kopf mit Ihrer Herzintelligenz in Übereinstimmung kommen. Wenn Sie sich an Ihrem Herzen wie an einem Kompass orientieren, können Sie deutlich erkennen, welche Richtung Sie einschlagen müssen, um völlig unsinnige Verhaltensweisen abzulegen. Selbst wenn Sie nur *eine* kräftezehrende oder lästige Angewohnheit mit Hilfe Ihrer Herzintelligenz angehen, wird sich Ihr Leben merklich verändern.

Nehmen Sie sich Ihr *Arbeitsblatt zum Ausgleich von Positiva und Negativa* noch einmal vor und betrachten Sie eingehend die positiven Muster, die Sie verstärken wollen; danach ebenso die negativen, die Sie gern ändern würden.

Tragen Sie noch andere Plus- und Minuspunkte nach, die Sie auch häufig erleben, die Ihnen aber beim ersten Durchgang nicht einfielen. Das könnte beispielsweise ein lieber Freund sein, den Sie wirklich sehr mögen und dem Sie oft schreiben, oder Ihr Lieblingshobby, das Ihnen tiefe Zufriedenheit schenkt, oder bestimmte Erlebnisse mit Ihrem Kind, die Ihnen Freude bereiten. Ergänzen Sie in der Liste Ihrer Minuspunkte alles, was Ihnen immer wieder Energie raubt – Beispiele dafür wären eine Handlung, die Sie zwanghaft ausführen, eine wiederkehrende Reaktion auf einen anderen Menschen, die Tendenz, sich Sorgen zu machen, oder etwas, was Sie tun, ohne die Konsequenzen zu bedenken (im Straßenverkehr ärgerlich zu werden, zum Beispiel). Nehmen Sie sich dann jeweils *einen* Minuspunkt vor, widmen Sie sich ihm mit der Kraft Ihres Herzens, praktizieren Sie den FREEZE-FRAM-Fünfschritt und verschaffen Sie sich so eine intuitive Sichtweise. Beherzigen Sie die Tipps in diesem Kapitel. Nehmen Sie wahr, *wie viel* Sie erreichen können! Sie werden erstaunt sein.

Wer eindeutigen Energieräubern zu Leibe rückt, erzielt zusätzlich noch einen Bonus. Die energieraubenden Themen sind häufig noch mit anderen Problemen verknüpft. Viele einzelne Verhaltensmuster sind oft durch ein zugrunde liegendes Muster verbunden. Eines davon zu verändern bewirkt einen Energieschub, der Sie überflutet, sodass Sie andere Einstellungen und Verhaltensweisen leichter verändern können.

Veränderungen im Innen und Außen herbeizuführen kostet Kraft. Der Versuch, die Schwierigkeiten allein vom Verstand her zu lösen, führt zu einem enorm inkohärenten Ziehen und Zerren – aus der Sicht des Herzens ist das ein unnötiger Energieverschleiß. Da der Kopf linear arbeitet, sind auch die Schritte, die er unternimmt, zwangsläufig linear. Wenn Ihnen unterwegs die Energie ausgeht, geben Sie vielleicht auf, bevor Sie das Ziel erreicht haben.

Führen Sie ein Joint Venture zwischen Kopf und Herz herbei, laden Sie Ihre Ziele mit Energie auf. Sobald Kopf und Herz übereinstimmen und Sie die Kohärenz nutzen, bekommen Sie die nötige Energie, um bislang unmögliche Veränderungen zu bewältigen. Der Kopf kann feststellen, was geändert werden soll, doch das Herz gibt die Kraft und die Richtung an, um die Veränderungen wirklich durchzuführen.

Unserer Erfahrung nach ist eine der schnellsten Möglichkeiten, sich die Energie für Quantensprünge auf dem Weg zu dem Menschen, der Sie sein wollen, zu verschaffen, die Plus- und Minuspunkte in Ihrem Energiehaushalt zu erkennen, genau auf Ihre inneren Dialoge zu achten und sich beim Ausgleich zwischen Positiva und Negativa vom Herzen leiten zu lassen.

Die wichtigsten Punkte zur Erinnerung

- Unsere mentale und emotionale ‚Ernährung' bestimmt unser Energieniveau, unsere Gesundheit und unser Wohlbefinden weit stärker, als den meisten Menschen bewusst ist. Jeder Gedanke und jedes Gefühl, unabhängig davon, wie wichtig oder unbedeutend er oder es ist, beeinflusst unsere inneren Energiereserven.
- Betrachten Sie das Leben als Energiesparspiel. Stellen Sie sich jeden Tag die Frage: Sind meine Energieausgaben (Handlungen, Reaktionen, Gedanken und Gefühle) produktiv oder unproduktiv? Habe ich im Laufe des Tages Stress angesammelt oder Gelassenheit gewonnen?
- Selbst wenn Sie nur einige Tage lang das *Arbeitsblatt zum Ausgleich von Positiva und Negativa* ausfüllen, erhalten Sie ein klares Bild davon, wo Sie Energie gewinnen, wo Sie Ihr Energiekonto überziehen und wie Sie das jeweils machen.
- Wenn wir bewusst die Grundgefühle des Herzens hervorrufen, nähren wir unseren Körper auf jeder Ebene. Diese Grundgefühle regenerieren die Körperzellen immer wieder wie „Super-Nährstoffe".
- Emotionalen Reaktionen gegenüber Neinsagen zu lernen, hat nichts mit Unterdrückung zu tun. Neinsagen heißt, sich nicht auf Frustration, Ärger, Bewertungen oder Tadeln *einzulassen*. Wenn Sie sich nicht darauf einlassen, gibt es auch nichts zu unterdrücken.
- Ziel der HEARTMATH – HERZINTELLIGENZ-Methode ist es, Ihnen zu zeigen, wie Sie bei Bedarf emotionale und mentale Kohärenz willentlich hervorrufen können, damit Sie schließlich einen immer größeren Teil des Tages in diesem optimalen, regenerierenden Zustand der Energieeffizienz bleiben.
- Entspannen Sie sich in schwierigen oder kräftezehrenden Unterhaltungen in Ihr Herz hinein und suchen Sie etwas an Ihrem Gegenüber, das Sie

wertschätzen können, oder begegnen Sie ihm oder ihr mitfühlend oder freundlich. Das klärt Ihren Verstand und gibt Ihnen die nötige Kohärenz für Ihren nächsten Gesprächsbeitrag. Das ist praktisch angewandte Energieeffizienz.

- Wenn Sie sich an Ihrem Herzen orientieren, erkennen Sie, welche Richtung Sie einschlagen müssen, um ein selbstzerstörerisches Verhalten zu stoppen. Selbst wenn Sie nur *einer* lästigen oder energieraubenden mentalen oder emotionalen Gewohnheit zu Leibe rücken und sie mit Herzintelligenz angehen, wird sich Ihr Leben merklich verändern.

Kapitel 6
Im Zentrum des Herzens: die Kraftspender

Ich erzähle Ihnen eine Geschichte: Papa John lebte in einem kleinen roten Backsteinhaus am Stadtrand zwischen Mais- und Tabakfeldern. Mit einem alten verbeulten Lkw verdiente er seinen Lebensunterhalt, indem er ein- oder zweimal in der Woche den Müll der Wohnhäuser und Firmen abholte und zur Müllkippe brachte. Er strahlte über das ganze Gesicht und seine Augen glänzten freundlich, wenn er kam; das gefiel uns. Nach jeder Begegnung mit ihm, wie kurz sie auch gewesen sein mag, hatten wir das Gefühl, mit Güte und Hochachtung behandelt worden zu sein. In unserem kleinen 600-Seelen-Ort in North Carolina war Papa John gut bekannt. Reiche oder Arme, Junge oder Alte, Schwarze oder Weiße, alle Menschen mochten und respektierten ihn. Was hatte dieser liebenswerte Schwarze an sich, das ihn so warmherzig und großzügig machte? Was ging über alle sozialen Barrieren und Rassenunterschiede hinaus und gewann unser Herz?

Ich denke, sein Geheimnis war Wertschätzung. Schon allein, wenn man ihn ansah und dabei beobachtete, wie er mit anderen Menschen und Dingen umging, spürte man die tiefe, aufrichtige Wertschätzung, mit der er durchs Leben ging. Er schätzte einfach alles in seinem Leben – die Art, wie die Sonne schien oder die Vögel zwitscherten, wie seine Frau das Mittagessen zubereitete, wie seine Kunden ihn mit seinem Namen begrüßten. Selbst an Tagen, an denen sein 75-jähriger Körper seinem jugendlichen Geist nicht gehorchen wollte, ließ er sich nicht entmutigen. Bei Regen oder Sonnenschein, Wärme oder Kälte, früh oder spät, er lächelte immer und griff eifrig nach der Hand seines Gegenübers, um teilnahmsvoll zu fragen, wie es ihm oder ihr heute gehe.

Als wir ihm mitteilten, dass wir nach Kalifornien umziehen würden, war klar, dass all seine freundlichen Worte im Laufe der Jahre echt gewesen waren. Doch trotz seiner Trauer (und durch sie hindurch) ließ er uns wissen, dass er sich jetzt zwar nicht mehr jede Woche freuen könne, uns zu sehen, er es jedoch schätze, uns überhaupt zu kennen. Er füllte sein Herz so lange mit Anerkennung, dass er von seiner Traurigkeit aus mit unglaublicher Anmut und Leichtigkeit zu dieser Emotion zurückkehren konnte.

Seine einfache, anerkennende Ausstrahlung war so liebenswert, dass wir Papa John für einen Besuch nach Kalifornien einflogen, nachdem wir uns dort niedergelassen hatten. Wir hatten viel an ihn gedacht – und ihn vermisst –, und wir wollten, dass unsere Kollegen vom HeartMath-Institut ihn kennenlernten. Bei den Mitarbeitern der Wirtschafts- und Forschungsabteilungen rief Papa John die gleiche magische Reaktion hervor wie in North Carolina. Innerhalb eines Tages wollten sich alle in seiner Nähe aufhalten. Bei seiner Abreise umringte ihn eine Gruppe von uns. Er lächelte jedem Einzelnen zu und sein ganzes Gesicht leuchtete. „Es gibt viele Probleme auf der Welt", sagte er, „doch wenn mich jetzt jemand fragt, kann ich sagen, ich weiß, wo es ein Stück Paradies gibt. Nämlich hier bei euch."

In gewisser Hinsicht war Papa Johns Leben schwerer als das der meisten Menschen. Er hatte eine Arbeit, die nur wenige machen wollten. Das Haus, in dem er wohnte, machte nicht viel her. Er hatte nie Geld wie Heu. Doch das Maß an Wertschätzung, die er ausstrahlte, war bei Weitem wertvoller als Erfolg oder Reichtum. Er hatte eine der wertvollsten Eigenschaften des Herzens kultiviert: Wohin er auch ging, er begegnete der Welt mit Liebe. Und die Menschen reagierten darauf.

Die Grundgefühle, die Wertschätzung, Anteilnahme, Mitgefühl, Unvoreingenommenheit und Vergebung zugrunde liegen, sind sehr machtvoll. Sie alle sind Aspekte der Liebe. In diesem Kapitel werden wir auf drei dieser Eigenschaften eingehen – wir nennen sie Kraftspender des Herzens (die *Power Tools*), und gemeint sind Wertschätzung, Unvoreingenommenheit und Vergebung. In einem späteren Kapitel stellen wir einen vierten Power-Tool-Kraftspender vor: die Anteilnahme. Diese Eigenschaften kommen aus unserem tiefsten Inneren, aus innerstem Herzen. Aktivieren wir diese Grundgefühle, gewinnen wir an Energie und reduzieren oder eliminieren die Energieräuber. Richtig eingesetzt, können diese Gefühle unser Leben verändern – vielleicht sogar die Welt.

Für so einen Unsinn haben wir aber keine Zeit, nicht wahr? „Diese Theorien sind ja ganz nett", mag jemand einwenden, „aber das Leben ist zu schwierig, um sie zu beherzigen. Softies erzählen uns schon im Kindergottesdienst davon, dass wir unsere Feinde und Nachbarn lieben und ihnen vergeben sollen, aber wir wissen doch alle, dass das Leben so nicht läuft." Was es über Herzensgefühle zu erzählen gibt, klingt verlockend, ganz sicher, aber sie erscheinen nicht *echt* genug, um auch dann von Nutzen zu sein, wenn es um schwierige Themen wie die Sicherheit der Arbeitsplätze, Beziehungen, Finanzen oder Gesundheit geht. Ironischerweise reagieren wir auf Herzens-qualitäten in dieser Art, nicht, weil sie sich nicht auf unsere Probleme im richtigen Leben anwenden lassen, sondern weil uns die praktische *Möglichkeit* fehlt, sie anzuwenden. Da mittlerweile sogar wissenschaftlich erwiesen ist, wie unglaublich gut die Grundgefühle des Herzens unserem Körper und Verstand tun, ist es nun an der Zeit, sie vom Himmel auf die Straße holen und Sie von Wischiwaschi-Konzepten zur handfesten Realität zu machen.

Ich (Doc Childre) möchte dazu Folgendes sagen: Wir beschäftigen uns hier mit dem Herzen. Von dem Moment an, als wir anfingen, die Stärke des Herzens zu untersuchen, waren wir nicht an Sentimentalitäten interessiert, sondern an echter *Wirkung*. Deshalb zögere ich auch nicht, so zarte Gefühle wie Anteilnahme oder Wertschätzung *Power-Tool-Kraftspender* zu nennen. Manchen mag es unstimmig erscheinen, doch ich möchte folgenden Aspekt betonen: Diese Gefühle sind nicht nur nette Empfindungen, die uns in eine bessere Stimmung versetzen. Sie haben auch *Kraft*. Sobald Sie die Resultate sehen, werden Sie verstehen, warum der Name Power-Tool-Kraftspender passt.

Aufrichtigkeit

Gelegentlich Wertschätzung oder Anteilnahme zu empfinden, bedeutet, für sich selbst genommen, nicht viel. Freilich, es ist ganz nett. Ein schöner Moment. Besser, als in diesem Augenblick Stress zu empfinden. Aber *kraftvoll?* Nein.

Erinnern Sie sich: Der Hauptunterschied zwischen dem Licht eines Laserstrahles und dem einer Haushaltsglühbirne besteht in seiner Kohärenz. Um die Emotionen, die wir kaum wahrnehmen, als wirkungsvolles Instrument zu nutzen, müssen wir lernen, sie *konzentriert*, absichtsvoll und konsequent einzusetzen. Erst dann merken wir, wie viel Energie sie haben, und erzielen spürbare Ergebnisse.

Bei einem Wissenschaftler im Labor macht es keinen Unterschied, in welcher Stimmung er seinen Laserstrahl abfeuert. Ob er enthusiastisch arbeitet, halbherzig oder in schlechter Stimmung ist, wenn er das Gerät einschaltet, geht der Laserstrahl an. Aus irgendeinem Grund hat die Natur die Grundgefühle des Herzens so *nicht* konzipiert. Man kann sie nur mit Aufrichtigkeit aktivieren. Aufrichtigkeit bewegt unser Herz und verbindet uns mit unseren wahren Absichten. Aufrichtigkeit wirkt wie ein Generator, der unsere tiefsten Herzensgefühle in Kohärenz bringt und ihnen Kraft schenkt.

Um mit Hilfe dieser Kraftspender zu Kohärenz zu gelangen, müssen wir das wirklich wollen. Unser Herz kann unterscheiden. Wir alle wurden als Kind gezwungen, uns bei jemandem für etwas zu entschuldigen – obgleich wir selbst die Situation anders einschätzten. Unsere Eltern standen drohend hinter uns und wir sprachen zwar die gewünschten Worte, aber wir meinten sie nicht wirklich. Vielleicht fielen unsere Eltern ja darauf herein. Vielleicht auch unser Gegenüber, bei dem oder der wir uns entschuldigen mussten. Aber keine einzige unserer Körperzellen glaubte diesen Worten. *Wir* wussten, dass sie nicht ehrlich waren.

Jetzt haben wir die Gelegenheit, Kraftspender des Herzens zu entwickeln; diesmal steht niemand hinter uns, außer unserem Herzen – und unser Herz weiß wieder Bescheid. Falls Sie irgendwie am Potenzial dieser Kraftspender zweifeln, fragen Sie als Erstes Ihr Herz, ob es irgendetwas für Sie bewirken könnte, wenn Sie lieben, wertschätzen und vergeben könnten. Wenn Sie das Gefühl haben, dass dies der Fall sein könnte, wird es Ihnen leichter fallen, diese Kraftspender neugierig auszuprobieren. Je aufrichtiger Sie vorgehen, desto kraftvoller wirken sie. Sie werden bald feststellen, dass Ihnen diese Gefühle irgendwie vertraut sind und zu neuem Leben erwachen. Je aufrichtiger Sie sind, desto mehr werden Sie profitieren.

Power Tools: Kraftspender des Herzens

1. Power-Tool-Kraftspender: Wertschätzung

Menschen wie Papa John, die auf natürliche Weise dankbar sind, haben eine besondere Ausstrahlung. Nicht dass es in ihrem Leben keine Schwierigkeiten gäbe, aber nichts scheint sie wirklich zu entmutigen; sie können leichter ihre normale Verfassung wiedererlangen, wenn sich die Dinge nicht nach ihrer Erwartung entwickeln. Wertschätzung wirkt sehr anziehend und energetisierend. Im Allgemeinen bedeutet Wertschätzung eine Mischung aus Dankbarkeit, Bewunderung und Zustimmung. In der Finanzwelt gewinnt etwas, das geschätzt wird, an Wert. Mit dem Kraftspender Wertschätzung profitieren Sie in zweierlei Hinsicht: Wenn Sie lernen, dankbar und mit Wertschätzung durchs Leben zu gehen, steigt der Wert Ihres Lebens.

Wie Sie aus Kapitel 2 wissen, führten die Versuchspersonen einer Studie einen effizienten, gesunden, harmonischen Zustand herbei, indem sie willentlich ein Gefühl der Wertschätzung erzeugten; dies kommt im kohärenten Herzrhythmus in Abbildung 2.5 (Seite 64) zum Ausdruck. In diesem Zustand der Harmonie sind die beiden Hauptäste des vegetativen Nervensystems synchronisiert, werden gerade in ausreichendem Maß stimuliert und sind gerade entspannt genug. Wertschätzung ist sehr wirkungsvoll. Sie „verzehrt" die Stressreaktion schon zum Frühstück. Sie können darauf vertrauen, dass Ihr Nervensystem ganz automatisch ins Gleichgewicht kommt, wenn Sie sich auf Wertschätzung besinnen. All Ihre Körpersysteme, auch Ihr Gehirn, werden dann harmonischer arbeiten. Das elektromagnetische Feld Ihres Körpers wird mit dem geordneten, kohärenten Muster Ihrer Herzfrequenz übereinstimmen. Jede Körperzelle wird davon profitieren. Ist Ihr Körper in einem ausgeglichenen Zustand, wird es Ihnen auch emotional besser gehen – kein Wunder. Wertschätzung sorgte dafür, dass der gezackte Herzrhythmus in der genannten Abbildung sich in ein gleichmäßiges Fließen verwandelte – durch diesen Effekt interagieren Gedanken und Gefühle reibungsloser.

Wertschätzung kann die Höhen und Tiefen des Lebens abpuffern. Sie rückt die Dinge in die richtige Perspektive und nimmt stressigen Gedanken und Gefühlen ihr Gewicht und ihre Schwere. In einem Moment aufrichtiger Wertschätzung fühlt sich Ihr Tag nicht mehr wie eine Last an, wie das vorher der Fall gewesen sein mag. Zur Abwechslung können Sie einmal die guten Dinge im Leben wahrnehmen und anerkennen. Wenn Sie Ihr Herz öffnen, ist das so, als ob Sie ein Weitwinkelobjektiv auf Ihre Kamera schrauben. Sie nehmen plötzlich mehr von der Welt wahr. In Ihrem Bild tut sich mehr Raum für neue Möglichkeiten auf.

Machen Sie sich klar, dass Gleiches Gleiches anzieht. Ein elektromagnetisches Feld ist einfach magnetisch. Die emotionale Resonanz, die Sie mit einem kohärenten Herzrhythmus ausstrahlen, wirkt wie ein Magnet, und zieht gleiche Menschen, Situationen und Gelegenheiten an. In einem Zustand der Wertschätzung sind Sie energetischer, schwungvoller und lebendiger. Sie fühlen sich mental, emotional und körperlich viel besser.

Wenn mir aber nicht nach Wertschätzen zumute ist?

Das Schöne an Wertschätzung ist, dass sie sich allgemein viel leichter hervorrufen lässt als Liebe oder Anteilnahme. Nehmen wir an, Sie haben heute einen höllischen Tag. Was immer Sie anfingen, ging schief. Leute, deren Anruf Sie nicht erwartet hatten, meldeten sich und erzählten Ihnen Dinge, die Sie nicht hören wollten. Jedes Gerät, dem Sie sich bis auf 30 cm näherten, auch das verdammte Fax, funktionierte nicht. Und bei dem Gedanken daran, dass es den Power-Tool-Kraftspender Wertschätzung gibt, sind Sie nahe daran, sich die Haare zu raufen.

Wenn ein derartiger Frust Sie am Wickel hat, scheint Liebe nicht in Frage zu kommen. Aber Wertschätzung ist einfach zu entwickeln – selbst wenn sie anfangs mit etwas Sarkasmus vermischt ist: „Ich schätze *trotzdem* die Tatsache, dass ich auf die Nase gefallen bin." Nach einigen Versuchen stoßen Sie auf etwas, was Sie wirklich berührt. Um Ihre Wahrnehmung um 180° zu ändern, brauchen Sie nur eine gehörige Portion Wertschätzung.

Ein Beispiel: Letztes Jahr machte Brent, ein Freund von uns, eine schlimme Zeit durch. Er war dabei, sich scheiden zu lassen. Monatelang tobten Streit und Kampf. Als wir ihn eines Tages zufällig besuchten, hatte er eben ein brisantes und hitziges Telefonat mit seiner von ihm getrennt lebenden Frau geführt. Er war außerordentlich verzweifelt. Wir versuchten, mit ihm zu reden, aber unsere Worte hatten keinerlei Wirkung auf ihn. Während wir uns mit ihm unterhielten, kam sein fünfjähriger Sohn herein und lehnte sich an ihn. Er blickte seinen Vater zärtlich an und sagte: „Vati, ich hab dich wirklich lieb." Dann ging er wieder. Brents Lächeln war unvergleichlich. Sobald sein Sohn ihn daran erinnert hatte, wie sehr sie einander liebten und wertschätzten, merkte er, dass nichts anderes wirklich wichtig war. Die Anspannung und der Stress des Telefonats lösten sich vor unseren Augen in Luft auf.

Kraft verlieren durch Gewöhnung

Wenn wir uns darauf verlassen könnten, dass das Leben uns immerzu wunderbare Wogen der Wertschätzung brächte, bräuchten wir das Wertschätzen nicht zu lernen. Wir könnten uns einfach zurücklehnen und warten, bis sie uns in den Schoß fällt. Wie schlecht es uns auch ginge, wir könnten uns selbst sagen: „In jedem Moment wird mich mein Leben so angenehm überraschen, dass ich es einfach wertschätzen muss!" Nun ja, vielleicht. Doch wahrscheinlich werden Sie sich die Mühe machen müssen, *selbst* etwas Gutes zu entdecken. Außerdem werden Sie der Versuchung widerstehen müssen, sich an Ihr Unglück zu klammern. Und dann, sobald Sie einmal Wertschätzung empfunden haben, müssen Sie lernen, sie beizubehalten und zur Gewohnheit zu machen – denn es ist ein Kinderspiel, bei etwas zu bleiben, das den eigenen Denk- und Fühlgewohnheiten entspricht.

Stellen Sie sich vor, Sie kaufen sich eines der tollsten neuen Autos auf dem Markt – einen schnittigen schwarzen BMW mit zahlreichen Extras; er zeigt Ihnen nicht nur Ihren Standort an, sondern er sucht Ihnen auch Ihren Zielort. Dieser Wagen ist einfach *super*. Jeder hätte ihn gerne, aber er gehört *Ihnen*. Ungefähr einen Monat lang sind Sie schon ganz aufgeregt, wenn Sie ihn nur in der Einfahrt stehen sehen. Ohne konkreten Anlass waschen Sie ihn zweimal pro Woche. Doch nach wenigen Monaten, noch bevor sich der Geruch nach neuem Auto verflüchtigt hat, ist er schon nicht mehr so aufregend. Er ist Ihnen vertraut. Sie lieben ihn immer noch, doch der Kitzel ist weg. Sie beginnen, sich an dieses Auto zu gewöhnen.

Müssen wir in diesem Zusammenhang Beziehungen überhaupt erwähnen? Also: Erinnern Sie sich konkret an die frühen Tage einer Beziehung, als Sie nur an den anderen Menschen denken konnten. Nichts war auch nur annähernd so interessant, wie mit Ihrem Partner oder Ihrer Partnerin zusammen zu sein. Von dem Moment an, in dem Sie sich trennten, konnten Sie das Wiedersehen kaum erwarten. Sie engagierten sich hundertprozentig für die Beziehung. Doch das ließ nach. Die Vernarrtheit hielt nicht an, selbst wenn Liebe, Zuneigung und Befriedigung jahrzehntelang bestehen blieben.

In Beziehungen kann die Gewöhnung, die uns über diese frühen Stadien der Begeisterung hinausgehen lässt, uns die Tür zu einer tieferen Verbindung öffnen. Selbst wenn wir in diesen Stadien erkennen, dass nicht alles Gold ist, was glänzt, sind wir doch von dem Glitzern so angetan, dass wir es kaum vom wirklichen Inhalt unterscheiden können. So angenehm neue Beziehungen auch sind, wir können die andere Person nicht so lieben, wie sie wirklich ist, solange wir von unserer Vernarrtheit verblendet sind. Doch sobald unsere Beziehung sich vertieft, können wir den geliebten Menschen auf neue, lohnende Art wertschätzen. Es ist ein sich ständig verändernder Prozess.

Gewöhnung ist nicht per se schlecht; wenn sie uns aber veranlasst, uns treiben zu lassen, statt uns auf unsere Entwicklung zu konzentrieren, oder einzunicken, statt wach zu bleiben, dann beeinträchtigt sie unser Wachstum.

Nehmen wir einmal an, Sie haben etwas in Ihrem Leben erkannt, das Sie gerne verändern wollen. Sie sind voller Elan und ganz aufgeregt über Ihre Pläne. Sie beginnen Ihre Erkenntnis umzusetzen. Eine Woche oder zwei Wochen lang machen Sie gute Fortschritte. Sie erkennen jeden Fortschritt auf Ihrem Weg an. „Ich bin so froh, mich dazu entschlossen zu haben", sagen Sie sich selbst. Doch nach einer Weile tritt die Gewöhnung ein: Die Wertschätzung lässt allmählich nach. Sie nehmen Ihre Fortschritte und Erkenntnisse als selbstverständlich hin und bemühen sich nicht mehr konsequent. Ihr aktiver Wunsch, mit der begonnenen Veränderung fortzufahren und sie zum Abschluss zu bringen, lässt nach. Was ist geschehen? Sie lassen zu, dass die Gewöhnung an Ihrer Wertschätzung nagt und Sie von der Kraft Ihres Herzens abschneidet – die aber brauchen Sie, um Ihre Bemühungen zu Ende zu führen.

Es gibt mehr Menschen, die Veränderungen beginnen und sie abbrechen, als Menschen, die sie zu Ende zu führen. Dies gilt besonders für Veränderungen von Einstellungen, Denkweisen oder emotionalem Verhalten. Wir haben wahrscheinlich alle schon einmal erlebt, wie es ist, wenn die anfängliche Begeisterung für eine Veränderung nachlässt – und wir dann den Schwung für die Veränderung ganz verlieren. Die ursprüngliche Eingebung unseres Herzens, die uns inspirierte, geht in den täglichen Denkprozessen verloren. Manchmal müssen wir unsere innere Verpflichtung früheren Einsichten gegenüber neu aktivieren, bis wir wieder Schwung haben; dann sind wir erneut in Kontakt mit unserer anfänglichen Wertschätzung und können unseren erzielten Fortschritt anerkennen. Durch diesen neuerlichen Kontakt finden wir zur ursprünglichen Begeisterung zurück, mit der wir die Veränderungen einleiteten. Wertschätzung ist wie ein loderndes Feuer – sie kämpft gegen die Gewöhnung, bis wir zu Ende geführt haben, was wir uns vorgenommen hatten. Bei manchen Zielen lohnt es sich sehr, die Ärmel hochzukrempeln und sie noch einmal in Angriff zu nehmen. Um dauerhaft eine wertschätzende Haltung zu haben, müssen wir bewusst mit der Kraft unseres Herzens in Kontakt treten. Das wiederum bringt uns dazu, alles anzuerkennen, was wir bereits haben – vor allem die kleinen Dinge.

Die Wertschätzung vertiefen

Wir alle hatten Erlebnisse, die zum Zeitpunkt ihres Geschehens unangenehm waren, die wir aber später wertschätzen konnten. Als einfachstes Beispiel fällt uns die Plackerei ein, wenn wir etwas üben müssen. Kinder beschweren sich im Musikunterricht regelmäßig, Tonleitern üben zu müssen. Sie wollen nicht *üben*; sie wollen nur *spielen*. Es gibt nichts Langweiligeres als Tonleitern, doch die Mühe, die wir ins Üben investieren, zahlt sich schließlich aus. Bei einem Auftritt schätzt ein fähiger Musiker all diese vergangenen langweiligen Stunden wert.

Ein Zeichen von Reife ist unsere Fähigkeit, als Erwachsene Belohnungen aufzuschieben: Wir tun etwas, was wir jetzt gerade *nicht* tun wollen, um später etwas zu bekommen, was wir wollen. Mit zunehmendem Alter entwickeln wir immer stärker die Fähigkeit, vorübergehende Unannehmlichkeiten um eines Zieles willen, das wir höher bewerten, auszuhalten. Wir erkennen auch, dass wir nicht alles für bare Münze nehmen dürfen.

Manchmal schieben wir Belohnungen *absichtlich* auf, manchmal kommen sie jedoch völlig unerwartet, gleichsam als angenehme Überraschung. Viele Ereignisse, die uns Schmerz und Leid bereiten, bringen uns letztlich unerwarteten Gewinn. Ein Verlust kann völlig neue Dimensionen eröffnen. Enttäuschung kann den Weg zum Erfolg aufzeigen. In der Rückschau – und mit einem gewissen Abstand vom Schmerz – können wir wertschätzen, was wir ursprünglich als Katastrophe erlebt hatten.

Wir haben zwar alle schon den „Silberstreifen am Horizont“ erlebt, doch es fällt uns schwer, schmerzliche Ereignisse schon bei ihrem Auftreten wertzuschätzen. Wenn die Firma dicht macht oder eine Person, die einem am Herzen liegt, einen zurückweist, denkt man nicht gerade als Erstes an Wertschätzung. In solchen Fällen erscheint es natürlich, sich Schmerz und Trauer hinzugeben – das ist auch natürlich. Für ein Kleinkind ist es natürlich, zu schreien und mit den Füßen zu stampfen. Doch darüber sind wir hinausgewachsen. Für einen 14-jährigen Teenager bricht eine Welt zusammen, wenn er in der Schule nicht beliebt ist. Doch darüber sind wir hinausgewachsen. Mächtig Bammel zu haben, wenn sich das Leben unerwartet verschlechtert, ist für einen Erwachsenen natürlich. Aber auch darüber können wir hinauswachsen. Es ist auch ein natürlicher Prozess, Reife zu entwickeln, und das ist in jeder Hinsicht besser, als nicht reifer zu werden.

Um Wertschätzung als Power-Tool-Kraftspender nutzen zu können, müssen wir sie auf einer tieferen Ebene empfinden. Ziel ist, die Wertschätzung immer früher zu empfinden, zum Beispiel bereits dann, wenn Sie von einem scheinbaren Desaster erfahren haben. Manche von Ihnen denken jetzt wahrscheinlich: „Wenn ich das kann, dann kann ich auch bald übers Wasser wandeln." Doch es ist nicht so schwierig, wie es sich anhört.

Denken Sie daran: Wertschätzung lässt sich mit am leichtesten empfinden. Sie müssen nur *diese eine* Emotion hervorrufen – unabhängig davon, wie trostlos die Lage zunächst erscheint. Ihr Herz übernimmt dann den Rest. Wenn Sie in einer Krise nur ein wenig Wertschätzung hervorrufen können, haben Sie Ihren Beitrag schon geleistet. Sie fühlen sich in diesem Augenblick dankbar, für *irgendetwas*, und Ihre Herzintelligenz reagiert entsprechend. Passen Sie dann gut auf und machen Sie Ihre Erfahrungen!

Für mich (Doc Childre) kam die Probe aufs Exempel vor vielen Jahren, als ich in die amerikanische Nationalgarde eintrat. Von dem Moment an, an dem ich im Armee-Ausbildungslager im kalifornischen Monterey ankam, hasste ich diesen Ort. Appell um fünf Uhr morgens, schlechtes Essen und 15-Kilometer-Märsche in der sengenden Sonne mit vollem Gepäck. Den ganzen Tag über behandelten uns die Ausbilder wie Dreck. Ich hatte nie für möglich gehalten, dass ich jemals mit meiner einzigen Zahnbürste stundenlang die Böden von Latrinen reinigen würde. So sehr ich es auch versuchte, damals in meiner ersten Zeit konnte ich dort nichts wertschätzen. Doch allmählich bemerkte ich kleine Dinge, die ich anerkennen konnte. Und als erst dieser

Anfang gemacht war, fiel es mir leichter, auch über andere Dinge froh zu sein. Ich will Ihnen ein Beispiel geben: Eines Tages waren wir bei fürchterlicher Hitze im Manöver; der Ausbilder gönnte uns einen Moment lang Pause. Heiß und schwitzend legte ich mich auf die Erde, um meinen schmerzenden Muskeln Linderung zu verschaffen. Mein Kopf lag auf einer Eiskraut-Pflanze, die mir vorher nicht aufgefallen war. An einem solchen Tag fühlte sie sich wie ein weiches Kissen an; und ich war unendlich dankbar dafür. Diese Wertschätzung besänftigte mein Herz. Statt mich auf meine Wehwehchen und mein Unbehagen zu konzentrieren, begann ich, die Welt durch die Brille der Wertschätzung zu betrachten. Als ich all die Soldaten um mich herum betrachtete, wurde mir bewusst, wie viele neue Freunde ich bei diesem Männlichkeitsritual kennengelernt hatte. Ich schaffte es sogar, eine gewisse Wertschätzung für diese knallharten Ausbilder zu empfinden, die uns die Tricks zum Überleben beibrachten. Dabei fällt mir besonders *eine* Gelegenheit ein. In einem Klassenzimmer erklärte uns jemand, wie wir uns mit einem Kompass im Wald zurechtfinden könnten. Einige von uns in den hinteren Reihen machten Unsinn und passten (wie üblich) nicht auf. Der Oberfeldwebel griff hart durch und ließ uns alle Liegestützen machen, bis wir nicht mehr konnten. Und während wir ächzend die Übung machten, warf er uns alle nur erdenklichen Schimpfwörter an den Kopf. Wenige Tage später verirrten sich einige von uns während des Manövers völlig; wir mussten stundenlang kilometerweit durch dichtes, dorniges Gebüsch marschieren, um schließlich müde, hungrig und blutend ins Feldlager zurückzukehren. Nach dieser Erfahrung konnte ich die Ausbilder, die uns an unsere Grenzen trieben, auf ganz neue Art wertschätzen.

Je mehr ich über das Ausbildungslager erfuhr, desto mehr fand ich anerkennenswert. Am Ende wollte ich gar nicht mehr weg von dort. Ich hatte einen Weg gefunden, mit dem Lager Frieden zu schließen, sodass ich sogar die anstrengendsten Seiten dort als Spaß empfinden konnte. Im Rückblick gesehen, war diese Zeit eine der lustigsten und wichtigsten Erfahrungen meines Lebens. Zu dieser Einstellung gelangte ich nicht, indem ich meine wirklichen Gefühle unterdrückte oder indem ich einfach das Unangenehme verdrängte und mich auf das Gute konzentrierte. Zu dieser Haltung gelangte ich vielmehr dadurch, dass ich zuerst *Weniges* aufrichtig wertschätzte; von da an nahm meine Fähigkeit zu, das anzuerkennen, was da war, auch wenn ich es vorher verabscheut hatte.

Sie können die gleiche Erfahrung machen, unabhängig davon, in welch schwieriger Situation Sie sich befinden, selbst wenn Sie es nie vorher ausprobiert haben. In der Wertschätzung liegt eine erstaunliche Kraft. Sie kann selbst den schlimmsten Situationen die Spitze nehmen.

Wertschätzen in der Praxis

Lassen Sie uns ein Experiment machen (siehe Arbeitsblatt auf der Folgeseite). Denken Sie an eine Situation in Ihrem Leben, die Sie jetzt gerade als Herausforderung empfinden. Beruhigen Sie Ihren Verstand, so gut es geht, indem Sie sich auf Ihren Herzbereich konzentrieren. Wenn Sie wollen, praktizieren Sie das FREEZE-FRAME-Sofortprogramm. Bitten Sie Ihr Herz, Ihnen drei Aspekte an der Situation zu zeigen, die Sie wertschätzen können. Schreiben Sie sie auf.

Selbst wenn Ihnen nicht viel Anerkennenswertes einfiel, haben Sie dennoch einen Prozess in Gang gesetzt, der Ihnen viel Zeit und Energie spart. Durch diese Übung haben Sie, so gut Sie konnten, umgeschaltet; Sie haben die Wertschätzung, die Sie vielleicht noch eine Weile empfunden hätten, in die Gegenwart geholt. Dieser Akt des Anerkennens hilft Ihnen, Ihre schwierige Situation viel schneller zu klären, und erhöht Ihr Energieniveau, selbst wenn es jetzt offensichtlich noch nicht die Zeit für Wertschätzung ist. Schätzen Sie nicht nur Situationen wert, die Ihnen angenehm sind, sondern nutzen Sie Anerkennung auch als Methode, die Ihnen einen Weg aus unerwünschten Gegebenheiten zeigen kann.

Sie werden nie zu innerem Frieden und innerer Sicherheit finden, wenn Sie nicht zuerst all das Gute in Ihrem Leben anerkennen. Wenn Sie immer nur mehr wollen und sich nach mehr sehnen, ohne zuerst die Dinge anzuerkennen, die bereits vorhanden sind, werden Sie immer im Unreinen mit sich selbst sein.

Ein unkontrollierter Verstand konzentriert sich gerne auf das, was *nicht* passt. Wenn Sie in Ihren Problemen feststecken und sich auf das versteifen, was nicht in Ordnung ist, verlieren Sie leicht die *befriedigenden* Aspekte aus den Augen. Das bringt Selbstmitleid – und diese Art der Opferhaltung blockiert die Herzintelligenz, schränkt die Wahrnehmung ein und bringt sie durcheinander. Sie können sich davon befreien, indem Sie aktiv etwas wertschätzen und sich auf den größeren Zusammenhang besinnen. Wenn

Übung zur Wertschätzung

Herausfordernde Situation:

Drei Aspekte, die an dieser Situation zu schätzen sind:

①

②

③

Sie Ihr Leben mit dem Herzen anschauen, werden Sie vieles entdecken, was Sie schätzen können, und gelangen zu einer ausgewogeneren Sichtweise. Ein Problem gegen all das Angenehme (das mit dem Herzen zu erkennen ist) abzuwägen, nimmt dem Problem seine Schwere. Dies ist eine der „magischen" Wirkungsweisen der Wertschätzung.

Nun möchten wir Sie einladen, die Liste Ihrer „Schätze" (siehe Folgeseite) auszufüllen. Wenden Sie den FREEZE-FRAME-Fünfschritt an und notieren Sie alles, was Sie an Ihrem Leben wertschätzen können. Lesen Sie anschließend Ihre Liste noch einmal durch und achten Sie darauf, wie Sie sich dabei fühlen. Indem Sie eine solche Liste zusammenstellen, erstellen Sie eine konkrete Grundlage, eine Art Vorratsspeicher für Ihre Wertschätzung. Die meisten von uns nehmen sich nicht die Zeit, eine Bestandsaufnahme ihrer Schätze zu machen, doch das ist eine gute Übung.

Im Laufe der Zeit werden Sie sich den ganzen Tag an die Liste Ihrer Schätze erinnern. Bei neuen Schwierigkeiten werden Sie der Idee, dass auch *diese* Herausforderung bald auf Ihrer Liste stehen könnte, aufgeschlossener gegenüberstehen. Mit dieser Sichtweise können Sie auch Ihren komplexen Alltag leichter wertschätzen. Durch neugieriges Üben ändert sich Ihr Blickwinkel ganz automatisch, genau wie bei den anderen Techniken der HERZ-INTELLIGENZ-Methode. Sie werden bald feststellen, dass Sie viel mehr wertschätzen als früher. Bemühen Sie sich, Ihre Wertschätzung so intensiv und lebendig wie möglich im Bewusstsein zu behalten. Hier sind einige Punkte, die sich zu merken lohnen:

1. Wertschätzung ist nicht einfach nur ein „softes" mentales Konzept. Sie wirkt sich äußerst wohltuend auf Ihren Körper aus.
2. Wertschätzung kann Ihre Einstellungen und Wahrnehmungen rasch verändern; außerdem lässt sie sich leichter aktivieren als die anderen Grundgefühle des Herzens.
3. Mit Wertschätzung ziehen Sie weitere erfüllende Situationen an. Was Sie aussenden, kommt zu Ihnen zurück.
4. Finden Sie auch dann etwas, was Sie wertschätzen können, wenn sich die Dinge nicht nach Ihren Vorstellungen entwickeln, nicht nur, wenn alles zufriedenstellend läuft.
5. Bemühen Sie sich bewusst, Dinge in Ihrem Leben zu finden, die Sie anerkennen können, und bemühen Sie sich, immer wieder daran zu denken. Hilfreich hierfür ist, gelegentlich eine Liste Ihrer Schätze zu erstellen.

Liste Ihrer Schätze

Schreiben Sie alles auf, was Sie an Ihrem Leben schätzen

6. Halten Sie auch solchen Lebensbereichen gegenüber die Augen offen, an die Sie sich gewöhnt haben und die Sie für selbstverständlich halten. Versuchen Sie, in diesen Bereichen auch *neue* Aspekte wertzuschätzen.

Menschen wie Papa John waren wahrscheinlich schon ihr ganzes Leben lang mit der Fähigkeit zur Wertschätzung und Anerkennung gesegnet. Bei ihm sah Wertschätzung leicht aus, aber selbst er musste gelegentlich etwas dafür tun. Die Herausforderungen des Lebens zwingen uns, zu wachsen und unser ganzes Potenzial zu verwirklichen. Schätzen auch Sie sie wert!

2. Power-Tool-Kraftspender: Unvoreingenommenheit, Vorurteilslosigkeit, Verzicht auf Werturteile

Es sieht so aus, als lebten wir Menschen in einem Meer von Urteilen oder Bewertungen. Der Verstand trennt, kategorisiert und katalogisiert Informationen gerne. Um etwas zu verstehen, macht er auch mal aus einer Mücke einen Elefanten. Doch sind Kenntnisse nicht gleich Erkenntnis. Ein aktiver Verstand, der nicht vom Herzen geleitet wird, entwickelt gern seine dezidierte Meinung zu allen eingehenden Informationen. Auf der Grundlage dieser oft starren Denkgewohnheiten entscheiden wir, was wir mögen und was nicht, wer Recht hat und wer nicht, was gut oder schlecht ist.

Wir haben Übung darin, Urteile zu fällen. In vielerlei Hinsicht ist diese Fähigkeit unbezahlbar. Urteile gestatten uns, persönliche Entscheidungen zu treffen. Ohne Urteile könnten wir uns nicht entscheiden, welches Auto oder welche Lebensmittel wir im Supermarkt kaufen sollten. Auf unserem Weg ins Erwachsenenleben werden unsere Urteile differenzierter. Wir erkennen beispielsweise den Unterschied zwischen jemandem, der uns die Wahrheit über ein Produkt sagt, und jemandem, der uns ein Produkt anpreist. Weil wir differenzieren können, können wir das unterscheiden.

Urteile, die uns helfen, persönliche Entscheidungen zu treffen oder vernünftige Entscheidungen im Berufsleben zu fällen, sind positiv. Doch Urteile lassen sich auch missbrauchen. Wenn hier von negativen Urteilen die Rede ist, meinen wir damit jene starren, negativen Meinungen, die uns von anderen trennen, die uns mit dem Finger auf andere deuten und uns überlegen fühlen lassen. Wir können über beinahe alles, auch über Probleme, Orte, Dinge und (vor allem) Menschen, Urteile fällen. Nur allzu häufig beruhen solche

Bewertungen auf unvollständigen (und oft mit Vorurteilen behafteten) Meinungen. Kennen Sie nicht auch jemanden, der Ihnen jetzt nahe steht, der Ihnen aber unsympathisch war, als Sie ihn kennenlernten? Jemanden, über den Sie blitzschnell ein Urteil fällten und entschieden, dass Sie so jemanden nicht sympathisch finden? Manchmal sind Menschen mit den Personen, die sie einst falsch beurteilten, glücklich verheiratet. Im Licht ihrer späteren Gefühle erscheint die anfängliche Meinung komisch. Wenn wir vieles so vorschnell bewerten, müssen wir uns fragen, wie viel Verständnis und neue Erkenntnisse diese Bewertungen verhindern.

Mit dem Herzen unterscheiden lernen

Die Unterscheidung mit dem Herzen differiert stark von den kopfgesteuerten Bewertungen. Letztere sind weit häufiger anzutreffen und werden oft zu einer Tugend hochstilisiert: „Ich habe meinen Chef nicht wirklich *verurteilt*; ich habe ihn nur *eingeschätzt*." Doch wie oft stimmt das? Ein klares Einschätzen wirkt energieeffizient und wohltuend, doch nur allzu oft dient es als Deckmäntelchen für Urteile. Wenn Sie nicht ausreichend mit dem Herzen unterscheiden, färben Sie Ihre Einschätzungen mit vielfältigen Annahmen, die zu bewertenden Gedanken, Gefühlen und Sichtweisen führen.

Ob Sie etwas mit dem Herzen oder vom Kopf her einschätzen, können Sie daran erkennen, wie neutral Sie Ihrer Meinung gegenüber sind. Der Kopf bleibt stur, das Herz hingegen ermöglicht neue Einsichten. Das Herz verschließt sich neuen Informationen oder Erkenntnissen gegenüber nicht; vielmehr verschafft es Ihnen eine neutrale Sichtweise und Sie können den Dingen einfach ihren Lauf lassen.

Unvoreingenommenheit ist großzügig und anerkennend. Nichtbewertende Wahrnehmungen konzentrieren sich nicht auf das, was falsch ist. Eine neutrale Sichtweise zu entwickeln ist deshalb der erste Schritt zum Nicht-Beurteilen. Wenn Sie diese Sichtweise weiterhin pflegen, erkennen Sie tiefere Dimensionen des Lebens und der Menschen – Dimensionen, die so wunderbar sind, dass man sie schon als religiös bezeichnen könnte. Statt rasch die Schwächen von Menschen auszumachen und ihr Wesen durch die Fehlerbrille zu sehen, entwickeln Sie einen liebevollen Blick. Die Menschen um Sie herum sehen dann nicht nur im Laufe der Zeit besser aus, auch Ihr Geist wird durch diese großzügige, lebensspendende Eigenschaft beflügelt.

Wenn unser Herz eingeschaltet ist, neigen wir weniger dazu, uns auf das Negative zu fokussieren. Das heißt nicht, dass Ihnen alles, was Sie sehen, gefällt oder dass Sie mit allem einverstanden sind – darum geht es nicht. Wenn Sie etwas mit dem Herzen einschätzen, haben Sie immer noch Ihre Überzeugung, aber Sie haben auch andere Wahlmöglichkeiten (nämlich Gefühle wie Mitgefühl oder Wertschätzung), die vorher vielleicht nicht mit im Spiel waren. Im Laufe der Zeit werden Sie von der Wärme dieser Empfindungen sehr viel stärker angezogen als vorher durch Ihre Bewertungen und Meinungen – es wird Ihnen ein Bedürfnis, veraltete mentale Konstrukte abzulegen.

Für kopfgesteuerte Menschen erscheint es am wichtigsten, alles einzuschätzen und zu bewerten. Sie kommen zu Schlussfolgerungen, auf denen ihre Bewertungen und Entscheidungen basieren. Wir behaupten nicht, dass es falsch oder schlecht sei, Themen oder Menschen rational einzuschätzen. Doch ohne Herzensqualitäten können Ihnen diese Eindrücke zwangsläufig nicht das ganze Bild vermitteln. Unterscheidungen, zu denen Sie mit dem Herzen gelangen, berücksichtigen das Ganze. Als natürliche Folge davon verwenden Sie weniger Energie auf die bereits gebildeten Meinungen und Urteile. Sobald Sie gelernt haben, dem Herzen die Führung zu überlassen, werden Sie sich selbstverständlich dieser Meinungen immer noch bewusst sein. Aber Sie sind auch neuen Möglichkeiten gegenüber offen; Ihr Herz und Ihr Verstand sind nicht mehr verschlossen oder eingeschränkt.

Negative Bewertungen sind schlicht ungesund. Wie anderes, was mit Defiziten zu tun hat, rufen sie in unserem Organismus Stress und Inkohärenz hervor. Negative Einstellungen und Gefühle, die dann durch Ihren Körper strömen, sind toxisch und sie verschließen uns den Weg zum Reichtum des Herzens. Bewertungen haben noch einen weiteren Nachteil: Wegen der negativen Auswirkungen auf den Körper erleidet die urteilende Person selbst den größten Schaden. Man könnte fast sagen, dass unser Organismus so angelegt ist, dass er es uns möglicherweise heimzahlt.

Nehmen wir an, ein Wagen vor Ihnen schert aus und blockiert die Kreuzung, sodass Sie die grüne Ampel nicht mehr erwischen. Das bringt Sie auf die Palme, weil Sie ohnehin spät dran waren. In Ihrer Phantasie verfassen Sie ein Urteil über den Autofahrer: er ist rücksichtslos und so weiter. Er fährt fröhlich davon und weiß nicht einmal, was Sie von ihm halten. In Ihrem Organismus aber zirkuliert das biochemische Substrat der bewertenden Energie, die Sie erschöpft, auslaugt und aus dem Gleichgewicht bringt.

Urteile zu bilden und an ihnen festzuhalten kostet sehr viel Energie – denn dadurch überprüfen Sie ständig Ihre Umgebung, stellen Fehler fest, bewerten ihre Wichtigkeit und verteidigen eisern Ihre Meinung. Laden Sie die Urteile zudem emotional auf, kommt Sie diese Investition noch teurer zu stehen. Meistens ist es unmöglich, *alle* Aspekte eines Problems oder eines Menschen oder all seine Beweggründe zu kennen. Warum also sollten wir so viel Energie auf das Urteilen verwenden? Haben wir nichts Besseres zu tun? Doch, aber das Urteilen befriedigt, weil wir damit unseren eigenen Standpunkt verteidigen.

Vor einigen Jahren hielt ich (Howard Martin) in einer militärischen Anlage in Texas ein Seminar für circa 75 Mitarbeiter, die in der Drogen- und Alkoholberatung tätig waren, ab. Die Gruppe bestand aus uniformierten und zivilen Angestellten. Die Schulung lief gut, aber ich merkte, dass ein Zivilist, der ganz hinten saß, nicht wirklich teilnahm. Er starrte mich an, hörte also offensichtlich zu, aber er hatte sein Manuskript nicht aufgeschlagen und sich auch nicht an schriftlichen Übungen der Gruppe beteiligt.

Zuerst dachte ich, dass dies wohl einer von der harten Sorte sei. Vielleicht ein früherer Armeeangehöriger; ja, wahrscheinlich ein Ausbilder. Ich konnte mir vorstellen, dass sein Vorgesetzter ihn zur Teilnahme an diesem Kurs gezwungen hatte und dass er deshalb mit der entsprechenden Haltung dasaß, weil er mit dem ganzen „Herzkram" nichts anfangen konnte. Als wir Pause machten, hatte mir mein Urteil bereits erlaubt anzunehmen, dass es wohl noch schlimmer sei. Dieser Kerl stellte wahrscheinlich schon immer ein Disziplinproblem dar und machte seinen Vorgesetzten Kummer ohne Ende. Während der Pause fragte mich der zuständige Major, wie es gehe. „Gut", antwortete ich, „nur einer nimmt nicht teil. Er sitzt gelangweilt und unaufmerksam da und hat nicht einmal sein Manuskript aufgeschlagen." „Wer ist das?", fragte der Offizier nach. Als ich auf ihn deutete, lachte der Major. „Das ist Robert", antwortete er. „Er ist einer unserer allerbesten Berater. Er sieht vielleicht nicht so aus, aber er ist blind. Er schlägt sein Manuskript nicht auf, weil er nicht lesen kann." Ich kam mir augenblicklich sehr klein vor, weil mir klar wurde, wie meine Urteile mich in die Irre geführt hatten. Deshalb sprach ich Robert an. Statt mir die Haltung zu zeigen, die ich auf seinem Gesicht zu lesen glaubte, sagte er, dies sei eines der besten Seminare, das er je besucht habe. Er wünschte, jeder, der in der Einrichtung arbeite, könne daran teilnehmen.

Der Verstand geht gern davon aus, dass „er weiß, was los ist", aber oft nimmt er einfach nicht richtig wahr. Wir urteilen ständig, täglich, stündlich, und unsere Bewertungen beruhen zumeist auf mangelnden Informationen. Denken Sie nur an die Urteile aufgrund von etwas, was wir gelesen oder im Fernsehen gesehen haben. Wenn wir jemanden beurteilen und dann ihm oder ihr gegenüber eine bestimmte Einstellung haben, dann schalten wir *andere* Möglichkeiten aus und verschließen uns den Erkenntnissen unseres Herzens. An einem bestimmten Punkt in der Evolution war das vielleicht das Beste, was wir tun konnten. Es ist vorstellbar, dass der Mensch der Frühzeit, der seine Emotionen nicht kontrollieren konnte und auch kognitiv nicht sehr entwickelt war, Urteile fällte, die sein Leben retteten. Er bezahlte (nach der heute möglichen Sicht) teuer dafür – aber der Preis erscheint sinnvoll, wenn er rechtzeitig daran dachte, Säbelzahn-Tigern aus dem Weg zu gehen oder seine Hand nicht ins Feuer zu halten.

Bei der Lektüre denken vielleicht einige von Ihnen: „Ich brauche meine Urteile und meine Selbsteinschätzung, um zu überleben. Ich muss wissen, was ich meiden muss und was ich gutheißen kann auf der Welt." Wir verstehen Sie – und wir behaupten dennoch, dass kopfgesteuerte Urteile eine kostspielige und überholte Herangehensweise sind. In unserer Entwicklung stehen wir an der Schwelle zu neuen Möglichkeiten. Mit dem Herzen zu unterscheiden ist eine bessere, effizientere Wahl. Auch Sie sind in der Lage dazu. Warum probieren Sie sie nicht einmal aus?

Vermeiden Sie es, sich selbst (negativ) zu bewerten!

Noch schädlicher sind unsere Selbst-Beurteilungen. Wenn wir unseren eigenen Ansprüchen nicht gerecht werden, sind wir uns selbst gegenüber oft unnachgiebiger als bei anderen. So wie ich (H. Martin) einige Vermutungen über den blinden Robert hegte, können wir leicht fälschliche Meinungen über uns selbst und sogar über unsere Absichten hegen.

Die wenigsten von uns sind in einer sie optimal unterstützenden Umgebung aufgewachsen. Die Meinungen, die andere in diesen prägenden Jahren von uns hatten, klingen oft noch Jahrzehnte später in unseren Ohren nach. Wenn unsere frühen Bezugspersonen uns hart und unfair beurteilten, nehmen wir diese Bewertungen vielleicht immer noch für bare Münze, statt uns selbst gegenüber liebevoll und offen zu sein.

Wenn wir einen Fehler machen und uns danach scharf verurteilen, dann zahlen wir einen Zinseszins für eine Fehlinvestition. Wir handeln nicht immer so, wie es uns angenehm ist, doch es bringt auch nichts, wenn wir uns für unsere Fehler auch noch bestrafen. Indem Sie Ihre Herzintelligenz bewusst entwickeln, können Sie Ihre Fehler objektiv betrachten und aus ihnen lernen, ohne sich selbst abzuwerten und zu beschuldigen. Sie können sich selbst so unterstützen und ermuntern, wie Sie es bei einem anderen Menschen tun würden, den Sie sehr mögen. Das ist nicht immer leicht, aber die Mühe lohnt sich.

Weil wir andere und uns selbst so automatisch bewerten, können wir uns leicht eine beurteilende Sichtweise aneignen, ohne es überhaupt zu merken. Schließlich bewerten alle anderen an unserem Arbeitsplatz oder in unserer Familie auch. Wir sind von der Gesellschaft darauf konditioniert, ständig zu werten. Ein klassisches Beispiel dafür ist so widersprüchlich, dass es schon fast wieder komisch ist. Diese „Krankheit“ tritt besonders oft nach Seminaren zur Persönlichkeitsentwicklung auf, bei denen wir etliche Durchbrüche erlebten und neue Einsichten gewannen. Wir gehen nach Hause und dort steigt uns unser Erfolg direkt in den Kopf. Dieses Spiel wird „Ich-bin-weiter-entwickelt-als-du” genannt. Statt unsere eigene Entwicklung wertzuschätzen, zeigen wir mit dem Finger auf alle anderen, die das, was wir wissen, nicht wissen. Wir haben das alle schon einmal getan. Nehmen Sie sich vor dieser Neigung in Acht, selbst beim Lesen dieses Buches. Wir haben auf bestimmte Energieverluste geachtet. Wenn Sie sie bei sich selbst deutlicher erkennen, fallen sie Ihnen natürlich auch in Ihrer Umgebung auf. Hüten Sie sich vor Gedanken wie: „Diese Frau kann ja kaum etwas wertschätzen!” oder „So war ich früher auch, aber jetzt bin ich emotional reifer”. Bevor Sie sich versehen, beurteilen Sie die Bewertungen anderer Menschen. „Schauen Sie nur, wie rasch er sich entschieden hat. Was für ein wertender Mensch!”

Das ist eine ernst gemeinte Warnung: Wenn wir uns solche selbstgerechten Urteile erlauben, machen wir den Gewinn zunichte, den wir in anderen Bereichen erzielen, in denen wir uns auf unser Herz konzentrieren. Geben Sie dieser Versuchung nicht nach! Warum wollen Sie Ihren Fortschritt torpedieren? Wenden Sie Ihr neues Wissen über Energieverluste und die Kraft des Herzens auf sich selbst an! Konzentrieren Sie sich liebevoll auf Ihr eigenes Wachstum. In dem Maß, in dem Sie liebevoller mit sich selbst umgehen, begegnen Sie auch anderen großzügig.

Ihr Kopf wird weiterhin seine Einschätzungen vornehmen und seine Meinungen vertreten. Das ist für Entscheidungsprozesse auch wichtig. Doch mit der idealen Partnerschaft zwischen Kopf und Herz können Sie so entscheiden, wie es für das Ganze am besten ist. Diese feineren Unterscheidungen mit dem Herzen erlebt man erst, wenn der innere Lärm und das innere Rauschen (aufgrund von Urteilen) nachgelassen haben. Wir werden nicht die ganze 'Urteilitis' über Nacht loswerden. Das geschieht schrittweise, indem wir uns immer häufiger dabei ertappen. Der erste Schritt in diesem Prozess besteht darin, die eigene Neigung zu erkennen, sich selbst und andere zu bewerten. Prüfen Sie, ob Sie zu Folgendem neigen:

Eine Neigung, andere zu bewerten?

1. Ich kritisiere rasch.
2. Mir fallen häufig Dinge auf, die mich stören.
3. Ich habe oft eine dezidierte Meinung, besonders darüber, was alles verkehrt in der Welt ist.
4. Ich habe meistens das Gefühl, dass ich Recht habe und die anderen Menschen Unrecht.
5. Ich empfinde regelmäßig ein Gefühl von „ich gegen den Rest" und ich denke auch so.

Eine Neigung, sich selbst zu bewerten?

1. Ich kritisiere mich ständig.
2. Ich mache nie etwas richtig.
3. Ich habe das Gefühl, alle anderen machen alles besser als ich.

Wenn Sie den Eindruck haben, Sie kritisierten zu viel, machen Sie sich keine Sorgen. Sie sind damit keineswegs allein. Erinnern Sie sich daran, dass wir in einem Meer von Urteilen und bewertenden Mustern leben. Und unsere Umwelt verstärkt dieses Verhalten. Weil wir uns an diese Muster in der Gesellschaft angepasst haben, bedarf es einiger Übung, sie hinter uns zu lassen. Hören Sie schrittweise mit dem Bewerten auf, indem Sie weniger Energie darauf verwenden. Natürlich werden Sie auch weiterhin Dinge bemerken, denen Sie nicht zustimmen, und sich aufgrund Ihrer Wahrnehmungen eine Meinung bilden. Das können Sie nicht vermeiden. Doch wenn Sie das Nicht-Bewerten üben, können Sie den Einfluss von Urteilen und ihre schädlichen Auswirkungen abbauen.

Unvoreingenommenheit einüben

Es ist recht leicht, sich ein oder zwei fragwürdige bewertende Gedanken über jemanden zu machen, doch dabei belassen wir es in der Regel nicht. Typischerweise führt uns ein wertender Gedanke zum nächsten; anschließend reagieren wir emotional auf diese Gedanken, verstärken so den Energieverlust und verankern sie in unseren mental-emotionalen Verschaltungen im Gehirn.

Die folgende Übung hilft Ihnen, dieses Muster zu durchbrechen: Lösen Sie Ihre innere Alarmanlage aus, wenn Sie wertend denken. Sobald Sie sich dabei ertappen, beobachten Sie die nächsten, folgenden Gedanken. Halten Sie diesen Prozess an! Manchmal muss man sich in einen tief verankerten neutralen Zustand begeben, um die Macht der Bewertungen zu stoppen. Praktizieren Sie die FREEZE-FRAME-Schritte, bleiben Sie im neutralen Zustand und achten Sie darauf, was geschieht.

Ein Beispiel: Stellen Sie sich vor, Sie gehen nachts allein eine dunkle, abgelegene Straße entlang. An der nächsten Kreuzung sehen Sie vier unangenehm wirkende Typen, die offensichtlich Alkohol trinken. Sie sagen sich vielleicht: „Die Kerle sehen so aus, als ob es Schwierigkeiten geben könnte. Ich gehe lieber eine andere Straße entlang, eine, die besser beleuchtet ist." Es kann durchaus eine gute Idee, ja, vielleicht sogar eine lebensrettende Idee, einen anderen Weg zu wählen; doch wenn Sie dem Anblick der Männer emotionale Energie geben, dann urteilen Sie.

Sie müssen zugeben, dass Sie diese Menschen nicht wirklich kennen und nicht wissen, was sie da tun. Sie könnten werten: „Diese Typen sind der Abschaum, wertlose Kreaturen." Während Sie so die biochemische Toxinwirkung der Bewertung in Ihrem Organismus in Bewegung bringen, erscheint es ganz natürlich zu schimpfen: „Wo ist die Polizei, wenn man sie einmal braucht? Wie steht es um unsere Gesellschaft, wenn solche Gestalten frei herumlaufen dürfen?" Wenn auch die Angst noch mit ins Spiel kommt, ist sie nur das i-Tüpfelchen. Deshalb hat Ihnen die Begegnung mit den Kerlen an der Ecke wirklich geschadet – nicht die Menschen haben Ihnen jedoch geschadet, sondern Sie selbst. Sie waren nicht verpflichtet, so zu denken und zu fühlen. Eine derart toxische Wirkung hätten Sie unterbinden können, indem Sie sich an Ihr Herz gewandt hätten, um eine ausgewogene und selbstsichere Haltung zu bewahren, selbst wenn Sie einen anderen Weg gegangen wären. Die Unterscheidung mit Hilfe des Herzens hätte Ihnen zumindest zu einem neutralen Zustand verholfen: „Ich kenne diese Kerle zwar nicht, aber ich gehe lieber eine andere Straße entlang, für den Fall des Falles. Warum soll ich mich in eine potenzielle Gefahr begeben?"

Der Weg, Urteile zu vermeiden, besteht darin, den Verstand ganz bewusst dem Herzen unterzuordnen und zu einem stabilen neutralen Zustand zu finden. Sie brauchen nicht alles zu glauben oder durch die rosarote Brille zu betrachten. Doch von einer neutralen Position aus kann man zumindest fragen: „Was wäre, wenn ...?" Was wäre, wenn die Situation doch anders wäre, als Sie dachten? Oder was wäre, wenn sie so wäre, wie Sie dachten? Indem Sie sich nicht vorschnell eine Meinung bilden oder Annahmen formulieren, bleiben Sie offen für die Wahrheit und die Wirklichkeit. In einem Zustand des neutralen Nicht-Bewertens kann sich Ihr Herz einschalten und Sie können zusehen, wie sich Ihre Wahrnehmung ändert.

Schätzen Sie aus dieser neuen Sichtweise heraus das Leben wert; empfinden Sie willentlich Mitgefühl und Fürsorge, während Sie Ihre nächsten Handlungsschritte planen. Allein diese Schritte werden viel von Ihren Urteilen aufheben.

Der nicht mit dem Herzen verbundene Verstand hat das Bedürfnis, alles einzuordnen und Menschen, Situationen und Themen zurechtzustutzen. Sobald Sie mit dem Herzen sehen, nehmen Sie gar nicht so viel Unangenehmes wahr; Sie fühlen sich dann auch nicht wohl dabei, viel zu bewerten. Die Herzintelligenz verändert die Verschaltungen der mechanischen, gewohnten Bewertungsmuster.

Praktizieren Sie den FREEZE-FRAME-Fünfschritt, sobald Sie sich beim harten Urteilen ertappen, um in einen neutralen Zustand zu kommen und eine intuitive, ausgewogene Sichtweise zu entwickeln. Bitten Sie Ihr Herz um Hilfe bei dem Bemühen, sich von Urteilen zu lösen. Aktivieren Sie dann den Power-Tool-Kraftspender Wertschätzung. Versuchen Sie, etwas Anerkennenswertes an der Person, der Situation oder dem Thema zu entdecken, statt nur zu urteilen.

Sie sorgen gut für sich selbst, wenn Sie diesen Kraftspender einsetzen. Viele Religionen sprechen über das Nicht-Bewerten, doch anscheinend wissen nur Heilige, wie man es abstellen kann. Das Nicht-Urteilen als Grundgefühl des Herzens ist ein ausgewogener, neutraler Zustand. Wer um die Kraft des Nicht-Urteilens weiß, kann in diesen Zustand kommen. Das

Nicht-Bewerten ist ein nächster Schritt auf dem Weg des menschlichen Überlebens und der Evolution. Verwirklichen Sie mit Hilfe der Herzintelligenz das Nicht-Bewerten (das ist, wie Sie mittlerweile wissen, möglich) und entspannen Sie sich.

3. Power-Tool-Kraftspender: Vergebung

Sobald Sie die Power-Tool-Kraftspender des Herzens nutzen, werden Sie etwas Interessantes feststellen: Sie merken vielleicht, dass es Ihnen in vielen Bereichen gut gelingt; Sie entdecken die Vorteile eines vom Herzen bestimmten Lebens, lernen die Macht der Liebe kennen und können immer mehr in Ihrer Umgebung aufrichtig wertschätzen. Weil Sie Ihr Leben mehr lieben, werden Ihre Empfindungen reicher, angenehmer. Wahrscheinlich nehmen Sie auch auftretende Spannungen schneller wahr. Sie können einsetzenden Stress immer leichter unterbinden. Sie sind allmählich stolz auf Ihre Fortschritte Das ist auch gut so. Allein diese Veränderungen werden Ihre Lebensqualität stark erhöhen. Außerdem werden sie sich vertiefen und zunehmen. Sie sind eindeutig auf dem richtigen Weg.

Doch aus Erfahrung wissen wir, dass Menschen, die sich aus ihren mentalen und emotionalen Inkohärenzmustern befreien wollen, sich schließlich mit ihren innersten Problemen auseinandersetzen müssen.

Es ist eine großartige Erfahrung, wenn Sie lernen, rasch in einen neutralen Zustand zu kommen, wenn zum Beispiel jemand Sie im Straßenverkehr schneidet. Wenn Sie Ihre Angst bei einer Konfrontation im Büro überwinden können, indem Sie etwas aufrichtig wertschätzen, dann ist das ein unschätzbarer Gewinn. Doch wie sieht es mit den alten Problemen aus, die sich schon seit Jahren auf Ihrer Sollseite stapeln und Ihre Lebensqualität einschränken? Es handelt sich dabei um Gelegenheiten, bei denen Sie schlecht behandelt wurden, um Situationen, in denen Ihr Gegenüber wusste (oder hätte wissen sollen), dass sein oder ihr Verhalten Sie verletzt, und die Person dennoch so handelte. Es sind Augenblicke, in denen Ihre Liebe oder Ihr Vertrauen verraten wurden, oder Zeiten, in denen jemand Ihrem Partner oder Ihrer Partnerin unrecht tat.

Vergebung ist einer der schwierigsten Power-Tool-Kraftspender überhaupt. Oft sagen Menschen, sie hätten jemandem etwas vergeben, doch leiden sie dann noch Wochen, Monate oder gar Jahre unter Inkohärenz. Treuebruch, Ungerechtigkeiten, Beleidigungen und Kränkungen schmerzen uns nicht nur, sie verletzen unseren Stolz. Wir nehmen sie persönlich; deshalb können wir nur schwer von ihnen ablassen. Und dennoch müssen wir verzeihen, um diese alten, langwierigen Wunden wirklich heilen zu lassen.

Mag es auch schwierig erscheinen, in einem Punkt können Sie jedoch sicher sein: Ganz tief in Ihrem Herzen haben Sie die Kraft, diese alten Probleme, die immer noch Ihre Freiheit einschränken, hinter sich zu lassen. Gerade die schwierigsten Schritte, bei denen Sie an Ihre Grenzen stoßen, sind notwendig für einen Quantensprung in ein innerlich und äußerlich freies, neues Leben.

Mit Liebe überwinden

Schlimme Verletzungen zu verzeihen braucht Zeit. Vielleicht müssen Sie dafür auch erst Ihr Herz stärken und öffnen. Bauen Sie mit den Techniken der HEARTMATH – HERZINTELLIGENZ-Methode möglichst viele andere Defizite und Energieverluste ab. Denken, fühlen und handeln Sie dann mit der Unterstützung Ihrer Herzintelligenz so, dass Sie öfter mit den Grundgefühlen Ihres Herzens in Kontakt sind und dadurch positive Erfahrungen speichern.

Indem Sie Ihre Defizite und Mangelerfahrungen abbauen und Ihre Energie mehren, erhöhen Sie Ihre Energievorräte. Dadurch gewinnen Sie Substanz und Kraft, um Zuneigung zu empfinden und zu vergeben. Seien Sie geduldig mit sich, aber lassen Sie nicht locker. Lassen Sie sich konsequent von Ihrem Herzen leiten und lassen Sie die Vergangenheit hinter sich. Dann werden sich im Laufe der Zeit die alten, ungelösten Gefühle auflösen und Sie werden immer leichter verzeihen können.

Selbst wenn Sie nur *versuchen*, zu verzeihen, werden Sie neue Einsichten gewinnen. Durch die Unterscheidungskraft Ihres Herzens erkennen Sie vielleicht, dass die Menschen, denen Sie grollen, taten, was ihnen möglich war – auch wenn sie Ihnen vielleicht unrecht taten. Vielleicht konnten sie, aus welchem Grund auch immer, ihr unrechtes Handeln einfach nicht verhindern. Es lohnt sich, diese Möglichkeit zu überdenken.

Betrachten Sie es einmal so: Wahrscheinlich gab es auch schon Gelegenheiten, bei denen *Sie* so handelten, dass jemand anders Ihnen nur schwer verzeihen konnte. Jemand anderem gefiel Ihr Handeln nicht, unabhängig davon, ob es sich um eine unwichtige oder eine wichtige Begebenheit handelte, und er grollt Ihnen deshalb. Es könnte ja sein, dass diese Person auch dieses Buch liest (oder ein anderes Buch zum Thema Verzeihen) und ihre Vergangenheit danach absucht, wem sie vergeben muss und was sie dafür braucht. Vielleicht fallen Sie dieser Person ein oder stehen ganz oben auf ihrer Liste.

Wenn Sie wüssten, dass diese Person Groll Ihnen gegenüber hegt, würden Sie wahrscheinlich auf Verständnis und Nachsicht (auf Vergebung) hoffen. Vielleicht finden Sie Ihr Verhalten auch nicht gerade rühmlich, doch bestimmte Faktoren haben Sie damals dazu geführt. Vielleicht haben auch Sie unter den damaligen Umständen nach bestem Wissen und Gewissen gehandelt, auch wenn das Ihr Verhalten *nicht entschuldigt*. Prüfen Sie, ob Sie nicht den Menschen gegenüber, denen Sie verzeihen müssen, ebenso großzügig sein können. Versuchen Sie, die Angelegenheit neutral zu sehen (das heißt: ohne emotionales Vorurteil), um zu einem tieferen Verständnis zu gelangen.

Fällt Ihnen nicht bei Ihrer Lektüre eine Person ein, die Ihr Verzeihen *nicht* verdient und die von Ihrer Großzügigkeit ausgenommen werden sollte? Wir alle sind Menschen begegnet, die bewusst böswillig gehandelt haben oder die aus Gewohnheit Missbrauch betrieben haben, rücksichtslos waren und uns dadurch verletzten. Wir schlagen Ihnen keineswegs vor, mit diesen Menschen zusammenzubleiben und sich verletzen zu lassen. Wenn Sie einem Menschen nicht vertrauen können, merken Sie sich das und gehen Sie ihm aus dem Weg.

Doch langfristig stellt sich nicht die Frage, ob jemand Vergebung *verdient* oder nicht. *Sie vergeben dem Übeltäter nicht um seinetwillen; Sie tun es für sich.* Verzeihen ist einfach Ihre energieeffizienteste Möglichkeit. Außerdem ist es die Einzige, die Ihrer Gesundheit und Ihrem Wohlbefinden zuträglich ist. Es befreit Sie von dem toxischen, schwächenden Energieraub eines lang gehegten Grolls. Lassen Sie die Schurken nicht mietfrei in Ihrem Kopf wohnen! Falls sie Sie schon in Ihrer Vergangenheit verletzt haben, warum lassen Sie sie dann noch jahrelang in Ihrer Vorstellung weiter verletzen? Es lohnt sich nicht, doch es kostet auch eine gewisse Anstrengung, damit aufzuhören. Sie können die nötige Kraft aufbringen, um den Menschen zu vergeben, die Ihnen unrecht taten – das ist ein Akt der *Selbstfürsorge*. Dabei können Sie ganz egoistisch sein.

Gehen Sie das Verzeihen langsam an. Der tiefste Groll versteckt sich unter Verletzungen und Schmerz. Wir meinen, dass wir uns schützen, indem wir *nicht* vergeben. Erkennen Sie diese Denkweise an und seien Sie behutsam mit sich. Vergebung bedeutet, dass Sie sich entschlossen haben, den Schmerz in Ihrem Inneren nicht weiter schwären zu lassen, selbst wenn er hin und wieder auftaucht. Verzeihen ist ein wirkungsvolles, doch auch schwieriges Instrument, das Sie, selbst unter den extremsten Umständen, unterstützt und ehrt.

Die Kraft des Herzens nutzen – darum geht es

David McArthur, einer unserer Kollegen am HeartMath-Institut, war früher stellvertretender Justizminister in New Mexiko. Vor Jahren hatten er und seine Frau sich freiwillig angeboten, einen entfernten Verwandten aufzunehmen, der, wie sich herausstellte, schwerwiegende mentale und emotionale Probleme hatte. Nachdem er einige Monate bei ihnen gewohnt hatte, zog der Cousin eine Waffe aus der Tasche und tötete ohne ersichtlichen Grund Davids Frau.

Trotz seiner Trauer und seines Schmerzes – und dem seiner einjährigen Tochter – konnte David allmählich verstehen, dass dieser junge Mann für sein Handeln nicht verantwortlich gemacht werden konnte. Als er erkannte, dass der Mann zur Vernunft nicht fähig war, vergab er ihm. Dieses Verbrechen war so furchtbar, dass die Einwohner der Stadt empört waren. Aus Mitgefühl für diesen gestörten Mann suchte David jedoch einen Anwalt, der den Fall übernahm und darum kämpfte, dass der junge Mann in eine psychiatrische Klinik eingewiesen wurde, statt wegen Mordes vor Gericht gestellt zu werden.

Davids Verzeihen war außergewöhnlich. Es wäre leicht nachvollziehbar gewesen, wenn er die Wut über den Mord an seiner Frau bis zum eigenen Tod mit sich herumgetragen hätte. Er hätte sich selbst seine Entscheidung, den Jungen bei sich aufgenommen zu haben, vorwerfen können, oder er hätte die Ungerechtigkeit Gottes und des Universums anklagen können, dass sie seine Freundlichkeit missbrauchten. Stattdessen konnte er mit der Kraft seines Herzens dem jungen Mann verzeihen und weiterleben. Er besuchte seinen Cousin sogar in der geschlossenen Anstalt und sagte ihm ganz aufrichtig, dass er ihm verzeihe. Er zeigte erstaunliche Stärke und Reife. David sagte dazu: „Um zu vergeben, muss man zuerst sich selbst Liebe schenken, um eigene Verletzungen und Schmerzen zu heilen. Wenn das dann transformiert ist, hat man die Kraft und die Fähigkeit, andere zu lieben und ihnen zu vergeben.

Damals standen David die Techniken der HERZINTELLIGENZ-Methode nicht zur Verfügung, doch zum Glück war er ein Mensch mit einem großen Herzen. Für die meisten Menschen würde es viel Arbeit bedeuten, all die gerechtfertigten negativen Gefühle und Gedanken im Zusammenhang mit einer so schrecklichen Erfahrung zu überwinden. An so einem Punkt vermitteln die FREEZE-FRAME-Schritte die Fähigkeit, die Situation klarer zu sehen. Die Power-Tool-Kraftspender Wertschätzung und Unvoreingenommenheit helfen beim Verzeihen enorm. Das regelmäßige Praktizieren der HEART-LOCK-IN-Herzübung und der CUT-THRU-Emotionstechnik (die Sie hier noch kennenlernen werden) ist von unschätzbarem Wert, um die emotionalen Überbleibsel eines größeren Problems zu beseitigen. Mit Hilfe all dieser Techniken und Arbeitshilfen vertiefen Sie die Verbindung zu Ihrer Herzintelligenz und Ihre Liebe. In einer so schwierigen Situation, wie David sie bewältigte, brauchen die meisten von uns all diese Anregungen, um vergeben zu können.

Das Verzeihen einer solchen Tat erfordert ein großes Herz und viel Kraft. Sie lässt sich am besten durch die Liebe erreichen. Letztlich kann nur eine einzige Macht alten Groll und vergangene Verletzungen auflösen, nämlich die Liebe, die „Mutter" aller Kraftspender des Herzens. Vergebung entwickeln Sie, indem Sie sich selbst mehr Liebe schenken und diese Liebe dann auch zum Verzeihen einsetzen. Die Belohnung für eine derart tiefgehende Arbeit macht sicher das Leid wett, das es mit sich bringen würde, dauerhaft mit den Verletzungen und Schmerzen zu leben.

Dabei werden Sie feststellen, dass Vergebung oft mit vielen negativen Gefühlszuständen einhergeht – einem Wirrwarr aus Rechtfertigungen, Vorwürfen, Verletzungen, einem Gefühl der Ungerechtigkeit, übertriebener Fürsorge und Urteilen. All diese Gefühle und Reaktionen *haften* an einem Unrecht (oder an der Unterlassung einer Handlung), das Ihnen von jemand anderem angetan wurde. Damit wird das ganze Thema völlig unentwirrbar.

Die Inkohärenz, die aus dem Festhalten an dem alten Groll und der Unversöhnlichkeit resultiert, hindert Sie daran, mit Ihrem wahren Selbst in Kontakt zu sein – es beeinträchtigt eine neue (potenziell mögliche) Lebensqualität. Metaphorisch gesehen entspricht sie dem Vorhang zwischen dem

Raum, in dem Sie jetzt leben, und einem *neuen* Raum – einem, der viel größer und schöner ‚eingerichtet' ist als der jetzige. Der Akt des Verzeihens entfernt diesen Vorhang. Ihre alten Angelegenheiten zu bereinigen kann so viel Energie freisetzen, dass Sie gleich in ein neues Haus gelangen. *Das Verzeihen entlässt Sie aus einem selbst errichteten Gefängnis, in dem Sie sowohl der Häftling als auch der Gefängniswärter sind.*

Vergeben Sie sich selbst

Zögern Sie nicht, die Kraft der Liebe nach innen, auf sich selbst zu lenken, wenn dies nötig ist. Es mag manchmal schwer sein, jemand anderem zu vergeben, doch es ist gelegentlich noch schwieriger, uns selbst zu vergeben. Beim Tod eines geliebten Menschen denken wir: „Wäre ich nur früher nach Hause gekommen. Hätte ich nur anders gehandelt. Hätte ich nur dies oder jenes gesagt." Es ist gerade so, als wären wir an seinem oder ihrem Tod schuld. Wenn wir entlassen werden oder eine Beziehung auseinandergeht, machen wir vielleicht zunächst den anderen Vorwürfe, doch im Allgemeinen zeigen wir schließlich mit dem Finger auf uns selbst: „Ich hätte anders sein sollen." Manche Menschen neigen dazu so stark, dass in ihrem Kopf ständig ein innerer Monolog aus Selbstvorwürfen abläuft. Sie sind mit einem inneren Kritiker ‚gesegnet', der ihre Entscheidungen und Handlungen immer schlecht bewertet.

Die Hauptfigur Will in dem Film *Good Will Hunting* hatte eine Menge emotionale Probleme und war auf dem besten Weg in eine Verbrecher- und Gefängniskarriere. Er konnte seine Probleme nicht hinter sich lassen und vergeudete sein Talent. Ein freundlicher, fürsorglicher Mentor bat mehrere Psychiater um Hilfe, doch sie konnten nichts ausrichten. Will war zu clever für sie. Schließlich gelang einem Psychiater mit einem großen Herzen der Durchbruch. Will war als Kind missbraucht worden und trug unglaublich viel Ärger und Schuld mit sich herum. Ein Kind, das Liebe sucht und Missbrauch und Feindseligkeit begegnet, fühlt sich nicht liebenswert. Es macht sich selbst Vorwürfe, auch wenn es nicht schuld ist. Als der Psychologe Will half, sich selbst zu vergeben – als Will *gefühlsmäßig* (nicht *rational*) verstand, dass er an seiner Vergangenheit nicht schuld war –, erlebte er eine dramatische Veränderung. Alle Puzzleteile seines Lebens fügten sich zusammen und sein Talent konnte voll zu Tage treten. In der letzten Szene fährt er, von seiner Vergangenheit befreit, auf der Autobahn einem neuen Leben und der Liebe entgegen.

Mit dem eigenen Herzen in tieferen Kontakt zu kommen, das verändert alles. Wirkliches Verzeihen kann auch Ihr Leben verändern. Doch Sie müssen, wie es auch Will lernte, zuerst und vor allem sich selbst vergeben. Ansonsten werden Ihre Schuldgefühle und Selbstvorwürfe den freien Energiefluss behindern.

Nehmen Sie sich einen Moment Zeit und fragen Sie sich, ob Sie sich selbst gegenüber irgendeinen Groll hegen. Wie er auch begründet sein mag, finden Sie einen Weg, sich zu vergeben. Einem anderen Menschen zu vergeben ist nur die eine Hälfte, wenn Sie sich selbst weiterhin Vorwürfe machen.

Achtung: Kein Verzeihen mit Einschränkungen

Um wirklich zu verzeihen, muss man lernen, ganz zu verzeihen. Es ist leicht, einem Zehn-Kilo-Problem eine halbe Tasse Verzeihung entgegenzubringen. Sie können sich zwar für Ihr Bemühen wertschätzen, doch dieses „Verzeihen mit Einschränkung" wird nicht wirklich helfen.

Stellen Sie sich vor, Sie seien die Personalchefin eines Unternehmens. Ihre Arbeit gefällt Ihnen und Sie bemühen sich, immer gerecht zu sein. Als Sie eines Tages an der Kantine vorbeigehen, hören Sie zufällig, wie eine Sekretärin über Sie klatscht. Sie macht einige wirklich beleidigende Bemerkungen. Sie stellen Sie sofort zur Rede, aber Sie sind anschließend immer noch geladen. Um in Ihrem Herzen Raum für Vergebung zu finden, müssen Sie jetzt einiges tun. Aber wenn Sie in den folgenden Tagen behutsam daran arbeiten, wird es Ihnen gelingen. Ihre Mühe lohnt sich. Die Wolke, die über Ihnen schwebte und Ihre Energie raubte, scheint sich zu verziehen. Sie sind wieder Sie selbst.

Dann kommt der Zeitpunkt, bei Gehaltserhöhungen die Sekretärin vorzuschlagen, aber Sie beginnen, sie zu übergehen – nicht wegen ihrer Arbeit, sondern wegen der Bemerkungen über Sie. Offensichtlich haben Sie ihr nicht vollständig vergeben. Sie suchen genüsslich eine Gelegenheit, es ihr heimzuzahlen. Aber Achtung: Wenn Sie diese vermeintliche Chance nutzen, zahlen Sie mit Ihrer eigenen Energie dafür.

Hüten Sie sich vor Verzeihen mit Einschränkungen! Sie erkennen es an Aussagen wie den folgenden: „Ich habe ihr ja verziehen, aber..." Die Worte können unterschiedlich sein, aber der Tenor ist der gleiche: „Ich habe ihm verziehen, dass er mich betrogen hat, aber nicht, dass es mit meiner besten Freundin war." Oder: „Ich habe ihr zwar verziehen, aber ich möchte sie nie mehr sehen oder wieder mit ihr sprechen." Verzeihen mit Einschränkung lässt Sie zwar in dem *Glauben*, Sie hätten jemandem vergeben. Aber selbst Jahre später können Sie noch feststellen, dass allein die Erwähnung des Namens ein ungutes Gefühl auslöst.

Ihre anfängliche Mühe war wertvoll, sie war nur nicht ausreichend, um auch auf der zellulären Ebene Erleichterung zu bringen. Es kann sogar sein, dass Sie der Person damals *tatsächlich* alles vergaben, was Sie zu dieser Zeit wussten, dass aber im Laufe der Jahre noch andere Aspekte ans Tageslicht kamen. Groll auszumerzen gleicht dem Herausziehen eines Dorns. Selbst wenn man den größten Teil herauszieht, kann noch eine kleine Spitze stecken bleiben. Dieser letzte Rest muss später von selbst herauskommen. Wenn es so weit ist, werden Sie es daran merken, dass es noch mehr zu vergeben gibt.

Eingeschränktes Verzeihen bedeutet, dass irgendwann und irgendwie das bisherige Verzeihen unvollständig geblieben ist. Diese mangelnde Vollständigkeit verhindert den Durchbruch zu einem völlig neuen, anderen Leben und bindet an die alten, sich wiederholenden Muster. Den Segen des echten Vergebens erlebt nur, wer *vollständig* vergibt.

„Razor" entschärfen

(„Razor" ist der Spitzname von Howard Martin)

Sobald Sie alle Rechtfertigungen beiseite lassen und mit Ihrem Herzen gut in Kontakt sind, wird es leichter, zu vergeben. Sie spüren die Erleichterung schnell. Als junger Schulabgänger arbeitete ich (Howard Martin) im Einzelhandel in einem Einkaufszentrum. Eines Tages kam eine wohlhaben-de Japanerin herein; sie war eine gute Kundin und warb mich für einen anderen Arbeitsplatz ab. Sie eröffnete selbst ein neues Geschäft, in dem sie wertvolles chinesisches Porzellan und Kunstgegenstände verkaufen wollte. Sie dachte an mich als Geschäftsführer und bot mir erheblich mehr Geld an, als ich damals verdiente. Ich beschloss, es zu probieren, kündigte meine bishe-rige Arbeit und half ihr, das neue Unternehmen zu starten.

In den ersten Wochen musste ich sie von zu Hause abholen und herumfahren, während sie die Auslagen, Teppiche und so weiter aussuchte. Nach einer Woche holte ich sie einmal zehn Minuten zu spät ab. Sie ermahnte mich streng für meine Verspätung. Da ich etwas temperamentvoll war (oder, um es ehrlicher auszudrücken, emotional heftig reagierte), dachte ich mir – durchaus mit einer gewissen Leidenschaft – zahlreiche plausible Ausreden für meine Verspätung aus und auch Gründe dafür, warum sie nicht so streng hätte reagieren sollen. Den Rest des Tages arbeitete ich höflich und effizient. Alles schien in Ordnung zu sein. Als ich nach Hause kam, fand ich auf meinem Anrufbeantworter eine Nachricht von ihr: Ich war wegen Respektlosigkeit entlassen. Ich war schockiert und in Rage. Am nächsten Morgen rief ich meinen früheren Chef an und wollte wieder an meinen alten Arbeitsplatz, doch der war zwischenzeitlich vergeben. Ich war also arbeitslos.

An diesem Abend traf ich mich mit einigen Freunden, unter ihnen Doc Childre. Ich erzählte ihnen, was vorgefallen und wie ich behandelt worden war. Sie stimmten mir bei, dass das etwas unfair sei: Die Frau hätte ein wenig zu schnell gehandelt und ich sei in der Klemme. Als ich mich weiterhin wegen der Situation selbst bemitleidete, boten mir meine Freunde, da sie gute Freunde waren, eine etwas nüchternere Sichtweise der Lage an: „Weißt du, Razor (wörtlich: Rasierklinge), du hast ja auch wirklich eine recht scharfe Zunge", erinnerten sie mich. Deshalb hatte ich schließlich diesen Spitznamen, Razor; denn ich war scharfsinnig und gleichzeitig aufbrausend. Ihre Kommentare waren scherzhaft, aber ehrlich.

Auch ich (Doc Childre) erinnere mich an den Vorfall. Ich merkte, dass Howard mit der Situation nicht gut zurechtkam. Ich wusste auch, dass Groll und Selbstmitleid schwer wieder abzuschütteln sind, sobald sie sich erst einmal breitgemacht haben. Und ich wusste, dass diese Situation Howards Stolz verletzt hatte. Deshalb gab ich ihm einige Anregungen: „Geh nicht den üblichen Weg. Tu das, was die meisten anderen Menschen nicht tun würden. Bereinige jegliches Durcheinander, das du hinterlassen hast. Ob dir da-nach ist oder nicht, mach weiter mit deinem Leben und vergib dieser Frau. So wirst du mit dem Vorfall zurechtkommen und dich von wochen- oder monatelangem Groll befreien." Das war für einen jungen Mann, der sich beleidigt fühlte, eine schwierige Aufgabe, doch ich wusste um Howards Auf-richtigkeit. Wenn er mit sich selbst rang und mit seinem Herzen in Kontakt kam, konnte er es schaffen; das wusste ich.

Als ich (Howard Martin) diesen Vorschlag hörte, wusste ich, dass Childre Recht hatte. Nachdem ich eine Weile darüber nachgedacht hatte, merkte ich, dass ich ihr verzeihen musste. Ich beschloss, am nächsten Morgen zum Haus der Dame zu fahren und mich zu entschuldigen. Diese Entschuldigung sollte mein Verzeihen demonstrieren. Auf dem Weg dahin fiel mir jedoch auf, dass mein Plan dumm war. So brauchte ich nicht handeln. Wieder, diesmal noch mit frischem Schmerz, hatte ich das Gefühl, dass sie mich zu schnell für meine Unpünktlichkeit ermahnt, mich zu Unrecht entlassen und mein Leben durcheinandergebracht hatte! Je länger ich darüber nachdachte, desto weniger wollte ich ihr verzeihen, geschweige denn, mich persönlich entschuldigen. Der Kopf kompromittierte die ehrliche Absicht meines Herzens.

Schließlich hielt ich in einem Wald an und wandte mich an mein Herz. Ich saß einige Minuten lang da und wollte die Frau und die möglichen Gründe für meine Entlassung verstehen. Als ich mich in sie hineinversetzte, erkannte ich, dass auch sie in einer schwierigen Lage war: Sie hatte keinen Geschäftsführer für ihren neuen Laden. Vielleicht musste ich ihr *wirklich* verzeihen, ob ich ihr Verhalten nun guthieß oder nicht. Ich wusste, dass ich meinen Teil zu dieser Situation beigetragen hatte – nicht nur sie. Ich fuhr weiter. Als ich wieder auf der Straße war, ließ ich mich von meinem Verstand und den Emotionen wieder einholen und unterkriegen. Unzählige Gedanken (wie: „Wenn ich es richtig anstelle, hat sie vielleicht wenigstens Mitleid mit mir und zahlt mir eine Abfindung") schossen mir durch den Kopf. Als nächstes kamen Gedanken wie: „Ich entschuldige mich, einfach um zu beweisen, dass ich es kann, aber es ist trotzdem nicht ganz fair." Mein Verstand wurde immer gewiefter und bäumte sich noch ein letztes Mal auf: Ich wollte verzeihen und dabei einen verborgenen Plan hegen, um etwas zu bekommen, statt zu geben – welch eine hinterlistige Idee!

Ich hielt wieder an. Mir wurde bewusst, dass mein Vergeben aufrichtig sein musste, ohne Plan im Hinterkopf; sonst hatte ich gar nichts davon. Wenn ich nicht aufrichtig und von Herzen verzeihen konnte, hatte ich gar nichts erreicht. Ich hatte höchstens eine tolle Geschichte für meine Freunde. Weder sie noch mich würde es wirklich erleichtern. In diesem Wissen wandte ich mich tiefer nach innen und bot alle mir mögliche Aufrichtigkeit auf.

Mittlerweile hatte ich dieses Spiel satt. Ich wusste, dass ich einfach erwachsen werden, ihr verzeihen und mich, so gut ich konnte, entschuldigen musste.

Ich klingelte an ihrer Tür und konzentrierte mich während des Wartens auf mein Herz. Sie schaute ein wenig überrascht, ja beleidigt, dass ich noch einmal aufzutauchen wagte, und öffnete die Tür nur einen Spalt. Ihr Verhalten mir gegenüber war so freundlich wie das eines Gefrierschrank. Ich ließ mich aber nicht abschrecken und sagte ihr ehrlich, dass mir mein Verhalten leid tue und dass ich verstehen könne, wie schwer die Menschen mit meiner Impulsivität zurechtkämen. Ich sagte ihr aufrichtig, dass ich ihr gegenüber keine negativen Gefühle hegte, ich hoffte, ihr nicht geschadet zu haben. Für ihren neuen Laden wünschte ich ihr alles Gute. Sie bedankte sich ohne sichtbare Gefühlsregung und schloss die Tür.

Der Weg nach Hause war viel einfacher als der Hinweg. Obwohl sie mich nicht ausdrücklich bestätigt oder erleichtert hatte, brauchte ich beides nicht mehr, weil ich wusste, dass ich die Angelegenheit in meinem Herzen bereinigt hatte. Ich hatte mich nicht kompromittiert.

Wenn Sie auf das Happy End warten, hier kommt es: Ich befreite meine Energie und machte eine äußerst wertvolle Erfahrung. Ich wusste, dass es mir künftig fiel leichter fallen würde, zu verzeihen. Ich schätzte meine Freunde und ihren ehrlichen Rat aufrichtig, denn durch sie hatte ich so viel aus der Erfahrung gelernt. Neue Türen taten sich für mich auf, weil ich tief in meinem Herzen Vergebung fand.

Die Kraft Ihres Herzens stärken

In diesem Kapitel haben wir drei Power-Tool-Kraftspender des Herzens vorgestellt: Wertschätzung, Unvoreingenommenheit und Vergebung. Es gibt noch viele andere. Jedes Grundgefühl des Herzens ist ein potenzieller Kraft-spender: Mitgefühl, Geduld, Mut und ähnliche. Ein Teil Ihrer Entwicklung wird darin bestehen, die Kraftspender, die Sie brauchen, in sich zu kultivieren. Da sie mit Aufrichtigkeit und Kohärenz zusammenhängen, werden Ihnen diese Gefühle helfen, die Lügen in Ihrem Inneren zu transformieren.

In seinem Buch beschreibt Jim Cathcart, wie Menschen ihr gesamtes Potenzial verwirklichen können. Er geht dabei davon aus, dass Erfüllung auf zwei Elementen beruht: auf Bewusstheit und auf Leistung. Er schreibt: „Selbstentwicklung kommt zustande, indem Sie genau erkennen, an welchem Punkt Sie jetzt stehen und was Sie für Ihr Wachstum lernen müssen. Und Selbstausdruck zeigt sich in Ihrem Handeln, in dem, was Sie aus diesem Wissen machen."[1] Vielleicht brauchen Sie einige Zeit, um das Potenzial Ihres Herzens zu entwickeln. Doch wenn Sie immer stärker mit der Kraft Ihres Herzens in Kontakt kommen, werden Sie in seinem Zentrum immer mehr Wertschätzung, Liebe und Vergebung finden. Wenn Sie alte Denkgewohnheiten, Verletzungen, Schmerzen und Widerstände loslassen, finden Sie zu neuer Freiheit.

Die Power-Tool-Kraftspender der HERZINTELLIGENZ-Methode zeigen Ihnen den direkten Weg zur Kraft Ihres Herzens. Diese Kraft befreit Sie von Inkohärenz. Je weniger Lärm und Dissonanzen in Ihrem System vorherrschen, desto leichter können Ihre höchste Intelligenz (Ihr wirkliches Wesen) Ihren Alltag durchdringen und desto mehr werden Sie belohnt.

Die wichtigsten Punkte zur Erinnerung

- Aufrichtigkeit erzeugt Grundgefühle des Herzens (wie Anerkennung und Vergebung) und macht sie stark und kohärent.
- Das Herz zu öffnen ist so, als ob Sie ein Weitwinkelobjektiv auf Ihre Kamera schrauben. Sie haben plötzlich mehr im Bild.
- Wenn Sie zu einem Bereich, den Sie verändern wollen, etwas Wichtiges erkennen, dann lässt Ihre anfängliche Begeisterung vielleicht bald nach (und damit Ihr Elan, etwas zu ändern). Diese anfängliche Faszination über Ihre Erkenntnis können Sie wieder hervorrufen, indem Sie Ihre Wertschätzung neu entfachen.
- Bewertungen erzeugen Stress und Inkohärenz; diese schränken die ganze Bandbreite unserer Intelligenz ein. Doch wir sind durch die Gesellschaft auf das Bewerten konditioniert.
- Einer der gravierendsten Nachteile des Bewertens ist, dass es der bewertenden Person am meisten schadet.
- Wenn Sie einen Fehler machen und sich deshalb scharf verurteilen, ist das genauso, als ob Sie Zinseszins für eine schlechte Investition zahlen.

- Das Herz kann Ihnen zu der nötigen Bewusstheit verhelfen, um die Dinge neutraler zu sehen und sich entwickeln zu lassen. Genau darum geht es beim Nicht-Bewerten, bei Unvoreingenommenheit und Vorurteilslosigkeit.
- Wenn Sie sich bei einem strengen Urteil ertappen, praktizieren Sie das FREEZE-FRAME-Sofortprogramm, um zu einer ausgewogenen, intuitiven Sichtweise zu gelangen.
- Die wissenschaftlichen Hintergründe zum Nicht-Urteilen zeigen, dass jede und jeder mit dem Urteilen aufhören kann. Nicht-Bewerten ist ein wichtiger Schritt auf dem Weg des Überlebens und der Evolution der Menschheit.
- Groll auszumerzen gleicht dem Herausziehen eines Dorns. Selbst wenn man den größten Teil herauszieht, kann noch eine kleine Spitze im Körper stecken bleiben und Probleme bereiten.
- Vergeben mit Einschränkung heißt, dass die Bemühung irgendwo und irgendwie unvollständig war. Diese mangelnde Vollständigkeit behindert den Durchbruch in ein völlig neues Leben und bindet an alte, sich wiederholende Muster.

Teil III
Herzintelligenz für Fortgeschrittene

Teil I und II dieses Buches vermittelten das Grundwissen zum Thema Herzintelligenz und die nötigen Techniken, um sie anzuwenden. Das FREEZE-FRAME-Sofortprogramm, das *Arbeitsblatt zum Ausgleich von Positiva und Negativa* und die Power-Tool-Kraftspender des Herzens geben Ihnen praktische und einfache Möglichkeiten an die Hand, Ihre Herzintelligenz zu entwickeln und sie in Ihrem Alltag zu nutzen. Doch Ihr Herz hat noch mehr zu bieten.

Teil III konzentriert sich auf die nächste, höhere Ebene des Systems – es geht darum, geschickt mit Emotionen umzugehen und sich noch stärker mit der Herzintelligenz zu verbinden.

Weil unsere Emotionen sehr komplex sind, sind sie manchmal schwer in den Griff zu bekommen. Doch um die innere Kohärenz zu erhöhen und zu bewahren, ist es unerlässlich, die Kraft der Emotionen zu nutzen. Wir werden ausführlicher auf die Emotionen eingehen, darlegen, wie sie funktionieren, und erklären, warum das Gefühlsmanagement oft sowohl vernachlässigt wird als auch eingeschränkt ist.

Teil III enthält auch ein Kapitel über einen weiteren Kraftspender des Herzens, die Fürsorge oder Anteilnahme und ihren Gegenspieler, die *übertriebene* Fürsorge. Sie ist die Wurzel vieler emotionaler Probleme. Doch sobald sie erkannt ist, kann man sie beseitigen. Durch diesen Schritt erreicht man eine neue Ebene des Gefühlsmanagements.

In diesem Teil werden auch zwei fortgeschrittene Techniken, nämlich die CUT-THRU-Emotionstechnik und die HEART-LOCK-IN-Herzübung, vorgestellt. Erstere nutzt die Kraft des Herzens, um die Emotionen ins

Gleichgewicht zu bringen und emotionale Blockaden aus der Vergangenheit zu beseitigen. Bei der HEART-LOCK-IN-Herzübung bleiben Sie über einen längeren Zeitraum mit Ihrer Herzintelligenz in Kontakt. Haben Sie sich erst an diese ertragreiche Verbindung gewöhnt, gewinnen Sie neue intuitive und kreative Einsichten. Mit dieser Herzübung kommt auch der Körper in einen kohärenteren Zustand und regeneriert sich.

In Teil III werden Sie ...

- die Emotionen und das Gefühlsmanagement verstehen
- zwischen Fürsorge und übermäßiger Fürsorge unterscheiden lernen
- die CUT-THRU-Emotionstechnik lernen und anwenden für ein besseres Gefühlsmanagement
- die HEART-LOCK-IN-Herzübung lernen, um den Zugang zu Ihrer Herzintelligenz zu verbessern und zu erleichtern.

Kapitel 7
Das Geheimnis der Emotionen verstehen

Toni Roberts kennt Depressionen schon seit ihrer Kindheit. Sie erinnert sich, dass sie ständig traurig war, in ihrem Zimmer bleiben und nicht mit anderen Kindern spielen wollte. Als sie in die Pubertät kam, verschlimmerte sich ihr Zustand. Es war für sie ganz normal, täglich mehrmals in Tränen auszubrechen. Ihrer Umgebung jedoch erschien sie munter und fidel. Sie war gut in der Schule und auch als Cheerleader sehr beliebt. Doch Toni nahm an diesen Schulaktivitäten nur teil und engagierte sich als Cheerleader nur, um sich abzulenken und ihren inneren Schmerz und die innere Leere zu kompensieren.

Sie war bis in ihre 30er-Jahre hinein depressiv. In dieser Zeit bemühte sie sich, ihre Kinder großzuziehen und beruflich mit Fundraising erfolgreich zu sein. Toni wusste um ihr großes Problem und suchte verzweifelt Hilfe. Sie probierte alles aus, von Religion und Gebet bis zu Meditation, Therapie und Antidepressiva, fand jedoch nur gelegentlich und vorübergehend Erleichterung. Nachdem sie jahrelang versucht hatte, ihre emotionale Erkrankung loszuwerden, kam sie schließlich zu dem Schluss, dass es ihr *nie* besser gehen würde. Sie rechnete mit nichts anderem mehr als mit Gefühlen der Hoffnungslosigkeit.

Eines Tages erzählte ihr eine Freundin von der HERZINTELLIGENZ-Methode. Toni war es leid, hinter einem Mittel gegen ihr Problem herzujagen. Dennoch beschloss sie, an einem HeartMath-Seminar teilzunehmen. Während dieses Wochenendkurses war sie sehr motiviert, mit ihrem Herzen in

Kontakt zu kommen. Bei einer der zahlreichen Übungen erlebte sie einen Durchbruch und verspürte starke Erleichterung und Hoffnung. Noch Tage nach dem Seminar fühlte sie sich irgendwie anders, besser. Wie konnte das sein? Toni hatte schon vorher Veränderungen erlebt, doch deren Wirkung hatte nie lange angehalten. Sie fürchtete deshalb, bald wieder in ihre gewohnte chronische Depression zurückzufallen. Nach so vielen Jahren konnte sie nur schwer akzeptieren, dass sie von ihren Depressionen loskommen würde, wenn sie sich mit ihrem Herzen zusammentun würde. Toni praktizierte nun wirklich die Techniken, die sie gelernt hatte. Wann immer sie das Bedürfnis verspürte, wandte sie das FREEZE-FRAME-Sofortprogramm an, aktivierte die Herzgrundgefühle und führte die HEART-LOCK-IN-Herzübung durch (die Sie weiter unten kennenlernen werden). Nach einem Monat hatte sie keine Angst mehr, in ihre Depression zurückzufallen. Sie wusste, dass sie ihre emotionalen Probleme überwunden hatte. Sie erschienen ihr nur mehr wie ein schlechter Traum. Es ging ihr gesundheitlich wesentlich besser und Freude, Leichtigkeit und Lebenslust traten an die Stelle ihrer Depression. Das war vor sechs Jahren. Toni arbeitet mittlerweile in der HeartMath-Zentrale und ihr Leben wird, wie sie uns erzählte, mit jedem Tag reicher und erfüllter.

Tonis einschneidende Erfahrung ist ein wunderbares Beispiel dafür, was geschehen kann, wenn unser Herz lebendig wird. Emotionale Probleme sind mit am schwierigsten zu bewältigen, besonders wenn sie, wie bei Toni, chronisch sind. Vielleicht hatte Toni sogar bei ihrem Herzen Hilfe gesucht, litt aber noch jahrelang, weil sie ihre Herzintelligenz nicht dauerhaft aktivieren konnte. Sobald sie diesen engeren Kontakt mit ihrem Herzen hergestellt hatte, änderten sich ihre Emotionen entsprechend und ihr Leben wandte sich zum Besseren.

Emotionen wahrnehmen

Was wäre, wenn Sie es irgendwie schafften, den Mount Everest zu besteigen, aber – oben angekommen – nicht den Hauch eines überwältigenden Gefühls verspüren würden? Wenn Sie Zeit mit Ihrer Familie verbrächten, aber die gegenseitige Liebe nicht wahrnehmen könnten? Unsere Emotionen sind ein so natürlicher Teil unserer Existenz, dass wir sie als selbstverständlich betrachten. Sie lassen uns die Nuancen des Lebens empfinden. Wir können zwar auch ohne sie den Mount Everest bezwingen und Zeit mit unserer Familie verbringen, doch was hätte das für einen Sinn? Emotionen – und zwar *nur* Emotionen – verleihen unserem Leben Sinn, Bedeutung und Farbe.

Die Fähigkeit, zu lachen und zu weinen, mal nachdenklich und mal glücklich zu sein, macht unser Leben wunderbar und wertvoll. Wir sehnen uns danach zu fühlen, weil das Erleben von Gefühlen unserem Leben Bedeutung gibt. Sie machen aus einer objektiven, benennbaren Tatsache eine lebendige, atmende Erfahrung.

Freilich sind auch Fakten wichtig, doch im Zweifelsfall gewinnen fast immer die Emotionen – sie sind anziehender. Der englische Schriftsteller Thomas Brown schrieb bereits 1690: „Die Menschen erleben Phasen der Vernunft, werden aber beherrscht von Humor und Leidenschaft." Emotionen haben ihre eigene Macht, die wir ehren und wertschätzen müssen, und sie übergehen und übertrumpfen ständig die Vernunft in unserem Leben. Emotionen sind immer noch ein großes Geheimnis.

Diese geheimnisvolle Kraft der Emotionen kann unser Leben unermesslich bereichern, sie kann uns jedoch auch ebenso gut fertig machen. Emotionen, nicht die Vernunft, sind die Ursache der meisten Kriege und Konflikte in der Welt. Die Intelligenz, mit dieser mächtigen Kraft im Inneren zurechtzukommen und sie zu unserem Nutzen einzusetzen, ist der Menschheit schon seit Jahrhunderten abhanden gekommen. Die Hürde, die die Menschen heute überschreiten müssen, ist die emotionale ‚Grenze' – ist sie überwunden, dann ist gegenseitiges Verständnis möglich. Obwohl dieser Bereich noch nicht vollständig erforscht ist, haben wir die Gelegenheit, unser emotionales Potenzial zu erweitern und uns in eine neue Dimension des Seins zu entwickeln.

Wir unterscheiden: Ein Gefühl ist jedes bewusste Erleben einer Empfindung; und eine Emotion ist ein *intensives* Gefühl (zum Beispiel Liebe, Freude, Sorge oder Ärger), das uns *bewegt*. Eine Emotion ruft verschiedene komplexe Reaktionen hervor, die sowohl mit mentalen als auch mit physiologischen Veränderungen einhergehen; sie manifestieren sich auch im vegetativen Nervensystem.[1] Wir nehmen wahr, wie eine ‚Energie' sich in unserem Körper bewegt, und halten dies für eine Emotion. Emotionale Energie an sich ist neutral. Die Gefühlswahrnehmung und die physiologische Reaktion machen eine bestimmte Emotion positiv oder negativ; mit unseren Gedanken über sie verleihen wir ihr Sinn.

Emotionen fungieren als Träger für das gesamte Gefühlsspektrum. Wenn unser Herz kohärent ist, verspüren wir leichter Gefühle wie Liebe, Fürsorge, Wertschätzung und Freundlichkeit. Gefühle wie Gereiztheit, Ärger, Verletztheit und Neid dagegen treten eher dann auf, wenn Kopf und Herz nicht übereinstimmen. Unser emotionales Erleben prägt sich in unsere Gehirnzellen und in unser Gedächtnis ein; dort bildet es Muster, die dann unser Verhalten beeinflussen.[2]

Gefühle sind schneller als Gedanken

Emotionale Energie ist schneller als Gedanken, denn die Gefühlswelt arbeitet schneller als der Verstand. Immer wieder haben Wissenschaftler nachgewiesen, dass sich unsere gefühlsmäßigen Reaktionen bereits in der Gehirntätigkeit zeigen, bevor wir Zeit zum Denken haben. Wir schätzen alles emotional ein, *während* wir es wahrnehmen. *Anschließend* denken wir darüber nach.[3]

Doch wenn die emotionale Energie schneller ist als der Verstand, wie können wir dann erwarten, unsere Emotionen durch unsere Gedanken zu kontrollieren? Es braucht mehr als den Verstand, um mit Emotionen geschickt umzugehen: Auch die Kohärenz des Herzens ist erforderlich. *Sie* hilft uns, unseren Gefühlszustand ins Gleichgewicht zu bringen. Sie synchronisiert Kopf und Herz und fördert so die höheren Gehirnfunktionen; diese wiederum scheinen eine superschnelle, direkte Verbindung zu unserer Intuition oder Intelligenz herzustellen. Die Intuition umgeht die mentale Analyse und lässt uns die Dinge unmittelbar und unabhängig von jeglichem Denkprozess wahrnehmen.[4] Sie teilt uns eindeutig mit, wie wir unsere Gefühle lenken und in den Griff bekommen können – noch bevor wir emotionale Energie in sie investieren.

Emotionen an sich sind nicht intelligent. Doch allem, was sich verändert (also auch den Emotionen und Gedanken), liegt eine ordnende Intelligenz zugrunde. Wie wir unsere Gedanken und Gefühle organisieren und wie wir mit ihnen umgehen, das spiegelt unsere Intelligenz wider.

Emotionen sind ein wichtiges Mittel, um die Grundgefühle des Herzens auszudrücken. Doch da die meisten Menschen ihre Herzintelligenz nicht entwickelt haben, bemächtigt sich der *Verstand* oft unserer emotionalen Energie und nutzt sie für seine Wahrnehmungen und Reaktionen. Wenn unsere unkontrollierten Gedanken unsere emotionalen Reaktionen bestimmen, geraten wir in Schwierigkeiten. Zusätzlich können noch emotionale Erinnerungen und unterbewusste Reaktionen mitspielen und unseren Denkprozess beeinflussen. Unser Unterbewusstes kann Gefühle schneller erzeugen, als unser Verstand sie abfangen kann.[5] Deshalb haben wir oft Gefühle, wissen aber nicht, warum. Selbst wenn wir *wissen*, warum sie auftauchen, und unsere gefühlsmäßige Reaktion kontrollieren wollen, sind wir dazu nicht in der Lage – Emotionen sind einfach zu schnell. Der rationale Verstand ist nicht fähig, auf eine Weise zu intervenieren, die produktive Lösungen bietet. Die Unordnung, die ein unkontrollierter Verstand verursacht, zusammen mit der Kraft unkontrollierter Emotionen, führt oft zu innerem Krieg. Wir erschöpfen uns in einem inneren Streit, der Stunden dauern kann.

Ein Beispiel: Jeff sitzt in einem Restaurant, als ein alter Mann an ihm vorbeigeht, an seinen Kaffee stößt, der über seinen ganzen Anzug und die Krawatte spritzt. Rational weiß Jeff, dass der alte Mann das nicht mit Absicht tat; deshalb sagt er zu ihm: „Das ist schon in Ordnung, machen Sie sich keine Gedanken." Doch in seiner Gefühlswelt bekommt er einen Anfall. Seine Gedanken toben und kreischen innerlich: „Schau dir mal meinen Anzug an! Was soll ich jetzt tun? Wie soll ich mit all den Kaffeeflecken wieder ins Büro zurück?" Jeff reagiert auf zwei verschiedenen Ebenen – auf der Ebene der Vernunft und auf der der Emotionen. Jede Ebene hat ihre eigene Sichtweise – wenn Jeff beide zulässt, werden sie einander den ganzen Nachmittag bekriegen.

Es wäre für Jeff in diesem Fall energiesparender, wenn er aufhörte, so zu tun, als sei alles in Ordnung. Er sollte erkennen, dass seine Emotionen aus dem Gleichgewicht geraten sind. Dann könnte er (so unser Vorschlag) rasch das FREEZE-FRAME-Sofortprogramm praktizieren, um sein Herz und Nervensystem wieder in Balance zu bringen, und ein Grundgefühl des Herzens aktivieren (wie Wertschätzung oder Mitgefühl), um seinen Energieverlust zu stoppen, bevor dieser den Rest seines Tages prägt. Aus der Kohärenz seines Herzens heraus könnte er dann dem Vorfall seine Bedeutung und Energie nehmen. Er könnte sich versichern, dass jedem von uns so etwas gelegentlich passiert. Wenn er sich herzintelligent fragen würde: „Wie könnte ich effizienter auf die Situation reagieren, so, dass ich meinen künftigen Stress verringere?", würden ihm seine Intuition und sein gesunder Menschenverstand etwa zu der Einsicht verhelfen, dass die Kollegen im Büro ihn nicht nach den Kaffeeflecken auf seiner Kleidung beurteilen und dass er seinen Anzug leicht am nächsten Tag reinigen lassen könnte. Wenn Herz und Kopf übereinstimmen, könnte er die Begebenheit dabei belassen.

Ein weiteres Beispiel: Barbara und Dan haben eine Auseinandersetzung im Büro. Sie sind beide gestresst, weil sie eine Frist einhalten wollen. Sie fahren einander so an, dass alle es mitbekommen. Später entschuldigen sie sich. Doch in ihrer jeweiligen Gefühlswelt kann es den ganzen Tag dauern, bis sich die Wogen wieder glätten. Ihrem rationalen Verstand geht es wieder gut, doch ihre Gefühlswelt ist noch nicht zur Ruhe gekommen. Diese anhaltende Energiebewegung in der Gefühlswelt ist schnell und wuchtig und verursacht dauerhaften Energieverlust. Sagt unser rationaler Verstand, es sei alles in Ordnung, obwohl dies nicht der Fall ist, dann verlieren wir weiterhin Energie – mit dieser fehlenden Unterscheidungskraft überschatten wir unsere Lebensqualität und schaden im Laufe der Zeit unserer Gesundheit. Nach einer Weile ist uns zwar vage bewusst, dass es uns schlecht geht, wir können aber nicht erklären, warum.

Wenn Barbara und Dan innehielten, um sich an ihre Herzintelligenz zu wenden, könnten sie die Zeit verkürzen, die nötig ist, um wieder ins emotionale Gleichgewicht zu kommen. Früher oder später werden sie den Vorfall natürlich ohnehin vergessen; doch wenn sie ihr Bedürfnis ignorieren, sich *sofort* wieder zu sammeln, verlieren sie in der verstreichenden Zeit viel Energie. Indem sie sich so gut wie möglich auf ihr Herz einlassen und sogar versuchen, die Herzgrundgefühle (zum Beispiel Urteilslosigkeit und Verzeihen) zu aktivieren, finden sie die Kraft und das Selbstbewusstsein, die ungelösten Emotionen dieses Vorfalls zu bewältigen und den Energieverlust zu stoppen. Es ist mühsam, auf das Herz umzuschalten und kohärent genug zu werden, um die ineffizienten Gedanken und Gefühle loszulassen, doch je stärker sie ihre Herzintelligenz entwickeln, desto leichter fällt ihnen dieser Prozess.

Der Sturzbach-Effekt

Die ganze emotionale Geschichte eines Menschen ist in seinen neuralen Schaltkreisen aufgezeichnet und im Gedächtnis gespeichert. Deshalb kann eine emotionale Reaktion in der Gegenwart eine ganze Flut von assoziierten emotionalen Erinnerungen auslösen, die zu der ursprünglichen Reaktion noch Öl ins Feuer gießen. Falls wir früher einmal von einem geliebten Menschen verletzt wurden, können wir jetzt bei dem Gedanken fast paranoid werden, von anderen Menschen, die uns ihre Liebe zeigen, verletzt zu werden. Manchmal kann sogar die kleinste Reaktion ein ‚Herunterladen' verknüpfter Erinnerungen aus früheren Begebenheiten verursachen. Alter Groll, Rest von Nichtverziehenem, unangenehme Assoziationen und unerlöste Ängste können durch die trivialsten Themen verstärkt werden.

Wegen dieses ‚Sturzbach-Effekts' haben wir in der Regel nicht nur die derzeitigen Emotionen zu bewältigen, sondern auch mit einer ganzen Ansammlung emotionaler Erfahrungen, die in uns gespeichert sind, zu tun. Es gibt dafür ein physiologische Begründung: Tief in unserem Gehirn befindet sich die Amygdala, auch Mandelkern genannt. Dieses Zentrum hat die Aufgabe, allem, was wir sehen, hören, berühren und riechen, emotionale Bedeutung beizumessen.[6] Die Amygdala wird von den Informationen aus der Großhirnrinde beeinflusst, ebenso wird sie von den Botschaften des Herzens beeinflusst.[7] Der Neurowissenschaftler Dr. Karl Pribram erklärt in seinem Buch[8], wie die Amygdala das aus der Erinnerung Vertraute mit neuen, im Gehirn eingehenden Informationen vergleicht. Wenn uns eine alte Emotion vertraut vorkommt, reagieren wir häufig auf neue, ähnliche Situationen mit der gleichen Emotion – sie mag sinnvoll sein oder auch nicht. Seltsamerweise vermittelt uns die Vertrautheit ein Gefühl von Sicherheit. Beispielsweise entwickelt ein Junge, der in einem Haushalt lebt, in dem viel geschrieen wird und Gewalt an der Tagesordnung ist, Gefühle der Unsicherheit und Furcht – und generalisiert sie. Wenn in der Schule ein Mitschüler laut wird oder den Jungen fragend anblickt, reagiert dieser vielleicht aggressiver als berechtigt; ja er könnte seinen Klassenkameraden sogar schlagen. Emotional fühlt sich seine Reaktion wie Selbstverteidigung an; er tut, was er für seine Sicherheit für nötig erachtet. Aus dem gleichen Grund kann der Junge als Erwachsener sich in die Gewalt flüchten und seine eigene Familie schädigen.

Die Amygdala beobachtet die hereinkommenden Informationen, die das Gehirn passieren, und sucht sie nach emotional bedeutsamen Inhalten ab. Wir alle haben es schon einmal erlebt, dass wir jemanden trafen, der uns ohne ersichtlichen Grund von Anfang an unsympathisch war. Vielleicht löst er eine unbewusste Erinnerung an einen Lehrer aus, der immer an uns herumkritisierte, selbst wenn uns nicht einmal mehr sein Name einfällt. Der Mandelkern kann sehr schnell, aber nicht sonderlich präzise, unseren Erinnerungen Bedeutung beimessen.

Jahrzehntelang glaubte man, dass alle über die Sinne eingehenden Informationen zuerst zur Großhirnrinde kommen, die sie mental analysiert, und dass sie dann zur emotionalen Beurteilung weiter in die Amygdala gelangen. Erst vor kurzem haben Neurowissenschaftler ein Verbindung im Gehirn entdeckt, die unsere Wahrnehmungen direkt an die Amygdala leitet, vorbei an dem Bereich der Großhirnrinde, der rationale Entscheidungen trifft.[5] Deshalb hat vielleicht der Junge mit dem Hintergrund familiärer Gewalt Herzklopfen und sein Adrenalinspiegel steigt, wenn jemand schreit, obwohl ihm vielleicht nicht einmal bewusst ist, dass er die laute Stimme ungeprüft mit der seines Vater verbindet.

Wie Emotionen entstehen

Wenn Teile des Gehirns bei älteren Kindern oder Erwachsenen beschädigt oder operativ entfernt werden, können diese Personen bestimmte Gefühle nicht mehr empfinden. Daraus zogen viele Wissenschaftler den Schluss, dass Emotionen ihren Ursprung nur im Gehirn haben. Eine andere Gruppe von Wissenschaftlern ist der Ansicht, dass Emotionen nur auf biochemischem Weg entstehen. Dies würde bedeuten, dass wir völlig unserer Biochemie ausgeliefert wären; doch dies hätte zur Folge, dass wir in unserem emotionalen Erleben keinerlei Wahlmöglichkeiten hätten. Diese Theorie erklärt auch nicht, warum es bei Reaktionen auf Emotionen und Wahrnehmungen, bei denen wir wählen können, sehr oft zu messbaren elektrischen und biochemischen Veränderungen im Gehirn kommt.

Die neuesten Untersuchungen belegen, dass *beide* Theorien Recht haben. Dr. Candace Pert kommt zu dem Schluss, dass unsere Biochemie auf unsere emotionalen Reaktionen einwirkt, dass unsere Emotionen aber wiederum unsere Biochemie beeinflussen. Pert weist nach, dass biochemische Stoffe tatsächlich die stofflichen Entsprechungen unserer Emotionen sind. Diese „Emotions-Moleküle“ steuern jedes Körpersystem über Kommunikationswege, die eindeutig für eine Körper-Geist-Intelligenz sprechen.[9]

Unsere Gehirnverschaltungen werden das ganze Leben lang von unseren Erfahrungen geformt. Deshalb ist es für Veränderungen und Wachstum nie zu spät. Wir haben festgestellt, dass das Herz die wirksamste Kraft für eine emotionale Veränderung im Körper ist. Hier ist der Grund dafür: Die Informationen aus dem Herzen gelangen in die Amygdala und die Zellen des Mandelkerns zeigen eine elektrische Aktivität, die mit dem Herzschlag synchron ist. Wenn sich der Herzschlag ändert, verändert sich auch die elektrische Aktivität in den Mandelkernzellen.[10] Dies kann erklären, warum sich unser Fühlen und Wahrnehmen positiv verändern, sobald der Herzrhythmus durch die HERZINTELLIGENZ-Techniken kohärenter wird.[10-14]

Eine neuere kardiologische Studie belegt, dass 55 % der Teilnehmer, die an einer Angstneurose litten, in Wirklichkeit eine nicht diagnostizierte Herzrhythmusstörung hatten, die die Panikgefühle auslöste. Bei den meisten dieser Fälle verschwand die Angstneurose, sobald die Rhythmusstörungen behandelt wurden. Wären diese Störungen nicht diagnostiziert worden, wären all diese Leute psychiatrisch behandelt worden.[15]

Die eigene emotionale Geschichte überwinden

Wenn wir uns daranmachen, unser emotionales Gepäck abzulegen, verlassen wir uns auf verschiedene psychotherapeutische Techniken. Die bekanntesten sind die Psychoanalyse, die Verhaltens- und die kognitive Therapie. Unser neues Wissen um die Funktion von Herz und Gehirn gibt uns Hinweise, wie diese Ansätze genau wirken. Nach Joseph LeDoux (einer Autorität im Bereich der Neurowissenschaften) nimmt man an, dass jede dieser drei

Therapieformen dem Kortex hilft, sich über die Amygdala hinwegzusetzen. Sie nutzen dafür jedoch verschiedene neurale Wege.[5]

Die Verhaltens- und die kognitive Therapie lehren die Patienten neue Verhaltensweisen, die hauptsächlich auf dem Austausch zwischen dem präfrontalen Kortex und der Amygdala beruhen. In der Psychoanalyse hingegen sollen die Patienten ihre Verhaltensweisen bewusst verstehen. Dafür sollen sie in die Erinnerungen eintauchen, die in den Schläfenlappen und den Gehirnbereichen, in denen das Bewusstsein lokalisiert ist, gespeichert sind. Ziel der Psychoanalyse ist, sich der Erinnerungen bewusst zu werden und dadurch den emotionalen Ballast abzuwerfen und andere schwere Störungen zu beseitigen. Deshalb ist diese Therapieform systembedingt ein längerer und kein leichter Prozess. Wie wir bereits dargestellt haben, können emotionale Erinnerungen unsere Wahrnehmung verzerren und unsere bewussten Gedanken überwältigen. Dies liegt teilweise an der Verschaltung des Gehirns, denn die Nervenverbindungen vom emotionalen zum kognitiven System sind stärker und zahlreicher als die in die umgekehrte Richtung.[5] An jeder Stelle dieser Verbindung kann das bewusste Denken von den mächtigen, aus der Amygdala kommenden Emotionen ausgeschaltet werden.

Unsere emotionale Geschichte und gefühlsmäßigen Reaktionen können unbewusst ausgelöst werden und dann die bewussten Denkprozesse umgehen. Daher braucht es eine stärkere Kraft als den Verstand, um emotionale Muster zu verändern. Wir vertreten die Theorie, dass in jeglichem therapeutischen Prozess die Klienten zu bewussten Einsichten gelangen, sobald Kohärenz und Herzintelligenz integriert sind. Erfolgreiche Therapeuten wissen, dass ihre Patienten durch die Verbindung mit ihrem Herzen die intensivsten Aha-Erlebnisse und Erkenntnisse haben. Durch anteilnehmende und einfühlsame Kommunikation kann der Therapeut oder die Therapeutin den Anstoß zu dieser Verbindung mit dem Herzen geben. Sie kann aber auch zustande kommen, wenn sich die Patientin oder der Patient mit den eigenen Grundgefühlen des Herzens verbindet.

Auf der Grundlage der IHM-Forschung schlagen wir als direkteren Weg zu emotionaler Freiheit vor, die Patienten dabei zu unterstützen, sich direkt an ihr Herz zu wenden. Durch das FREEZE-FRAME-Sofortprogramm, die CUT-THRU-Emotionstechnik oder das Aktivieren eines Grundgefühls des Herzens erleben die Klienten oft einen intuitiven Wechsel in ihrer Wahrnehmung und finden so Erleichterung. Sie müssen nicht unbedingt alte emotionale Erinnerungen auftauchen lassen oder sie erneut durchleben. Häufig passiert es, dass das Wiedererleben die emotionalen Erinnerungen in den Gehirnzellen festigt – sie werden nicht losgelassen. Deshalb bringt dieser Prozess oft nicht die nötigen Erkenntnisse, um die alten Erinnerungen aus dem inneren System entfernen zu können, sondern er bringt nur die verkopften Rechtfertigungen und die Verletzungen ins Bewusstsein zurück und verstärkt dadurch die Inkohärenz. Wenn wir ein lange bestehendes, emotionsgeladenes Problem bearbeiten wollen, besteht die Lösung nicht darin, Erinnerungen zu vertiefen. Eine Lösung kann sein, Zugang zu unserer Herzintelligenz zu finden.

Wenn das Wissen um die Herzintelligenz sich unter Therapeuten noch weiter ausbreitet, werden Ärzte und Patienten gleichermaßen von der Möglichkeit profitieren, sich zuerst an das eigene Herz zu wenden und von dort aus weiterzumachen. In Verbindung mit ihrer eigenen Herzintelligenz können die Therapeuten ihre Patienten besser und intuitiver führen; die Patienten können ihre emotionale Geschichte leichter loslassen und verhindern, dass die Vergangenheit ihre gegenwärtige Wahrnehmung und Reaktion prägt.

Es ist ein Zeichen von Gefühlsmanagement und emotionaler Verantwortung, unsere Vergangenheit nicht mehr für unser Handeln in der Gegenwart verantwortlich zu machen. Es ist zwar wichtig, unsere emotionale Geschichte anzuerkennen, doch wir sollten der Versuchung widerstehen, unser derzeitiges Handeln mit unserer Vergangenheit zu entschuldigen. Trotz guter Absichten wissen das viele Menschen, die sich persönlich entwickeln wollen, zwar, aber sie haben nicht die Kraft, mit dieser Art der Selbstentschuldigung aufzuhören. Sie lassen sich leicht von ihrem Weg ablenken, bemitleiden sich und schieben anderen Menschen die Schuld „dafür" in die Schuhe.

Wir leben in einer Zeit, in der Veränderungen immer schneller geschehen und der Stress zunimmt –die Menschen haben keine Zeit mehr, sich von ihrem Weg ablenken zu lassen. Diese Ablenkungen kosten zu viel Zeit und Energie. Die Fähigkeit, sich rasch aus vergangenen oder aktuellen negativen emotionalen Zuständen zu befreien und zu einem neuen Verständnis zu gelangen, ist für jeden greifbar nah. Diese Fähigkeit stellt einen Quantensprung dar im Vergleich zu dem Weg, Probleme nach und nach abzuarbeiten.

Wenn Sie die HERZINTELLIGENZ-Methode anwenden, kommen Ihnen die notwendige Kraft und Intelligenz zu. Sie werden sich dann auch Ihrer

Gedanken, Emotionen, Einstellungen, Handlungen und Reaktionen bewusster. Durch das Üben können Sie gedankliche und gefühlsmäßige Vor- und Nachteile ganz klar einschätzen. Sie merken, wann Sie sich selbst gestatten, Einstellungen mechanisch zu übernehmen oder an Denkgewohnheiten festzuhalten, die Sie in emotionalem Unfrieden gefangen halten. Wenn Sie sich bei jedem Schritt an der Kraft Ihres Herzens orientieren, können Sie emotionale Kohärenz erlangen und die Richtung Ihres Lebens besser bestimmen.

Eine neue Dimension erfolgreicher Lebensgestaltung

Am HeartMath-Institut (IHM) vertreten wir die Auffassung, dass der nächste Schritt in der menschlichen Entwicklung einen höheren Grad an Gefühlsmanagement erfordert als bisher. Auf diesem neuen Level geht es um die Anwendung der Herzintelligenz; auf ihr beruht unsere ganze Kraft für persönliche und gesellschaftliche Veränderungen.

Zu einem gewissen Grad kennen und können wir Gefühlsmanagement schon. Doch üblicherweise praktizieren wir eine Art „Schönwetter-Management". Wenn die Sonne scheint und der Himmel klar ist, können wir lächeln und fühlen uns emotional ausgeglichen. Doch wenn ein Sturm naht, besonders einer, der nicht vorhergesagt wurde, geraten unsere Emotionen in Aufruhr. Im Grunde genommen sind wir unserer Innenwelt ausgeliefert. Verläuft das Leben gemäß unseren standardisierten Denkgewohnheiten, können wir unsere Emotionen leicht zügeln und fühlen uns immer noch wohl. Doch sobald nur eine Kleinigkeit passiert, die unserer Meinung nach *nicht* hätte passieren *dürfen*, ist es mit unserem Wohlbefinden vorbei. Wir haben noch nicht gelernt, uns emotional auf die nächste Stufe zu begeben. Wir reagieren immer noch wie Jugendliche.

Wenn Sie einer Gruppe eifriger Zehnjähriger Ihren Autoschlüssel gäben, würden sie zwar gerne fahren, aber sie wüssten nicht wie. Wenn sie einstiegen und davonführen, stünden die Chancen für einen Totalschaden gut. In einer solchen Situation befinden sich viele Menschen hinsichtlich der Kontrolle ihrer Emotionen. Wir wissen nicht, wie wir unser Fühlen kontrollieren können, deshalb leiden wir jahrelang unter den Folgen. Die meisten von uns tun ihr Bestes. Doch der reife Umgang mit Gefühlen muss sorgfältig gepflegt werden – und leider gibt es nicht viele Handbücher zu diesem Thema. Häufig lernen die Menschen durch Versuch und Irrtum, absolvieren also die harte Schule. Sie beherrschen das Gefühlsmanagement genug, um zu überleben und den gesellschaftlichen Normen zu entsprechen, aber sie können ihre Emotionen nicht bewusst so „orchestrieren", dass sie sie effektiv steuern.

Ein einfaches Beispiel dafür, wie unkontrollierte Emotionen uns auf den Holzweg führen: Sie wachen am Samstagmorgen auf und beschließen, ganz gemütlich aufs Land zu fahren. Sie entscheiden spontan, und weil Sie sonst alles sehr sorgfältig planen, sind Sie sehr zufrieden mit dieser Entscheidung – so zufrieden, dass Sie vergessen zu tanken. Nach zehn Kilometern auf einer phantastischen Bergstraße sind Sie mitten in der Pampa und das Benzin geht Ihnen aus. „Wie konnte das nur passieren?", stöhnen Sie auf. „Alles lief so gut!" Sie suchen jemanden, dem Sie die Schuld geben können, aber außer Ihnen ist niemand da: „Ich kann nicht glauben, dass ich so blöd war." Auf Ihrem Zehn-Kilometer-Marsch zurück in die Zivilisation weichen Ihre Vor-würfe dem Selbstmitleid: „Jedes Mal, wenn ich etwas spontan und zu mei-nem Vergnügen mache, gibt es ein Problem." Dann übernehmen Furcht und Angst das Ruder: „Ich erinnere mich zwar, dass ich an ein paar Häusern vorbeigefahren bin, aber war da auch eine Tankstelle?" Schließlich machen sich Panik und Verzweiflung breit: „Was ist, wenn diese Wanderung 20 Kilome-ter lang wird? Was ist, wenn jemand mein Auto demoliert, während ich weg bin?"

Wir schlagen ein paar geeignetere „Was wäre, wenn ...?"-Gedankenspiele vor: Was wäre, wenn Sie zu jedem Zeitpunkt Ihre Herzintelligenz hätten einschalten können? Wenn sie Sie emotional kontrollierter und ausgeglichener auf die Situation hätte reagieren lassen? Und zwar so, dass Sie nicht Vorwürfe, Selbstmitleid, Furcht und Panik durchlebt hätten? Was wäre, wenn Sie sich, sobald Ihre Emotionen zu kochen begannen, an das FREEZE-FRAME-Sofortprogramm erinnert und es praktiziert hätten? Sie hätten nicht nur eine Menge Energie gespart, sondern auch Ihr Gefühlsmanagement verbessert, von dem Sie hundertmal am Tag profitieren könnten.

Statt sich enttäuscht, verurteilt und ängstlich zu fühlen, hätten Sie sich mit Hilfe des Sofortprogramms aus einer Stressreaktion in einen neutralen

Zustand versetzen können. Vielleicht hätten Sie Ihre missliche Lage dann sogar plötzlich lustig gefunden und Entspannung und Erholung empfunden. Die Wanderung zur Tankstelle an einem wunderbaren Tag in den Bergen hätte unter anderen Umständen sehr angenehm sein können. Wenn Ihre Wahrnehmung des Ereignisses nicht durch emotionalen Stress getrübt worden wäre, hätten Sie leicht das Geschenk in dieser Situation erkannt. Erinnern Sie sich: Stress hängt von der eigenen *Wahrnehmung* ab.

Das Leben wimmelt nur so von Fehlern, Unfällen, Menschen, die nicht das Gleiche wollen wie wir, und unkontrollierbaren Dingen. Doch unsere Emotionen können wir beeinflussen und wir können mit ihnen auf gesunde und positive Art leben.

Emotionale Intelligenz beinhaltet die Fähigkeit, unsere Stimmung selbst zu steuern, unsere Impulse zu kontrollieren, Belohnungen aufzuschieben, trotz Enttäuschungen durchzuhalten und uns selbst zu motivieren. Sie bedeutet Mitgefühl für andere und eine hoffnungsvolle Einstellung.[16] Wenn wir über diese Stärken verfügen, kriegen uns die Widrigkeiten des Lebens nicht unter. Wir ‚tanzen' mit ihnen.

Wir neigen leicht zu der Ansicht, dass eine weitere Entwicklung des Kopfes und der Vernunft uns hilft, geschickt mit unseren Emotionen umzugehen; doch eben die Vernunft hat uns bei unserer 10-Kilometer-Wanderung auf der Suche nach einer Tankstelle in die Verzweiflung getrieben. Nur der *vom Herzen gelenkte* Kopf kann vernünftige Lösungen bieten. Mit Hilfe der Herzintelligenz erkennen wir, dass wir uns keine Vorwürfe zu machen brauchen und dass wir auch nicht dem Wetter oder jemand anderem die Schuld für unser Gefühlsleben zu geben brauchen – wir können unsere Emotionen selbst ändern und steuern. Die kohärente Kraft des Herzens lässt uns erkennen, was zu tun ist, und macht uns gelassen und ausgeglichen. Zur Erinnerung: Herzintelligenz ist nichts Sentimentales oder Schmalziges. Sie ist eher ein guter Vertrag mit uns selbst; sie wirkt ausgleichend, effizient und bezieht alle Möglichkeiten in die Überlegungen ein. Mit Hilfe einer gut entwickelten Herzintelligenz lässt sich leicht erkennen, dass die Tatsache, keinen Ärger jemandem gegenüber auszudrücken, nicht bedeutet, dass wir das Verhalten des oder der anderen akzeptieren oder stillschweigend darüber hinwegsehen. Wenn wir uns keine Selbstvorwürfe machen oder uns nicht in Selbstmitleid suhlen, bedeutet das nicht, dass wir nicht aus unseren Fehlern lernen wollen. Auf unser Herz zu hören und seinen Anweisungen zu folgen, eröffnet uns die Möglichkeit, unsere emotionalen Reaktionen sofort zu kontrollieren, ohne uns in eine Negativspirale hineinziehen zu lassen.

Positives Denken versus positives *Fühlen*

In meinen jungen Jahren las ich (Doc Childre) die Bücher von Norman Vincent Peale über die Macht des positiven Denkens. Ich arbeitete zwar gern mit diesen positiven Affirmationen, doch bisweilen hatte ich gefühlsmäßig ganz schön Bammel und meine Gefühle weigerten sich, meinen positiven Gedanken zu folgen. Ich konnte zwar meine Gedanken verändern, aber nicht meine Stimmung. Als ich mich an die Erforschung des menschlichen Herzens machte, merkte ich, dass wir Menschen mehr das Produkt unserer Gefühls- als unserer Gedankenwelt sind. Stellen Sie sich vor, eine Gruppe von Leuten, die positives Denken praktizieren, fährt aufs Land, um zu picknicken. Sie genießen die Gesellschaft und die Fahrt, aber dann sehen sie, wie sich Wolken über ihnen zusammenbrauen. Als sie zu der Stelle kommen, an der sie picknicken wollten, regnet es. Sie bestärken sich gegenseitig: „Also, das ist jetzt eine gute Gelegenheit für unser positives Denken. Wir wollen uns keine Sorgen darüber machen und wir können ja auch ein andermal picknicken." Das sind schöne, positive Gedanken. Doch ihre Gefühle drücken etwas ganz Anderes aus. Diese Menschen haben gerade eine lange, nutzlose Fahrt im Regen hinter sich; sie sind enttäuscht und bedauern die Lage. Diese Gefühle sind nicht schlecht oder verkehrt. Sie spiegeln uns Menschen wider. Doch es gibt noch eine andere Lösung, die wir hier vorschlagen möchten:

Hätten sie innegehalten und mit einer der herzintelligenten Techniken ein Grundgefühl des Herzens aktiviert, dann hätten sie ihren Gefühlszustand verändert und die Weisheit ihres Herzens angezapft. Ein Grundgefühl des Herzens hätte ihnen ein viel tiefer gehendes Gefühlserlebnis vermittelt; vielleicht hätten sie gegenseitige Dankbarkeit empfunden, das Vergnügen daran, zusammen zu sein, und die Freude an der unerwarteten Situation. Mit solchen Emotionen fällt die Erkenntnis leichter, dass Enttäuschung und Bedauern die Energie nicht wert sind. Statt sich mit Affirmationen und grollenden

Selbstgesprächen aus einem bestimmten Denken und Fühlen herauszumanövrieren, könnten sie Enttäuschung und Bedauern ganz natürlich loslassen, indem sie das größere Bild wahrnehmen würden (es nicht nur denken).

Die Kraft, unsere Gefühlswelt zu verändern oder sie zu transzendieren, kommt aus unserem Inneren – aus dem Herzen, das seine Intelligenz über die Emotionen ausdrückt. Es geht nicht darum, uns mit Affirmationen oder unserer Vernunft den Weg in die emotionale Intelligenz zu bahnen. Ohne Verbindung mit unserem Herzen wäre das ein Traum, dem wir ewig nachjagen müssten. Unsere Intuition und die Intelligenz des Herzens verschaffen uns die Freiheit und geben uns die Kraft, das zu erreichen, was der Verstand (selbst mit allen Übungen und Affirmationen der Welt) ohne Verbindung mit dem Herzen nicht vollbringen kann.

Vorgefertigte Muster aufgeben

Wenn Sie etwas aus der Bahn wirft, können Sie vom Kopf her *reagieren* oder vom Herzen her *agieren*. Es ist nicht immer leicht, die Kopfreaktionen zu stoppen; doch aus einem Grundgefühl des Herzens heraus können Sie die Reaktion verzögern und leichter in einen neutralen Zustand gelangen, ohne dass subtile Emotionen Sie unterkriegen. Das Leben bietet uns eine Menge Gelegenheiten, das Streben nach emotionaler Ausgeglichenheit aufzugeben. Unsere Gesellschaft ist von einem Missmanagement der Gefühle geprägt. In einem solchen Umfeld kann es eine besondere Herausforderung darstellen, effektiv statt vorhersagbar zu handeln. Wir bezeichnen die individuellen oder gesellschaftlichen Reaktionsmuster als „vorgefertigt". Jemand tut uns Unrecht ... und wir fallen vorhersagbar in gewohnte Muster, die in unserer Gefühlswelt ihren Stammplatz haben und durch die gesellschaftliche Prägung gestärkt wurden. Jemand drückt unsere ‚Knöpfe' und all die eingefahrenen neuralen Schaltkreise lösen eine vorgefertigte Reaktion aus, bevor wir überhaupt wissen, was uns dazu getrieben hat. Die Folge: Wir stecken fest.

Vorgefertigte, eingefleischte Reaktionen sprechen ungefähr folgende Sprache: „Mein Vater bringt mich *jedes Mal*, wenn er das sagt, auf die Palme."

Oder: „Ich werde *nie* vergessen, was meine Ex-Frau tat!" Nach monate- oder jahrelanger Übung (durch automatisiertes Wiederholen) sind diese Muster so stark und gefestigt, dass wir mindestens ebenso viel Energie brauchen, sie zu überwinden, wie wir anfangs brauchten, um sie auszubilden. Deshalb brauchen wir die geballte Herzensenergie, um sie zu ändern.

Vorgefertigte Muster, die uns die meiste Energie rauben

Rechtfertigung und Prinzipienreiterei behindern unsere Bemühungen um Gefühlsmanagement am stärksten. Beide Muster sind scheinbar richtig. Es geht uns gut, wenn wir uns „zu Recht" ärgern, verletzt, feindselig, enttäuscht oder intolerant sind. Wenn uns aber diese Emotionen Energie entzogen haben, machen wir die Person oder Situation, über die wir uns „zu Recht" ärgerten, für unseren schlechten Zustand verantwortlich. Unser Körper unterscheidet nicht zwischen Situationen, in denen wir Recht haben, und solchen, in denen wir Unrecht haben (siehe Kapitel 3). Selbst wenn wir der ganzen Welt beweisen könnten, wie Recht wir haben, wäre das unserem Körper egal. Unser Herzrhythmus sowie Nerven-, Hormon- und Immunsystem würden dennoch so reagieren, als ob wir im Unrecht wären. Emotionen, die Stress auslösen (diejenigen, die manchmal als „negativ" bezeichnet werden), sind einfach ungesund, seien sie nun gerechtfertigt oder nicht. Sie zehren an unserem Energievorrat, erschweren es uns, wieder in Balance zu kommen, und beeinträchtigen unsere Fähigkeit, vernünftig zu denken.

Weil die sturzbachartige Wirkung der Emotionen auf unseren Körper nicht davon abhängt, ob diese nun gerechtfertigt oder ungerechtfertigt sind, bezeichnen wir Emotionen, die uns Energie und Kohärenz geben, als „Plus-Emotionen"; Emotionen, die zu Inkohärenz führen und uns Energie rauben, nennen wir „Minus-Emotionen". Dies ist uns lieber, als sie als „positiv" oder „negativ" zu bewerten, weil diese Begriffe ein „richtig" oder „falsch", „gut" oder „schlecht" implizieren. Die biologische Wirklichkeit ist neutraler als diese Bewertungen. Aus der Sicht des Körpers sind Emotionen nicht richtig oder falsch; wir können jedoch sagen, sie sind für unsere Gesundheit und Lebensqualität entweder effizient oder ineffizient.

Die Rechtfertigungsfalle

Sich vehement zu rechtfertigen ist ein häufiger und natürlicher Fehler. Rechtfertigungen sind der Hauptgrund für emotionales Missmanagement. Wie das Schön-Wetter-Gefühlsmanagement implizieren Rechtfertigungen, dass wir unsere Emotionen nur unter bestimmten Umständen kontrollieren sollten, nicht jedoch, wenn wir „verständlicherweise" ausgerastet sind oder frustriert waren. Wenn wir gute Gründe haben, uns verletzt zu fühlen, meinen wir, wir bräuchten unsere Tränen der Enttäuschung nicht im Griff zu haben und auch das Problem mit der anderen Person nicht aus der Welt zu schaffen. Aber Rechtfertigungen kommen uns teuer zu stehen, unabhängig davon, ob sie nachvollziehbar sind oder nicht.

Schieben wir unser Gefühlsmanagement auf, weil wir unsere emotionale Laxheit uns selbst gegenüber mit vielen guten Gründen entschuldigen, dann sind die Nachwirkungen für unseren Körper mit Umweltverschmutzung oder Passivrauchen vergleichbar. Diese vermeintliche Großzügigkeit führt zu Gegenströmungen in unserem Gefühlsleben, die zu bereinigen wertvolle Zeit und Energie kostet. Beobachten wir die Prozesse in unserem Inneren genauer, erkennen wir die einzelnen Schritte: eine gerechtfertigte Situation, emotionaler Energieverlust, Zurückströmen mehr energieraubender Gedanken und Emotionen zum gleichen Problem, Überlastung, weiterer Energieverlust und dann Vorwürfe.

Bei manchen Menschen beginnt diese Abfolge bereits, bevor sie morgens aus der Dusche kommen. Eine einzige gerechtfertigte Reaktion auf einen bloßen *Gedanken* unter der Dusche (zum Beispiel über ihr Arbeitspensum, wie ihr Tag wohl verlaufen wird oder über das Handeln eines anderen am gestrigen Tag, das uns missfiel) – und das Nachströmen setzt ein. Die nächsten Stunden versuchen wir, uns gut zu fühlen und unsere fehlende Energie auszugleichen; dabei wundern wir uns, was es wohl war, das uns so zusetzte.

Solange wir nicht wissen, wie die Minus-Emotionen wirken, tappen wir leicht in diese Falle. Mit diesem Wissen jedoch merken wir allmählich, dass wir nach einer oder zwei solcher Abfolgen pro Tag erheblich weniger Energie zur Verfügung haben, um das, was uns im Leben *wichtig* ist, wertzuschätzen und zu genießen.

Es geht ums Prinzip

Wir wollen nun das zweite vorgefertigte Muster betrachten, das ein Gefühlsmanagement behindert. Sehr oft reagieren wir mit Rechtfertigung, weil unser Verstand an Prinzipien festhält. Wir entschuldigen unsere unhöfliche Antwort damit, dass jemand „nicht so mit uns hätte reden sollen". Wir rechtfertigen den Abfall auf dem Küchenboden, indem wir uns selbst und allen, die es hören wollen, sagen: „Es ist nicht so, dass ich den Müll nicht rausbringen könnte. Sie sollte ihn nur auch ab und zu mal hinaustragen. Hier geht's ums Prinzip."

An Prinzipien festzuhalten kann uns in ein Wirrwarr von Minus-Gefühlen verstricken. Verstecken wir uns hinter unserer Selbstgerechtigkeit, dann schneiden wir uns von unserem Herzen und unserer möglichen Verbindung mit anderen ab. Es ist durchaus in Ordnung, hohe Ansprüche zu haben. Prinzipien festigen unseren Charakter und stärken unsere Integrität; auch stellen sie eine nützliche Basis für Entscheidungen und unser Verhalten dar. Falls wir mit unseren Prinzipien unser Bewerten, unseren Groll oder unsere Empörung absegnen, weil etwas in unseren Augen nicht richtig oder fair ist, dann nützen sie uns nicht. Sie erschöpfen uns recht schnell.

Manchmal halten wir Ärger, mit dem wir unsere Prinzipien verteidigen, für *guten* Ärger – wir nennen das den „gerechten Ärger". Doch wie jeder andere Ärger erhöht auch dieser nur unsere Inkohärenz. Wenn Ärger nicht mit Hilfe des Herzens in Kohärenz transformiert wird, blockiert er nur potenziell mögliche effektive Lösungen.

Bisweilen glauben wir, eine notwendige Handlung (entweder in einer Auseinandersetzung oder um etwas Wichtiges zu erledigen) nur von Ärger getrieben durchführen zu können. Ärger kann uns zwar einen kurzfristigen Energieschub geben – doch es ist unmöglich zu erkennen, wie wir am besten handeln sollten, wenn wir unseren Ärger nicht unter Kontrolle gebracht haben. Auf dieses Wissen haben wir einfach keinen Zugriff. Die Emotionen haben den Weg im Gehirn versperrt, der uns die angemessene Handlungsweise zeigen sollte.

Wir alle kennen Menschen, denen es „ums Prinzip geht" und die damit schädliche, jahrelang aufgestaute Emotionen rechtfertigen. Während sie an ihrem Ärger oder ihrer Verletzung festhalten, bluten sie energetisch aus und werden schließlich häufig verbittert und depressiv. Wir kannten einen

80-jährigen Mann, den Ältesten von elf Geschwistern, der einsam und verbittert starb, weil er sich weigerte, sich mit seinem einzigen noch lebenden Bruder zu versöhnen. Seit 40 Jahren hatte er nicht mehr mit seinem Bruder gesprochen, weil dieser ihn nicht an einer Investition zusammen mit einem anderen Bruder teilhaben lassen wollte. Der alte Mann hatte nie die Enkel dieses Bruders gesehen und alle Familienfeiern gemieden, zu denen der Bruder kam. Es ging ihm ums Prinzip. Wie viele destruktive Familienfehden und Jahre des Leids lassen sich auf Prinzipien zurückführen?

Mit Energie raubenden vorgefertigten Mustern umgehen

Jegliche Rationalisierung von Minus-Emotionen, sei es durch Rechtfertigung oder durch das Festhalten an Prinzipien, lockt unsere emotionale Energie in die Falle von Verletztsein, Vorwürfen, Furcht, Enttäuschung, Treuebruch, Kummer, Gewissensbissen oder Schuldgefühlen. Diese Einstellungen sind meist recht langlebig, weil wir sie ständig aufs Neue rechtfertigen. Deshalb potenziert sich ihre zerstörerische Wirkung. Wir ahnen vielleicht nicht, dass sie uns *neuen* Energieverlusten gegenüber anfälliger machen, weil sie uns langsam unsere Energiereserven rauben. Unsere Emotionen mit Rechtfertigungen oder Prinzipien zu rationalisieren, ist ein Teufelskreis, der oft mit ein paar scheinbar unschuldigen Gedanken beginnt, von denen wir uns anstacheln lassen. Wie oft ertappen wir uns bei Aussagen wie diesen:

- „Ich bin nicht wütend, ich bin nur verletzt."
- „Ich bin nicht verärgert, ich bin nur enttäuscht."
- „Das ist einfach unfair."
- „Ich bin missverstanden worden."
- „Es geht ums Prinzip."
- „Ich habe das Recht, verletzt oder wütend zu sein oder mich betrogen zu fühlen."
- „Hätte ich nur ..."

Solche Sätze sind Teil eines inneren Dialogs, der uns normal erscheint, doch sie sind wie ein Drehzahlmesser im Auto, bei dem der rote Warnbereich fehlt. Es kann ernste Folgen haben, diesen zu übersehen. Tatsächlich geht viel emotionaler Stress auf der Welt auf solche oder ähnliche innere Dialoge zurück. Wir rationalisieren unser emotionales Verhalten leicht, wenn Menschen oder Situationen nicht unseren gedanklichen Erwartungen entsprechen. Die Aussage: „Ich bin nicht verärgert, ich bin nur enttäuscht" spiegelt ein gewisses Maß an Gefühlsmanagement wider. Doch selbst Enttäuschung bedeutet noch, dass man gegenüber dem Energieverlust resigniert hat: Man hat nur eine intensivere Emotion (das Verärgertsein) gegen eine schwächere ausgetauscht. Aufgebracht zu sein kostet mehr Energie, als enttäuscht zu sein; deshalb kommt man kurzfristig etwas voran, aber nicht viel – und langfristig gar nicht.

Das ist ein heikler Punkt, denn der Verstand kann das Gefühl der Enttäuschung länger rechtfertigen als Gefühle von Ärger und Aufgebrachtsein. Die stark Energie raubenden Emotionen bringen unser Denken, Nerven-, Hormon- und Immunsystem so aus der Balance, dass wir ganz offensichtlich etwas unternehmen müssen. Der Körper kompensiert diesen Verlust und kämpft darum, wieder zu seinem Normalzustand zurückzufinden, wenn wir durch sehr zehrende Emotionen gestresst sind. Aufgebrachtsein kostet uns körperlich, mental und vor allem emotional viel Energie. Schließlich haben wir einfach zu wenig Energie, um das Aufgebrachtsein weiter unterhalten zu können.

Enttäuschung dagegen ist weniger intensiv. Zwar schwächt auch Enttäuschung unseren Körper, doch ist sie subtiler und erfordert weniger Energie. Deshalb lassen wir sie fortbestehen, häufig bis sie sich in Traurigkeit verwandelt. Anhaltende Traurigkeit wiederum geht in Depression oder Verzweiflung über. Weil das anfängliche Gefühl gerechtfertigt ist, erkennt man vielleicht nicht, dass sich die Enttäuschung verstärkt und sie unsere Energie erschöpft.

Mit dem Gefühl, verletzt zu sein, verhält es sich genauso. Schon der Begriff der „verletzten Gefühle" weist auf einen emotionalen Energieverlust hin. Ebenso wie Enttäuschung kann Verletztsein auch zum Dauerzustand werden und sich zu Vorwürfen, Ärger, Kummer, Schuldgefühlen und anderen zehrenden Einstellungen entwickeln. Es ist an der Zeit, den Energieverlust zu stoppen, zu verstehen, wie Emotionen wirken, und wahrzunehmen, dass wir neue Möglichkeiten haben, auf sie zu reagieren.

Wie sollen wir uns also verhalten? Unschuldige Menschen werden verletzt. Andere missverstehen und enttäuschen uns. Couragierte Selbstfürsorge ist erforderlich, um sich aus dem gerechtfertigten Gefühl, verraten worden zu sein, zu befreien. Außerdem ist ein neues Bewusstsein und die

Kraft des Herzens nötig, um loszulassen und weiterzumachen. Das Wissen darum, wie Gedanken und Emotionen wirken, schenkt uns eine neue und notwendige Motivation.

Falls Sie sich in den oben genannten inneren Dialogen wiedererkennen, machen Sie sich keine Sorgen, sondern bleiben Sie gelassen. Wir alle äußern uns gelegentlich so. Nehmen Sie einfach wahr, dass diese Sätze Stress produzierende Einstellungen reflektieren, die weit verbreitet sind und sich hinter dem Deckmantel der Rechtfertigung verbergen. Sobald Sie diesen Deckmantel lüften, können Sie die Stress auslösenden Muster identifizieren und sie mit Hilfe Ihrer Herzintelligenz verändern.

Eine Geschichte aus dem Waschsalon

Vor vielen Jahren begegnete ich (Doc Childre) in einem Waschsalon in North Carolina, während ich auf meine Wäsche wartete, zwei mir bekannten Frauen, Maude und Cassie. Sie standen bei den Trocknern, fächelten sich Luft zu und unterhielten sich. Ich hörte, wie die eine der anderen erzählte, sie habe Billy und Margo, einem Paar, das sie aus der Kirche kannte, 3000 Dollar geliehen, damit sie einige unerwartete Arztrechnungen zahlen konnten. „Sie versprachen, sie würden mir das Geld in drei Monaten zurückgeben", sagte Maude seufzend. „Doch mittlerweile sind fünf Monate vergangen und sie haben mir nichts zurückgezahlt. Es sieht so aus, als gingen sie mir aus dem Weg." Cassie sah einen Moment lang so aus, als würde sie sich recht unbehaglich fühlen, und sagte: „Maude, ich habe gehört, sie haben wirklich eine Krankenhausrechnung bezahlt. Aber mir ist auch zu Ohren gekommen, sie hätten den Rest dafür verwendet, den neuen Boden in ihr Haus einzubauen. Billy hat in letzter Zeit nicht sehr viel gearbeitet. Im Moment haben sie nicht viel Geld, das sie dir zurückzahlen könnten."

Ich beobachtete, wie Maude sich bemühte, ihre Emotionen zu kontrollieren. Sie nahm sich zusammen, um nicht laut zu werden. „Also gut, darüber werde ich mich gar nicht aufregen", sagte sie mit fester Stimme hauptsächlich zu sich selbst. „Sie wissen, wo sie mich finden können, wenn sie wieder auf die Beine kommen. Am besten, ich vergesse die ganze Geschichte und hoffe das Beste." „Das stimmt, im Moment kannst du ohnehin nichts machen", antwortete Cassie. Einige Minuten lang sprach keine ein Wort. Dann platzte Maude plötzlich heraus: „Ich bin nicht *wütend* auf sie. Aber ich verstehe nicht, wie sie mit meinem Geld einen neuen Fußboden einbauen konnten. Das verletzt mich. Wenn man halt anderen vertraut ... Es ist ... enttäuschend." Maude wusste, dass sie sich nicht aufregen wollte, aber ihre Emotionen unter Verschluss zu halten, das schien auch nicht zu funktionieren. Sie liefen ohnehin über. Ihre erste Reaktion war Ärger. Als sie sich damit unwohl fühlte, versuchte sie ihn abzuwehren, indem sie erklärte, nicht wütend zu sein. Ich beobachtete Cassie und wartete, was sie als Nächstes sagen würde, welchen Rat sie erteilen würde; doch sie schaute zu Boden und legte ihre Kleider sorgfältig zusammen. Nur das Geräusch der Waschmaschinen und Trockner durchbrach die unangenehme Stille.

Maude rang immer noch mit ihren Emotionen und gab sich nun selbst die Schuld: „Ich schätze mal, ich hätte es vorhersehen sollen. Wie konnte ich nur so dumm sein? Ich kann mir nur selbst die Schuld geben." Sie versuchte nun, mit dem Gefühl, ausgenutzt worden zu sein, zurechtzukommen, aber bald wetterte sie gegen ihre Freundin los: „Cassie, warum hast du mir nicht eher davon erzählt, wenn du es wusstest? Warum hast du mich nicht davon abgehalten, ihnen Geld zu leihen, wenn du wusstest, dass die so sind?"

Cassie murmelte unhörbar etwas vor sich hin, während sie ihre Wäsche zusammenpackten und hinausgingen. Als Letztes hörte ich Maude entschlossen sagen: „Also, das lasse ich mir nicht bieten. Es ist einfach nicht richtig und ich habe allen Grund, stocksauer auf sie zu sein."

Während ich mit ansah, wie diese Frau sich bemühte, ihre Emotionen zu kontrollieren, empfand ich tiefes Mitgefühl mit ihr. Sie durchlief eine Abfolge von Emotionen, wie ich es oft gesehen hatte: zuerst Verletztheit, dann Ärger, dann Enttäuschung, dann Schuldgefühle oder Groll, dann das Gefühl, verraten worden zu sein, und schließlich gerechtfertigter Zorn. Obwohl der Ärger Maude wurmte, hatte sie wahrscheinlich von Kindesbeinen an gehört, dass es schlecht sei, sich zu ärgern. Außerdem hatte sie ein freundliches Wesen; denn ich erkannte, dass sie sich nicht gerne ärgerte, und sie sah wahrscheinlich, wie unangenehm der Freundin ihr Ärger war. Deshalb hatte sie es mit persönlichen und gesellschaftlichen Imperativen zu tun, die sie aufforderten, etwas anderes zu fühlen. Daher bemühte sie sich redlich, den Ärger abzuwehren, bevor sie ihm nachgab.

Hätte Maude Methoden zur Verfügung gehabt, um ihre Herzintelligenz anzuzapfen, dann hätte sie mit dem ganzen Kampf aufhören können. Jeder, der hörte, wie ihr Vertrauen missbraucht worden war, wäre aufgebracht gewesen. Ärger ist eine natürliche Reaktion auf eine Mitteilung wie diese. Doch wenn wir wissen, dass Ärger uns davon abhält, klar, intuitiv und objektiv zu denken, und wenn wir um seine schädliche Wirkung auf unseren Körper wissen, müssen wir ihm weder nachgeben noch ihn unterdrücken. Wir können etwas ganz anderes tun: Hätte Maude nach Cassies Neuigkeiten ihre Herzintelligenz um Rat gefragt, so hätte sie vielleicht erkannt, dass 1. Cassie vielleicht die Fakten durcheinanderbrachte und 2., selbst wenn Cassie Recht hatte, das Verhalten des Paares wahrscheinlich kein Angriff auf sie persönlich war. Billy und Margo handelten wahrscheinlich verantwortungslos. Vielleicht hatten sie sie ja tatsächlich ausgenützt, aber sie wollten ihr das Geld sicher nach wie vor zurückgeben. Wenn Maude ihr Herz befragt hätte, wie sie mit dieser Enttäuschung umgehen solle, wären ihr wohl einige klare Bedingungen eingefallen, die sie Billy und Margo hätte stellen können.

Zumindest gibt uns die Herzintelligenz die Kraft, unser blindes emotionales Reagieren aufzuschieben, bis wir alle Fakten kennen. Gefühlsmanagement bedeutet nicht, dass wir zu allem, was uns widerfährt, Ja und Amen sagen. Im Gegenteil, wir müssen oft für uns eintreten und handeln. Doch mit Herzintelligenz können wir klar und eindeutig mit weniger Leiden erkennen, was zu tun ist. Wir können uns von unseren emotionalen Problemen lösen, indem wir jedes einzelne Thema identifizieren und uns unsere investierte Kraft zurückholen. Unser Herz kann uns für jede dieser unkontrollierten Emotionen eine gesündere Reaktion zeigen. Es ist perfekt dafür eingerichtet, uns auf neue Wahlmöglichkeiten aufmerksam zu machen, damit wir solche Situationen hinter uns lassen können. Die äußerst schnell und intuitiv wirkende Herzintelligenz lässt uns rasch erkennen, wann wir unsere emotionale Integrität kompromittieren, und verleiht uns die Kraft, etwas dagegen zu unternehmen.

Auf die Bedeutung kommt es an

Würden Sie 100 Erwachsene bitten, einen Tag mit Vier- und Fünfjährigen in einer Kindertagesstätte zu verbringen, so würden sie nach kurzer Zeit, ohne darüber nachzudenken, ihre Herzintelligenz gebrauchen. In einer großen Gruppe von Kindern dieses Alters dauert es nie lange, bis eines zu weinen beginnt. Vielleicht ist ja sein Spielzeug kaputtgegangen. Vielleicht haben sich die anderen Kinder seinen Leiterwagen geschnappt und haben das Kind allein stehen lassen. Beide Situationen sind für ein Kind wie ein Weltuntergang. Die meisten Erwachsenen würden versuchen, das Kind zu beruhigen, und ihm helfen, den Vorfall im rechten Licht zu sehen. „Das Spielzeug kann man wieder reparieren", beruhigen sie. „Die anderen Kinder kommen bald wieder zurück." Erwachsene helfen Kindern ganz „aus dem Bauch" heraus dabei, Problemen ihre Bedeutung zu nehmen.

Ebenso ist es bei Teenagern. Nehmen wir an, Sie besuchen eine Familie mit einigen Teenagern, die sich über ihre Eltern aufregen, weil diese sie nicht in ein Konzert gehen lassen. Die eine schreit und tobt, der andere weint. Die Kinder hoffen, Sie könnten ihre Eltern überreden, sie doch noch gehen zu lassen, deshalb bitten sie Sie um Unterstützung. Als Erstes versuchen Sie, die Teenager zu beruhigen, indem Sie die Bedeutung des Konzerts reduzieren. Sie zeigen ihnen, wie sie die Situation anders betrachten und anders auf ihre Eltern reagieren könnten. Ihr gesunder Menschenverstand sagt Ihnen, dass es zu einem enormen Energieverlust kommt, wenn man Situationen zu viel Bedeutung beimisst.

Erwachsenen, die mit Kindern zu tun haben, ist es schon in Fleisch und Blut übergegangen, Problemen und Ereignissen ihre Wichtigkeit zu nehmen. Uns selbst bieten wir diese Unterstützung eher selten an. Stattdessen handeln wir wie die meisten Kinder: Wir streiten, schmollen und machen Vorwürfe. Aber wenn es bei Kindern hilft, den Geschehnissen ihre Bedeutung zu nehmen, wirkt es bei uns auch. Wir erzielen gute Ergebnisse, wenn wir diese ‚Technik' für uns selbst nutzen.

Wir sollten unsere Emotionen in einem gestressten Augenblick achtsam im Auge behalten, sonst folgt eine auf die andere – sturzbachartig. Die *zusätzliche* Bedeutung und das *ständige* emotionale Engagement für ein Thema bewirken, dass wir das Gefühl haben, gleich in die Luft zu gehen. Unsere

Reaktionen unterscheiden sich nicht von den Wutanfällen eines Kindes. Manchmal wissen wir intuitiv, dass wir eine bestimmte „Minus-Emotion" ausgleichen müssen, können es aber nicht, weil unser Verstand gewissermaßen schmollt. Wir wissen zwar, dass wir unsere Energie vergeuden, aber wir sind nicht gewillt, von unserer Interpretation der Lage abzulassen: Wir haben uns an den Energieverlust gewöhnt und lassen das Schmollen unseres Verstandes zu.

Das Problem besteht darin, dass sich die emotionale Erschöpfung verschlimmert und unseren Fortschritt in anderen Bereichen untergräbt, wenn wir eine Minus-Emotion ignorieren und uns weigern, einer Situation ihre Wichtigkeit zu nehmen, obwohl wir die Lage erkennen. Als Nächstes empfinden wir Schuld und Versagen. *Nichts* hilft mehr. Es erscheint schwierig, überhaupt Fortschritte zu erzielen; es kommt uns so vor, als machten wir zwei Schritte nach vorn und drei zurück. Bald landen wir im Selbstmitleid. In Wirklichkeit ging aber nur zu Anfang eine Sache schief und löste den Energieverlust aus – jetzt erscheint es so, als wäre *alles* schiefgegangen. Wenn wir zur Ausgangssituation zurückgehen, den Auslöser isolieren und ihm seine Bedeutung nehmen, können wir unsere Energie wieder auffüllen, uns selbst befreien und die anderen Bereiche wahrnehmen und anerkennen, in denen wir Fortschritte gemacht haben.

Viele Menschen kapitulieren vor Energieverlusten und führen Argumente an, die eigentlich nur weit verbreitete Ausreden sind (zum Beispiel, dass sie „einfach nicht anders können"). Es ist an der Zeit zu lernen, wie und warum wir *doch* anders können – oder uns zumindest der Tatsache öffnen, dass es *möglich* ist. Gefühlsmanagement heißt zu wissen, wann es Zeit ist, etwas abzuschließen und Schritte zu unternehmen, um wieder ins Gleichgewicht zu kommen, indem wir unsere Herzintelligenz befragen, wie wir anders handeln können. Um Situationen ihre Wichtigkeit zu nehmen, müssen wir uns an unser ‚höheres Selbst' wenden: die Weisheit, die durch das Herz zum Ausdruck kommt.

Gehen Sie es mit Herz an!

Die Techniken der HEARTMATH – HERZINGTELLIGENZ-Methode helfen Ihnen, Ihre Gefühle durch das Herz zu lenken, so dass der unsichtbare Energieverlust aufhört. Jedes Mal, wenn Sie eine Methode anwenden, kann Ihr Herz leichter wieder zu seinem intuitiven Fließen zurückzufinden. Emotionen, die sich bewegen (und die nicht blockiert sind), kommen dadurch in Fluss und der mit dem Herzen verbundene Verstand wird zu Intuition. Wächst erst die Verbindung mit Ihrem Herzen, wird Sie dieses intelligente Organ auf geschickteres emotionales Verhalten hinweisen. Sie lernen, unangenehme Emotionen behutsam durch Ihr Herz herausfließen zu lassen. Dadurch steigt die Kohärenz und Sie können die Intuition des Herzens besser und deutlicher vernehmen. Bald werden Sie Emotionen ganz von selbst identifizieren und erkennen und den Problemen automatisch ihre Wichtigkeit nehmen.

Gefühlsmanagement funktioniert schrittweise. Falls Sie sich oft ärgern, dann bemühen Sie sich darum, den Ärger anzuerkennen und ihn auszugleichen, indem Sie sich behutsam auf Ihr Herz hin orientieren und den FREEZE-FRAME-Fünfschritt praktizieren. So kann sich die Intuition durch das Herz zum Ausdruck bringen und etwas bewirken, was dem Verstand unmöglich ist. Intuition wirkt befreiend und kann Ihnen alternative Sichtweisen und neue Reaktionen in Bezug auf Ärger anbieten.

Verständlicherweise kann Sie das bisweilen etwas beängstigen. Wir alle scheuen davor zurück, unsere Emotionen ungeschminkt zu betrachten. Wir haben Angst davor, auf etwas zu stoßen, das wir nur schwer akzeptieren oder kontrollieren können. Unsere Emotionen sind wie die Büchse der Pandora, auch sie würden wir gerne unter Verschluss halten. In solchen Momenten brauchen wir Mut, uns mit unseren Emotionen zu konfrontieren, aber die Mühe lohnt sich. Glücklicherweise wird Mut mit dem Herzen assoziiert. Durch die Methoden, die die Kraft des Herzens nutzen, können wir uns auf einen inneren Mut stützen, von dessen Existenz wir vielleicht nicht einmal wussten. Hier sind einige Tipps dazu:

- Praktizieren Sie die HERZINGTELLIGENZ-Techniken bereits bei einem geringen Energieverlust; fragen Sie Ihr Herz nach einer Lösung, sobald es zu solchen Verlusten kommt.

- Üben Sie konsequent das FREEZE-FRAME-Sofortprogramm und bitten Sie Ihr Herz, Sie darauf aufmerksam zu machen, wenn Sie in ein „Schön-Wetter-Gefühlsmanagement" zurückfallen oder wenn Sie sich lediglich rechtfertigen oder „aus Prinzip" handeln.
- Nehmen Sie mit Hilfe der transformierenden Kraft des Herzens den Problemen ihre Bedeutung, damit sich keine Minus-Emotionen summieren.
- Seien Sie sich selbst gegenüber nachsichtig, wenn Sie einen Rückschlag erleben. Nehmen Sie auch dieser Situation ihre Wichtigkeit, wenden Sie sich an Ihr Herz und beginnen Sie von neuem. Geben Sie Ihrer Herzintelligenz die Chance, ihre Sichtweise und Lösungen darzulegen. So gehen Sie emotional ausgeglichen und reif mit sich um.
- Versuchen Sie, Gefühlsmanagement nicht als etwas zu betrachten, das Sie fürchten müssten und das eine weitere Belastung darstellt. Vielmehr ist es aufregend zu wissen, dass Sie rasch einen neuen Grad an Erfüllung erleben können, indem Sie Ihre Emotionen mit dem Herzen angehen.

Wenn das Herz die Emotionen kontrolliert, nehmen Sie die Welt um sich herum bewusster wahr und empfinden das Leben als faszinierender. Daraus ergeben sich eine neue Form von Intelligenz und eine neue Betrachtungsweise des Lebens. Bemühen Sie sich aufrichtig und neugierig und erkennen Sie Ihre Fortschritte an. Erwarten Sie aber nicht, sofort aller unangenehmen Emotionen entledigt zu sein. Jeder Erfolg stärkt Sie und regt Sie an. Mit zunehmendem Üben wird es immer leichter. Verlieren lange bestehende emotionale Probleme erst einmal an Intensität und Wichtigkeit, setzen sie Ihnen auch nicht mehr so zu. Mit ein wenig Mühe, sich Ihre Herzintelligenz zu erschließen, erleben Sie eine neue, aufregende Freiheit. Ihr Gefühlsleben verbessert sich erheblich; allmählich werden Sie Qualitäten in Ihrem Herzen spüren, die Ihnen vorher fremd waren. Überall bestätigen Menschen, die ihrem Herzen folgen, dieses Phänomen. In Seminaren vergleichen Menschen ihre Aufzeichnungen und entdecken ähnlich spannende Ergebnisse. Wenn Sie mit zunehmendem Fortschritt immer mehr solcher Eigenschaften erleben, motiviert dieser Erfolg Sie, das Geheimnis der Emotionen immer weiter zu lüften.

Die wichtigsten Punkte zur Erinnerung

- Die nächste Hürde, die wir Menschen bewältigen müssen, besteht darin, die Emotionen besser zu verstehen. Wir haben jetzt die Gelegenheit, unser emotionales Potenzial zu erweitern und uns rasch in eine völlig neue Dimension zu entwickeln.
- Die emotionale Energie ist schneller als die Energie der Gedanken, denn die Gefühlswelt arbeitet schneller als der Verstand.
- Emotionen an sich sind im Grunde nicht intelligent. Doch alles Fließende, wie Emotionen und Gedanken, gehorcht einer ordnenden Intelligenz.
- Die Menschen begegnen dem Leben mit vertrauten emotionalen Reaktionen, die in der Amygdala gespeichert sind. Dieses vertraute Verhalten zeigen sie, um sich sicher zu fühlen.
- Ein Maßstab neuen Gefühlsmanagements beruht auf der Erkenntnis, dass wir unsere Vergangenheit nicht für unser Handeln in der Gegenwart verantwortlich machen können.
- Üblicherweise kompromittieren hauptsächlich zwei Denkweisen unsere Bemühungen um Gefühlsmanagement: Rechtfertigung und Prinzipienreiterei. Diese Denkweisen halten unsere emotionale Energie in Verletzungen, Vorwürfen, Furcht, Enttäuschung, Treuebruch, Kummer, Gewissensbissen und/oder Schuldgefühlen gefangen, die unserem Organismus Energie entziehen und Defizite hervorrufen.
- Ein Schlüssel im Gefühlsmanagement besteht darin, eine Energie raubende Emotion rasch zu unterbinden und aus emotionaler Reife heraus rasch unsere Einstellung zu ändern.
- Wir müssen einer Emotion ihre Wichtigkeit nehmen, die wir (oder unsere Amygdala) ihr beigemessen haben, um unsere Energie wiederzuerlangen. Dafür müssen wir einen Schritt zurücktreten – denn dann kann sich unser Herz öffnen.
- Die HEARTMATH – HERZINGTELLIGENZ-Methode hilft Ihnen, Ihre gefühlsmäßigen Erinnerungen in neue Bahnen zu lenken und sie mit Hilfe des Herzens zu reinigen, damit Sie nicht länger Energie verlieren. Jedes Mal, wenn Sie eine der Techniken nutzen, verhilft Ihnen Ihr Herz leichter wieder zurück zu Ihrer Intuition. Emotionen, die sich bewegen (und

nicht blockiert sind), kommen in Fluss; der mit dem Herzen übereinstimmende Verstand wird zu Intuition.
- Sie werden sich viel besser fühlen, wenn die *im Herzen* verankerten Emotionen und Strukturen die alten Muster ersetzen. Je mehr lohnende Qualitäten Sie entwickeln, desto motivierter wollen Sie dem Geheimnis der Emotionen auf die Spur kommen.

Kapitel 8
Fürsorge und *übertriebene* Fürsorge

Eines Tages – ich war noch in der vierten Klasse – vergnügte ich (Howard Martin) mich im Klassenzimmer damit, kleine Papierkügelchen herumzuschießen. Wie schon viele Kinder vor mir glaubte auch ich, die Lehrerin werde es nicht merken. Doch nach kurzer Zeit hatte sie genug. Sie ging mit mir zur alten Stuckwand am hinteren Ende des Klassenzimmers, gab mir einen kleinen Eimer und einen Lappen und wies mich an, die dreckverkrustete Wand zu reinigen. Ich glaube, die Wand war ursprünglich weiß, doch als meine Klasse dieses Klassenzimmer bezog, zeigte die Wand drei verschiedene Brauntöne. Als energiegeladener Viertklässler suchte ich immer eine Betätigung, deshalb widmete ich mich der Wand mit beiden Händen. Eine Stunde später arbeitete ich immer noch sorgfältig und richtete meine ganze Aufmerksamkeit darauf, den Schmutz aus den rauen Spalten der Stuckwand zu entfernen. „Weißt du", sagte meine Lehrerin beiläufig, „wenn du in deinem Leben immer so hart arbeitest wie an dieser Wand, wirst du sehr erfolgreich." Sie versuchte nicht, mich mit übertriebenem Lob oder Schmeichelei moralisch aufzumuntern; sie machte eine einfache, ehrliche Aussage über Tatsachen, die sie sah. Es war ein Akt aufrichtiger Fürsorge und ich habe mich mein ganzes Leben lang immer wieder daran erinnert.

Wir alle haben erlebt, dass eine *herzliche* Bemerkung spürbar anders ist als so manche andere Bemerkung. Manchmal hören wir solche Bemerkungen von Menschen, die wir lieben und respektieren, aber das ist nicht immer der Fall. Auch ein aufmerksamer Fremder kann ganz nebenbei einen Satz sagen, an den wir jahrelang denken. Nicht die Worte oder der Sprecher machen eine solche Erfahrung unvergesslich, sondern wir erinnern uns an die Anteilnahme.

Wir kennen alle ein Gefühl tiefer Fürsorge für die uns Nahestehenden. Das ist einer der wichtigsten Aspekte einer wichtigen Beziehung. Doch die Vorstellung, dieses großzügige, offenherzige Gefühl auch auf der Straße zu zeigen, ist etwas völlig anderes. Anteilnehmen um der Anteilnahme willen – das kann Angst machen. In der gemeinen, grausamen Welt müssen wir doch aufpassen, oder nicht? Wir können doch nicht wild durcheinander Anteil nehmen. Es genügt, ein paar Abende lang die Nachrichten anzuschauen; da wird man automatisch ängstlich und zieht sich zurück. Das zeigt sich dann in Äußerungen wie: „Pass auf dich auf!"

Vor einigen Jahren galt New York stereotypisch als ein Ort mit Menschen, die nicht eingreifen würden, selbst wenn unmittelbar vor ihnen das scheußlichste Verbrechen begangen würde. Viele Amerikaner glaubten, die New Yorker seien abgestumpft und versuchten nur, sich selbst zu schützen, weil sie in einer so aggressiven Umgebung mit einer hohen Kriminalitätsrate lebten. Sie galten als Menschen, die der Meinung seien, Anteilnehmen bringe sie nur in noch größere Schwierigkeiten, und die sich deshalb aus allem raushielten.

Statistiken haben seitdem ausreichend nachgewiesen, dass die New Yorker nicht so wenig hilfsbereit sind, wie es in den Medien dargestellt wurde – und dennoch lässt sich beobachten, dass global gesehen der Verlust kleiner, freundlicher Gemeinschaften uns alle verändert. Wir haben oft keine Lust, unseren Nachbarn zu begegnen oder sie überhaupt kennenzulernen. Statt unserem natürlichen Bedürfnis nach Anteilnahme nachzugeben, bleiben wir auf der Hut. Wir befürchten, dass Leute uns übervorteilen könnten, wenn wir nicht aufpassen. Wir machen uns Gedanken, unsere Fürsorge an jemanden zu vergeuden, der sich nicht auch uns gegenüber fürsorglich zeigt. Wir sind der Ansicht, wir könnten uns Anteilnahme nicht *leisten*. Doch das Gegenteil ist der Fall: Wir können es uns *nicht* leisten, nicht Anteil zu nehmen.

Fürsorge motiviert sehr stark. Sie ist eines der wichtigsten Grundgefühle des Herzens. Sie inspiriert uns und gibt uns ganz sanft ein Gefühl von Sicherheit. Dadurch verstärkt sich unsere Verbindung mit anderen. Sie ist nicht nur mit das Beste, was wir für unsere Gesundheit tun können, sie *fühlt sich* außerdem für den Gebenden wie für den Nehmenden *gut an*. Anteilnehmen wirkt sich regenerierend und erhebend auf uns aus. Diese Erfahrung ist recht greifbar und geht sofort ins Herz. Auch können wir die Erfahrung an andere weitergeben. Wenn wir an jemandem Anteil nehmen, drücken wir dieses Gefühl ganz automatisch durch Berührung aus. Wir umarmen unsere Freunde oder klopfen ihnen auf die Schulter. In einer Unterhaltung berühren wir sie vielleicht am Arm, um einen Aspekt zu unterstreichen oder wenn wir ihnen einen Witz erzählen. Werden wir jemandem vorgestellt, geben wir ihm oder ihr die Hand – ein momentaner Kontakt, der eine Verbindung herstellt.

Die Wissenschaftler am HeartMath-Institut haben festgestellt, dass eine Verbindung sich stärker auswirkt, als wir dachten. Wenn wir jemanden berühren, wird die elektromagnetische Energie unseres Herzens ins Gehirn der anderen Person übermittelt und umgekehrt. Wenn wir zwei Personen während einer Berührung an einen medizinischen Bildschirm anschließen, können wir das Muster des elektrischen Herzsignals (wie es im EKG zum Ausdruck kommt) in den Gehirnwellen (im EEG) der anderen Person sehen.[1,2] Abbildung 8.1 (Seite 216) verdeutlicht, was wir meinen. Achten Sie darauf, wie sich in den Kurven das Herzschlag-Signal von Person B in den Gehirnwellen von Person A widerspiegelt, wenn beide Versuchspersonen einander die Hände halten. Selbst wenn die beiden nur nebeneinanderstehen, ohne einander zu berühren, können wir eine ähnliche Wirkung beobachten.[1,2] Andere Labors bestätigen diese Ergebnisse.[3]

Diese faszinierenden Resultate belegen, dass elektromagnetische Energie – vom Herzen zum Gehirn – ausgetauscht wird, wenn wir jemand anderen berühren. Ob wir es merken oder nicht, beeinflusst unser Herz nicht nur unser eigenes Erleben, sondern kann auch die Menschen um uns herum beeinflussen. Ebenso können wir von Signalen, die andere aussenden, beeinflusst werden. Wir schalten um, um mit ihrer Energie in Resonanz zu kommen – ebenso geschieht es ihnen mit uns. Wir nehmen diesen Prozess nicht wahr, zumindest nicht bewusst. Doch er findet statt.

In Kapitel 3 stellten wir dar, dass sich die Frequenzstruktur des elektromagnetischen Feldes des Herzens in unterschiedlichen Gefühlszuständen drastisch verändert. Frustration ruft ein inkohärentes Signal hervor, Wertschätzung ein harmonisches, kohärentes. Grundgefühle des Herzens, darunter auch Anteilnahme, erzeugen im elektromagnetischen Feld des Herzens

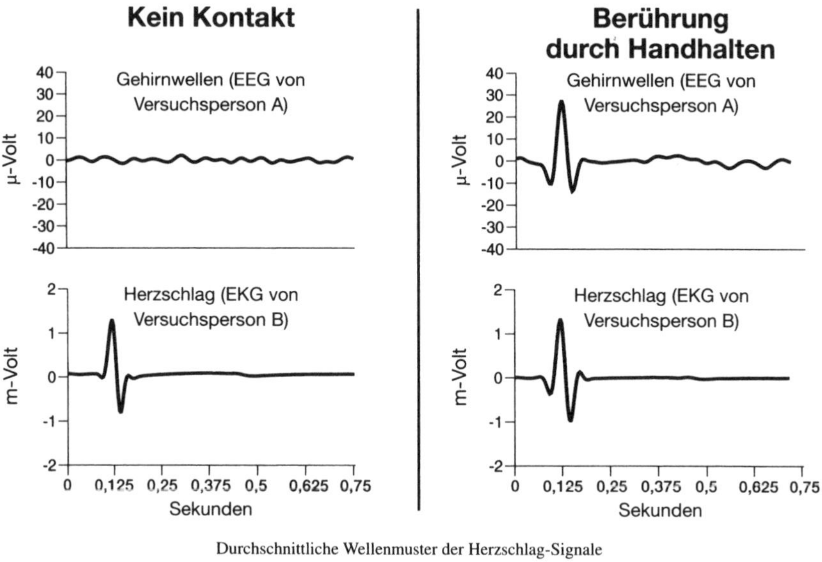

Abbildung 8.1: Die Elektrizität der Berührung: Mit Hilfe von Techniken, die Durchschnittswerte von Signalen liefern, konnte gezeigt werden, dass die elektromagnetische Energie, die das Herz der einen Person erzeugt (wie im EKG dargestellt), an das Gehirn der anderen Person übermittelt wird und dort im EEG festgestellt werden kann.

Kohärenz, stressige Gefühle produzieren Inkohärenz.[4] Diese Energie wird an unseren ganzen Körper übermittelt; ja, sie strahlt auch nach außen über unseren Körper hinaus und hat enorme gesellschaftliche Auswirkungen. Denken Sie darüber nach. Wenn Menschen, die wir berühren oder neben denen wir stehen (beispielsweise in einem Aufzug, in der U-Bahn oder in einem Kaufhaus), die elektromagnetischen Signale unseres Herzens in ihren Gehirnwellen empfangen, dann bedeutet das, dass wir ständig unseren Gefühlszustand aussenden (und den der anderen empfangen).

Freilich teilen wir unseren emotionalen Zustand auch auf andere Arten mit. Wir lernen, einander durch eine komplexe Reihe von Hinweisen besser zu verstehen. Oft ist unsere Stimmung allein schon aus unserer Körpersprache erkennbar. Doch auch ohne Körpersprache und zusätzliche Hinweise senden wir feine Signale aus. Wir können nicht anders. Wir alle beeinflussen uns auf der elementaren elektromagnetischen Ebene gegenseitig. Das bedeutet, dass die Person neben Ihnen in der Schlange stärker davon beeinflusst werden kann, wie sehr Sie sich über Ihre Mutter ärgern, als Ihnen beiden bewusst ist. Denken Sie auch an all die Signale zwischen Menschen, wenn sie sich bei einer Kundgebung oder auf einem Rockkonzert drängeln. Die Auswirkungen sind enorm.

Wir verstehen die komplexen Verbindungen zwischen Menschen erst allmählich. Doch es ist bereits klar, dass wir einem Menschen, den wir berühren, während wir zum Beispiel Fürsorge empfinden, ein Signal übermitteln, das potenziell die körperliche Gesundheit und das Wohlbefinden dieses Menschen fördert.[1] Viele Ärzte, Krankenschwestern und Physiotherapeuten wissen um die Kraft körperlicher Berührung. Immer mehr wissenschaftliche Beweise belegen die wohltuende Wirkung fürsorglicher Berührung.[5] Nach Aussagen von Dr. Tiffany Field (der Direktorin eines Instituts zur Erforschung von Berührung an der medizinischen Fakultät der *University of Miami*) ist Berührungstherapie oder Massage für Säuglinge und Kinder ebenso wichtig wie Essen und Schlaf.[6]

In klinischen Studien wurde festgestellt, dass Berührung physiologische Veränderungen auslöst. Durch Berührung konnten Kinder mit Asthma ihre Atemfunktion verbessern, machten Kinder mit Diabetes besser bei ihrer Behandlung mit und konnten Babys mit Schlafstörungen leichter einschlafen.[7] Fürsorgliche Berührung ist auch für Gesundheit und Wohlbefinden Erwachsener hilfreich.[8,9] In manchen Fällen ist diese Wirkung entscheidend.

Kürzlich berichteten zwei Ärzte einer wissenschaftlichen Zeitschrift von einer älteren Frau, die aufgrund eines Herzversagens im Sterben lag. Als der Arzt merkte, dass er nichts mehr für sie tun konnte, rief er ihre Familie an, damit sie sich von ihr verabschiedeten. Bemerkenswerterweise kehrte in dem Moment, in dem ihre Angehörigen kamen und sie berührten, ihr Herzschlag wieder zu seinem normalen Rhythmus zurück. Ein halbe Stunde später saß sie munter in ihrem Bett.[10] Zwar erholt sich nicht jeder und jede durch eine fürsorgliche Berührung, doch Herz und Gehirn empfangen das Signal. Vielleicht gibt es noch andere Erklärungen und Faktoren, warum sich diese ältere Frau wieder erholte; unsere Untersuchungen zur Elektrizität der Berührung haben uns jedenfalls davon überzeugt, dass die fürsorglichen Emotionen ihrer Familie eine erkennbare physiologische Wirkung ausüben *können* – in diesem Fall war es eine, die das Herz der Frau wieder zum Schlagen brachte.

Die regenerierende Kraft der Fürsorge

Ohne Anteilnahme verliert das Leben seinen Glanz. Wenn den Menschen „alles egal ist" (und sie sich um nichts mehr ‚für-sorgen'), nehmen wir in ihren Gesichtern, an ihrer Körperhaltung und ihrem Gang mangelnde Vitalität wahr. Ja, wir können diese Einstellung sogar an ihrer Stimme erkennen. Ohne die regenerierende Kraft der Fürsorge, die den Körper durchströmt, hat auch der Körper keinen Anlass, sich selbst zu erhalten – er hat buchstäblich keinen Grund zu leben. Fürsorge wirkt sich ebenso sichtbar auf den Körper aus: federnder Gang, leuchtende Augen und Lebensfreude. Gesundheit und Vitalität rühren von Herzensgefühlen wie Fürsorge her. Selbst wenn das äußerlich nicht so sichtbar wäre, könnten wir viele der physiologischen Auswirkungen von Anteilnahme im Labor messen.

Auch das Sorgen für ein Tier hat erwiesenermaßen bei Älteren und bei Menschen, die in Pflegeheimen leben, die Stimmung verbessert und die Gesundheit gefördert. Die Forschung, die den positiven gesundheitsfördernden Effekt von Haustieren bestätigt, erwähnt außerdem die vermehrten sozialen Kontakte, die durch Tiere initiiert werden, sowie die positiven Auswirkungen der Tiere auf die Herz-Kreislauf-Funktion.[11, 12] Forscher an den Universitäten von Pennsylvania und Maryland ermittelten, dass im Vergleich zu den Patienten *ohne* Haustiere kaum ein Drittel der Patienten *mit* Haustieren ein Jahr nach dem Krankenhausaufenthalt wegen einer Herzerkrankung gestorben war.[13] Haustiere bringen aktive Fürsorge in das Leben von Millionen von Menschen.

Tiere lehren auch kleine Kinder Fürsorge. Untersuchungen haben ergeben, dass Kinder mit Haustieren empathischer sind.[14] Doch es ist wichtig, darauf hinzuweisen, dass die verstärkte Empathie nicht auf das Haustier zurückzuführen ist, sondern auf die aufrichtige Fürsorge, die das Tier den Menschen entlockt. Tiere können aber auch eine Quelle *übermäßiger* Fürsorge und des Stresses darstellen. Die regenerative Wirkung (oder ein Mangel daran) hängt davon ab, wie Menschen auf ein Tier reagieren.

Indirekte und selbst induzierte Fürsorge

In den 1980er-Jahren zeigte David McLellan (ein Psychologe an der Harvard-Universität) einer Gruppe von Testpersonen ein Video von Mutter Teresa. Sie verkörperte das pure Mitgefühl und Fürsorge, wie sie sich da so zwischen den Armen und Mittellosen bewegte. McLellan untersuchte anschließend das Immunsystem der Versuchspersonen, um festzustellen, ob sich auch diese indirekte Erfahrung bei ihnen auswirken würde. Überall in unserem Körper und im Speichel kommt ein Antikörper mit der Bezeichnung IgA vor. Er stellt die erste „Verteidigungslinie" gegen eindringende Krankheitserreger dar und ist Indikator für die Gesundheit unseres Immunsystems. Nachdem die Gruppe das bewegende Video angeschaut hatte, ergaben die Testergebnisse einen sofortigen Anstieg der IgA-Konzentration im Speichel. Mit anderen Worten wirkten sich die vom Video hervorgerufenen Gefühle von Fürsorge und Mitgefühl messbar auf das Immunsystem aus.[15]

Rollin McCraty untersuchte mit Mitarbeitern am HeartMath-Institut, ob selbst induzierte (selbst ausgelöste) Anteilnahme die gleiche Wirkung wie die indirekte, nachempfundene hatte; in diesem Zusammenhang wiederholten sie die McLellan-Studie und erhielten sehr ähnliche Ergebnisse. Unmittelbar nach dem Anschauen des Videos stieg der IgA-Spiegel der Testpersonen um 17 % an.

Dann forschten McCraty und sein Team noch weiter. Sie wollten herausfinden, ob Fürsorge *ohne äußeren Reiz* sich stärker oder schwächer auswirkte. Außerdem: Wie sah es mit den anderen Emotionen aus? Wie wirkte sich beispielsweise Ärger im Vergleich zu Anteilnahme aus? Sie wollten auch die *langfristigen* Auswirkungen der selbst ausgelösten Fürsorge auf die IgA-Konzentration ermitteln. Den Testpersonen wurde das FREEZE-FRAME-Sofortprogramm beigebracht; sie wurden dann gebeten, fünf Minuten lang Mitgefühl und Fürsorge zu empfinden. Einige Tage später wurden die gleichen Versuchspersonen gebeten, Ärger zu empfinden, indem sie sich an eine ärgerliche Situation oder ein ärgerliches Erlebnis erinnerten und dieses Gefühl so gut wie möglich wieder erlebten. In beiden Fällen wurden die IgA-Proben unmittelbar nachher und dann im Verlauf von sechs Stunden stündlich untersucht. In Abbildung 8.2 sehen Sie die Ergebnisse:

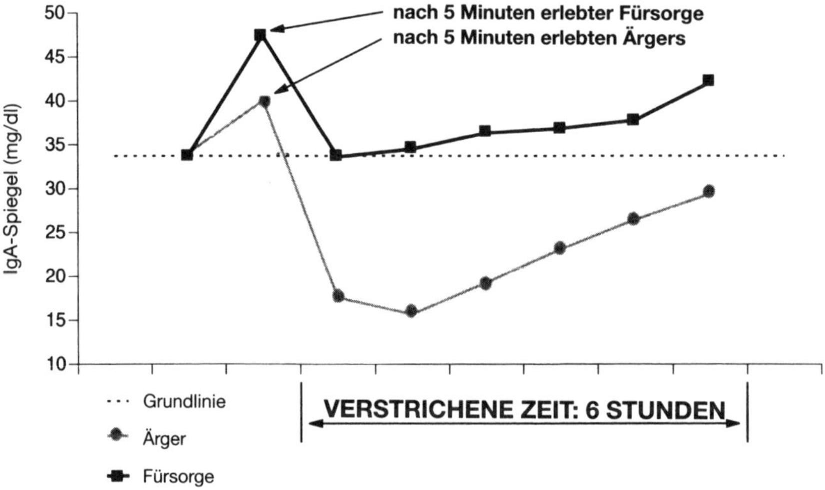

Abbildung 8.2: Die Wirkung von Ärger bzw. Fürsorge auf das Immunsystem: Diese Darstellung vergleicht die Auswirkungen von fünf Minuten erinnerten Ärgers mit einem fünfminütigen Erleben von Fürsorge auf den Antikörper IgA im Speichel über einen Zeitraum von sechs Stunden hinweg. Als sich die Testpersonen fünf Minuten lang an Ärger erinnerten, sank die IgA-Konzentration nach anfänglich leichtem Anstieg dramatisch und blieb sechs Stunden lang auf diesem niedrigen Niveau (untere Linie mit dicken Punkten). Wenn die Versuchspersonen jedoch die FREEZE-FRAME-Schritte anwandten und sich fünf Minuten lang auf tiefe Anteilnahme konzentrierten, stieg der IgA-Spiegel beträchtlich, ging nach einer Stunde wieder auf den Ausgangswert zurück und erhöhte sich dann den ganzen Tag über langsam (obere Linie mit Quadraten).

Nachdem die Teilnehmer fünf Minuten lang Fürsorge und Mitgefühl empfunden hatten, stieg ihr IgA-Spiegel sofort um 41 % an. Nach einer Stunde kehrten die Werte auf das normale Niveau zurück, stiegen dann aber im Laufe von sechs Stunden wieder langsam an. McCraty beobachtete, dass die selbst ausgelöste Anteilnahme zu einem höheren IgA-Anstieg führte als die vom Mutter-Teresa-Video ausgelösten nachempfundenen Gefühle. Bei einigen Versuchspersonen stieg das IgA unmittelbar nach dem FREEZE-FRAME-Fünfschritt um bis zu 240 % an.

Auch wenn die Teilnehmer Ärger erlebten, erhöhte sich der IgA-Spiegel unmittelbar danach (um 18 %). Doch eine Stunde später waren die Werte auf die Hälfte des Ausgangswertes zurückgegangen. Nach sechs Stunden war ihre IgA-Konzentration immer noch nicht wieder auf dem normalen Level.[16] Die nur fünfminütige Erinnerung an Ärger genügt, um die Widerstandsfähigkeit unseres Immunsystems über *sechs Stunden* lang zu beeinträchtigen. Es dauert zweifellos recht lange, bis das Abwehrsystem nach einem Ärger wieder ins Gleichgewicht kommt. Wie oft am Tag erleben wir Situationen, die möglichen Ärger auslösen könnten?! Wenn schon eine einfache *Erinnerung* an Ärger unseren Abwehrmechanismus so enorm beeinflussen kann, stellen Sie sich dann erst die Wirkung eines Wutanfalls in der Echtzeit vor! Als McCraty die McLellan-Studie weiterführte, entdeckte er, dass Ärger das Immunsystem unterdrückt, selbst induzierte Fürsorge es hingegen beträchtlich stärkt.

Es ist gut zu wissen, dass unser *bewusster Fokus* auf Fürsorge stärker wirkt als die Anteilnahme, die ein faszinierender Film auslöst. Konzentrieren wir allerdings unsere Aufmerksamkeit nie auf Anteilnahme, können wir diese Wirkung auch nicht bewusst hervorrufen. Wie oft am Tag bemühen wir uns, Fürsorge zu empfinden? Einmal, zweimal oder dreimal pro Tag? Wie oft dagegen fühlen wir uns ängstlich oder besorgt? Häufiger als ein- oder zweimal? Sorge und Angst sind die schwarzen Schafe aus der Familie der Anteilnahme. Sie sind Beispiele für „entgleiste“ Fürsorge; die Forscher am HeartMath-Institut nennen sie *übertriebene Fürsorge*.

Übertriebene Fürsorge

In englischsprachigen Lexikon *Webster* lautet die erste Definition von Fürsorge (*care*): „ein besorgter Zustand; Leiden des Verstandes; Kummer; ein belastendes Gefühl von Verantwortung, Ängstlichkeit, Bedenken, Besorgtheit, Sorge". Diese Worte beschreiben sicher nicht die Gefühle, die eine Mutter empfindet, wenn sie ihr neugeborenes Baby im Arm hält. Websters Definition übergeht anscheinend die erste Priorität von Fürsorge als ein unterstützenden, liebenden Gefühl. Unserer Ansicht nach beschreibt der im Lexikon angeführte, belastende Zustand eher unsere Definition von *Überfürsorglichkeit*. Wird die Fürsorge des Herzens von quälenden Sorgen, Ängsten, Vermutungen und Einschätzungen des Kopfes bombardiert, kann sie sich von einem hilfreichen in ein schädliches Gefühl verwandeln.

Übermäßige Fürsorge ist heute einer unserer größten Energieräuber; sie ist die Ausgangsbasis vieler anderer unangenehmer Zustände, wie zum Beispiel Angst, Furcht und Depression. Überfürsorglichkeit tritt in vielen Formen auf. Manche sind leicht erkennbar, andere sind subtiler. Übermäßige Identifikation, Anhänglichkeit, Sorge und Angst sind nur einige ihrer Spielarten. Sie tritt oft in ihren verschiedenen Formen in unseren Beziehungen zu Partnern oder Partnerinnen, Kindern oder Freunden auf, kann aber auch unsere Beziehung zu Gegenständen und Vorstellungen prägen. Sie kann beispielsweise die Form der Überidentifikation mit oder die Anhänglichkeit an Themen, Einstellungen, Orte, Gegenstände und Ideen annehmen. Sie kann sich auf die Umwelt, die Politik, die Leistung am Arbeitsplatz, unseren materiellen Besitz, unsere Haustiere, Gesundheit, Zukunft und Vergangenheit richten.

Da sie aus der Fürsorge hervorgeht, ist sie schwer erkennbar. Im Gegensatz zur gesunden Anteilnahme geht die Überfürsorglichkeit mit einem Gefühl von Schwere und Anstrengung einher; wirkliche Anteilnahme wird von einem Gefühl der Regeneration begleitet. Anteil zu nehmen ist ausgesprochen wichtig, doch wenn wir die Grenze zur übermäßigen Form hin überschreiten, sind wir beunruhigt und gestresst. Wir können uns selbst sinnvollerweise immer wieder fragen, ob unsere Fürsorge den Gebenden und den Nehmenden regeneriert. Wirken unsere Absichten nicht auf unser beider Energiekonten positiv und unterstützen sie die anderen nicht, dann haben wir gute Chancen, in die Überfürsorglichkeit abgerutscht zu sein.

Überfürsorglichkeit schmälert den Einfluss und die Wirkung unserer beabsichtigten Anteilnahme. Wenn wir uns Sorgen machen und uns aufregen, hilft das nichts und niemandem, selbst wenn wir uns mit guten Absichten sorgen. Probleme lösen wir, solange wir klar und kohärent sind, nicht wenn wir uns sorgen. Ja, Überfürsorglichkeit kann die Lage sogar verschlimmern:

Einen geliebten Menschen mit übertriebener Anteilnahme und Sorge zu ersticken macht uns eher bedrohlich als anziehend. Niemand mag gern allzu lange supergute Ratschläge und ständige Besorgnis von anderen ertragen.

Überfürsorglichkeit ist einer der Hauptgründe für Burn-out in Ministerposten und Pflegeberufen. Doch auch Bankangestellte, Hausfrauen und Mütter und Gärtner kennen Burn-out. Bisweilen fühlen wir alle uns ausgelaugt und ausgedorrt. In manchen Einrichtungen, wie beispielsweise in Krankenhäusern, Sanatorien, Hospizen und Rehabilitations-Zentren, hat die übermäßige Fürsorge die echte Anteilnahme großenteils ersetzt. Warum? Weil die ursprüngliche, vom Herzen ausgehende, fürsorgliche Absicht der dort Beschäftigten oft vom unkontrollierten Verstand zunichte gemacht wird und sich mit einer inkohärenten emotionalen Energie vermischt. Um dauerhaft effektiv zu arbeiten, ist es entscheidend, dass Menschen, die in emotional herausfordernden Situationen mit anderen Menschen arbeiten, in Balance bleiben.

Tappt beispielsweise eine Krankenschwester in die Falle der übermäßigen Fürsorge und nimmt sie ihre Arbeit innerlich „mit nach Hause", sorgt sie sich um die Patienten auf ihrer Station und übernimmt zu viel Verantwortung für deren gesundheitliche Probleme, dann raubt ihr diese Überfürsorglichkeit Energie. Bald wird sie feststellen, dass sie sich von ihren Patienten stärker als normal distanzieren muss, um sich selbst vor emotionaler Erschöpfung zu schützen. Doch dieser Abstand schneidet sie von ihrem Herzen ab. Ohne Herz aber bereitet ihr der Beruf keine große Freude. Sie vergisst, weshalb sie ursprünglich Krankenschwester werden wollte. Wenn sie es sich nicht mehr leisten kann, fürsorglich zu sein, empfindet sie sich auch nicht mehr als Betreuerin. Dabei merkt sie nicht, dass es noch eine andere Möglichkeit gibt, nämlich in ihrem Herzen zentriert zu bleiben und sich um ihre Patienten zu kümmern, ohne in Überfürsorglichkeit abzurutschen. Mutter Teresa hätte nicht all die Jahre hindurch mit einigen der Kränksten und Ärmsten der Welt arbeiten können, ohne ein großes Herz zu haben und ohne den Unterschied zwischen wirklicher Anteilnahme und Überfürsorglichkeit zu kennen.

Jerry Kaiser ist Direktor der Abteilung für Gesundheitsprogramme bei der *HeartMath LLC*; er arbeitete mit einer Organisation zusammen, die den Opfern von Wirbelstürmen, Überschwemmungen, Feuer und anderen Katastrophen half. „Wenn ein Hilfsteam hereinkam, konnte man sofort sagen, wer neu dabei war. Die Neuen waren sofort überfürsorglich und riefen: ‚Oh nein, schaut nur all diese armen Menschen an!'", berichtete er. „Die Erfahrenen von uns schüttelten nur den Kopf. Wir wussten, dass diese wohlmeinenden Freiwilligen ab einem gewissen Grad der emotionalen Erschöpfung niemandem mehr helfen konnten. Nach ein oder zwei Tagen waren sie ausgebrannt und wir mussten sie nach Hause schicken."

Nehmen wir so lange Anteil, bis unsere eigenen emotionalen Reserven erschöpft sind, dann haben wir einfach nicht mehr genug Energie oder sind auch nicht mehr bereit, uns um irgendetwas zu kümmern. Überfürsorglichkeit ist der schnelle Weg ins Burn-out. Ausgebranntsein führt zu überhaupt keiner Anteilnahme.

Überfürsorglichkeit abbauen

Um Energieverlust aufgrund von übermäßiger Anteilnahme zu beenden, müssen wir uns erst bewusst machen, wie wir überfürsorglich sind. Bei jedem und jeder zeigt sich das anders. Manche sind Naturtalente darin, sich mit ihrer körperlichen Erscheinung, ihrem Beruf oder mit Ideen übermäßig zu identifizieren. (Ja, auch das kann Überfürsorglichkeit sein!) Andere hängen allzu sehr an Menschen, Geld, Gegenständen oder Problemen. Beeinflusst uns die Überfürsorglichkeit in einer dieser Erscheinungsformen, geben wir Sorge, Angst, Ärger oder Furcht leichter nach. Benennen Sie *Ihr* Lieblingsgift. Wir alle haben eines.

Zum Glück ist unsere Herzintelligenz die beste Art, um die Situationen zu ermitteln, in denen wir ineffizient Energie verlieren. Je stärker wir unsere Herzintelligenz entwickeln, desto leichter und selbstverständlicher erkennen wir übertriebene Anteilnahme.

Falls Sie noch nicht begonnen haben, können Sie dies gleich tun, indem Sie eine Liste der wichtigsten Bereiche, in denen Sie überfürsorglich sind, erstellen. Was lässt Sie ängstlich sein und sich Sorgen machen? Woran hängen Sie sehr stark oder womit sind Sie übermäßig identifiziert? Erinnern Sie sich: Überfürsorglichkeit kann in fast allen Lebensbereichen auftreten, in Bezug auf Menschen, Haustiere, Gegenstände, Überzeugungen, Zeitdruck oder Probleme. Sie kann ganz offensichtlich oder sehr subtil sein. Emotionen, auf die Sie im Zusammenhang mit übertriebener Anteilnahme achten sollten, sind unter anderem Angst, Furcht, Depression, Sorge, Enttäuschung,

Schuldgefühle, Eifersucht und Stress. Sie alle können von einer milden bis zu einer sehr starken Form reichen.

Nehmen Sie sich ein paar Minuten Zeit, um Ihre Situationen und Bereiche übermäßiger Fürsorge objektiv zu betrachten. Tragen Sie sie in das *Arbeitsblatt zum Ermitteln übertriebener Fürsorge* auf der Folgeseite ein. Wir wollen Sie mit dieser Übung nicht beunruhigen. Wenn Sie sich dabei ertappen, sich wegen Ihrer Überfürsorglichkeit übermäßig zu sorgen, entspannen Sie sich und richten Sie Ihre Aufmerksamkeit in Ihre Herzgegend; aktivieren Sie ein Grundgefühl des Herzens. Versuchen Sie, jegliche Angst zu lindern, indem Sie sich an Ihr Herz wenden.

Das FREEZE-FRAME-Sofortprogramm bei Überfürsorglichkeit

Das Beste, was Sie tun können, wenn Sie sich als zu fürsorglich erkennen, ist, mit Hilfe Ihres Herzens zu einem Gefühl der ausgewogenen Fürsorge zurückzufinden. Dies gelingt Ihnen, wenn Sie dem Thema etwas von seiner Bedeutung nehmen und weniger emotionale Energie investieren. Sie können sich vielleicht vorstellen, dass der FREEZE-FRAME-Fünfschritt Sie dabei unterstützt, Überfürsorglichkeit in den Griff zu bekommen. Im nächsten Kapitel lernen Sie eine andere Methode, die CUT-THRU-Emotionstechnik, die übertriebene Fürsorge noch weiter abbaut, insbesondere dann, wenn Sie sehr viel Energie in ein Thema investieren.

Füllen Sie nun das FREEZE-FRAME-Arbeitsblatt auf Seite 228 aus; Sie haben es auch in Kapitel 4 schon einmal bearbeitet. Wählen Sie einen Punkt aus Ihrem *Arbeitsblatt zum Ermitteln übertriebener Fürsorge* (Seite 226). Schreiben Sie ihn unter „Derzeitige Stresssituation". Notieren Sie unter „Kopfreaktion" einige Worte zur Beschreibung, wie Sie die Situation wahrnehmen, und welche Gefühle sie auslöst.

Praktizieren Sie nach dieser Vorbereitung das FREEZE-FRAME-Sofortprogramm; bitten Sie Ihr Herz, Ihnen zu zeigen, wie Sie zu wirklicher Anteilnahme zurückfinden können; hören Sie gut zu und schreiben Sie die

Arbeitsblatt zum Ermitteln übertriebener Fürsorge

Übermäßige Fürsorge wird von unserem unkontrollierten Verstand und den kräfteraubenden Erinnerungen in den Gehirnzellen ausgelöst. Um sie zu stoppen, muss man sie zuerst erkennen.

Zu den Gefühlen der Überfürsorglichkeit gehören:

- Unbehagen
- Sorge
- Verstörtheit oder leichte Unsicherheit
- Eifersucht
- Ängste

Notieren Sie die Arten von Überfürsorglichkeit, die Ihnen derzeit Energie rauben; zum Beispiel:

- Sorge darüber, was jemand über Sie denken könnte
- Unsicherheit in Beziehungen
- finanzielle Sorgen
- gesundheitliche Sorgen
- Angst wegen der Arbeitsleistung
- unbehagliche Gefühle in Bezug auf bestimmte Personen, Probleme, Situationen, das Leben

Empfehlung Ihres Herzens unter „Intuitive Reaktion des Herzens". Vergleichen Sie Ihre vorherige mit Ihrer neuen Sichtweise. Prüfen Sie, ob Sie einen effektiveren Umgang mit der Situation ermittelt haben, einen, der Ihre Überfürsorglichkeit abbaut und Ihnen zu einer ausgewogenen Anteilnahme verhilft. Das Wichtigste jedoch ist: Folgen Sie dem Rat Ihres Herzens!

Und machen Sie sich keine Gedanken: Wir alle sind in einem gewissen Maß überfürsorglich. Es ist schon ein enormer Fortschritt, dieses Gefühl zu erkennen und daran zu arbeiten, es aufzulösen. Durch kontinuierliche Fort-schritte kommen Sie zum Kern des verborgenen Stresses, der Sie von einem lohnenderen Leben abhält.

Überfürsorglichkeit und Emotionen

Übertriebene Fürsorge geht mit vielen äußerst unangenehmen Gefühlszuständen einher oder ruft sie hervor. Wie wir bereits wissen, gehen Emotionen wie Enttäuschung, Schuldgefühle, Angst und Neid, neben zahlreichen anderen Gefühlen, oft auf übermäßige Anteilnahme zurück. Ebenso wachsen Ängste und Unsicherheiten und nehmen zu, falls sie nicht aufgelöst werden. Interessant dabei ist, dass wir gleichzeitig eine Menge anderer emotionaler Zustände bereinigen, wenn wir uns unserer Überfürsorglichkeit *mit dem Herzen* zuwenden.

Unkontrolliert jedoch führt übermäßige Anteilnahme schließlich zu einer unterschwelligen *Angst*, die wie eine Wolke jeden Lebensbereich überschattet. Dieses unterschwellige Gefühl eskaliert und artet oft in Furcht oder Panik aus, wird ihm kein Einhalt geboten. Bevor wir uns versehen, kontrolliert diese Angst uns – wir generalisieren dann aus dieser Angst heraus (‚generalisierte Angst'). Viel von dem emotionalen Verhalten können wir unterbinden, indem wir der Überfürsorglichkeit frühzeitig Einhalt gebieten. Da man sie erkennen muss, um sie zu stoppen, wollen wir einige der häufigen Formen von übertriebener Fürsorge gründlich betrachten.

FREEZE-FRAME-Arbeitsblatt

Üben Sie die fünf Schritte des FREEZE-FRAME-Sofortprogramms

1. Erkennen Sie den Stress und begegnen Sie ihm mit der FREEZE-FRAME-Übung. Nehmen Sie sich eine Auszeit.
2. Bemühen Sie sich nachdrücklich, Ihre Aufmerksamkeit weg von Ihrem rasenden Verstand oder Ihrem Gefühlswirrwarr und stattdessen in Ihre Herzgegend zu lenken. Stellen Sie sich vor, Sie atmen mit Ihrem Herzen, und bringen Sie so Ihre Energie in diesen Bereich. Bleiben Sie mit Ihrer Aufmerksamkeit zehn Sekunden oder länger in diesem Bereich.
3. Erinnern Sie sich an ein positives, fröhliches Gefühl oder eine positive Zeit in Ihrem Leben und versuchen Sie, dieses Gefühl oder diese Zeit noch einmal zu erleben.
4. Fragen Sie mit Hilfe Ihrer Intuition und mit Ihrem gesunden Menschenverstand Ihr Herz, welche Reaktion auf diese Situation angebrachter wäre – eine Reaktion, die Ihren künftigen Stress verringert.
5. Hören Sie auf die Antwort Ihres Herzens. (Das ist eine wirksame Art, Ihren blindlings reagierenden Verstand und Ihre Emotionen in Schach zu halten. Es ist eine innere Quelle für vernünftige Lösungen.)

Derzeitige Stresssituation: ______________________________

____

Kopfreaktion: ______________________________________

____

____

____

Üben Sie jetzt das FREEZE-FRAME-Sofortprogramm.

____

Intuitive Reaktion des Herzens: __________________________

____

____

____

Durch die FREEZE-FRAME-Übung gelangte ich von ________ zu ________

Überfürsorglichkeit und ihre Spielarten

Generalisierte Angst und andere, von Furcht geprägte Emotionen

Wir wollen mit Furcht beginnen. Die meisten von uns erleben zwar im Alltag keine ausgeprägte Furcht, doch wir empfinden prinzipiell von Furcht geprägte Emotionen wie Ängstlichkeit, Sorge, Panik und Unsicherheit. Generalisierte Angst ist eine der häufigsten Emotionen aus dieser Gruppe. Wir empfinden sie oft ohne erkennbaren Grund. Doch irgendwo im Verborgenen gibt es einen Grund: Vielleicht haben wir zu viele Bedenken wegen eines bestimmten Problems oder wir sind zu stark auf ein bestimmtes Ergebnis fixiert. Auch dies hat bestimmte Folgen: Gewohnte oder anhaltende Angst fördert Unsicherheit. Bleibt sie unkontrolliert, ruft sie Furcht und Panik hervor.

Nehmen wir an, Ihr zehnjähriger Sohn ist gerade ins Zeltlager gefahren. Er war nie zuvor eine ganze Woche lang weg. Sie sind ein wenig besorgt, auch wenn sie versuchen, es nicht zu zeigen. In Ihrem Herzen wissen Sie, dass die Betreuer auf ihn aufpassen werden; doch je länger Sie darüber nachdenken, desto ängstlicher werden Sie. Schließlich ist er noch ein kleiner Junge. Wenn Sie nicht da sind, könnte er von einem Baum fallen und sich das Genick brechen oder im See ertrinken – alles könnte passieren. Geht es um die Sicherheit eines Kindes, geht Ängstlichkeit sehr rasch in Sorge, Furcht und Panik über. Wenn Sie lernen, die Ängstlichkeit im Keim zu ersticken, ersparen Sie sich das stundenlange Bombardement von Stresshormonen. Noch viel besser ist, überhaupt zu vermeiden, sich unsicher oder angsterfüllt zu fühlen.

Versagensangst

Häufiger als wir das Gegenteil erlebten, haben wir die Beobachtung gemacht, dass Sorge direkt mit der einen oder anderen Form von Überfürsorglichkeit einhergeht. Versagensangst ist ein wunderbares Beispiel dafür. Sie ist die übermäßige Fürsorge, ob man den eigenen oder fremden Erwartungen genügt: Wie werden wir uns anstellen? Werden wir alles richtig machen? Was werden die anderen denken? All diese Gedanken und damit verbundene Gefühle beruhen auf der übermäßigen Sorge um unser Selbstbild und/oder darum, einem persönlichen oder gesellschaftlichen Standard gerecht zu werden. Freilich ist wichtig, dass wir etwas gut machen wollen. Doch wenn wir die Grenze zur übertriebenen Sorge überschreiten, ist unsere ursprüngliche Sorge mit Stress vermischt. Dann richtet sie sich gegen uns selbst, weil sie unsere vorhandene Energie reduziert.

An Arbeitsplätzen mit starkem Wettbewerb kann Versagensangst extreme Ausmaße annehmen, weil die Menschen härter und länger arbeiten, um an der Spitze dabei zu sein. Sorge wegen Zeitdruck, Fristen, Kommunikationsproblemen und der Umgang mit Informationen sind ebenso wichtig wie die Sorge um Position, Status, Gehalt oder Sondervergütungen, Beförderungen und Leistungsbeurteilungen. Unter Spitzensportlern ist Versagensangst ein so verbreitetes Problem, dass viele Psychologen sich auf dieses eine Thema spezialisiert haben. Auf verschneiten Berggipfeln ebenso wie am Rande eines Fußballfeldes stehen die Sportpsychologen neben ihren Klienten und ermuntern sie, sich zu entspannen, zu konzentrieren und an nichts anderes zu denken. Diese Sportler wissen nur zu gut, dass Sorge ihrer Leistung den Todesstoß versetzt.

Sich hohe Ziele zu setzen ist ebenso bewundernswert wie hart auf sie hinzuarbeiten. Doch sich um sie *Sorgen zu machen*, das schwächt und vergeudet die eigene Energie. Dann ist es *Überfürsorglichkeit.*

Perfektionismus

Perfektionismus funktioniert nach dem gleichen Prinzip. Er ist die Vorbereitung für so ineffiziente Emotionen wie Enttäuschung, Selbstbeschuldigung und Schuldgefühle. Nichts darf „nur gut" oder außergewöhnlich sein – es muss *perfekt* sein. Eine 2+ ist nicht gut genug; man will eine 1. Als Ehefrau oder Ehemann erfolgreich, anerkannt und geliebt zu sein, interessiert nicht; man muss makellos sein. Perfektionismus ist auf die Spitze getriebene Überfürsorglichkeit.

Gehen wir einmal davon aus, Sie planen eine Geburtstagsfeier für Ihre Mutter. Sie wird bald 80 und Sie wollen alles gut machen, weil Sie sich bemühen, die perfekte Tochter zu sein. Vielleicht wurde Ihnen jahrelang beigebracht, perfekt zu sein, und Sie haben sich dieses Ziel zu eigen gemacht, sind unbewusst ständig überfürsorglich und wollen immer den höchsten Ansprüchen genügen. Sie planen diese Feier – und Ihr Planen ist von Ihrer Überfürsorglichkeit bestimmt: Bekommen Sie im Restaurant genau den

Tisch, den Sie bestellt haben? Wird Ihr notorisch zu spät kommender Bruder rechtzeitig da sein? Wird es Ihrer Mutter gefallen? Werden Sie Anerkennung dafür ernten, die Geburtstagsparty perfekt arrangiert zu haben? Sie machen sich immer mehr Sorgen und überlegen, ob Sie auch alle Details berücksichtigt haben. Alles *muss* einfach genau so stattfinden, wie Sie es planten, sonst wird die Feier ein Reinfall.

Wie vorauszusehen, kommt Ihr Bruder zu spät bei Ihnen zu Hause an – all *Ihre* Überfürsorglichkeit hat sich nicht auf *seine* Pünktlichkeit ausgewirkt. Auch wenn er nur wenige Minuten zu spät kommt, treten Sie ihm mit Groll und Verurteilung gegenüber. Anschließend kommen Sie zu spät ins Lokal, obwohl Sie beim Autofahren die erlaubte Höchstgeschwindigkeit überschreiten: Der gewünschte Tisch ist belegt. „Das ist typisch", denken Sie. *Ihre Mutter* fühlt sich wohl, genießt die Zeit mit ihren Kindern und Enkeln und fühlt sich geehrt, dass sie allen am Herzen liegt und dass sie ihr einen besonderen Abend bereiten. Ihre Mutter kümmert sich nicht übermäßig darum, an welchem Tisch sie sitzt. *Sie* aber sind enttäuscht und frustriert. Statt Ihrer Mutter an diesem besonderen Geburtstag besonders viel Liebe entgegenzubringen, verspüren Sie nur Reste Ihrer liebevollen Absichten; und diese mischen sich jetzt mit Enttäuschung und Verärgerung.

Ihre übermäßige Sorge in Form von Perfektionismus hat die Kraft Ihrer beabsichtigten Fürsorge beeinträchtigt. Sie haben Energie verloren. Würden Sie sich schaden, wenn Sie jetzt innerlich etwas sicherer, flexibler und emotional ausgeglichener wären?

Übermäßige Zuneigung

Übermäßige Zuneigung bindet uns so stark an einen Menschen, Ort, Gegenstand oder eine Idee, dass uns dabei eine ausgewogene Sichtweise abhanden kommt. Eine Mutter empfindet natürlicherweise Zuneigung für ihr Kind. Wird diese Zuneigung jedoch so stark, dass sie nicht mehr von ihrem Kind getrennt sein kann, fördert sie Abhängigkeit und verstärkt ihre eigene und die Unsicherheit und Unzufriedenheit des Kindes.

Gute Freunde oder Liebespaare sind natürlicherweise einander zugeneigt. Die Gefühle, die unsere Partnerin in uns auslöst, die Unterstützung und der Trost, die wir erleben, können uns enorme Energie geben. Werden wir jedoch von dieser Zuneigung abhängig, verlieren wir unsere eigene Mitte, das Zentrum unserer persönlichen Kraft. Alles, was der andere Mensch tut (oder unterlässt), wird zur Quelle unserer Sicherheit (oder Unsicherheit). Mit einer so unzentrierten Sichtweise nehmen wir uns selbst und unseren Partner verzerrt wahr. Es ist eine falsche Sicherheit. Sie führt häufig zu Eifersucht, Verlustangst und tatsächlichen Verlusten. Beziehungen können einfach nicht gedeihen, wenn die Zuneigung von Überfürsorglichkeit geprägt ist.

Wir können auch für Einstellungen und Gewohnheiten Zuneigung hegen. Wir gewöhnen uns an, morgens eine Tasse Kaffee zu trinken, unsere Kleidung auf eine bestimmte Art zusammenzulegen oder so stark an unserer Meinung festzuhalten, dass wir sie nur widerwillig aufgeben. Stört etwas unsere Routine, löst es in uns einen „berechtigten" Wutausbruch aus. An diesem Punkt sind wir so eingefahren, dass es uns an einer gesunden Flexibilität mangelt. Doch wir wissen alle, dass das Unbeugsame schließlich bricht. An unseren Einstellungen und Gewohnheiten allzu stark festzuhalten heißt, Schwierigkeiten heraufzubeschwören.

In der amerikanischen Wirtschaft werden heutzutage Millionen von Dollar für Kurse ausgegeben, in denen die Angestellten lernen sollen, aus ihrem „Schubladendenken" heraus zu kommen. Die „Schublade" bezeichnet rigide Denkweisen und die Unfähigkeit, die eigene Wahrnehmung zu erweitern. Eine Vorliebe für Ideen oder Handlungsweisen schränkt neue Möglichkeiten ein und kann uns das Gefühl vermitteln, wir würden feststecken. Ein *Joint Venture* zwischen Kopf und Herz ist ein schneller Weg aus einer solchen Schublade heraus.

Eine allzu starke Vorliebe für bestimmte Ergebnisse weist ebenfalls auf Überfürsorglichkeit hin. Hängen wir allzu sehr an unseren Erwartungen, beschwören wir eine Enttäuschung geradezu herauf. Wenn das Leben uns Lockerheit lehren wollte, wäre dies die beste Gelegenheit dafür. Das Gute an unseren unerfüllten Erwartungen ist, dass sie uns dazu zwingen, unsere Vorlieben neu zu überdenken.

Indem wir die übermäßige Anteilnahme identifizieren und uns innerlich wieder auf echte Fürsorge hin orientieren, entziehen wir den energieraubenden Emotionen ihre Basis. Schon allein dies bringt uns zurück ins Gleichgewicht und stellt einen wirkungsvollen Ansatz für Gefühlsmanagement dar; denn er bringt uns an die Quelle oder zur Ursache vieler emotionaler Probleme. Überprüfen Sie von Zeit zu Zeit (immer dann, wenn Sie sich emotional aus dem Gleichgewicht fühlen) Ihr System auf Überfürsorglichkeit hin, die sich hinter Ihren unharmonischen Gefühlen verbergen könnte. Wenden Sie sich an Ihr Herz und rücken Sie der übermäßigen Fürsorge zu Leibe, sobald Sie sie in der einen oder anderen Erscheinungsform erkannt haben.

Die „Töchter und Söhne“ der übertriebenen Fürsorge

Sorge, Angst und Unsicherheit gehören zu den offensichtlichsten Emotionen, wenn Anteilnahme außer Kontrolle gerät und Amok läuft. Diese Gefühle können uns zwar auch dann beschleichen, wenn wir am wenigsten damit rechnen, doch im Allgemeinen nehmen wir sie bewusst wahr. Viele recht subtile Formen übertriebener Anteilnahme schleichen sich leicht in unsere Gedankenwelt ein. Die meisten Menschen würden Projektionen, Erwartungen und Vergleiche nicht als bearbeitungsbedürftige Anzeichen von Überfürsorglichkeit betrachten. Diese mentalen Formen verbergen sich oft als Übeltäter hinter anderen, auffälligeren unangenehmen Gefühlszuständen. Langfristig können sie zu großen Energieverlusten und zum Zusammenbruch führen. Mark Twain schrieb: „In meinem Leben geschah viel Tragisches. Mindestens die Hälfte davon ist tatsächlich passiert.” – Damit beschreibt er recht gut das Leid, das unkontrollierte Projektionen verursachen können.

Zukunftsprojektionen

Wir meinen hier mit dem Begriff „Zukunftsprojektion” unsere Gedanken und mentalen Bilder über die Zukunft. Wir alle machen uns jeden Tag buchstäblich Tausende von Gedanken über die Zukunft; dabei kann es sich um eine Einkaufsliste für die nächste Woche handeln oder wir können eine geschäftliche Besprechung kommenden Donnerstag planen. Unsere langfristigen Ziele, die für unsere Orientierung im Leben unendlich wertvoll sind, sind zwangsläufig Zukunftsprojektionen. Hoffnungen und Träume begeistern uns für die Zukunft. Doch wenn sich Furcht und Sorge an unsere Planungen heften, sieht die Sache ganz anders aus.

Zukunftsprojektionen führen zu unsäglichen emotionalen Belastungen; in der Regel ist uns jedoch nicht bewusst, wie teuer uns diese Belastungen zu stehen kommen. Das große Problem an Zukunftsbildern ist die *kumulative* Wirkung. Obwohl die meisten von uns das nicht als Problem erkennen – schließlich projizieren *alle* in die Zukunft –, rauben sie uns langsam aber sicher die Energie, die wir bräuchten, um unsere Zukunft positiv zu gestalten. Als Folge davon empfinden wir nicht mehr genug Lebensqualität. Oberflächlich scheint alles in Ordnung zu sein, doch irgendetwas fehlt.

Wenn unser Wassereimer Löcher hat, haben wir während einer Wanderung durch die Wüste bei Bedarf nicht mehr genug zu trinken. Je mehr Löcher er hat, desto schneller ist unser Wasser zu Ende; doch selbst ein einziges Loch würde uns Wasser kosten. Dieses eine Loch kann ein gutes Bild für eine Zukunftsplanung sein, die unseren Eimer nach fünfzehn Schritten oder nach fünf Kilometern auslaufen lässt. Die meisten von uns planen ständig und machen sich ein Bild von der Zukunft. Selbst wenn jedes einzelne Projekt für sich genommen nicht viel ausmacht (denn es ist nur ein kleines Loch in unserem Eimer), denken Sie daran, dass schon ein kleines Loch genügt, um unseren Eimer leer laufen zu lassen. Das ist einfache Physik: wir müssen die Verantwortung für unsere Energie übernehmen. Indem wir unsere Ängste und Unsicherheiten durch Zukunftsprojektionen verstärken, laden wir noch mehr Ängste ein und erzeugen so einen noch größeren Energieverlust. Glauben wir diesen Ängsten auch noch, dann helfen wir das herbeizuführen, was wir am meisten fürchten.

Denken Sie darüber nach. Wie viel Energie wird auf Überlegungen verwendet, wie sich die Dinge wohl entwickeln? Wie oft projizieren wir, wir hätten nicht genug Zeit, könnten eine wichtige Frist nicht einhalten oder könnten nicht mit jemandem sprechen? Wie viel kosten uns diese Projektionen und übermäßigen Sorgen? Der Energieverlust, den sie auslösen, hört nicht von selbst auf. Es ist unsere Aufgabe, ihn zu erkennen und zu unterbinden. Sind Sie schon einmal von zu Hause weggefahren und begannen sich Kilometer weit von Ihrem Zuhause entfernt darüber Gedanken zu machen, ob Sie wohl den Herd ausgeschaltet haben? Sie sind sich fast sicher, dass Sie ihn ausgeschaltet haben, was aber, wenn nicht ...? Haben Sie gute Gründe anzunehmen, Sie hätten ihn wirklich brennen lassen, ist entschlossenes Handeln die richtige Reaktion. Halten Sie bei der nächsten Gelegenheit an und bitten Sie Ihren Nachbarn telefonisch, nachzusehen. Das ist ganz natürlich und verantwortungsbewusst. Sehen Sie jedoch aufgrund eines unbegründeten „Was wäre, wenn ...?" das ganze Haus in Flammen und bis auf die Grundmauern abbrennen, projizieren Sie aus Überfürsorglichkeit heraus. All dieses Sich-Aufregen und Sorgen-Machen zählt auf Ihrem inneren *Arbeitsblatt zum Ausgleich von Positiva und Negativa* unter Negativa.

Auch bei lange bestehenden Probleme entwickeln wir Zukunftsprojektionen und -pläne: zum Bespiel darüber, ob wir Erfüllung finden oder erfolgreich sein werden, den richtigen Partner oder die richtige Partnerin finden werden, unsere Arbeit richtig erledigen, unsere Kinder gut erziehen und so weiter. Es ist an und für sich durchaus angemessen, unsere Zukunft zu planen, doch nicht, wenn sich unser Nachdenken in übertriebene Sorge verwandelt und Ängste über unsere künftige Sicherheit und die anderer auslöst. Diese Art von ‚Planung' nützt weder uns, noch irgendjemand anderem.

Ein anderes Beispiel, bei dem wir gerne von „Blitzprojektionen" sprechen: Haben Sie sich je bei der Aussage ertappt: „Freilich läuft mein Leben gut. Ich frage mich, wann damit Schluss ist und sich die Dinge zum Schlechteren wenden?" Mitten in guten Zeiten können wir ohne realistischen Grund unser Wohlbefinden durch übermäßige Sorgen und Zukunftsvisionen über mögliche künftige Geschehnisse sabotieren. Die Gedanken und Gefühle des bevorstehenden Desasters durchzucken blitzartig unseren Verstand. Wir wissen nicht einmal, was da los war. Unbemerkt hat diese Spekulation unsere Fähigkeit, unsere derzeitige Situation so gut wie möglich (und nötig) wertzuschätzen, beeinträchtigt.

Wie sieht es mit Planungen aus, die ein Ideal verfolgen? Wir stellen uns eine glorreiche neue Karriere oder einen wunderbaren Urlaub vor, investieren unsere Hoffnungen und unsere Identität in diese Vorstellungen und sind am Boden zerstört, wenn die Wirklichkeit dem nicht entspricht.

Die meisten Menschen entwickeln ganz automatisch Ziele für die Zukunft. Jeder und jede tut dies, allerdings in unterschiedlichem Ausmaß. Das ist nicht schlimm, doch es ist klug, die eigenen Projektionen kontrollieren zu lernen. Lassen Sie sich von Ihrem Herz dabei unterstützen, die Zukunftsplanungen zu erkennen, denn diese Gedanken und Gefühle können sehr subtil sein. Versuchen Sie, sich nicht mit ihnen zu identifizieren, während Sie sie beobachten. Begeben Sie sich in einen neutralen Zustand und lassen Sie sich von Ihrer Herzintelligenz die unterschiedlichen Sichtweisen zeigen. Das Gefühlsmanagement muss gut ausgerichtet sein, um illusorische Vorstellungen über die Zukunft bereits bei ihrem Entstehen zu stoppen. Schätzen

Sie dann Ihr Leben wert, ohne sich um die Zukunft Gedanken zu machen oder sich eine Wirklichkeit vorzustellen, die eintreten mag oder auch nicht.

Erwartungen

Wir betrachten es als selbstverständlich, von unserer Familie, unseren Kollegen und selbst einem Kellner oder einer Kellnerin im Lokal respektvoll und höflich behandelt zu werden. Wir alle hegen Erwartungen, ob uns die Menschen nun entsprechend behandeln oder nicht. Wir erwarten auch von unseren Bemühungen vorhersagbare Ergebnisse. Wir erwarten, dass Besprechungen pünktlich stattfinden. Wir erwarten, dass Menschen sich an ihr Wort halten. Wenn etwas schiefgeht, betrachten wir unseren deswegen empfundenen Stress als berechtigt. Allzu oft und auf vielfältige Weise führt uns unsere Erwartungshaltung an der Nase herum.

Machen wir uns zu viele Gedanken darüber, ob das Leben unseren Erwartungen entspricht, dann werden wir anfällig für Enttäuschungen. Wie wir alle wissen, spielt das Leben nicht immer so mit. Die Realität entspricht oft nicht unseren Erwartungen. Unsere Enttäuschung kann sich in Verzweiflung und Depression verwandeln. Wir fühlen uns als Opfer. Dies alles fordert von unserem Körper seinen Tribut und beeinflusst unsere Lebenserwartung negativ.

Eine Erwartungshaltung führt auch zu Vorwürfen, die viel Energie kosten und nichts ändern. Die Dinge werden dadurch nur immer schlimmer. Vorwürfe laugen den aus, der sie macht. Doch die vorwurfsvollen Gedanken verursachen nicht die schlimmste Belastung, sondern die Bedeutung und die emotionale Energie, die die Vorwürfe begleiten.

Nach meiner Schulzeit arbeitete ich (Doc Childre) in einer Möbelfabrik. Eines Tages blieb mein Auto stehen und ich brauchte wochenlang eine Mitfahrgelegenheit zur Arbeit. Ein Freund willigte ein, mich regelmäßig mitzunehmen, wenn ich ihm die halbe Strecke zwischen seinem und meinem Haus entgegenkam. Einige Wochen lang ging alles gut. Ich war froh, auf ihn zählen zu können, solange mein Auto in der Werkstatt war. Eines Tages trottete ich im Regen die Straße entlang, um auf meine Mitfahrgelegenheit zu warten. Ich wartete auf meinen Freund und wurde immer nasser. Er tauchte nicht auf, obwohl er wusste, dass ich auf ihn angewiesen war. Ich konnte es nicht glauben. Ich war so enttäuscht, dass ich nicht mehr klar denken konnte.

Ich versuchte vergeblich, zu trampen. Schließlich klopfte ich völlig durchnässt an die Tür eines Fremden und rief ein Taxi. Von da an beschloss ich, mit dem Taxi zu fahren. Ich schickte dem Freund die Nachricht, dass ich ab sofort mit dem Taxi fahren würde, gab aber darüber hinaus keine Erklärung ab.

Als ich endlich mein Auto wieder bekam, begegnete ich zufällig meinem Freund und ließ ihn meine Wut spüren. Mit keinem Wort drückte ich meine Wertschätzung dafür aus, dass er mich ja tatsächlich einige Zeit zuverlässig abgeholt hatte, bevor er mich hängen ließ. Er erklärte, er habe versucht, mich an diesem verregneten Morgen anzurufen, weil er einen platten Reifen hatte. Weil er den Vorfall zwischen uns gerne bereinigen wollte, zeigte er mir sogar die Quittung für den neuen Reifen. Ich erkannte rasch, wie dumm es von mir war, ihm so lange zu grollen. Beinahe hätte ich einen Freund verloren, nur weil ich vor lauter hohen Erwartungen die unvorhergesehenen Zwischenfälle des Lebens nicht berücksichtigte.

Es ist schon komisch, wenn man bedenkt, wie hochfliegend unsere Erwartungen sein können. Sie sind Fantasien darüber, wie das Leben nach unserem Geschmack funktionieren sollte, mehr nicht. Wir können nicht kontrollieren, wie sich alles entwickelt. Selbst wenn alles gut läuft, bringen wir die Dinge manchmal in Unordnung. Wie aber können wir an andere einen höheren Maßstab anlegen als an uns selbst?

Die *positive* Kraft der Erwartung finden wir mit dem Herzen. Doch diese Kraft ist nur positiv, wenn sie die Fähigkeit hat, die eigenen Erwartungen loszulassen (sofern sie unerfüllt bleiben), uns eine neue, realistischere Sichtweise anzueignen und unsere Verluste zu begrenzen.

Vergleich

In diesem Zusammenhang bedeutet „Vergleich“, uns selbst an anderen zu messen – einzuschätzen, wer wir sind (Selbstbild) und was wir haben im Vergleich dazu, was/wer jemand anderes ist und was er oder sie hat. Vergleiche, die emotionalen Stress verursachen, entspringen unseren eigenen Unsicherheiten und Schwächen. Wir können uns zum Beispiel übermäßig darum sorgen, ob wir so gescheit oder so schön wie jemand anderes sind, und unsere eigenen positiven Eigenschaften völlig aus den Augen verlieren. Vielleicht beneiden wir andere Menschen um ihren Besitz und ihre Leistungen (ihr Auto, ihre Familie, ihr Haus, ihren Arbeitsplatz) und vergessen dabei, wie zufrieden wir mit unserem Leben sein könnten, wenn wir das Vergleichen unterließen. Diese Art von Vergleich ist etwas anderes als positive Rollenvorbilder zu haben oder andere Menschen in einem gesunden Maß zu bewundern.

Der Status ist eine beliebte Spielwiese für Vergleiche. „Habe ich so viel (Geld, Ansehen usw.) wie er?" „Besucht unser Sohn ein ebenso gutes College wie die Tochter der Nachbarn?" „Steht mir das Büro in der Ecke nicht ebenso zu wie meinem Kollegen?" „Ist mein Job nicht ebenso wichtig wie der meiner Freundin?" All diese Fragen zeugen von übermäßiger Sorge darüber, was wir im Vergleich zu anderen haben. Wenn wir in der letzten Übung eine ehrliche Bestandsaufnahme aus unserem Herzen heraus gemacht haben, merken wir jetzt vielleicht, dass wir mehr haben, als wir dachten. Und dennoch wollen wir noch mehr (und fühlen uns *berechtigt* dazu). Das ist teilweise auf unser natürliches Bedürfnis nach Wachstum und Erfüllung zurückzuführen, doch Vergleiche lassen uns auch die Perspektive verlieren und ersticken die Wertschätzung für alles, was wir *tatsächlich* haben.

Ein gemeinsamer Freund erbte eine beträchtliche Geldsumme, Aktien und persönlichen Besitz, als seine Mutter starb. Sein Bruder erhielt den gleichen Anteil, aber er bekam auch noch den diamantenen Ehering der Mutter. Als unser Freund dies herausfand, bekümmerte ihn das extrem. Ständig verfolgte ihn die Frage, warum sein Bruder den Ring erhalten habe. Dieser Ring sei der Mutter so wichtig gewesen, erzählte er. Bedeutete dies, dass sie seinen Bruder mehr liebte als ihn? Er steigerte sich in eine Raserei, begann, sein ganzes Erbe zu hinterfragen, und versuchte die Entscheidungen der Mutter zu durchschauen: „Warum habe ich das Haus bekommen und mein Bruder die Farm? Ist die Farm besser? Was wollte sie damit ausdrücken?" Seine Sichtweise war durch Sorge getrübt, deshalb betrachtete unser Freund jede arglose Zeile im Testament, jedes großzügige Geschenk als Quelle einer möglichen Verletzung. Nachdem es ihm viele Wochen lang schlecht gegangen war, ließ er allmählich seine Betrachtungsweise los und schloss mit der Entscheidung seiner Mutter Frieden. Er bemerkte, dass er nicht ernstlich an der Liebe seiner Mutter zu ihm zweifelte und dass er ein wunderbares Erbe bekommen hatte, Ring hin oder her.

Wenn die übermäßige Sorge mit uns durchgeht, führt sie zu Neid und Eifersucht – das ist ein fruchtbarer Boden für andere Minus-Emotionen wie Vorwürfe, Groll und sogar Hass. Denken Sie darüber nach. Wir können uns anfangs über jemanden oder etwas Sorgen machen und auf einen einzigen eifersüchtigen Gedanken hin diesem Gegenstand oder Menschen schließlich grollen und ihn verabscheuen. So stark kann Überfürsorglichkeit sein. Dann konzentrieren wir uns nämlich auf das, was wir im Vergleich zu anderen *nicht* haben. Übertriebene Sorge reduziert nicht nur unsere Wertschätzung für unsere Güter, sondern mindert auch unser Selbstwertgefühl und unsere Selbstachtung enorm. Die Lösung besteht darin, ein stärkeres Gefühl innerer Sicherheit zu entwickeln. Die Herzintelligenz hilft dabei – doch es geht nicht über Nacht.

Wenn Sie sich oft zu Ihren Ungunsten mit anderen vergleichen, gehen Sie zu hart mit sich selbst ins Gericht. Das gibt es einfach nicht, dass Sie schlechter als jeder sind, den Sie kennen. Deshalb ist es wichtig, dass Sie von dem Moment an, in dem Sie beschließen, an diesem Aspekt der übertriebenen Sorge zu arbeiten, die Dinge leichter nehmen. Gehen Sie fürsorglich mit sich um. Vergleiche können Sie am besten schrittweise abbauen. Bedenken Sie, dass viel von diesen übertriebenen Sorgen auf unsere Programmierung durch Familie, Schule und der Gesellschaft zurückgeht. Erkennen Sie Ihre Fortschritte an, statt sofortigen Erfolg zu erwarten.

Mit Zukunftsprojektionen, Erwartungen und Vergleichen umgehen

Wenn wir unsere Zukunftsprojektionen, Erwartungen und Vergleiche bereits bei ihrem Entstehen unterbinden und unsere übermäßigen Sorgen mit der Weisheit und der Fürsorge des Herzens ausgleichen, lassen wir Raum für menschliche Schwächen und für das Leben. Wir merken, dass es zum emotionalen Erwachsenwerden gehört, nicht davon auszugehen, dass alles unseren Erwartungen entspricht. Allein diese Erkenntnis hilft uns, aufrichtig Anteil zu nehmen, ohne in die Überfürsorglichkeit abzurutschen; dann erleben wir auch nicht den Stress der übertriebenen Sorge. Hier sind fünf Tipps, mit denen Sie Zukunftsprojektionen, Erwartungen und Vergleiche abbauen können:

1. Beobachten Sie Ihre Gedanken und Gefühle und versuchen Sie aufrichtig zu erkennen, ob Sie zu regelmäßiger Überfürsorglichkeit neigen.
2. Finden Sie sich in ungesunden Zukunftsvorstellungen, Erwartungen und Vergleichen wieder, dann denken Sie daran, dass diese an Ihren Energie-

reserven zehren. Diese Sichtweise wird Sie motivieren und Ihnen helfen, sie zu überwinden.

3. Versuchen Sie, manchen dieser projektiven, erwartungsvollen und vergleichenden Gedanken und Gefühlen ihre Bedeutung zu nehmen. Gewöhnlich sind sie nicht so wichtig, wie sie erscheinen.
4. Wenn Sie sich in einer dieser Formen übertriebener Sorge wiederfinden, halten Sie inne, praktizieren Sie kurz das FREEZE-FRAME-Sofortprogramm und bitten Sie Ihr Herz, Ihnen zu zeigen, wie Sie jede Einzelne in wirkliche Anteilnahme verwandeln können. Nehmen Sie Kontakt mit Ihrer Herzintelligenz auf, dann können Sie die Dinge aus einer umfassenderen Sichtweise betrachten und erkennen eine neue Richtung für Ihre Anteilnahme.
5. Aktivieren Sie ein Grundgefühl des Herzens: Wertschätzung. Erkennen Sie an, wie die Dinge jetzt sind, statt sich mit einer Situation oder einem Problem übermäßig zu identifizieren, und schätzen Sie sich wert dafür, dass Sie diese subtilen übermäßigen Sorgen erkennen.

Es bedeutet nicht etwa, makellos zu sein und niemals wieder überfürsorglich zu sein, wenn Sie beginnen, fürsorglicher mit sich und anderen umzugehen. Dies ist kein schlagartig erfolgender Prozess und er hört auch niemals auf. Sie brauchen Zeit, um das „Unkraut" der Überfürsorglichkeit aus Ihrem Leben zu jäten; der Prozess läuft immer weiter, aber es macht auch Spaß, nach übertriebenen Sorgen zu suchen und sich von ihnen zu befreien.

Je leichter Sie in Kontakt mit Ihrer Herzintelligenz kommen, desto weniger müssen Sie nach jedem flüchtigen Gedanken oder Gefühl Ausschau halten. Ihr Herz teilt Ihnen immer deutlicher und schneller mit, wann Ihre Anteilnahme zur übermäßigen Sorge wurde. Jedes Loslassen einer übertriebenen Sorge wird Sie enorm erleichtern; dadurch sparen Sie Energie und können die nächste übermäßige Sorge leichter verwandeln. Sie werden bald selbst feststellen, dass es zu den lohnendsten und regenerativsten Leistungen gehört, Überfürsorglichkeit in echte Anteilnahme zu transformieren. Es ist ein Akt der Selbstfürsorge, die Ihr Leben auf nie erwartete Art und Weise verbessert. Dann können Sie sich auch umsichtiger um die Menschen und sozialen Themen, die Ihnen wirklich am Herzen liegen, kümmern.

Bei Seminaren sprechen wir oft davon, Selbstfürsorge zu kultivieren. Die meisten Teilnehmer mögen diese Vorstellung. Warum auch nicht? Schon allein die Idee fühlt sich nährend und gut für unsere Seele an. Die meisten von uns haben gelernt, an sich selbst zuletzt zu denken. Zeit für sich selbst zu reservieren erscheint wie ein Luxus. Weil wir es nicht gewohnt sind, fallen uns zuerst recht einfache Dinge zumThema Selbstfürsorge ein. „Es fühlt sich so gut an, mit meinem Hund zu spielen, dass ich es öfter tun will", wird vielleicht ein Teilnehmer sagen. Oder: „Ich weiß: ich zünde einige Kerzen an und lege mich ganz lang in die heiße Badewanne." Wunderbare Vorschläge. Doch Selbstfürsorge geht weit darüber hinaus.

Wenn Sie sich so gut um sich kümmern, dass Sie den ganzen Tag über ohne ersichtlichen Grund Liebe für sich selbst empfinden, vermitteln Sie Ihrem Herzen eine wichtige Botschaft. Sobald es weiß, dass Sie dazu bereit sind, wird es Ihnen helfen, diese Liebe zu spüren. Es geht dabei nicht um Narzissmus, sondern es dient der eigenen Gesundheit. Sie können Überfürsorglichkeit und andere Energieräuber am schnellsten und schmerzlosesten überwinden, indem Sie sich von dem Geschwätz Ihres Verstandes distanzieren und sich von einem tiefen Gefühl der Selbstfürsorge leiten lassen. Damit verstärken Sie Ihre Fähigkeit, Anteil zu nehmen, bis sie ganz natürlich zu Ihnen selbst, Ihren Lieben und in Ihre Umgebung strömt.

Zur Anteilnahme zurückkehren

Fürsorge ist eine weit wertvollere und lebendigere Ressource, als den meisten Menschen bewusst ist. Sie belebt den menschlichen Organismus und wirkt wie ein beruhigendes Stärkungsmittel. Viele Menschen jedoch verschwenden die Energie ihrer Anteilnahme an Überfürsorglichkeit, brennen aus und sind letztlich überhaupt nicht mehr fürsorglich. Viele persönliche, zwischenmenschliche und soziale Probleme lassen sich lösen, wenn die Menschheit ein reiferes Gefühl für Fürsorge entwickelt. Schenken Sie Fürsorge, dann werden Sie fürsorglich behandelt. Durch fürsorgliche Taten und Handlungen hinterlassen Sie eine Spur in der Welt.

Nicht Anteilnahme, sondern Überfürsorglichkeit hält uns davon ab, fürsorglich zu sein. Überfürsorglichkeit kommt und geht, doch wir müssen uns auch daran erinnern, dass wir zuerst fürsorglich sein müssen, um überhaupt in die Überfürsorglichkeit abzurutschen. Das hat mit Balance zu tun, es ist eine Gratwanderung. Das Herz kann uns dieses Gleichgewicht vermitteln. Mit ihm können wir unsere Fürsorge ausdrücken, ohne ihre regenerierende Wärme und ihre Sicherheit spendende Kraft entgleiten zu lassen.

In unserer heutigen Kultur wuchern Überfürsorglichkeit für uns selbst und unsere Probleme unbewusst so sehr, dass sie schon fast ein soziales Leiden geworden ist. Sie produziert Stress in „Mega-Dosen“ und sorgt für so viel persönliche und gesellschaftliche Inkohärenz, dass sie in der Liste der menschlichen Energieräuber ganz oben rangiert. Die Wichtigkeit, diesen Stressor zu eliminieren, kann gar nicht oft genug betont werden. Anteilnahme macht den Weg für die Intuition frei. Überfürsorglichkeit raubt dem Weg aber seine Markierung, sodass wir ohne Hinweis auf den Weg, den wir beschreiten könnten, zurückbleiben. Deshalb kommen wir auch nicht weiter. Fürsorge ist der direkte Zugang zum Ausdruck unseres Geistes im gesellschaftlichen Leben. Je aufrichtiger wir Anteil nehmen, desto besser lernen wir uns selbst und andere kennen. Fürsorge ist der Schlüssel zu unserem Potenzial und verwirklicht es gleichzeitig. Das Herz stellt die Brücke dar zwischen dem, was wir jetzt sind, und dem, was wir sein können. Es zeigt uns zuverlässig den Weg zur Anteilnahme.

Die wichtigsten Punkte zur Erinnerung

- Fürsorge motiviert sehr stark. Sie inspiriert und gibt uns ganz sanft ein Gefühl von Sicherheit. Anteilnahme *fühlt sich gut an*, für den Gebenden wie für den Nehmenden.
- Die Forschung zeigt, dass Anteilnahme das Immunsystem stärkt, Gefühle wie Ärger es hingegen signifikant schwächen.
- Wenn die gesunde Fürsorge mit Sorgen, Ängsten, Zukunftsprojektionen und Erwartungen bombardiert wird, degradiert sie zu übermäßiger Fürsorge.
- Übertriebene Fürsorge nimmt unserer beabsichtigten Anteilnahme die Kraft und reduziert ihre Wirkung. Probleme lassen sich nicht durch Sorge, sondern durch erhöhte Klarheit und Kohärenz lösen.

- Tausende leiden aufgrund von übermäßiger Anteilnahme unter Erschöpfung und Burn-out. Sie haben das Gefühl, sich zu viel gesorgt zu haben und nicht mehr zu können.
- Bleibt übertriebene Anteilnahme unkontrolliert, führt sie schließlich zu einer unterschwelligen *Angst*, die das ganze Leben überschattet.
- Wer bereit ist hinzuhören, dem übermittelt sein Herz Signale, sobald sich Fürsorge in übertriebene Fürsorge verwandelt hat. Jedes Loslassen einer übermäßigen Sorge wird Sie enorm erleichtern. Dadurch sparen Sie Energie, mit der Sie die nächste übertriebene Sorge leichter verwandeln können.
- Indem Sie übertriebene Fürsorge identifizieren und sie abzubauen versuchen, kommen Sie zur Ursache von viel unsichtbarem Stress, der Ihnen ein lohnendes Leben verwehrt. Übermäßige Fürsorge abzubauen ist ein Zeichen von Selbstfürsorge; es wird Ihr Leben auf eine Art bereichern, die Sie nie für möglich gehalten haben.
- Fürsorge ist der direkte Zugang zum Ausdruck unserer Spiritualität im gesellschaftlichen Leben. Je aufrichtiger wir Anteil nehmen, desto besser lernen wir uns selbst und andere kennen.
- Die Rückkehr zu gesunder Fürsorge steht ganz oben auf der Liste gesellschaftlicher Notwendigkeiten.

Kapitel 9
Die CUT-THRU®-Emotionstechnik

Als Präsidentin einer Hightech-Computerfirma in Omaha muss Carol McDonald mit mehr äußerst stressigen Situationen in einer Woche umgehen als viele Menschen im ganzen Jahr. Sie mag es, Schwierigkeiten zu bewältigen, und sie macht das auch eindeutig gut. Als sie erfuhr, dass ihr alkoholkranker Vater dringend behandlungsbedürftig war, wurde ihr emotionales Gleichgewicht auf die Probe gestellt.

„Wir fanden ihn unter dem Bett in Fetushaltung in seinem eigenen Urin liegen. Er hatte schwarze Ringe unter den Augen, Nase und Schläfen waren durch seinen Sturz gegen den Frisiertisch verletzt und aufgrund seines Vollrausches war er sehr schwer zu heben. Er jammerte und schrie, weil ihm fetzenhaft Erinnerungen aus schlimmen alten Zeiten hochkamen, die auch zweieinhalb Flaschen Scotch nicht hatten auslöschen konnten. Mit seinen 75 Jahren war er nicht wegen seines Alters, sondern vor allem durch den Alkohol grau und aufgedunsen. Nach jahrzehntelangem exzessivem Trinken zerstörte der Alkohol sein Gehirn, er litt unter Atrophie und Demenz. Ich glaube, seiner Ansicht nach wirkte diese Art von „Narkose“ endlich.

Mein Mann und ich stürzten in dieser Situation herbei, nahmen ihn quer durch das Land mit zu uns und ebneten ihm den Weg, damit er die Bereitschaft zu einer Entziehungskur entwickeln könne. Dieser Prozess ging natürlich schrittweise, denn man kann einem chronisch Alkoholkranken nicht ohne ärztliche Überwachung plötzlich den Alkohol entziehen. Vielmehr dosiert man seinen Alkoholkonsum, man überwacht die Einnahme und hofft das Beste – zumindest so lange, bis ein Behandlungszentrum einen freien Platz anbieten kann, damit die wirkliche Heilung beginnen kann.

Wir versteckten zwar die Flaschen, doch manchmal fand er sie trotzdem. Wenn ich dann von der Arbeit nach Hause kam, war er betrunken und benebelt, vergesslich und leer – die Hülle eines Menschen, der einst meine ganze Welt zusammenhielt. Ich wurde ärgerlich, grollte ihm und verurteilte sein pathetisches Gehabe. Im Laufe der Zeit sorgte ich mich übermäßig; ich erstickte an einer Situation, die meine Fähigkeiten, sie in Ordnung zu bringen, überstieg. Wenn meine Bewertungen und mein Ärger die Oberhand über mein Mitgefühl bekamen, ging ich auf die Terrasse und praktizierte die CUT-THRU-Emotionstechnik (manchmal mehrmals hintereinander), bis die Sorge – ohne sich festzusetzen – durch meinen ganzen Körper strich wie der Wind durch ein Fliegengitter.

Den Sommer über konnte ich aufgrund der Wirksamkeit der herzintelligenten Emotionstechnik meinem Vater die nötige Unterstützung und Liebe geben, die er jeden Tag und jeden Moment brauchte. Die Kraft meines Herzens strömte durch meinen Verstand und Körper. Ich fokussierte mich immer aufs Neue auf meine Wertschätzung für ihn, die aufrichtig war, und konnte weiterhin fürsorglich sein, ohne in eine Überfürsorglichkeit zu fallen, an der ich zugrunde gegangen wäre. Ich weiß in meinem tiefsten Inneren, dass mir die HERZINTELLIGENZ-Technik zum Umgang mit Emotionen das Leben gerettet hat."

Carol praktizierte die CUT-THRU-Technik und konnte so ihre Emotionen beeinflussen und ihre Überfürsorglichkeit abbauen; sie erlebte eine außergewöhnliche innerliche Veränderung. In ihrer Situation hätte sie eine Menge „gerechtfertigter“ Minus-Emotionen verspüren können, doch sie wusste, dass sie so nicht leben konnte. Sie wandte sich an die Kraft ihres Herzens, um Erleichterung zu finden – und fand sie.

Die Bedeutung der herzintelligenten Emotionstechnik

Die CUT-THRU-Technik zielt darauf ab, Menschen zu helfen, sich der unbewussten emotionalen Erinnerungen bewusst zu werden und sie neu zu programmieren. Diese beeinflussen, weil sie immer wieder verstärkt wurden, unsere Wahrnehmung, prägen unsere täglichen Gedanken und Gefühle und konditionieren unsere Reaktionen auf künftige Situationen.

Wissenschaftler haben festgestellt, dass die emotionalen Verschaltungen ebenso anfällig für Verstärkungen sind wie andere Gedächtnisspuren.[1] Die Emotionstechnik der HERZINTELLIGENZ-Methode hilft zuverlässig dabei, Emotionen, die Ihnen nicht behagen, zu beseitigen, und Ihnen angenehme Emotionen zu fördern. Damit verändern Sie Ihre neurale Architektur. Das ist ein weites Feld. Falls es Ihnen so geht wie den meisten Menschen, dann haben Sie viele Gefühle, *ohne* die Sie auch ganz gut zurechtkämen, und andere, die Sie gern öfter erleben würden. Gefühlsmanagement ist der Schlüssel, um in diese neue Dimension emotionaler Freiheit zu gelangen; Gefühlsmanagement ist unabdingbar, um ein neues Maß an Bewusstheit und innerer Sicherheit zu erleben. Wir erwähnten bereits, dass Emotionen sehr komplex sind und sich unsere emotionalen Muster nur schwer ändern lassen. Das FREEZE-FRAME-Sofortprogramm ist ein zuverlässiges Instrument, um mit vielen Emotionen und emotionalen Reaktionen umzugehen. Manchmal praktizieren wir den Fünfschritt der HERZINTELLIGENZ-Methode, um besser mit einer Situation zurechtzukommen, doch wir haben sie dann oft emotional noch nicht ganz losgelassen. Um tiefer sitzende emotionale Probleme zu überwinden, braucht es mehr als eine Ein-Minuten-Technik wie das FREEZE-FRAME-Sofortprogramm; dann muss man sich tiefer auf die Herzintelligenz einlassen – und wir empfehlen dazu die CUT-THRU-Emotionstechnik.

Wir meinen damit den amerikanischen Begriff *cut through* (auf Deutsch wörtlich „einen Weg bahnen", „einen Abkürzungsweg einschlagen") in der Bedeutung „zum Kern einer Sache vordringen". Vielleicht haben Sie schon einmal versucht, in einer Gruppe ein Problem zu lösen. Nach geraumer ergebnisloser Diskussion sagt schließlich jemand: „Also gut, lassen wir jetzt mal all das unwichtige Zeug beiseite und kommen wir zum Wesentlichen."

Wenn wir innehalten, um uns wieder auf das Wesentliche zu konzentrieren, kommen die Dinge wieder auf Kurs. Das ist wie beim gordischen Knoten in der griechischen Mythologie: Der phrygische König Gordius, so heißt es, hatte einst einen Knoten so fest gebunden, dass ihn niemand mehr lösen konnte. Dann verkündete er, wer den Knoten lösen könne, den werde er zum Herrscher über das heutige Asien machen. Diese Idee faszinierte Alexander den Großen, der sehr an der Herrschaft interessiert war. Warum einen Krieg mit Tausenden von Männern führen, wenn er einfach nur einen König überlisten musste? Alexander begutachtete den Knoten und vermutete, dass er nicht zu lösen wäre. Aber er sah darin kein Problem. Er zog sein Schwert, durchschlug mit einem gut platzierten Hieb den gordischen Knoten und wurde Herrscher von ganz Asien.

Emotionen zu entwirren kann wie das Bemühen sein, einen Knoten zu lösen. Manchmal verschlimmert dieses Bemühen das ganze Unterfangen. Die CUT-THRU-Technik will den gordischen Knoten der Emotionen durchtrennen helfen. Sie gestattet Ihnen, durch eine emotionale Verwicklung hindurch schneller wieder zu einer Lösung zu finden.

Bei diesem Prozess lässt man den persönlichen Groll, die eigene Sichtweise und das Bedürfnis, in bestimmten Gefühlen zu schwelgen, los. Man nimmt sie durchaus wahr; aber man zwingt sich, sie zu überschreiten. Man entscheidet sich und gelangt damit auf die nächste Ebene des Gefühlsmanagements.

Überlegen Sie, in welchem Ausmaß kleine Kinder ihren Gefühlen ausgeliefert sind. Nehmen Sie einem Kleinkind ein Spielzeug weg und es wird, von Enttäuschung überwältigt, in Tränen ausbrechen. Wenn Kinder heranwachsen, entwickeln sie neue Möglichkeiten, mit ihren Gefühlen umzugehen. Bald merken sie, dass sie das Spielzeug zurückfordern oder einfach aufstehen und es selbst holen können. Weil sie wissen, dass sie selbst Ergebnisse erzielen können, können ältere Kinder das Gefühl von Stress zumindest so lange hinausschieben, bis sie selbst Handlungsschritte unternommen haben.

Die meisten von uns belassen es bei diesem Stadium. Wir lernen ein bestimmtes Maß an Gefühlsmanagement ganz automatisch während unserer körperlichen Entwicklung – und damit begnügen wir uns. Doch dank der richtigen Methoden können wir überlegt und effektiv mit unseren Emotionen umgehen. Statt eine Emotion abzublocken, was sehr energieaufwendig ist (während man sich geeignetes Handeln überlegt oder endlos lange versucht, ein emotionales Durcheinander zu entwirren, um auf die Ursache eines Problems zu kommen), lernen Sie, von emotionaler Aufgewühltheit auf emotionale Kohärenz umzuschalten, in der Sie ausgeglichen, ruhig und klar sind. Über die Kohärenz des Herzens finden Sie zu emotionaler Kohärenz – das ist ein ausgeglichener Zustand, der eintritt, wenn Ihre Emotionen in tiefe Übereinstimmung mit Ihrem Herzen kommen. Aus einer solchen Klarheit heraus tun sich oft ziemlich rasch brauchbare Lösungen für ein Problem auf.

Die Emotionstechnik der HERZINTELLIGENZ-Methode fördert emotionale Kohärenz. Mit ihr können Sie stressauslösende und verwirrende Emotionen in ein Gefühl der Zufriedenheit und der Kohärenz verwandeln; dies funktioniert, ohne Emotionen zu unterdrücken oder sich in Rationalisierungen zu flüchten.

Das HeartMath-Institut kann zwar durch Forschungsergebnisse nachweisen, dass die Technik sehr machtvoll und wirksam ist, doch behalten Sie bitte im Auge, dass es sich nicht um Magie handelt. Der Name „CUT-THRU-Emotionstechnik " könnte die Vorstellung erwecken, es handle sich um eine Instant-Lösung, die beunruhigende Emotionen vertreibt. Das ist nicht immer der Fall. Zwar kann sich jeder und jede mit Hilfe dieser Technik den Weg durch das eigene Gefühlsdickicht bahnen, doch ist sie keine weitere „Hans-guck-in-die-Luft-Selbsthilfe-Methode". Wenn Sie ehrlich zu sich sind, wissen Sie, dass Emotionen sehr schwer zu beeinflussen sind. Wir Menschen haben unseren Verstand kultiviert und hochgezüchtet und unsere Emotionen vernachlässigt. Selbst die klügsten Köpfe haben ihre Emotionen oft dem Zufall überlassen und kümmerten sich nicht bewusst um ein Gefühlsmanagement, das ihr Leben erleichtert und weniger frustrierend gemacht hätte.

Anfangs werden Sie feststellen, dass sich durch die HERZINTELLIGENZ-Methode manche Gefühle ganz schnell verändern lassen; andere hingegen (im Allgemeinen die länger bestehenden) erfordern mehr Zeit. Bedenken Sie, dass negative Gefühlsmuster, die Sie durch Ihr Verhalten seit Jahren (oder gar Jahrzehnten) verstärkt haben, eingefahrene neurale Spuren in Ihrem Gehirn hinterlassen haben. Werden diese nicht mehr verstärkt, weichen sie bald Mustern, die sich neu bilden und häufig wiederholt werden sollten. Sie können sich beruhigt darauf verlassen, dass Ihr Körper auf eine solche Intervention reagiert.

Bei sachgemäßer Anwendung kann Ihnen die CUT-THRU-Emotionstechnik zu einem besseren Gefühlsmanagement verhelfen. Um mit dieser Technik wirklich in die Tiefe zu gelangen, müssen Sie sie aufrichtig anwenden und reiflich durchdenken. Lesen Sie sich die detaillierte Beschreibung der inneren Einstellung und der emotionalen Veränderungen, auf die jeder Schritt abzielt, durch. Üben Sie dann die Schritte. Es lohnt sich, jeden Aspekt der herzintelligenten Technik gründlich zu beleuchten und zu erproben.

Die sechs Schritte der CUT-THRU-Emotionstechnik

1. Werden Sie sich Ihrer *Gefühle* zum jeweiligen Problem *bewusst.*
2. Konzentrieren Sie sich auf Ihr *Herz* und Ihren *Solarplexus*; *atmen* Sie zehn Sekunden oder länger Liebe und Wertschätzung durch diesen Bereich, um Ihre Aufmerksamkeit an dieser Stelle zu halten.
3. Entwickeln Sie eine *objektive Haltung* zu diesem Gefühl oder Problem – so, als wäre es das Problem eines anderen Menschen.
4. Bleiben Sie im *neutralen Zustand*, in Ihrem *vernünftigen, reifen Herzen.*
5. *„Weichen"* Sie alle verwirrten oder verwirrenden Gefühle im Mitgefühl des Herzens *„ein"* und *entspannen* Sie sich; *nehmen* Sie ihnen jeweils ein wenig von ihrer *Wichtigkeit.* Lassen Sie sich für diesen Schritt Zeit; es gibt keinerlei zeitliche Beschränkung. Erinnern Sie sich: Nicht das Problem verursacht den Energieverlust, sondern die Bedeutung, die Sie ihm beimessen.
6. Haben Sie Ihrem Problem so viel wie möglich von seiner *Wichtigkeit genommen, bitten* Sie *aus tiefstem Herzen* um Führung oder Einsicht. *Suchen* Sie etwas, was Sie im Moment *wertschätzen* können, falls Sie keine Antwort erhalten. Sobald man irgendetwas an dem Problem, an dem man gearbeitet hat, wertschätzen kann, wird man oft intuitiv klarer.

Wiederholen Sie die Schritte nach Bedarf. Manche Themen müssen länger im Herzen „einweichen", bis Sie zu einem neuen Verständnis und zu einer

Lösung gelangen. Vielleicht ist Ihnen aufgefallen, dass diese Schritte sprachlich abstrakter formuliert sind als im FREEZE-FRAME-Fünfschritt. Weil es sich bei der CUT-THRU-Emotionstechnik um einen etwas komplexeren Prozess handelt, nämlich darum, tief verwurzelte, inkohärente Gefühlsmuster in Herzenskohärenz zu verwandeln, kann sie nicht so leicht in Worte gefasst werden. Die Worte in diesen Schritten sind sehr sorgfältig gewählt; sie sollen Ihnen helfen, einen notwendigen emotionalen Wechsel herbeizuführen. Beachten Sie auch, dass in der Formulierung dieser Technik manche Wörter *kursiv* geschrieben sind. Dies sind die Schlüsselwörter für jeden Schritt.

Sie werden den Ablauf besser verstehen, wenn Sie die Emotionstechnik einige Male praktiziert haben. Aus diesem tieferen Verständnis heraus wird es Ihnen leichter fallen, den Schritten zu folgen. Dann können Sie mit Hilfe der Schlüsselwörter die Schritte durchlaufen (oder sich eigene Eselsbrücken ausdenken). Dadurch können Sie sich leichter an die Schritte erinnern.

Jetzt wollen wir die einzelnen Schritte genauer betrachten.

Schritt 1

Werden Sie sich Ihrer Gefühle zum jeweiligen Problem bewusst.

Es scheint ganz selbstverständlich, dass wir wissen, welche Gefühle ein Problem auslöst. Oft ist das auch der Fall: häufig sind wir verärgert, beunruhigt, besorgt oder fühlen uns überwältigt – und wissen es. Doch wir sind mit unseren Gefühlen viel weniger in Kontakt, als wir meinen. Außerordentlich oft schieben wir energieraubende Gefühle beiseite oder wir verstricken uns so sehr in ein Gefühl, dass wir es nicht mehr als das erkennen, was es ist.

Vielleicht stehen Sie eines Tages morgens mit dem falschen Fuß auf und wechseln einige gereizte Worte mit Ihrem Partner oder Ihrer Partnerin. Das ärgert Sie, aber nach einigen Minuten lässt die Heftigkeit nach. Doch auch an Ihrem Arbeitsplatz verspüren Sie dieses Gefühl. Noch für Stunden sind Sie gereizt und nicht ganz auf der Höhe. Sie nehmen sich nicht die Zeit, um herauszufinden, dass diese morgendlichen gereizten Worte zu einem emotionalen Ungleichgewicht geführt haben – dennoch verlieren Sie pausenlos Energie, was sich für den Rest des Tages bemerkbar macht.

In einem so eingeschränkten Zustand erscheint oft alles verworren. Jemand im Büro tut etwas Falsches und Sie lassen ihn oder sie das wirklich spüren. Würden Sie gebeten, innezuhalten und wahrzunehmen, wie es Ihnen wirklich mit diesem Fehler geht, so würden Sie merken, dass er Ihnen ziemlich egal wäre. Jedem und jeder hätte der gleiche Fehler unterlaufen können. In Wirklichkeit reagieren Sie aber noch auf die morgendliche Auseinandersetzung mit Ihrem Partner oder Ihrer Partnerin (und auf Ihre Griesgrämigkeit, die noch vorher war).

Manchmal fühlen wir uns ein bisschen unwohl; doch weil es nur ein bisschen ist, akzeptieren wir es und unternehmen nichts dagegen. Überfürsorglichkeit ist ein gutes Beispiel dafür. Nur selten fällt uns auf, wann wir die Grenze von echter Fürsorge zu zehrender, kontraproduktiver übertriebener Sorge überschreiten. Rein intellektuell ist dies eine Unterscheidung, die schwer zu treffen ist und die auch noch von Mensch zu Mensch anders ausfällt. Aus der Sicht des Herzens ist sie nicht so schwer auszumachen: Überfürsorglichkeit *fühlt sich nicht gut an*. Sie können lernen, dieses Gefühl zu erkennen und augenblicklich durch die sechs Schritte der Emotionstechnik auszugleichen.

Lange bestehende Probleme halten Sie, ebenso wie übertriebene Sorge, in emotionalem Aufruhr. Anhaltender Groll, nicht aufgelöste Schuldgefühle oder andere emotionale Wunden rauben Ihnen dauernd Energie. Um das Beste aus Ihrem Leben machen zu können, sollten Sie sie angehen. Lernen Sie, Ihre Gefühle genauer zu beobachten, wenn irgendein vergangenes oder derzeitiges Problem auftaucht. Fühlen Sie sich emotional nicht im Gleichgewicht, ist es an der Zeit, daran zu denken, dass Sie sich in einen friedlichen und wohltuenden Gefühlszustand bringen können. Führen Sie diesen Gefühlszustand dann bewusst herbei. Freilich können Sie es zuerst auch mit dem FREEZE-FRAME-Sofortprogramm versuchen. Diese Technik ist sehr nützlich, um Emotionen ins Gleichgewicht zu bringen. Sie werden überrascht sein, wie wirksam sie emotionalen und mentalen Energieverlust unterbinden kann. Falls sich jedoch nach dem FREEZE-FRAME-Sofortprogramm Ihre Gefühle nicht eindeutig verändern, beginnen Sie mit der CUT-THRU-Technik.

Schritt 2

Konzentrieren Sie sich auf Ihr Herz und Ihren Solarplexus; atmen Sie zehn Sekunden oder länger Liebe und Wertschätzung durch diesen Bereich, um Ihre Aufmerksamkeit an dieser Stelle zu halten.

Bei diesem Schritt atmen Sie langsam durch den Körperbereich zwischen Ihrer Brust und Ihrem Magen oder Bauch. Stellen Sie sich vor, Ihr Atem strömt durch diesen Bereich Ihres Körpers ein und aus. Es fördert die Kohärenz, wenn sie währenddessen Liebe und Wertschätzung empfinden. Der Solarplexus befindet sich genau unter dem Brustbein; hier verbindet sich das Zwerchfell mit den anderen Muskeln des Brustraumes. Opernsänger und andere Bühnenstars lernen, durch ihr Sonnengeflecht zu atmen; sie nutzen seine Kraft, um ihre Stimme zu stärken.

Mit Schritt 2 beginnen Sie, Ihre Emotionen zu beruhigen und so zu mehr Gleichgewicht und Stabilität zu finden. Indem Sie durch Ihr Herz und Sonnengeflecht atmen, bleiben Sie mit Ihrer Energie leichter fokussiert und zentriert.

Oft empfinden wir starke Emotionen im Solarplexus. Nach der Lektüre der letzten Kapitel verstehen wir auch, warum: Er enthält überaus wichtige Nervenzellen und Neurotransmitter. Er verfügt, wie das Herz auch, über sein eigenes kleines „Gehirn". Starke Emotionen wirken auf dieses kleine Gehirn ein; deshalb nehmen wir bei Sorge oder Ärger die Nervosität oft als Knoten im Magen wahr.

Dr. Michael Gershon (Professor für Anatomie und Zellbiologie am *Columbia-Presbyterian Medical Center* in New York) schrieb 1996 in einem Artikel für die *New York Times*: „Wenn das zentrale Gehirn eine Furcht erregende Situation erlebt, schüttet es Stresshormone aus, die den Körper auf Kämpfen oder Fliehen vorbereiten. Im Magen sind viele sensorische Nerven, die durch diesen chemischen Schwall stimuliert werden – daher die ‚Schmetterlinge im Bauch'." Man nimmt auch an, dass das Nervensystem im Solarplexus direkt mit den niederen Gehirnzentren kommuniziert und so manche unserer ursprünglichen Instinkte aktiviert; daher der Ausdruck, wir reagierten „aus dem Bauch heraus". Gershon schreibt weiter: „Wie das zentrale Gehirn den Bauch beeinflusst, so kann sich auch der Bauch mit dem Kopf verständigen."

Dr. David Wingate (Professor für Magen-Darm-Erkrankungen an der Londoner Universität und Berater am *Royal London Hospital*) fügt hinzu: „Die meisten Empfindungen aus dem Bauch, die ins Bewusstsein treten, sind negativ, wie Schmerz oder Aufgeblähtsein. Wir erwarten keine angenehmen Gefühle aus dem Bauch, doch das heißt nicht, dass es keine solche Signale gibt."[2]

Erinnern Sie sich: das Herz ist bei weitem der stärkste Rhythmusgenerator für elektromagnetische Energie im Körper. Sein Rhythmus kann die anderen Systeme in Harmonie bringen. Konzentrieren Sie sich, während Sie Liebe und Wertschätzung atmen, sowohl auf das Herz, wie auch auf den Solarplexus. Verbinden Sie das Bauchgehirn mit dem herzeigenen Gehirn. Das Herz wird dann automatisch die Kommunikation zwischen ihnen harmonisieren. Sie werden feststellen, dass Ihnen dieses Zusammenspiel zwischen Herz, Sonnengeflecht und Gehirn ein Gefühl stärkeren Verankertseins vermittelt. Statt in einem Meer von Emotionen davonzutreiben, fühlen Sie sich gefestigter. Ein Schiff, das vor Anker liegt, kann sich zwar ein wenig in die eine oder andere Richtung bewegen, doch es kann nicht weit vom Ankerplatz wegtreiben. Das führt zu einem sicheren, stabilen Gefühl.

Dieses Sich-Verankern gibt Ihnen einen neuen Bezugspunkt: wenn Sie gefühlsmäßig aus dem Gleichgewicht sind, dauert es nicht so lange oder ist es nicht so schwierig, emotional wieder in die Balance zu kommen. Durch das Verankertsein werden Sie auch flexibler. In Ihrem System zirkulieren mehr Energie und Kohärenz. Deshalb sind Sie eher in der Lage, emotionale Verzerrungen zu überwinden.

Schritt 3

Entwickeln Sie eine objektive Haltung zu diesem Gefühl oder Problem – so, als wäre es das Problem eines anderen Menschen.

Man kann nicht objektiv sein, wenn man in den Emotionen zu einem Problem gefangen ist. Wie viele irrationale und abträgliche Entscheidungen haben Sie schon getroffen, während Ihre Emotionen Sie so sehr überschwemmten, dass Sie das große Bild aus den Augen verloren haben? Ohne Objektivität erscheint ein Problem größer, als es tatsächlich ist, und das führt leicht dazu, dass man blindlings reagiert und sich übermäßig identifiziert. Die meisten emotionalen Probleme sind ohnehin auf Überidentifizierung zurückzuführen – man stürzt sich in eine Reaktion des Kopfes, ohne sich vorher an das Herz zu wenden. Je emotionaler man wird, desto weniger objektiv ist man. Dieser Mechanismus hält an, bis man entweder keine emotionale Energie mehr hat, in Tränen ausbricht oder ausrastet. Dann müssen Sie die Scherben beseitigen. Um sich aus diesem Wirbelsturm von Emotionen zu befreien, müssen Sie diesen Teufelskreis an irgendeinem Punkt unterbrechen.

Eheberater und Mediatoren verwenden fast 80 % ihrer Zeit darauf, zwei Parteien dazu zu bewegen, einen Schritt zurückzutreten und die Lage objektiver zu betrachten. Nur ungefähr 20 % der Zeit verwenden sie darauf, eine angemessene Lösung zu finden. Wenn die Parteien zu einem Kompromiss bereit sind, sind auch die Lösungen schon da und warten darauf, ausgewählt und umgesetzt zu werden. Doch solange sich die Beteiligten eifrig Vorwürfe machen und darauf aus sind, einen Streit zu gewinnen, ist an einen Kompromiss nicht zu denken.

Das Gleiche gilt, wenn Sie versuchen, bei einer Kontroverse zwischen Ihren verschiedenen Persönlichkeitsanteilen zu vermitteln. Sie werden nie zu einer Lösung kommen, solange Ihr Verstand bei seiner Meinung bleibt. Sind Sie darauf aus, jemand anderem die Schuld zu geben oder um jeden Preis Recht zu behalten, ist eine objektive Sichtweise unmöglich. Im Amerikanischen sagt man: „Verwirre mich nicht mit Tatsachen; ich habe mich entschieden" und das stammt genau aus einer solchen Situation. Wir kennen sie alle. Solange wir an einem bestimmten Ergebnis interessiert sind, sind wir persönlich zu sehr involviert, um unparteiisch zu sein.

Eine objektive Haltung einnehmen bedeutet, das Ganze zu sehen und sich von dem lästigen Gefühl oder Problem zu *lösen*. Es reicht nicht, sich ins stille Kämmerlein zurückzuziehen. Besonders bei emotionsgeladenen Problemen kann Schritt 3 der schwierigste sein. „Ich spüre Widerstand und kann meine Energie nicht aus der Emotion abziehen", klagte eine Frau, „dann schicke ich eine weiße Flagge in die Emotion und suspendiere dieses Gefühl vom Herzen aus."

Erinnern Sie sich an die alten Cowboy- und Indianerfilme, die Ihnen als Kind so gut gefielen? Die Cowboys mit ihren Planwagen und ihren tobenden Kindern sind auf der einen Seite des Hügels; die Indianer mit ihren Pferden sind auf der anderen Seite. Beide sind zum Kampf bereit. Sie kennen die Personen seit Anfang des Films, deshalb rutschen Sie unruhig auf Ihrem Sitz umher und hoffen aus tiefstem Herzen, dass niemand getötet wird. Dann hisst die eine Seite die weiße Flagge und Sie fühlen, wie Ihre Spannung nachlässt. Es besteht die Aussicht auf ernst gemeinte Verhandlungen und einen Kompromiss, wenn die beiden Parteien ihre Emotionen eine Weile beiseite lassen. Wie in diesen Filmen kann es auch Ihren Tag retten, Ihre Gefühle für eine gewisse Zeit zu suspendieren und sie mitten im emotionalen Aufruhr objektiv anzugehen.

In der Gestalttherapie ist es eine Voraussetzung für den Erfolg, sich dissoziieren zu lernen – man betrachtet sich so, als wäre man jemand anderes. Sind wir wirklich geladen und mit einem Problem identifiziert, ist dieses Zurücktreten das Letzte, was der Verstand will. Wir müssen schließlich unsere Ansicht vertreten, nicht wahr? Im Eifer des Gefechtes erscheint diese Äußerung als das Wichtigste auf der Welt, ganz egal, wie oft wir diesen Punkt bereits betonten: „Das ist nicht fair!", oder: „Der ist total rücksichtslos!", oder: „Das macht sie jedes Mal." Man könnte meinen, die Wiederholung wäre uns langweilig, aber dem ist nicht so.

Probieren Sie es mit Schritt 3, wenn Sie sich das nächste Mal dabei ertappen, dass Sie sich in ein Problem verbeißen. Sagen Sie sich selbst, dass Sie sich von dem Problem dissoziieren werden; hissen Sie dann die weiße Flagge und versuchen Sie, die Gefühle oder das Problem so zu betrachten, als wäre es das eines anderen Menschen. Tun Sie so, als würden Sie jemand anderen dabei beobachten, wie er oder sie mit dem Problem umgeht, nicht Sie. Wie sieht diese Begebenheit aus der Distanz aus? Muss sich die Person wirklich so fühlen?

In Schritt 3 bemühen Sie sich, die Bühne zu verlassen und die Ereignisse zu beobachten. Sie gehen unter die Zuschauer, statt als Protagonist auf der Bühne zu stehen. Sie werden überrascht sein, welch guten Rat Sie für sich haben, sobald Sie sich aus Ihrer emotionalen Verstrickung gelöst haben. Indem Sie eine objektive Haltung annehmen, sind Sie weniger mit dem Problem identifiziert; dies reduziert die emotionale Energie, die Sie investiert haben. Indem Sie die Last der Bedeutung, die Sie dem Problem beimessen, stark verringern, werden Sie emotional allmählich wieder kohärenter.

Schritt 4

Bleiben Sie im neutralen Zustand, in Ihrem vernünftigen, reifen Herzen.

Sobald Sie in Schritt 3 zu einem Punkt relativer Objektivität gelangen, werden Sie neutraler und fangen an, emotional vernünftiger und reifer auf das derzeitige Problem zu reagieren; diese Reaktion basiert auf Ihrer Herzintelligenz. Wir haben bereits dargestellt, dass im neutralen Zustand sich neue Wahlmöglichkeiten auftun können. Sich in den neutralen Zustand zu versetzen bedeutet ja nicht, dass wir irgendetwas ungewollt akzeptieren oder schlucken müssen. Dieser unparteiische Zustand gestattet neuen

Möglichkeiten, aufzutauchen. Ihre Einstellungen und Gefühle werden sich rasch verändern, wenn Sie in einem emotionalen Sturm einen neutralen Ruheplatz finden. Dieser Wechsel findet tatsächlich statt, nicht nur in Ihrer Einbildung. Sie vollziehen den Wechsel also nicht nur in Gedanken, sondern Sie erleben eine eindeutig andere Einstellung und andere Gefühle dem Problem gegenüber, wenn Sie Ihren Verstand dem Zentrum Ihres Herzens unterstellen. Entspannen Sie sich bei diesem Schritt, finden Sie einen gewissen Frieden, und nehmen Sie Kontakt zu Ihrer Herzintelligenz auf.

Ihr „vernünftiges, reifes Herz" ist ein Ort tief in Ihrem Herzen, an dem Ihre Einschätzungen vernünftiger sind. Dieser Aspekt Ihrer Herzintelligenz vermittelt Ihnen Sichtweisen und Gefühle, die Ihnen ermöglichen zu überlegen, was für Ihr Wohlbefinden am besten ist. Jetzt verstehen Sie die Situation tiefer und ändern Ihre Einstellung – infolgedessen fühlen Sie sich ausgeglichener und regenerieren sich.

Viele der wirkungsvollsten therapeutischen Ansätze von heute verwenden die sogenannte „kognitive Neustrukturierung"; hierbei werden Gedanken in eine neue Richtung gelenkt, um die Ereignisse des Lebens realistischer und positiver zu interpretieren. Die Forschungen am HeartMath-Institut lassen vermuten, dass das Herz für eine solche kognitive Neustrukturierung eingeschaltet sein muss. Sonst ist es nur eine intellektuelle Übung, die die Emotionen nicht zu ändern vermag.

Das reife Herz bietet eine neue Richtung, die den Verstand umtrainieren hilft und ihn darin unterstützt, starre Einstellungen, die einen emotionalen Wechsel beeinträchtigen, loszulassen. Vom Zentrum Ihres Herzens aus werden Sie erkennen, welcher Wechsel erforderlich ist und warum.

Immer wieder haben Sie sich, wenn Sie sich emotional angespannt fühlten, nach der Fähigkeit und der Selbstsicherheit gesehnt, Ihre Gefühle zu beruhigen. Diese Sehnsucht ist die Stimme Ihres Herzens, die Ihnen mitteilt, dass etwas ins Gleichgewicht kommen muss. Obwohl Sie die Stimme hören, bleiben Sie in der emotionalen Dissonanz stecken. In den nächsten beiden Schritten 5 und 6 können Sie Ihre Selbstsicherheit und emotionale Kohärenz wiedergewinnen. Die Schritte 1 bis 4 haben Sie auf die letzte Phase der Methode vorbereitet; nun können Sie alle übrig gebliebenen verwirrten und dissonanten Gefühle auflösen.

Schritt 5

„Weichen" *Sie alle verwirrten oder verwirrenden Gefühle im Mitgefühl des Herzens „ein" und entspannen Sie sich; nehmen Sie ihnen jeweils ein wenig von ihrer Wichtigkeit. Lassen Sie sich für diesen Schritt Zeit; es gibt keinerlei zeitliche Beschränkung. Erinnern Sie sich: Nicht das Problem verursacht den Energieverlust, sondern die Bedeutung, die Sie ihm beimessen.*

Aus einem früheren Kapitel wissen wir bereits, dass Emotionen Energie in Bewegung sind. Wenn Sie sich wegen etwas aufregen, ruft nicht das eigentliche Thema das Unbehagen hervor, sondern die Bedeutung, die Sie ihm beimessen. Nietzsche sagte: „Es gibt keine Tatsachen, nur Interpretationen." Jegliche Aufregung über ein beliebiges Problem kam durch Ihre völlig subjektive Interpretation zustande. Wer die Dinge aus einer anderen Perspektive betrachtet, kann vollkommen andere Schlüsse ziehen.

Sie können die Bedeutung des Themas loslassen, ohne Angst haben zu müssen, die „Wahrheit" über ein Thema loszulassen. Das, was Sie loslassen, ist nicht die Wahrheit. Sie trennen sich nur von inkohärenter Energie, die an Kraft gewann, weil Sie sie dem Thema beigemessen haben. Das führt zu den verwirrten Gefühlen. In Schritt 5 nehmen Sie dem Thema mit der kohärenten Kraft des Herzens das Gewicht oder die investierte Energie und damit seine Wichtigkeit. In den Schritten 1 bis 4 haben Sie Zugang zum Zentrum Ihres Herzens gefunden und können jetzt die restlichen Gefühle beseitigen. Lassen Sie Ihr Herz die restliche Arbeit erledigen.

Konzentrieren Sie sich auf Ihre Herzgegend, bringen Sie alle unbehaglichen oder verwirrten Gefühle in Ihr Herz, weichen Sie sie dort ein und lösen Sie so ihre Bedeutung auf. Die Sprache ist notwendigerweise abstrakt, doch es ist nicht schwer, den Schritt durchzuführen. Sie dürfen sich nur nicht mehr mit Ihren derzeitigen Emotionen identifizieren, sondern weichen Sie in der kohärenten Energie Ihres Herzens ein. Die Kohärenz nimmt noch zu, wenn Sie dabei Mitgefühl empfinden.

Sie wissen genug darüber, wie man etwas einweicht – ob es sich um schmutziges Geschirr, fleckige Kleidung oder angelaufenes Silber handelt. Weichen Sie einen hartnäckigen Fleck über Nacht in Waschmittel ein, erleichtert dies die eigentliche Reinigung enorm, denn der Fleck ist nicht mehr so intensiv. Vielleicht müssen Sie immer noch kräftig reiben und das Kleidungsstück einmal waschen oder den Fleck mit einem Fleckentferner behandeln. Doch der widerspenstige Fleck ist dann schon ziemlich weg.

Ihre emotionalen Probleme können Sie vom Herzen aus ähnlich angehen. Das Herz reguliert den Blutfluss, doch wenn Sie es zulassen, reguliert es auch den Fluss der Emotionen. Sie müssen nur aufrichtig sein und erkennen, dass Ihr Herz Ihnen helfen kann, emotionalen Problemen ihre Bedeutng zu nehmen. Diese Quelle der Selbstsicherheit und liebevollen Zuwendung existiert bereits in Ihrem Inneren. Oft sorgen alte, unbewusste Identifizierungen für ein Gefühl des Feststeckens. Vielleicht kennen Sie sie nicht einmal. In Schritt 5 lösen Sie die unangenehme emotionale Energie mit der Kraft des Herzens auf und verwandeln sie. Sie weichen sie in Ihrem Herzen ein (in Ihrer Liebe und Ihrem Mitgefühl) und lassen die Störung langsam davonfließen.

Als Carol McDonald, von der wir weiter oben erzählten, die Schritte der Emotionstechnik praktizierte, um die Belastung durch ihren Vater zu reduzieren, hatte sie das Gefühl, dass „die Sorge, ohne sich festzusetzen, durch meinen ganzen Körper strich wie der Wind durch ein Fliegengitter". Gefühle wie Sorge, Ärger, Angst und Überfürsorglichkeit verlieren durch das Einweichen ihre Intensität. Sobald der Widerstand dieser Intensität sich aufgelöst hat, kann man selbst viel feinere Spannungsgefühle mit dem Herzen bearbeiten. Noch wichtiger ist allerdings, dass dann auch die fürsorglichen Gefühle des Herzens leichter fließen können; dieser ungehinderte Fluss erhöht die Leichtigkeit und Klarheit.

Lassen Sie sich bei diesem Schritt Zeit. Während Sie sich ausruhen und die Emotionen im Herzen einweichen, laufen wichtige Prozesse ab. Wie wir wissen, sind viele alte Muster tief in den neuralen Verschaltungen des Gehirns eingeprägt. Je nachdem, wie Sie sich augenblicklich fühlen und wie tief und stark diese alten Gefühle eingeprägt sind, kann es sein, dass Sie sehr viel emotionale Energie loslassen müssen. Schenken Sie sich in diesem Fall eine zusätzliche Portion Mitgefühl und Selbstfürsorge. Gönnen Sie sich Ruhe. Kümmern Sie sich während des „Einweichens" nicht darum, Liebe und Für-sorge zu empfinden, eine Antwort zu erhalten, ob Sie die Technik richtig machen, oder Derartiges. Lassen Sie die unangenehmen Gefühle einfach in die Wärme des Herzens strömen, bis Sie sich erleichtert fühlen. Lassen Sie sie sanft und vorsichtig davonfließen; gestatten Sie der Kohärenz des Her-zens, die Arbeit für Sie zu tun.

Das Einweichen bringt nicht jedes Problem sofort zum Verschwinden. Wenn Sie sich jedoch aufrichtig bemühen, nimmt dieser Prozess die Intensität aus Ihrer zellulären Erinnerung; Sie können das Problem beim nächsten Mal intelligenter angehen. Auch wirkt das Problem nicht mehr so überwältigend.

Schritt 6

Haben Sie Ihrem Problem so viel wie möglich von seiner Wichtigkeit genommen, bitten Sie aus tiefstem Herzen um Führung oder Einsicht. Suchen Sie etwas, was Sie im Moment wertschätzen können, falls Sie keine Antwort erhalten. Sobald man irgendetwas an dem Problem, an dem man gearbeitet hat, wertschätzen kann, wird man oft intuitiv klarer.

Nachdem Sie die alten, unangenehmen Gefühle mit Hilfe des Herzens losgelassen haben, können Sie leichter auf die intuitive Stimme Ihrer Herzintelligenz hören. Fragen Sie Ihr Herz aufrichtig nach einer neuen Einsicht und Führung. Stellen Sie eine aufrichtige Frage; das Herz wird Ihnen die Antwort nicht in Neonschrift einblenden. Beim FREEZE-FRAME-Sofortprogramm und auch bei der CUT-THRU-Emotionsübung erhalten Sie die Antwort nicht immer sofort oder in ein, zwei Stunden. Manchmal taucht sie erst am nächsten Tag oder in der folgenden Woche auf. Geben Sie den Dingen Zeit, sich zu entfalten.

Sehr oft antwortet das Herz in Form von feinen, intuitiven Gefühlen oder subtilen Erkenntnissen. Doch die Antwort kann auch laut und eindeutig sein. Respektieren Sie beide Arten von Antworten und seien Sie sich bewusst, dass es Zeit braucht, um auf das Herz hören zu lernen.

Falls Sie nicht sofort eine Antwort bekommen, nehmen Sie die Klarheit und Erleichterung, die Sie nach den sechs Schritten erleben. Finden Sie etwas an *diesem* Ergebnis, das Sie wertschätzen können. Dafür gibt es mehrere Gründe. Zum Ersten ist Wertschätzung ein so machtvolles Grundgefühl des Herzens, dass es Ihnen helfen kann, die verwirrten Gefühle völlig loszulassen. Zum Zweiten können Sie aus einem Grundgefühl heraus Ihre Einstellung rasch ändern und Sie identifizieren sich weniger leicht wieder mit Ihrem Problem. Zum Dritten erhöht die Wertschätzung für eine gewisse Zeit oft die intuitive Klarheit bei anderen Problemen, an denen Sie zurzeit arbeiten. Versuchen Sie also etwas zu finden, was Sie wertschätzen können, bis Ihr Herz Ihnen eine klare Richtung zeigt. Folgen Sie dieser Anweisung, sobald Sie sie erhalten.

Wiederholen Sie diese Schritte nach Bedarf. Manchmal kann man Emotionen schnell auflösen; bei anderen dauert es länger und Wiederholungen sind nötig. Seien Sie geduldig und versuchen Sie es immer wieder, auch wenn die gleichen unangenehmen Gefühle immer wieder auftauchen. Erinnern Sie sich: Manche Muster haben Sie durch Ihr Verhalten jahrelang verstärkt; erwarten Sie nicht, dass sie durch das ein- oder zweimalige Anwenden der HERZINTELLIGENZ-Technik verschwinden. Sie können die Schritte immer wieder wiederholen, bis Sie einen Durchbruch in Ihrer Einstellung oder Ihren Gefühlen erzielen, wie düster die Situation auch erscheint.

Die Einstellung ändern

Unsere Einstellungen bilden neurale Schaltkreise im Gehirn. Halten wir gewohnheitsmäßig an einer bestimmten Einstellung fest, schaltet unser Gehirn diese Nervenverbindung immer wieder neu, um die Einstellung zu vertiefen. Mit anderen Worten, das Gehirn gewöhnt sich an bestimmte Einstellungen. Viel von dem, was Sie als „Selbst" betrachten, ist nichts anderes als neurale Bahnen im Gehirn, die sich durch wiederholt vertretene Einstellungen gebildet haben. Man könnte sagen: *Zustände* formen *Charakterzüge*, wenn sie verstärkt werden. Ihre Identität, Vorlieben und Reaktionen wurden durch Ihre Gewohnheiten in Ihrem Gehirn verankert. In gewissem Sinn sind diese Wesenszüge „Sie selbst", weil sie jetzt fest in Ihrem Gehirn verdrahtet sind; aber das musste nicht so sein und sie müssen auch nicht so bleiben.

Wenn Sie mit dem Zentrum Ihres Herzens in Kontakt kommen, ist es deshalb außerordentlich wohltuend, sich auf die Kraft für eine Einstellungsänderung (falls diese nötig ist) zu besinnen. Dies erfordert Mut, denn eine neue, reife Einstellung lenkt uns in eine Richtung, die der Verstand nicht einschlagen will. Der Verstand wurde auf bestimmte Einstellungen und Vorstellungen hin programmiert; diese lässt er nur ungern los, selbst wenn Sie intuitiv wissen, dass sie Ihnen nicht zuträglich sind. Der Verstand scheut das Risiko, weil er nicht weiß, was da kommen mag, wenn das Herz den Ton angibt. Deshalb ist es manchmal schwierig, dem Herzen folgen zu lernen.

Bisweilen liegt zwar die Lösung von Problemen unmittelbar vor uns, aber unsere Minus-Emotionen oder alten Ansichten versperren uns den Blick dafür. Nicht bei allen Problemen müssen wir, um zu einer Lösung zu gelangen, unsere Einstellung ändern, doch bei den meisten ist das der Fall, besonders bei den Problemen, die uns schwächen. Sind wir aber nicht bereit, den Preis für derartige Veränderungen zu zahlen, unterdrücken wir mögliche Lösungen und Klarheit.

Manchmal widersetzen sich Menschen einer Änderung bestimmter Vorstellungen, weil sie ihren Verstand auch weiterhin schmollen lassen wollen. Wir Menschen schmollen gerne, wenn wir verärgert sind oder unsere Ansicht durchkreuzt sehen. Oft werden Lösungen und Einsichten verhindert, weil der Verstand lieber schmollt, als seine Grundsätze aufzugeben. Schmollen verhärtet Einstellungen nur; dadurch verhindert er, dass Sie zu Lösungen finden, die für Sie selbst und andere am besten sind.

Mit der CUT-THRU-Emotionstechnik gelangen Sie zu neuen Gefühlen und Ansichten, die Ihnen ein umfassenderes Bild vermitteln; eines, das über Schmollen und das Festhalten an ineffizienten Emotionen und Unsicherheiten hinausgeht. Erkennen Sie einfach an, *dass* Sie sich engagieren, Problemen ihre Bedeutung zu nehmen und den Energieverlust zu reduzieren.

Die Emotionstechnik üben

Studieren Sie die CUT-THRU-Schritte einige Zeit lang und experimentieren Sie mit ihnen. Beim Üben werden Sie feststellen, dass die Schritte ganz leicht ineinander übergehen. Innerhalb kürzester Zeit wird der Prozess einfacher. Wie wir bereits erwähnten, können Sie, um sich an den Ablauf zu erinnern, Ihre eigene Eselsbrücke ausdenken oder die hervorgehobenen Wörter wählen. Am leichtesten lernen Sie sie vielleicht, indem Sie jeden Schritt üben, nachdem Sie ihn gelesen haben. Üben Sie zuerst mit geschlossenen Augen, falls Ihnen das angenehm ist. Sind Sie erst mit dem inneren Prozess vertraut, können Sie ihn auch mit offenen Augen rasch durchlaufen. Nach einer Weile laufen die Schritte automatisch ab und Sie können sie überall praktizieren, unter der Dusche, beim Autofahren, in einer Besprechung.

Sie können die Technik auch mit Musik untermalen. Hören Sie dabei Musik, die Sie mit Ihrem Herzen in Kontakt bringt – Musik, die Sie nicht übermäßig stimuliert, die aber auch nicht zu gedämpft und leise ist. Am besten eignet sich Instrumentalmusik, die sich zwischen lebendig und beruhigend einordnen ließe. Mit der richtigen Musik kann die Emotionstechnik noch besser wirken. Experimentieren Sie mit verschiedenen Musikstücken, bis Sie die Richtung oder die Auswahl gefunden haben, die bei Ihnen am besten funktioniert. Doch die Wirkung der Technik hängt keineswegs von Musik ab. Ob Sie das Üben mit Musik unterstützen oder nicht – um von der CUT-THRU-Emotionstechnik zu profitieren, hilft es vor allem, diese aufrichtig und neugierig zu lernen und anzuwenden. (In Kapitel 10 finden Sie mehr über die innere Arbeit mit Musikbegleitung.)

Praktizieren Sie die Technik mit Hilfe des Arbeitsblatts auf der Folgeseite, um mit ihr vertraut zu werden. Sie können jede der wiederkehrenden Minus-Emotionen oder übermäßigen Sorgen, die Sie in Kapitel 7 und 8 ermittelten, dafür heranziehen. Unten haben wir einige der häufigsten zehrenden Emotionen aufgeführt; auch diese können Sie mit der Methode bearbeiten. Anhand der CUT-THRU-Technik können Sie verstehen, wie diese Emotionen wirken, und sie leichter loslassen: Spannung, Rage, Apathie, Energielosigkeit/Müdigkeit, Sorge, Selbstvorwürfe, Nervosität, Schuldgefühle, Verletzung, Kummer, Ärger, Depression, Schmerz, Traurigkeit, Groll, Angst, Furcht.

Zeitdruck

In unseren Seminaren erzählen die meisten Teilnehmerinnen und Teilnehmer, dass sie die größten Probleme mit dem Gefühl der Überforderung hätten. Dieses Gefühl kann zu Nervosität führen, zu *Angst* und geringer Energie mit Müdigkeit. Ärzte berichten, dass bis zu 30 % der Patienten, die zum ersten Mal kommen, über ungewöhnlich wenig Energie und über Müdigkeit klagen; dieses Symptom geht ausgesprochen oft mit einem Gefühl chronischer Überforderung einher. Der Hauptauslöser für diese Gefühle ist *Zeitdruck*.

Arbeitsblatt zur CUT-THRU-Emotionstechnik

Die sechs Schritte der CUT-THRU-Emotionstechnik:

1. Werden Sie sich Ihrer *Gefühle* zum jeweiligen Problem *bewusst.*
2. Konzentrieren Sie sich auf Ihr *Herz* und Ihren *Solarplexus*; *atmen* Sie zehn Sekunden oder länger Liebe und Wertschätzung durch diesen Bereich, um Ihre Aufmerksamkeit an dieser Stelle zu halten.
3. Entwickeln Sie eine *objektive Haltung* zu diesem Gefühl oder Problem – so, als wäre es das Problem eines anderen Menschen.
4. Bleiben Sie im *neutralen Zustand*, in Ihrem *vernünftigen, reifen Herzen.*
5. *„Weichen"* Sie alle verwirrten oder verwirrenden Gefühle im Mitgefühl des Herzens *„ein"* und *entspannen* Sie sich; nehmen Sie ihnen jeweils ein wenig von ihrer *Wichtigkeit.* Lassen Sie sich für diesen Schritt Zeit; es gibt keinerlei zeitliche Beschränkung. Erinnern Sie sich: Nicht das Problem verursacht den Energieverlust, sondern die Bedeutung, die Sie ihm beimessen.
6. Haben Sie Ihrem Problem so viel wie möglich von seiner *Wichtigkeit genommen, bitten Sie aus tiefstem Herzen* um Führung oder Einsicht. *Suchen* Sie etwas, was Sie im Moment *wertschätzen* können, falls Sie keine Antwort erhalten. Sobald man irgendetwas an dem Problem, an dem man gearbeitet hat, wertschätzen kann, wird man oft intuitiv klarer.

Emotionales Thema: ______________________________

____

Emotionale Reaktion: ______________________________

____

____

____

Üben Sie jetzt die CUT-THRU-Emotionstechnik.

Ihr Ergebnis: ______________________

____

____

____

____

Können wir mit der CUT-THRU-Emotionstechnik wirklich die Zwänge des Zeitdrucks reduzieren? Zeitdruck ist schließlich etwas scheinbar sehr Äußerliches, scheinbar sehr weit entfernt von unserer eigenen Kontrolle. Unser Arbeitspensum, die Kinder, unsere freiwilligen Verpflichtungen, unsere Arbeiten im Haushalt – sie alle erfordern erbarmungslos unsere Zeit.

Betrachten Sie es einmal von dieser Warte aus: Wenn wir unter Druck stehen und gegen die Zeit anrennen, fühlen wir uns nicht nur überwältigt und überfordert, wir werden auch nervös. Wenn wir nervös sind, sagen wir oft Dinge, die wir hinterher bereuen. Dann müssen wir zurückgehen und die Scherben aufsammeln. Das ist verlorene Zeit.

Indem wir jedoch die Gefühle von Zeitdruck und Nervosität überwinden, sobald wir sie wahrnehmen, kommen wir emotional wieder in Balance. Das ist ein zeitliches „Umschalten". Sie sparen Zeit, weil Sie sich nicht mit all den ineffizienten Konsequenzen Ihrer Launen befassen müssen. Indem Sie die herzintelligente Emotionstechnik ausführen, können Sie sich innerhalb einer kurzen Zeitspanne in den Griff bekommen, nämlich genau im jeweiligen Augenblick.

Erinnern Sie sich an unser Beispiel von oben, als wir Sie zu dem Gedankenspiel einluden, Sie seien mit dem falschen Fuß aufgestanden: Wenn Sie die sechs Emotionsschritte praktiziert hätten, unmittelbar nachdem Ihnen die Wirkung der ersten bösen Worte gegenüber Ihrem Partner oder Ihrer Partnerin auffiel, hätten Sie Ihre negative Stimmung nicht im Büro (und vielleicht abends zu Hause wiederum mit Ihrer Partnerin/Ihrem Partner) mental und emotional ausagieren müssen. Dadurch hätten Sie viel Zeit (und Energie) gespart. Überlegen Sie, wie Sie diese Zeit anders hätten nutzen können.

Indem Sie Ihre Emotionen mit Hilfe der CUT-THRU-Technik verändern und sie mit dem Herzen verbinden, schalten Sie zeitlich um. Das unterbricht eine zeitraubende Kettenreaktion. Sie gelangen in eine neue Zeitzone und in einen neuen Energiebereich der Effektivität. Falls Sie vergessen, die Methode sofort anzuwenden, haben Sie dennoch die Gelegenheit nicht verpasst. Zu jeder Zeit verhindert die Methode Zeit- und Energieverlust. Durch das wiederholte Praktizieren der Technik fallen Ihnen die Schritte immer früher ein – und die Kettenreaktion endet.

Hier sind einige Beispiele: Stehen Sie unter Zeitdruck und wollen eine bestimmte Aufgabe unbedingt in einer bestimmten Zeit fertig stellen, praktizieren Sie auf jeden Fall Schritt 4: Nehmen Sie der Situation ihre Bedeutung, statt sich in verwirrten Emotionen abzustrampeln und zuzulassen, dass sie Ihnen wie ein leichtes Fieber zusetzen. Sie sitzen in einer Besprechung und jemand sagt etwas Störendes: wenden Sie Schritt 5 an – versuchen Sie, die restliche Besprechung über das verwirrte Gefühl in Ihrem Herzen einzuweichen. Jedes Mal, wenn Sie *tatsächlich* die Methode üben, unterbinden Sie einen gewissen Verlust an Energie und schalten zeitlich um. Geschieht dieses Umschalten häufiger, entwickeln Sie neuen emotionalen Schwung und ein neues Maß an Durchhaltevermögen.

Vor ungefähr zwei Jahren erlebte ich (Howard Martin) eine interessante Chance, die CUT-THRU-Schritte anzuwenden: Einer unserer Angestellten, der gerade eine schwierige Zeit durchmachte, beschimpfte und verurteilte ständig die Menschen um sich herum und ihr Verhalten. Diese Neigung machte nicht nur ihn selbst unglücklich, sondern wirkte sich auch auf seine Arbeit und das Verhältnis zu seinen Kolleginnen und Kollegen aus. Nach einer Besprechung, bei der er ungewöhnlich aufgebracht war, hielt ich inne und überwand meine Haltung, ihn überfürsorglich zu beobachten. Ich begann, offen mit ihm über seine Einstellung zu reden, und versuchte herauszufinden, wie ihm zu helfen war. Er reagierte negativ und heftig und teilte mir deutlich mit, wie sehr er meine Sichtweise missbillige. Einige Tage später bat er mich, kurz mit ihm nach draußen zu gehen. Er überschüttete mich mit noch mehr Wut, warf mir vor, keinerlei Mitgefühl und Einfühlungsvermögen zu haben, und beschuldigte mich, maßgeblich zu all seinen Problemen beizutragen. Seine Wut wuchs und er forderte mich sogar körperlich heraus. Es gelang mir, in einen neutralen Zustand zu kommen, ich blieb mit beiden Beinen fest auf dem Boden und ließ ihn, so gut es mir möglich war, seinem Ärger Luft machen. Sobald er sich ausgesprochen hatte, ging ich in mein Büro und schloss die Tür. Ich gab mir zwar alle Mühe, in Balance zu bleiben, doch ich war offensichtlich erschüttert. Mich wühlten emotionsgeladene Gedanken über diese Begebenheit auf.

Als ich merkte, was da vor sich ging, entschloss ich mich, alles zu unterbrechen und aufrichtig die CUT-THRU-Übung zu praktizieren. Ich durchlief die Schritte mehrmals, gewann neue Einsichten, nahm der Situation ihre Wichtigkeit und weichte die geschundenen Emotionen in meinem Herzen ein. Mit meinem vernünftigen, reifen Herzen konnte ich erkennen, dass dieser Kollege wirklich eine schlimme Zeit durchmachte. Manche Arbeitgeber hätten eine Entlassung wohl für angemessen gehalten, doch ich wusste, dass er ein engagierter, großherziger Mitarbeiter war. Ich beschloss, auf eine Lösung hinzuarbeiten. Nachdem ich die Schritte der Emotionstechnik eine Weile angewandt hatte, verspürte ich eine gewisse Erleichterung. Gegen Abend fühlte ich mich immer noch etwas mitgenommen, deshalb weichte ich meine restliche Verstörung ein, um meine Emotionen wieder in Kohärenz zu bringen. Es funktionierte. In der Folge versuchte ich immer wieder, mit ihm zu reden, um unsere Meinungsverschiedenheiten aus dem Weg zu räumen, und im Laufe der Zeit gelang es uns. Auch er nutzte die Techniken der HERZINTELLIGENZ-Methode, um wieder mit seinem Herzen in Kontakt zu kommen. Dafür bewunderte ich ihn. Heute schätze ich ihn als Freund sehr, weil er wichtige Beiträge für die Firma leistet.

Von der CUT-THRU-Technik profitieren Sie in vielerlei Hinsicht: Zunächst werden Sie merken, dass Sie Ihre emotionalen Fähigkeiten erweitern. Außerdem können Sie sich leichter selbst motivieren; Sie werden weniger aufschieben (weil Sie öfter im Flow-Zustand sind); Sie werden anderen Menschen gegenüber einfühlsamer und empathischer (dies verbessert die zwischenmenschliche Kommunikation). Sie werden jeweils mit der optimalen Geschwindigkeit durchs Leben gehen – mit einer angemessenen Geschwindigkeit, bei der Sie ausgeglichen sein können. Als Folge davon gehen Sie anders mit sich und dem Leben um. Sie lenken Ihre emotionale Energie in produktive Richtungen.

Praktizieren Sie doch einmal eine Woche lang gewissenhaft diese Technik! Achten Sie darauf, ob sich nicht einiges ändert. Seien Sie geduldig bei emotionalen Mustern, die sich langsamer ändern. Selbst wenn es einen Monat dauert, ein emotionales Problem durchzuarbeiten, das Sie über Jahre hinweg durch ihr Verhalten verstärkt haben, ist das immer noch eine Abkürzung in Ihre emotionale Freiheit!

Häufige Fehler

Hüten Sie sich vor zwei der häufigsten Fehler, die bei der CUT-THRU-Übung gemacht werden:

1. „Ich weiß, was Sie meinen, aber meine Ängste sind einfach *ganz* anders als die anderer Leute." Manche versuchen tagelang zu beweisen, dass ihre Probleme die schlimmsten seien. Sie werden aber nie wissen, ob die Technik bei Ihnen funktioniert, wenn Sie sie nicht ausprobieren.
2. „Mein Problem sitzt so tief, dass überhaupt keine Technik helfen kann. Ich habe schon alles ausprobiert." Tausende von Menschen haben versucht, ihre Gefühlswelt mit Selbsthilfetechniken, Religion und Therapie ins Lot zu bringen; oft ist dies ein langer Prozess. Viele Menschen glauben, sie könnten *nachdenken* und *einen Gefühlsausbruch erleiden* und so ihre Einstellung ändern; doch Änderungen in der Welt der Gefühle erfordern die Kohärenz des Herzens. Man muss konsequent und aufrichtig üben, wenn man etwas ändern will, weil viele unserer Wahrnehmungen, Einstellungen und emotionalen Reaktionen so tief in unseren Zellmustern verankert sind.[3] Das ist ja auch der Grund dafür, dass die ungelösten Geheimnisse unserer emotionalen Vergangenheit in unseren Nervenzellen und den Schaltkreisen des Gehirns eingeschlossen bleiben. Unsere Nervenzellen bewahren und speichern tatsächlich unsere gesammelten vergangenen und gegenwärtigen Erinnerungen an emotionsgeladene Ereignisse.[1]

Wie das Gedächtnis arbeitet

Das Gedächtnis wurde bereits 1885 experimentell untersucht, als Hermann Ebbinghaus eine Reihe von Untersuchungen darüber durchführte, wie neue Informationen in den Gedächtnisspeicher gelangen. Er nahm an, gewährleisten zu müssen, dass die Versuchsperson keine vergangenen Assoziationen mit dem dargebotenen Material haben durfte, damit spezifische neue Erinnerungen gebildet würden. Er kam deshalb auf die Idee, den Teilnehmern Wortmaterial anzubieten, das völlig unbekannt war, sodass sie es praktisch mit nichts Bekanntem assoziieren konnten, um sie dazu zu bringen, neue Erinnerungen zu bilden. Er erfand unsinnige Silben, die aus zwei Konsonanten und einem Vokal dazwischen bestehen (zum Beispiel WUX, JEK, ZUP). Ebbinghaus dachte sich circa 2300 solche Silben aus und schrieb jeweils eine auf ein Stück Papier. Dann zog er willkürlich zwischen 7 und 36 solcher Papierstreifen und erstellte Listen mit Silben, die sich die Versuchspersonen der Reihe nach einprägen sollten.

Mit diesem einfachen Experiment entdeckte er zwei Grundprinzipien. Erstens stellte er fest, dass die Erinnerung „abgestuft" ist, das heißt, Üben verbessert die Leistung. Zweitens fand er heraus, dass es eine lineare Verbindung zwischen der Anzahl der Wiederholungen und der Anzahl der behaltenen Silben gab.

Ebbinghaus untersuchte auch das Vergessen. Er ermittelte, dass es weniger Zeit in Anspruch nahm und weniger Versuche nötig waren, eine Liste noch einmal zu lernen, als beim ersten Lernen. Er entdeckte auch, dass Vergessen mindestens zwei Aspekte umfasst: ein starker Abfall in der ersten Stunde, gefolgt von einem allmählichen Abfall ungefähr im folgenden Monat.[4]

Auf dieser Grundlage basieren die Einsichten der neueren Forschung, dass das Gehirn mindestens zwei verschiedene Prozesse zur Erinnerung verwendet – Prozesse, die jetzt allgemein unter Kurzzeit- und Langzeitgedächtnis bekannt sind. Beim Kurzzeitgedächtnis wird die Stärke der Synapsen (eine Synapse ist die Stelle, an der sich zwei Nervenzellen miteinander verbinden) vorübergehend verändert. Wiederholen wir eine Handlung oder ein Verhalten, wird die Verbindung weiter verstärkt. Damit Verhaltensweisen im Langzeitgedächtnis gespeichert werden, müssen die Nervenzellen noch zwei Bedingungen erfüllen: Zum einen muss eine Reihe komplexer chemischer Reaktionen stattfinden, die ein Molekül produzieren, das bestimmte Gene aus der DNS der Nervenzelle aktiviert. Zum anderen müssen die Nervenzellen wachsen und ihre Struktur ändern. In diesen strukturellen Veränderungen der Neuronen (und in den Schalkreisen, die sie bilden) sind wiederholte Einstellungen, emotionale Reaktionen und Verhaltensweisen gespeichert.[5]

Das Gedächtnis ermöglicht, dass sich die Gehirnbereiche für Wahrnehmung und Reaktionen verändern – sie sind auch für die allmähliche Entwicklung neuer Fertigkeiten und unbewusster emotionaler Muster zuständig. Deshalb können vergangene Erlebnisse unser derzeitiges Verhalten beeinflussen, selbst wenn wir uns nicht mehr bewusst an diese erinnern.[6] Sind diese Muster erst einmal gebildet, wirken unsere unbewussten Erinnerungen auch auf unsere momentane Wahrnehmung. Diese wiederum beeinflusst die

Biochemie und die Hormonproduktion des Körpers. Indem wir den Verlust an emotionaler Energie schrittweise unterbinden, können wir mit der Kohärenz des Herzens Strukturveränderungen auf der zellulären Ebene in Gang setzen und verstärken und Überreste alter Gefühle aus den Zellen entfernen.[3]

Die Wirkung der Emotionstechnik auf das Hormonsystem

Emotionen und Hormone hängen eng zusammen. Unsere Wahrnehmungen und Stimmungen beeinflussen unsere Körperchemie, diese wiederum wirkt sich auf unsere Stimmungen und Verhaltensweisen aus.[7] Warum können sich Amerikaner daran erinnern, wo sie waren, als Präsident Kennedy erschossen wurde, aber nicht sagen, wo sie vorgestern zu Mittag gegessen haben? Das liegt daran, dass sie emotional wesentlich stärker auf die Ermordung Kennedys reagierten als auf ihr Mittagessen.

Hormone und Neurotransmitter, die bei einer intensiven Gefühlsstimulation ausgeschüttet werden, verankern diese emotionale Erinnerung in unseren neuralen Schaltkreisen. Wir erinnern uns an Dinge, je nachdem, wie wichtig sie uns sind. Außerdem neigen wir dazu, uns eher an intensive *negative* Gefühlszustände zu erinnern als an *positive*. Starke negative und positive emotionale Prägungen waren vielleicht für unser Überleben und die Evolution in der Vergangenheit wichtig; doch wenn wir unsere Lebensqualität verbessern wollen, brauchen wir in der nächsten Phase der menschlichen Evolution mehr Gefühlsmanagement und damit mehr Kontrolle über unsere hormonellen Reaktionen.

Können wir mit Hilfe der CUT-THRU-Emotionstechnik unsere Hormone maßgeblich beeinflussen? Die Wissenschaftler des HeartMath-Instituts versuchen schon seit langem herauszufinden, ob regelmäßiges Üben der Technik die Konzentration zweier wichtiger Hormone – die von DHEA und Kortisol – verändert. Unter Medizinern ist hinlänglich bekannt, dass wiederholte negative Emotionen zu einem chronischen Ansteigen des Kortisolspiegels führen können; dieser erhöhte Spiegel schädigt Gehirnzellen und reduziert die DHEA-Konzentration. Wir erwähnten bereits in Kapitel 3, dass chronisch erhöhtes Kortisol zu verstärktem Knochenschwund, vermehrter Fettansammlung (besonders um Taille und Hüften), geringerer Gedächtnisleistung und einer Zerstörung der Gehirnzellen führen kann. Wissenschaftler bringen niedrige DHEA-Spiegel mit einer ganzen Reihe von Krankheiten in Verbindung, nämlich mit Erschöpfung, Erkrankungen des Immunsystems, PMS (Prämenstruelles Syndrom), Wechseljahrsbeschwerden, Alzheimerkrankheit, Übergewicht, Herzerkrankungen und Diabetes. Es gibt außerdem wichtige Hinweise, dass eine erhöhte DHEA-Konzentration Depressionen, Angst, Gedächtnisverlust und Erkrankungen des Herz-Kreislauf-Systems verbessert. Neuere klinische Untersuchungen (an der *University of California* in San Diego) belegen, dass vermehrtes DHEA Wohlbefinden, Energie und Vitalität erhöht.[3, 8-12]

Das HeartMath-Institut ging von der Hypothese aus, die Anwendung der CUT-THRU-Technik verändere diese Hormonkonzentrationen zum Positiven, und führte eine Studie mit 30 Männern und Frauen durch. Die Versuchspersonen wurden in der Technik unterwiesen und erhielten die Audiokassette *Speed of Balance* (dabei handelt es sich um wissenschaftlich entwickelte Musik zur Steigerung des emotionalen Gleichgewichts).[13] Die Testpersonen wandten die Technik fünf Tage pro Woche an und hörten dabei die Musik; sie praktizierten die Methode außerdem, wenn sie irgendein Unbehagen oder übermäßige Sorge empfanden. Sowohl vor als auch nach einem Monat des Praktizierens wurden Speichelproben genommen, um die DHEA- und Kortisol-Konzentrationen zu messen.

Diese Studie wurde mit einer früheren Version der Emotionstechnik durchgeführt. Das Grundprinzip war das Gleiche, doch die Schritte wurden sprachlich anders vorgestellt. In unserer jahrelangen Ausbildungstätigkeit haben wir eine Fülle praktischer Kenntnisse gewonnen; sie alle haben wir in die hier vorgestellte, verbesserte Version der CUT-THRU-Technik eingearbeitet. Wir erforschen die Wirkung dieser Technik auch weiterhin; wie Sie sehen werden, wirkte sich bereits die frühere Version ausgesprochen positiv auf das Hormongleichgewicht aus. Nach nur einem Monat waren die DHEA-Spiegel der Teilnehmer um durchschnittlich 100 % gestiegen; die Kortisol-Konzentrationen waren um durchschnittlich 23 % zurückgegangen (siehe Abbildung 9.1). Einige Testpersonen haben ihr DHEA in diesem Monat sogar verdrei- oder vervierfacht.[3]

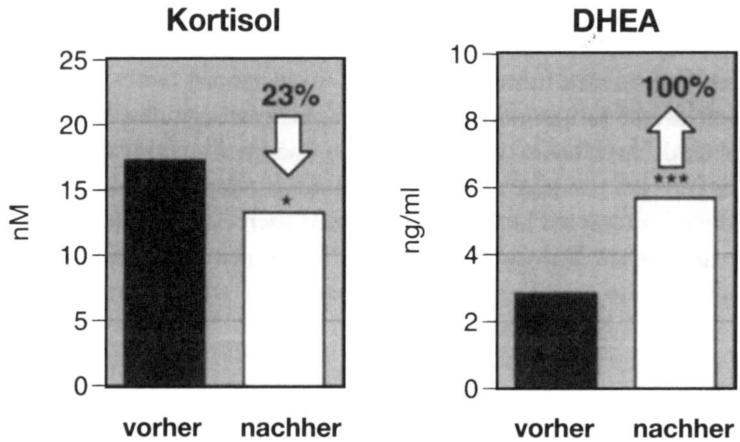

Abbildung 9.1: Auswirkung der CUT-THRU-Emotionstechnik auf das Hormongleichgewicht: Diese Schaubilder zeigen die Konzentration der Hormone Kortisol und DHEA in einer Gruppe von Testpersonen, die die Emotionstechnik lernten und sie anwandten. Nach einmonatigem Üben ging das Kortisol um durchschnittlich 23 % zurück; die DHEA-Konzentration stieg um 100 % an. (nM = Nanomolar, ng = Nanogramm: ✶ = statistisch nicht bedeutsam signifikant, ✶✶✶ = statistisch signifikantes Ergebnis)

Um Ihnen eine Vorstellung davon zu vermitteln, wie signifikant diese Ergebnisse sind, hier eine kleine Anekdote aus unserem Forschungsalltag: Der wissenschaftliche Leiter eines unabhängigen Labors, das die Hormonspiegel analysierte, teilte uns mit, er habe zwar in seiner langen Zeit in diesem Bereich erlebt, dass sich die DHEA-Konzentration durch DHEA-Supplemente und andere Verschreibungen erhöhte, doch nur sehr selten habe sich der Wert verdoppelt.

In der Untersuchung wurde außerdem die Beziehung zwischen Stress und Angst einerseits und den Kortisolwerten andererseits analysiert. Die Resultate ergaben: Je geringer die empfundene Angst und der Stress, desto niedriger das Kortisol; dies validiert die Untersuchungsergebnisse. Die Teilnehmer gaben an, während dieses Monats ihre Essgewohnheiten, ihr Bewegungsprogramm oder ihre Lebensweise nicht geändert zu haben; sie praktizierten lediglich die CUT-THRU-Technik und hörten die erwähnte Musik

Speed of Balance. Die Forscher konnten deshalb annehmen, dass ein regelmäßiges Üben über einen längeren Zeitraum sogar zu noch besseren Ergebnissen führt.[3]

Diese Studie ist besonders bezeichnend. Sie bestätigt, dass Menschen imstande sind, ihr Hormongleichgewicht zu ändern (ihr DHEA zu erhöhen und ihr Kortisol zu senken), ohne Medikamente oder Nahrungsergänzungen einzunehmen. Dies ist ein Hinweis darauf, dass unsere hormonellen Muster auf unsere geänderten Wahrnehmungen und Emotionen ansprechen. Zu diesen Ergebnissen kam es nach nur einem Monat CUT-THRU-Übens!

Die Wirkung der Emotionstechnik auf die Gefühle

In einem anderen Abschnitt der Untersuchung wollten die Wissenschaftler am HeartMath-Institut wissen, ob das regelmäßige Praktizieren von CUT-THRU Minus-Emotionen und Stress signifikant reduzieren, Plus-Emotionen und Wohlbefinden hingegen signifikant steigern würde. Wie vorher wurden die Teilnehmer angewiesen, die Übungsschritte fünf Tage pro Woche anzuwenden (und dabei die Musik *Speed of Balance* zu hören); ferner sollten sie die Technik immer dann anwenden, wenn sie Überfürsorglichkeit, Angst oder Leid empfanden. Eine 15-köpfige Kontrollgruppe absolvierte ebenfalls die psychologischen Tests, praktizierte aber die Technik nicht. Folgende Ergebnisse wurden festgestellt: Plus-Emotionen (wie Anteilnahme, Warmherzigkeit, Wertschätzung, Freundlichkeit, Liebe, Vergebung, Akzeptanz, Harmonie und Mitgefühl) und Kraft stiegen signifikant bei der Gruppe, die einen Monat lang die Technik übte; weniger stark stiegen in dieser Gruppe auch Zufriedenheit und Glücksgefühl an. Angst, Burnout, Depression, Schuldgefühle, Feindseligkeit, allgemeine Überfürsorglichkeit und allgemeiner Stress hingegen gingen bei diesen Teilnehmern zurück (siehe Abbildung 9.2, Seite 274). In der Kontrollgruppe traten weder bei den positiven, noch bei den negativen Emotionen signifikante Veränderungen auf.[14]

Außerdem führten die teilnehmenden Frauen Tagebuch über ihre Stimmungsschwankungen im Zusammenhang mit ihrem Menstruationszyklus; sie begannen einen Monat, bevor sie die CUT-THRU-Schritte lernten, und führten das Tagebuch noch zwei Monate über das Ende des Versuchsmonats hinaus. Diese Aufzeichnungen ergaben einen merklichen Rückgang von Stimmungsschwankungen, Depressionen und Müdigkeit im Zusammenhang mit dem Zyklus.[14] Diese Studien belegen die dynamische Wirkung der CUT-THRU-Emotionstechnik auf unser körperliches und psychisches Wohlbefinden.

Die CUT-THRU-Schritte im täglichen Leben

Diese Forschungsergebnisse sind durchaus ermutigend, doch wirklich gut ist die Methode erst, wenn sie Ihr Leben maßgeblich beeinflusst. Je mehr und je eifriger Sie üben, desto stärker wird sie das tun.

Zwischen Emotionen wechseln lernen

Wenden Sie die sechs Schritte der Emotionstechnik an, wann immer Sie in einen anderen Gefühlszustand kommen wollen. Sobald Sie diese Technik eine Weile lang geübt haben, werden Sie willentlich Verluste Ihrer emotionalen Energie stoppen und in einen erfreulicheren emotionalen Zustand gelangen können. Um intensive, lange bestehende emotionale Muster bewusst zu verändern, muss man die Technik schon gut beherrschen; doch viele Gefühlsbereiche lassen sich rasch klären.

Nehmen wir an, Sie seien gereizt. Vielleicht hat eine Reihe kleiner Ärgernisse Ihnen zugesetzt. Sie können Ihre Stimmung an nichts Besonderem festmachen, aber Sie sind dennoch mürrisch und nervös. Sie spielen mit dem Gedanken, das FREEZE-FRAME-Sofortprogramm anzuwenden, doch entscheiden sich stattdessen für die CUT-THRU-Schritte, weil Sie erkennen, dass Ihr Gefühlszustand eine Generalüberholung braucht. Nach diesen Schritten stellen Sie fest, dass Sie Ihre Niedergeschlagenheit losgelassen haben; innerhalb weniger Minuten können Sie die Ereignisse in Ihrem Tagesablauf

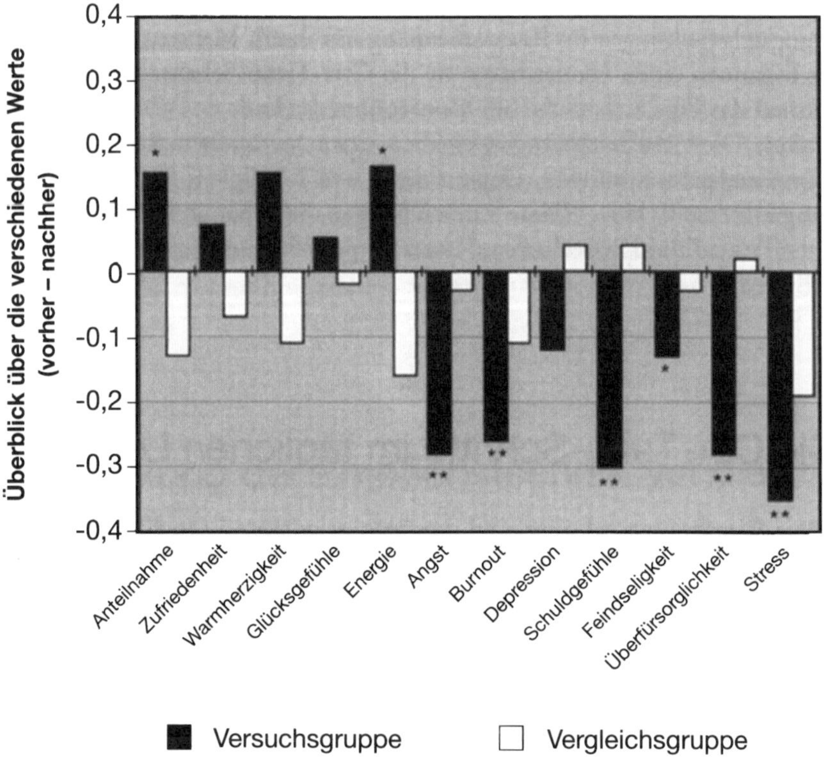

Abbildung 9.2: Die Wirkung der CUT-THRU-Emotionstechnik auf das emotionale Gleichgewicht: Nachdem die Versuchsteilnehmer die Technik einen Monat lang praktiziert hatten, gingen Stress, Überfürsorglichkeit und negative Emotionen stark zurück; positive Emotionen und die Kraft hingegen nahmen zu (schwarze Balken). Bei einer Vergleichsgruppe, die die Technik nicht anwandte, traten keine nennenswerten psychischen Veränderungen auf (weiße Balken). **p* - 0,05, ***p* - 0,01.

wertschätzen: Nichts Wichtiges ging schief und Sie haben in einen Flow-Zustand zurückgefunden, der alles in Ordnung bringt. (Nicht jeder Tag verläuft so, deshalb kann man ihn wirklich wertschätzen!) Bearbeiten Sie ein allgemeines Unbehagen, breitet sich ganz von selbst ein Gefühl starker Wertschätzung in Ihnen aus.

Schnell wieder ins Gleichgewicht kommen

Sind Sie emotional stark aus dem Gleichgewicht, ist es eindeutig an der Zeit, Ihre momentane Tätigkeit zu unterbrechen und die CUT-THRU-Schritte zu praktizieren. Vielleicht steht Ihnen der Sinn zuerst nach dem FREEZE-FRAME-Fünfschritt (also danach, ein Grundgefühl des Herzens zu aktivieren) und dann zur Emotionstechnik überzugehen. Mit dem FREEZE-FRAME-Sofortprogramm bringen Sie Ihre verschiedenen Systeme leichter in einen ausgeglichenen Zustand; dadurch wirken die CUT-THRU-Schritte leichter und effektiver. Die FREEZE-FRAME-Sequenz kann Ihnen rasch zu mentaler Klarheit und Ausgeglichenheit verhelfen; die CUT-THRU-Technik bringt Ihre Emotionen in Übereinstimmung mit Ihrem Herzen.

Diese zwei Prozesse sind eng verwandt: Wenn Sie in einem FREEZE-FRAMe-Schritt Ihr Herz fragen, welche effiziente, stressmindernde Reaktion es empfiehlt, können Sie durchaus als Antwort bekommen, die CUT-THRU-Schritte anzuwenden, um die restlichen verwirrten Emotionen zu bereinigen.

Welche Gelegenheiten meinen wir mit unserem Vorschlag, die CUT-THRU-Schritte immer dann anzuwenden, wenn Sie emotional stark aus dem Gleichgewicht sind? Ganz sicher zählen dazu Situationen, in denen Sie wütend sind, entweder während eines ärgerlichen Wortwechsels oder im Anschluss daran (wenn Sie immer noch kochen und Energie verlieren), oder Situationen, in denen die Überfürsorglichkeit in einer ihrer zahlreichen Spielarten Sie fest im Griff hat (durch Sorge beispielsweise). Während Sie diese Sätze lesen, sagen überall auf der Welt Menschen: „Das ... (ergänzen Sie den fehlenden Begriff) ängstigt mich zu Tode." Das kann durchaus ernst und wörtlich gemeint sein.

Wenn Sie in *irgendeiner* intensiven Emotion feststecken, kann die CUT-THRU-Emotionsübung Sie wieder ins Gleichgewicht bringen. Je rascher Sie es wiedererlangen, desto mehr Energie sparen Sie. Sie müssen sich nur daran erinnern, innezuhalten und den Weg zu Ihrer Stärkung auch tatsächlich zu üben. Durchlaufen Sie die CUT-THRU-Schritte, bis Sie eine deutliche Veränderung spüren. Vielleicht fühlen Sie sich nicht sofort ganz wunderbar. Doch wenn Sie weitermachen, den Gefühlen oder dem Problem die Wichtigkeit und Intensität nehmen, kommen Sie wieder in Balance. Innerhalb kurzer Zeit wird sich Ihr Gefühlsleben stark verändern.

Für manche Probleme gibt es keine offensichtliche Lösung. Falls Sie einen Flug zu einer wichtigen Besprechung verpassen und deshalb ein Geschäftsabschluss nicht zustande kommt, können Sie das nicht ändern. Doch auf der Gefühlsebene können Sie der Begebenheit die Bedeutung nehmen, wieder zu Ihrem Gleichgewicht finden und weitermachen. Wird die CUT-THRU-Technik aufrichtig praktiziert, hilft sie wirklich. Sie ebnet den Weg zum emotionalen Gleichgewicht. Vom Kopf zum Herzen. Vom Chaos zur Kohärenz.

Größere Blockaden auflösen

Emotionale Probleme aus der Vergangenheit gehören in der Regel zu den größeren Blockaden, die unsere Erfüllung beeinträchtigen. Gesetzt den Fall, Sie wurden in einer Beziehung tief verletzt. Wegen des anhaltenden Schmerzes können Sie Ihre Liebe nicht ausdrücken; deshalb sind Sie vorsichtig und unsicher. Bringen Sie diese Gefühle in Ihr Herz. Erinnern Sie sich, dass nicht das spezielle Thema Ihnen immer noch Schmerzen verursacht. Es ist die emotionale Bedeutung, die Sie dem Thema damals beimaßen und die sie über all die Jahre hinweg mit Ihrem Verhalten verstärkt haben. Mittlerweile ist der Schmerz nur mehr Energie, die transformiert werden muss, damit Sie frei sind, Ihre Liebe wieder auszudrücken.

Freilich wissen wir, dass es schwierig sein kann, über tief verankerte Emotionen hinwegzukommen. Falls Sie jedoch diese emotionalen Begrenzungen hinter sich lassen wollen, reservieren Sie etwas Zeit, um mit der CUT-THRU-Technik die Gefühle, die Sie als Ihre größten emotionalen Blockaden identifiziert haben, zu bearbeiten. Durchlaufen Sie mit jedem davon alle sechs Übungsschritte, sobald Sie sie ausgemacht haben. So werden Sie nach und nach Ihre sinnlosen Muster auflösen. Wenn Sie für sich selbst offen sind, öffnet sich Ihr Herz und gewährt Ihnen die nötigen Einsichten. Durch das Praktizieren der Emotionsübung werden Sie in kürzerer Zeit, als Sie vermuten, neue Freiheit, Loslassen und Wohlbefinden verspüren. Denken Sie darüber nach, wie sehr Sie davon profitieren werden, wenn Sie sich, wie die Teilnehmer der Studie, einen Monat lang mehrere Tage wöchentlich hinsetzen, um die Emotionstechnik der HERZINTELLIGENZ-Methode zu üben, und damit emotionale Blockaden durchzuarbeiten, die Sie schon seit Jahren behindern.

Für die eigene Zufriedenheit sorgen

Die CUT-THRU-Schritte verhelfen Ihnen heraus aus stressigen, anstrengenden Emotionen hin zu regenerierenden, friedlichen. In gewissem Sinne kann Ihnen das helfen, Zufriedenheit zu finden. Wir alle wollen glücklich sein, doch Glücklichsein ist ein seltenes Gut. So gern wir es auch können würden, wir können uns nicht einfach in diesen Zustand hineinzwingen. Auf die äußere Welt als Glücksquelle ist auch kein Verlass; falls Sie darauf warten, dass die Ereignisse und Umstände Sie glücklich machen, warten Sie oft entmutigend lange.

Der beste, zuverlässigste Weg zum Glücksgefühl ist eine ausgewogene Verbindung zwischen Verstand und Herz – eine Verbindung, die Mühe und Entschlossenheit erfordert. Rauben Einsamkeit, Eifersucht oder Furcht Ihre emotionale Energie, haben Sie keine Energie mehr für Zufriedenheit übrig. Freilich kann sie einen Moment lang auftauchen, aber sie ist nicht von Dauer. Unkontrollierte Emotionen berauben uns unserer Zufriedenheit und unserer Energiereserven.

Gefühlsmanagement ist innere Arbeit. Es ist sehr wichtig, Techniken zu lernen, mit denen man die eigene Einstellung anpassen kann. Dann lassen sich auch die Emotionen effizienter steuern. Zufriedenheit kommt aus dem Herzen.

Die CUT-THRU-Technik will Ihnen vor allem dabei helfen, die Emotionen vom Zentrum der Herzintelligenz aus zu managen und den Gefühlen, die unser Glücklichsein beeinträchtigen, rasch Einhalt zu gebieten. Die einzelnen Übungsschritte bringen Sie aus der Gefühlsverwirrung heraus – von dieser neuen Sichtweise aus können Sie das größere Bild erkennen, glücklicher und sicherer sein. Es ist wichtig, auf Ihr Herz zu hören, und es ist ebenso wichtig, ihm zu folgen, wenn es Ihnen Einsichten darüber vermittelt, wie Sie anders handeln könnten. Sie erweitern Ihre emotionalen Fähigkeiten, indem Sie die Empfehlungen Ihres Herzens umsetzen. Auf intuitives Zuhören sollte intuitives Handeln folgen. Ihre Zufriedenheit hängt damit zusammen.

Die wichtigsten Punkte zur Erinnerung

- Die CUT-THRU-Emotionstechnik fördert die emotionale Kohärenz und gestattet Ihnen, unerwünschte Gefühle in neue, regenerierende Gefühle zu verwandeln. Dies geschieht, ohne die Gefühle zu unterdrücken oder in Rationalisierungen zu flüchten.
- Bei den sechs Übungsschritten handelt es sich nicht um eine allzu stark vereinfachte Selbsthilfetechnik. Sie ist tiefgreifend und erfordert reifes Nachdenken und aufmerksames Nachsinnen. Studieren Sie die einzelnen Schritte und experimentieren Sie mit der Technik.
- Durchlaufen Sie die Übungsschritte, um sich aus energieraubenden Emotionen zu befreien, um emotional wieder ins Gleichgewicht zu kommen und um lang bestehende emotionale Probleme zu lösen.
- Der negative Gefühlszustand, über den sich viele Menschen heute beklagen, ist das Gefühl der Überforderung. Indem Sie dieses Gefühl überwinden, sobald Sie es bemerken, finden Sie zu Ihrem emotionalen Gleichgewicht zurück; dies führt zu der Fähigkeit, *zeitlich umschalten* zu können.
- Damit Sie Ihre Emotionen mit Hilfe der CUT-THRU-Technik kontrollieren können, müssen Sie sich zuerst Ihrer Gefühle bewusst werden. Sie können Ihre Emotionen leichter verankern, indem Sie durch das Herz und den Solarplexus atmen. Eine objektive Haltung zu entwickeln führt zu emotionalem Wachstum.
- Lassen Sie Ihr Herz unharmonische Gefühle auflösen. Nicht ein bestimmtes Thema verursacht das Problem, sondern die emotionale Energie, die Sie in dieses Thema investieren. Nehmen Sie dem Thema seine Wichtigkeit und lassen Sie es im Herzen „einweichen", dann wird die gespeicherte Energie freigesetzt und führt zu neuen Erkenntnissen.
- Oft halten uns alte Identifizierungen in einem festgefahrenen Zustand. Vielleicht kennen Sie diese nicht einmal. Mit Hilfe der Emotionsübung können Sie unproduktive emotionale Muster in Ihrer unbewussten Erinnerung und in den neuralen Verschaltungen Ihres Gehirns löschen.
- Emotionen und Hormone wirken eng zusammen. Unsere Wahrnehmungen und Stimmungen beeinflussen unsere Biochemie; unsere Biochemie wiederum beeinflusst unsere Stimmungen und unser Verhalten.

- Von der herzintelligenten Emotionstechnik profitieren Sie in vielerlei Hinsicht: Zunächst werden sich Ihre emotionalen Fähigkeiten erweitern. Außerdem können Sie sich selbst leichter motivieren; Sie werden weniger aufschieben (weil Sie häufiger im Flow-Zustand sind); Sie werden anderen Menschen gegenüber einfühlsamer und empathischer (dies verbessert die zwischenmenschliche Kommunikation); Sie werden mit der jeweils für Sie optimalen Geschwindigkeit durchs Leben gehen.

Kapitel 10
Die HEART-LOCK-IN®-Herzübung

Wäre es nicht wunderbar, wenn Sie in eine Maschine einsteigen könnten, die Sie mit neuer Lebensenergie durchflutet? Oder wenn es einen speziellen Kraftplatz gäbe, irgendwo in den Bergen oder mitten im tropischen Regenwald, an dem Sie nach einem ganz kurzen Besuch zuverlässig eine neue Stufe an Einsicht, Bewusstheit und Vitalität erreichen könnten?

Ein Beispiel: Bevor Deborah, eine erfolgreiche Führungskraft in einer Biotechnologie-Firma, die HEARTMATH – HERZINTELLIGENZ-Methode kennenlernte, fuhr sie gewöhnlich alle paar Monate in die Wüste oder zu Einkehrtagen in ein katholisches Kloster mit Meeresblick, um wieder mehr Frieden, Inspiration und eine neue Verbindung mit ihrem Herzen zu erleben. Sie liebte diese ruhigen, erbaulichen Zeiten, – sie waren eine wertvolle Quelle ihrer Erneuerung –, aber zu Hause tauchte sie, wie die meisten Menschen, wieder total in ihr geschäftiges Leben ein und innerhalb weniger Tage war das Gefühl der Ruhe dahin. Als Deborah die HEART-LOCK-IN-Herzübung lernte und übte, stellte sie überrascht fest, dass sie dabei dieses Gefühl der Erneuerung und die Verbindung mit ihrem Herzen finden konnte, ähnlich, wie sie es in ihren Retreats erlebt hatte (*heart lock-in* bedeutet etwa „sich mit dem Herzen positiv einklinken“). Deborah sagt: „Nichts befriedigt mich stärker, als mit meinem Herzen in Kontakt zu kommen. Ich liebe es, an Orte zu reisen, an denen ich allein sein kann, aber das ist nicht immer zu machen. Die Herzübung kann ich jeden Tag durchführen; sie bringt mich innerhalb von 15 Minuten in Balance und in Resonanz mit meinem Herzen; dieses Gefühl kann ich mit in meinen Tag hineinnehmen. Ich habe nicht mehr ein so dringendes Bedürfnis, alles hinter mir zu lassen und mich zurückzuziehen, wie früher. Ich finde diese Rückzugsmöglichkeit jetzt in meinem Herzen, egal, wo ich bin."

Wenn Sie tief mit Ihrem Herzen in Kontakt kommen, ist das so, als ob Sie einen tropischen Regenwald, das Meer oder einen Berggipfel in Ihrem Inneren entdeckten, an dem Sie sich jederzeit erfrischen können. Wir wissen alle, dass es diesen Ort gibt. Es ist der Ort in uns, den wir im Urlaub oder bei einem Spaziergang in der Natur zu finden hoffen.

Sobald Sie regelmäßig das in den vorangegangenen Kapiteln beschriebene FREEZE-FRAME-Sofortprogramm und die CUT-THRU-Emotionstechnik praktizieren, werden Sie eine gewaltige Erleichterung von Ihrem Alltagsstress verspüren. Sind erst einige Blockaden aus dem Weg geräumt, sieht die Welt schon ganz anders aus. Sie werden ganz automatisch mehr wertschätzen, leichter vergeben und weniger bewerten. Probleme erscheinen nicht mehr unüberwindlich. Ihre Herzintelligenz wird stärker aktiviert und leichter zugänglich sein. Sie sehen den größeren Zusammenhang und daraus werden Sie Hoffnung schöpfen.

Ihre geistige Klarheit nimmt zu, wenn sich durch den FREEZE-FRAME-Fünfschritt die Kommunikation zwischen Ihrem Herzen und dem Gehirn verbessert. Die CUT-THRU-Praxis löst Ihre alten Gefühlsblockaden auf, bringt Ihre Emotionen wieder ins Gleichgewicht und verhilft Ihnen zu neuer, intuitiver Intelligenz. Gemeinsam werden diese beiden Methoden Ihre Energieräuber reduzieren und sich zu zuverlässigen Energiespendern entwickeln. Sie werden sich selbst mehr mögen, auch wenn Sie das ursprünglich vielleicht nicht beabsichtigten. Das wiederum bedeutet, dass sich Ihre Beziehungen verbessern. Je stärker die Grundgefühle Ihres Herzens mit ins Spiel kommen, desto häufiger werden Sie sich fragen: „Was gibt's noch? Wie kann ich noch lernen und mich entwickeln?" Ihre neue liebevolle und offenherzige Sichtweise wird Sie fragen lassen, wie Sie anderen helfen und sich selbst weiterentwickeln können.

Mit der HEART-LOCK-IN-Herzübung können Sie sich noch tiefer auf Ihr Herz einstellen, um seinen Reichtum und seine Intelligenz zu erforschen. Diese Übung ist nicht zur Lösung bestimmter Probleme gedacht; sie soll vielmehr eine angenehme Erholung darstellen, die den Zugang zur Herzintelligenz allgemein erleichtert. In dieser Hinsicht unterscheidet sich HEART-LOCK-IN von den FREEZE-FRAME-Schritten und der CUT-THRU-Technik. Die letztgenannten Techniken können nicht nur zur Problemlösung herangezogen werden: Sie steigern die Kohärenz und fördern so die Kreativität und die Achtsamkeit zu jedem Thema – häufiger allerdings wenden wir sie an, um eine Lösung zu finden oder um von einer weniger optimalen Verfassung in einen kohärenteren und effektiveren Zustand zu gelangen. Die HEART-LOCK-IN-Herzübung hingegen nutzen wir zur tiefen Entspannung, Regeneration, Bewusstwerdung und um die Wirkung der anderen HEARTMATH – HERZINTELLIGENZ-Techniken noch zu verbessern.

Wenn Sie sich anschicken, eine wichtige Beziehung mit dieser neuen Intelligenz in Ihnen aufzubauen, sollten Sie dieser Verbindung Zeit widmen. Wie in jeder anderen Beziehung müssen Sie die Probleme, die Ihre Kommunikation beeinträchtigen, angehen und bereinigen. Am wichtigsten ist es jedoch, Zeit „mit dem Herzen“ zu verbringen. Bei der HEART-LOCK-IN-Herzübung erleben Sie fünf bis fünfzehn Minuten qualitativ hochwertige Zeit mit Ihrem Herzen. Weil dies den Ton für den ganzen Tag angeben kann, ist es gut, sie gleich morgens zu praktizieren. Auf diese Weise starten Sie in die richtige Richtung, bevor sich das alltägliche Chaos einstellt.

Die FREEZE-FRAME-Schritte und dieCUT-THRU-Technik wirken wunderbar gegen Inkohärenz; sie sind wie Unkrautjäten im Garten, die Herzübung hingegen düngt die Erde. Diese Technik wurde mit dem Ziel entwickelt, die Beziehung zum eigenen Herzen zu bereichern und zu pflegen. Es ist eine wirkungsvolle Übung, die Sie anwenden können, wann immer Sie die wichtigste Verbindung Ihres Lebens vertiefen wollen.[1]

Die Tiefe Ihres Herzens

Durch die HEART-LOCK-IN-Herzübung können Sie die Kraft Ihres Herzens und Ihre Liebe stärken. Indem Sie diesen wunderbaren Bereich Ihres Herzens in Ihrem Inneren kultivieren, erneuern Sie Ihr Leben – körperlich, mental, emotional und spirituell. Ihr Leben wird auf diese neue Energie reagieren.

„Es ist schwer zu beschreiben”, berichtete ein Seminarteilnehmer, „die Emotionen, die ich jetzt empfinde, erscheinen mir reichhaltiger, haben mehr Qualität. Ich verspüre ganz selbstverständlich ein Gefühl inneren Friedens.

Ich bin entspannter, als ich es viele Jahre lang war; gleichzeitig nehme ich aber meine Umwelt deutlicher wahr."

Bei der Herzübung richtet man die Energie fünf bis fünfzehn Minuten lang (oder länger, wenn Sie wollen) auf die Herzgegend. Dies ist dem Schritt 2 des FREEZE-FRAME-Sofortprogramms sehr ähnlich; hier ist Ihr Fokus allerdings sanfter. Je länger Sie mit Ihrer Aufmerksamkeit bei Ihrem Herzen bleiben, desto stärker werden Sie davon profitieren und desto beständiger wird die Verbindung zu Ihrem Herzen. Indem Sie Ihren Verstand beruhigen und eine feste Verbindung mit Ihrem Herzen aufrecht erhalten – sich in seine Kraft *einklinken* –, regeneriert und erholt sich Ihr ganzes System. Dadurch verfeinern Sie die vom Herzen ausströmende Energie im Laufe der Zeit; so trainieren und organisieren Sie Ihr Nervensystem, Ihre Zellen, Organe und Ihr bioelektrisches System neu. Mit etwas Übung wird diese Harmonie Ihr natürlicher Zustand. Warum probieren Sie es nicht einfach einmal aus?

Die HEART-LOCK-IN-Herzübung praktizieren

So geht's:

1. Finden Sie einen ruhigen Ort, schließen Sie Ihre Augen und entspannen Sie sich.
2. Lenken Sie Ihre Aufmerksamkeit vom Kopf oder Verstand weg, konzentrieren Sie sich auf Ihre Herzgegend. Stellen Sie sich vor, 10-15 Sekunden lang langsam durch Ihr Herz zu atmen.
3. Erinnern Sie sich an das Gefühl der Liebe oder Anteilnahme, die Sie für jemanden empfinden, den oder die Sie sehr mögen. Als Alternative dazu können Sie sich auch auf das Gefühl der Wertschätzung für etwas Positives in Ihrem Leben konzentrieren. Versuchen Sie, 5-15 Minuten bei diesem Gefühl zu bleiben.
4. Lenken Sie diese Liebe, Anteilnahme oder Wertschätzung auf sich oder auf andere Menschen.
5. Wenn Ihnen Gedanken durch den Kopf gehen, richten Sie Ihre Aufmerksamkeit wieder sanft auf Ihren Herzbereich. Falls die Energie zu intensiv

ist oder sich blockiert anfühlt, versuchen Sie, Weichheit in Ihrem Herzen zu empfinden, und entspannen Sie sich.

6. Schreiben Sie nach der Übung, wenn Sie möchten, alle intuitiven Gefühle oder Gedanken auf, die mit einer Art von innerem Wissen oder mit Frieden zu tun haben; so können Sie sie leichter erinnern und nach ihnen handeln.

Wie wir bereits dargestellt haben, geht es bei dieser Herzübung, im Gegensatz zum FREEZE-FRAME-Sofortprogramm, nicht darum, eine bestimmte Frage zu stellen oder Antworten zu suchen. Stattdessen konzentrieren Sie sich darauf, Grundgefühle des Herzens (wie aufrichtige Wertschätzung, wirkliche Anteilnahme und Liebe oder Mitgefühl) zu *finden* und in diesem Zustand zu bleiben. Intuitive Antworten tauchen ohnehin oft von selbst auf. Beim „Herz-Einklinken" ziehen Sie Ihr Herz zu Rate, aber Sie lassen zu, dass die Antworten Sie finden, statt nach ihnen zu suchen.

Indem Sie die Grundgefühle Ihres Herzens aussenden (Sie lassen sie durch Ihren ganzen Körper und in Ihre Zellen ausstrahlen oder senden sie anderen Menschen oder Problemen), bleiben Sie leichter in diesen Gefühlszustand (und damit in den kohärenten Zustand) eingeklinkt. Mit etwas Übung können Sie Ihren Verstand schneller beruhigen und rascher zu den Grundgefühlen des Herzens finden. Der Prozess ist leicht durchzuführen; Sie müssen sich nicht gewaltsam dazu zwingen.

Kennen Sie die dreidimensionalen Bilder, die vor einigen Jahren beliebt waren? Beim ersten Hinsehen erkannte man nur eine Menge bunter Punkte. Wenn man sich entspannte und den Blick änderte, nahm ein wunderbares, detailliertes Bild zwischen den Punkten Gestalt an. Damit dieses Bild auftauchte, war es unerlässlich, sich zu entspannen und nicht zu versuchen, es zu sehen. Ebenso vertiefen Sie Ihre Erfahrungen mit der Herzübung, wenn Sie sich entspannen und sich nicht mehr anstrengen.

Je besser Sie sich bei der Übung entspannen können, desto leichter finden Sie zu den geeigneten Gefühlen und erleben einen Durchbruch in neue Erfahrungen, Einsichten und Wahrnehmungen. Wenn Sie sich aufrichtig und von Herzen bemühen, entwickelt sich diese Fähigkeit von selbst

Doch natürlich können Sie nicht diesen Ertrag ernten, wenn Sie nicht üben. Als Erstes sollten Sie sich jeden Tag Zeit für die HEART-LOCK-IN-Übung nehmen. Erinnern Sie sich, wir sprachen von 5-15 Minuten. Dabei wachsen Ihre Energiereserven, Ihre Intuition vertieft sich und Sie bleiben länger in einem intuitiven Flow-Zustand.

Intuition kann sich in der Praxis auf vielerlei Art zeigen. Wenngleich dem Begriff Intuition etwas Mystisches anhaften mag, ist diese Herzübung von Natur aus kein mystisches Erlebnis; sowohl der Prozess als auch die Ergebnisse sind fassbar und bieten im Alltag viele Vorteile. Ein Beispiel: Jennifer Weil, eine Lehrkraft an einer amerikanischen Mittelschule, berichtet, wie ihre englischen Stipendiaten mit dieser Technik ihr Wissen bei einer wichtigen Prüfung zu Papier bringen konnten. Ihre 20 Schüler waren an einem heißen Nachmittag einbestellt, um ihre Englischprüfung zu schreiben. Es sollte ein Essay erstellt werden und sie hatten nur eine Stunde Zeit. Davon nahm ihnen Jennifer fünf kostbare Minuten, um mit ihnen die HEART-LOCK-IN-Herzübung durchzuführen. Jennifer erzählt: „Ich beobachtete, dass mehrere Schü-ler während dieser Stunde ihre Augen wieder schlossen, ihre Hände einen Moment auf ihr Herz legten und dann an ihren Essays weiterschrieben. Alle wurden ruhig und leicht fertig und alle außer einem wurden später auf der Basis dieser Prüfung in das Ehrenprogramm aufgenommen.

Grundgefühle des Herzens aussenden

Bei der HEART-LOCK-IN-Herzübung Grundgefühle des Herzens wie Liebe, Anteilnahme und Anerkennen auszustrahlen, das wirkt sich in vielerlei Hinsicht wohltuend aus. Sie wissen es bereits: Sie bleiben leichter in einem harmonischen Zustand, der Körper und Beziehungen heilt. Ihr Herzrhythmus ist über einen längeren Zeitraum kohärent; dies erhöht die Kohärenz insgesamt, auf der mentalen, emotionalen, spirituellen, elektromagnetischen und der zellulären Ebene. Anhaltende Kohärenz bringt Sie mit Ihrem innersten, reifen Herzen in Kontakt; dies wiederum verbindet Sie eng mit Ihrer persönlichen Quelle des Geistes.

Oft berichten Menschen, sie könnten ihre Herzenergie tatsächlich als Wärme in der Herzgegend spüren; sie spüren sie als ein Fließen, als ob da ein See oder ein Fluss von Liebe, Fürsorge oder Wertschätzung wäre, wie Energiekreise, die sich vom Herz ausbreiten, oder als Prickeln in den Zellen.

Wer die Grundgefühle des Herzens regelmäßig an andere Menschen oder an ‚das Leben' verströmt, kann sie als greifbare Energie wahrnehmen, die ihn mit anderen Menschen und mit der Natur verbindet. Diese Verbindung fühlt sich wunderbar an – beruhigend für Emotionen, Verstand und Körper. Auch verbessert sich oft die Beziehung, wenn Menschen einem oder einer anderen, mit dem oder der sie Probleme haben, Liebe und Fürsorge schicken. Vielleicht werden die Quantenphysiker eines Tages erklären können, ob dies daran liegt, dass der Sender seine Einstellung ändert, oder ob der Empfänger seine Gedanken und Gefühle verändert. Was auch immer der Grund dafür sein mag, je mehr Liebe und Fürsorge Sie einer Person (oder einem Problem) schicken, desto stärker kommen Sie in Übereinstimmung mit Ihrem Geist und mit dieser Person (oder diesem Problem) und desto länger ist Ihre Intuition online.

Ein Beispiel: Nach acht Monaten an ihrem neuen Arbeitsplatz stellte Carolyn fest, dass sie aus persönlichen Gründen bald aus der Stadt wegziehen müsse. Als sie dies Linda, ihrer Ausbilderin, mitteilte, wurde das Verhältnis sehr angespannt. Carolyn fühlte sich deswegen schuldig, wusste aber nicht, was sie dagegen tun könnte. Einige Tage später ging es ihr immer noch sehr schlecht deshalb und sie erinnerte sich an die HEART-LOCK-IN-Herzübung. Als sie Linda Liebe und Fürsorge schickte, hoffte sie, eine tiefere Verbindung zwischen ihnen zu finden. Während der Übung kam ihr in den Sinn, Linda einen Brief zu schreiben und ihr ihre Gefühle darzulegen. Was als Nächstes geschah, überraschte sie. Sie erzählt: „Am nächsten Tag, noch bevor ich eine Gelegenheit hatte, ihr zu schreiben, kam Linda in mein Büro und begann ein herzliches Gespräch. Wir entdeckten, dass wir einige ähnliche Erfahrungen in unserem Leben gemacht hatten; Linda wünschte mir für meinen Umzug nach Boston alles Gute. Das war mein Stichwort. Ich entschuldigte mich dafür, dass ich sie in diese Situation gebracht hatte, und sie dankte mir dafür aufrichtig. Dies gab mir die Gelegenheit, ihr zu sagen, wie sehr ich sie von Herzen wertschätzte. Alles, was ich ihr in meinem Brief schreiben wollte, konnte ich ihr jetzt selbst mitteilen." Weil Carolyn in der Herzübung ihre Herzgrundgefühle gestärkt hatte, erkannte und nutzte sie die Gelegenheit, augenblicklich mit Linda eine aufrichtige Verbindung einzugehen. Carolyn sagte, sie habe noch nie vorher auf einer solchen Ebene mit einer Kollegin gesprochen; von dieser Erfahrung profitierten beide Frauen.

Spiritualität und Gesundheit

Unsere Werte und Überzeugungen können unsere Erfolge und unsere Rückschläge im Leben bestimmen. Aber entscheiden sie auch über unsere Gesundheit? Zahlreiche Untersuchungen belegen Wechselbeziehungen zwischen Überzeugungen, persönlichen Werten und Heilung. Mediziner erkennen allmählich, dass ihre Vorbehalte gegenüber „spirituellen" Themen die Gesundung ihrer Patienten behindern könnten.

Everett Koop (der amerikanische Gesundheitsminister in den 1980er-Jahren) sagte in einem Interview, die Einstellung der Ärzteschaft der Spiritualität gegenüber sei jetzt wieder zum Ausgangspunkt zurückgekehrt. Als er vor 60 Jahren mit seiner medizinischen Laufbahn begann, wurden die Ärzte gelehrt, die Überzeugung der Patienten für die Heilung zu nutzen. In den späten 1950er- und in den 1960er-Jahren waren Glaube und Spiritualität absolut tabu. Jetzt ist die ganzheitliche Medizin so sehr im Blickpunkt der Öffentlichkeit, dass die Mediziner die Prinzipien von Spiritualität, Glaube und Gebeten wieder willkommen heißen.[2]

Doch die Frage, was Spiritualität eigentlich sei, ist Teil des Problems. Manche Menschen sind spirituell, aber nicht religiös; andere sind religiös, haben aber nur sehr wenig Gefühl für ihre eigene Spiritualität. Viele Menschen stimmen der Ansicht zu, Spiritualität habe mit einem Gefühl für einen Sinn im Leben zu tun, einem tiefen, persönlichen Wertesystem, einem Gefühl der Verbundenheit mit sich selbst, mit anderen Menschen und dem „Geist" – einer Form von höherer Macht oder Intelligenz. Wird Gesundheit ganzheitlich betrachtet, müssen wir, um „ganz“ und gesund zu sein, den Geist neben Körper, Verstand und Emotionen mit einbeziehen.

Dr. Dean Ornish ist in Amerika bekannt für seine Forschungen zur Behandlung von Herzerkrankungen. Er stellte fest, dass Herzerkrankungen gelindert und in einigen Fällen geheilt werden konnten, wenn die Patienten ihre Ernährung und ihr Bewegungsprogramm erheblich änderten und gleichzeitig mit Meditation und unterstützenden Gruppen Stress abbauten. Dies lehrte er viele Jahre lang und schrieb Bücher über seine eigenen Methoden. In seinem jüngsten Buch zog er den Schluss, dass die Liebe der Patienten Stress am besten reduziere und dadurch am stärksten zur Heilung beitrage, indem sie ihr Herz in der unterstützenden Gruppe vertraulich öffneten.[3]

Viele der bekanntesten Bücher in den Bestseller-Listen der 1990er-Jahre beschäftigten sich mit Spiritualität und der Beziehung zwischen Geist, Liebe, Verstand und Körper. Wie Umfragen belegen, glauben vier von fünf Amerikanern, dass Spiritualität und Gesundheit miteinander zu tun haben.[4] Dr. Herbert Benson beschreibt, wie seine Tätigkeit als Arzt ihn davon überzeugte, dass unser Körper genetisch darauf angelegt ist, von unserem reichen inneren Kern (unseren Überzeugungen, Werten, Gedanken und Gefühlen) zu profitieren. Er berichtet auch von seinem Versuch, diese scheinbar ungreifbaren menschlichen Aspekte zu erforschen.[5] Benson entwickelte die Technik der Entspannungsreaktion („the relaxation response"); sie soll Menschen helfen, sich selbst zu beruhigen und ihre Gesundheit zu verbessern. Bei dieser Technik schließen die Patienten ihre Augen und wiederholen eine Aussage nach ihrer Wahl zur Entspannung. Diese Aussage besteht aus einem oder wenigen Wörtern und kann ihre Werte widerspiegeln, ein Gebet sein oder sogar ein einfaches Wort wie „eins". Diese Aussage hilft ihnen, zur Ruhe zu kommen. Benson stellte fest, dass sich 25 % der von ihm Befragten als Ergebnis davon „spiritueller" fühlten. Sie beschrieben ihre Erfahrung als das Gefühl der Präsenz einer Energie, einer Kraft, einer Macht jenseits ihrer selbst; und sie gaben an, dass diese Präsenz ihnen nahe war.

Nach seiner langjährigen Tätigkeit als Arzt war Dr. Larry Dossey überrascht, wissenschaftliche Beweise für die heilende Kraft von Gebeten zu entdecken. Er war fasziniert davon und begann, die Beziehung zwischen Gebet und Heilung zehn Jahre lang zu erforschen. In seinem Buch untersucht Dossey, welche Arten von Gebet sich am wirkungsvollsten für Heilung erweisen. Er stellte fest, dass alle Formen von Gebeten helfen. Studien haben indes ergeben, dass Gebete ohne eine bestimmte mentale Absicht (also Gebete, in denen man „das Universum arbeiten lässt") in den wissenschaftlichen Untersuchungen doppelt so erfolgreich abschnitten.[6] Dossey spricht in seinem Buch davon, wie wichtig es ist, den Verstand beiseite zu lassen und eine Gebetsmethode zu wählen, die sich intuitiv am besten anfühlt. Er fasst die Jahre seiner Forschung folgendermaßen zusammen: „Wenn wir empirische Beweise für die Macht von Gebeten haben (...), werden wir häufiger aus Dankbarkeit beten und weniger erbitten. Wir werden merken, dass die Welt in ihrem Innersten herrlicher, wohlwollender und freundlicher ist, als wir bisher angenommen haben."

Gleichgewicht ist eine persönliche Entscheidung

Bevor ich (Doc Childre) die HEART-LOCK-IN-Herzübung entwickelte, betete und meditierte ich jahrelang an fünf Tagen pro Woche mindestens fünf Stunden täglich. Diese regelmäßige Praxis führte, neben meiner Erforschung verschiedener Techniken, zu neuen Entdeckungen – und diese entwickelte ich schließlich zur HEART-MATH – HERZINTELLIGENZ-Methode. Bei meinem Forschen und Üben wollte ich weder zu Meditation noch zu Gebet das Rad neu erfinden; vielmehr wollte ich sie *auf die Erde bringen*, den „Himmel" auf die „Straße" bringen.

Im Süden, wo ich aufwuchs, gehörten zu einer bestimmten Lebensform die Erweckungs- und Gebetsversammlungen der Baptisten. Schon in jungen Jahren betete ich um Führung und Inspiration. Als ich mich später entschloss, die Wirkung von Gebeten zu erforschen, praktizierte ich viele Formen von Gebeten und viele Formen der eng verwandten Meditation. Ich stellte fest, dass alle Menschen *Gebet und Meditation* auf ihre Art interpretierten, doch ich fand auch gemeinsame Elemente.

Mich bekümmerte, dass selbst im Süden, wo Gebete sehr verbreitet waren, die meisten Menschen Schwierigkeiten hatten, ihre Erkenntnisse aus dem Gebet oder der Meditation im täglichen Leben umzusetzen. Nach und nach fiel mir auf, dass diejenigen mit dem besten Gefühlsmanagement und der stärksten Ausgeglichenheit im Leben die erfolgreichsten waren. Die Schwierigkeiten lagen nicht im Gebet; sie lagen im Gefühlszustand der Betenden. Deshalb begann ich, nach Möglichkeiten zu suchen, wie ich helfen konnte.

Ich sah, dass der Stress in der Gesellschaft dramatisch zunehmen würde, und merkte, dass Millionen von Menschen keine Ahnung von formalen Meditationstechniken hatten – und sie auch nicht praktizieren würden. Sie würden etwas sehr Praktisches brauchen, das ihren mentalen und emotionalen Stress reduziert und ihnen zu mehr Wohlbefinden verhilft.

Der Ansatz der HERZINTELLIGENZ-Methode wurde entwickelt, um viele Menschen bei diesen Herausforderungen zu unterstützen. Besonders die HEART-LOCK-IN-Herzübung entwickelte ich, um Menschen zu helfen, ausgeglichen und zentriert zu bleiben; denn ich wusste, dass sie dadurch mehr Herzensqualitäten in ihren Alltag einfließen lassen können. Mein Motiv war immer, Menschen dabei zu unterstützen, mehr Liebe zu leben und einander mehr zu lieben – unabhängig von ihren Einstellungen, ihrer Religion oder ihrer spirituellen Praxis.

Ich nenne die Herzübung gern eine wohltuende Vermittlerin. Sie ist nicht auf Wettbewerb aus und tut den Überzeugungen anderer und ihrem Weg, nach innen zu gehen, keinen Abbruch. Als ich diese Technik entwickelte, wusste ich, dass es bereits viele sehr hilfreiche Techniken gibt. Und ich persönlich hatte von meiner früheren Praxis zahlreicher Meditationstechniken und anderer innerer Arbeit sehr profitiert.

Die Herzübung der HERZINTELLIGENZ-Methode bereicherte die von mir angewandten verschiedenen Praktiken und Techniken, statt sie zu ersetzen. Ich machte die Erfahrung, dass ich durch sie aufrichtiger beten und meine Einsichten in die Praxis umsetzen konnte. Sobald ich die Herzübung „im Selbstversuch" verbessert hatte, stellte ich fest, dass sie die Essenz meiner anderen Praktiken darstellte. Ich machte das Herz-Einklinken zum Zentrum meiner inneren Arbeit, gab einige andere Praktiken auf und gewann so mehr Zeit für intensive Forschung und Arbeit. Das Wichtigste an diesem Ansatz jedoch ist, dass er mir zu einem ausgewogenen Leben verhilft.

In jedem Lebensbereich (in Beziehungen, Ernährung, Sport, Schlaf, Lesen, Gebet, Meditation und so weiter) ist Ausgewogenheit der Schlüssel zum Erreichen von Zielen. Doch was für den einen ausgewogen ist, ist für den anderen unausgewogen. Heutige Ausgewogenheit mag sich von der Ausgeglichenheit vor fünf Jahren oder von der im nächsten Jahr unterscheiden. Viele Mitarbeiter des HeartMath-Instituts haben ihre Ernährung oder ihr Bewegungsprogramm im Laufe der Jahre mehrfach geändert. Viele von uns waren beispielsweise 10 oder 15 Jahre Vegetarier, finden es jetzt aber angenehmer, Fleisch, Gemüse und Getreide in einem ausgewogenen Verhältnis zu essen. An diesem Punkt in unserem Leben entspricht uns diese größere Auswahl mehr; früher empfanden wir eine andere Lebensweise als angemessen.

Pragmatisch vorzugehen heißt zu erkennen, was *jetzt* für Sie als Individuum ausgewogen ist. Alle Menschen sind verschieden. Hören Sie auf Ihr Herz und Sie werden Ihr eigenes Gleichgewicht finden. Die HEART-LOCK-IN-Herzübung ist eine ausgezeichnete Methode, Ihr Herz zu Rate zu ziehen, um in allen Lebensbereichen (in der Ernährung, dem Sport, bei den Techniken zur inneren Arbeit, bei Arbeit und Freizeit) ein Gleichgewicht zu finden. Die Herzübung zielt darauf ab, die Kommunikation und Verbindung zwischen Herz und Gehirn zu stärken und diese Harmonie und Kohärenz über längere Zeiträume hinweg aufrechtzuerhalten. Durch regelmäßiges Herz-Einklinken wächst die Kraft Ihres Herzens und so kann Ihr Nerven-, Immun- und Hormonsystem im Gleichgewicht bleiben. Durch die Herzübung ist Ihr Herz länger „online"; dadurch können Sie leichter Grundgefühle des Herzens aktivieren und Techniken wie das FREEZE-FRAME-Sofortprogramm oder die CUT-THRU-Emotionsübung (oder andere Praktiken, die Sie gerne mögen) nutzen.

Die Herzübung mit Musik

Wir wissen, dass Musik unsere Gefühle und Einstellungen verändern kann. Haben Sie schon einmal auf einer Party, bei der schnelle Musik zum Tanzen gespielt wurde, erlebt, wie plötzlich jemand eine Platte mit langsamen Blues-Stücken auflegte? Der aufgeregte, nervöse Rhythmus wurde plötzlich durch einen langsamen, stimmungsvollen ersetzt. Jemand beginnt mit melancholischer, rauer Stimme zu singen. Was geschieht im Raum? Die Tanzschritte werden an die neue Musik angepasst, aber auch das *Gefühl* um Sie herum verändert sich.

Musik kann anregen, entspannen, glücklich oder nostalgisch stimmen. Sie kann sogar eine dramatische Szene heraufbeschwören. Denken Sie beispielsweise an Filmmusik. Am HeartMath-Institut nutzen wir Musik zur Verbesserung der Atmosphäre und erzeugen so eine Umgebung, in der man leichter sein Herz spüren kann.[7-9] Die HEART-LOCK-IN-Übung zu Musik zu machen ist eine der besten Möglichkeiten, Ihre Erfahrung zu vertiefen. Finden Sie eine Musik, die Ihnen entspricht. Wie für die CUT-THRU-Technik empfehlen wir auch hier Instrumentalmusik, die irgendwo zwischen stimulierend und beruhigend liegt. Verwenden Sie eine Musik, bei der Sie leicht Ihr Herz öffnen können und die Ihr inneres Gleichgewicht erhöht, Sie allerdings nicht „high" oder benommen macht. Die Herzübung will Ihnen zu einer entspannten, höchst bewussten Erfahrung verhelfen.

Die Wirkung auf den Körper

Das Einklinken zu üben wirkt wie Vitamine auf das Immunsystem. Eine Studie des HeartMath-Instituts untersuchte vor allem die Veränderungen eines Antikörpers (IgA, das im Speichel nachweisbar ist), während die Teilnehmer mit und ohne Musik die Herzübung durchführten. Wie bereits in Kapitel 8 dargestellt, ist das S-IgA die erste Verteidigungslinie des Körpers gegen eindringende Krankheitserreger. Es kommt überall im Körper in den Schleimhäuten vor; an ihm kann die Intaktheit des Immunsystems gut gemessen werden.[10] Im ersten Schritt dieses Experiments wurde der IgA-Spiegel der Teilnehmer vor und nach 15-minütigem Praktizieren der Herzübung gemessen, wobei sie sich aufrichtig bemühten, Wertschätzung zu empfinden. Nach der Übung war die IgA-Konzentration in der Gruppe um durchschnittlich 50 % höher – eine signifikante Erhöhung bei diesem wichtigen Indikator des Immunsystems. Der zweite Schritt wurde einige Tage später durchgeführt. Diesmal wurden die Teilnehmer eingeladen, ein 15-minütiges Herz-Einklinken durchzuführen und dabei Wertschätzung zu empfinden, während sie die Musik *Heart Zones. Musik zur Förderung der Herzintelligenz* hörten. Diese Musik zur Steigerung der inneren Kohärenz wurde auf wissenschaftlicher Basis entwickelt.[11] Verblüffenderweise stieg die IgA-Konzentration in der Gruppe um 141 %.[7] (Siehe Abbildung 10.1)

In beiden Phasen beobachteten die Forscher das vegetative Nervensystem jedes einzelnen Teilnehmers. Bei allen Versuchspersonen nahm die Aktivität des vegetativen Nervensystems insgesamt zu. Diese Untersuchung belegt, dass die HEART-LOCK-IN-Technik die Immunfunktion verbessert, indem sie die Aktivität des Immunsystems erhöht. Diese Wirkung steigert sich noch, wenn man während der Herzübung *Heart Zones* hört. Diese Übung ist ein wichtiger Teil der HERZINTELLIGENZ-Methode, egal, ob Sie sie mit oder ohne Musik durchführen. Nehmen Sie sich, sooft Sie können, 5-15 Minuten Zeit, um sich tiefer in die Gefühle Ihres Herzens einzuklinken; dies ist wirkliche Selbstfürsorge. Mit der richtigen Musik wird die HEART-LOCK-IN-Übung vielleicht Ihre Lieblingsmethode. (Da das Herz aber eigenständig ist, funktioniert sie auch ohne Musik.)

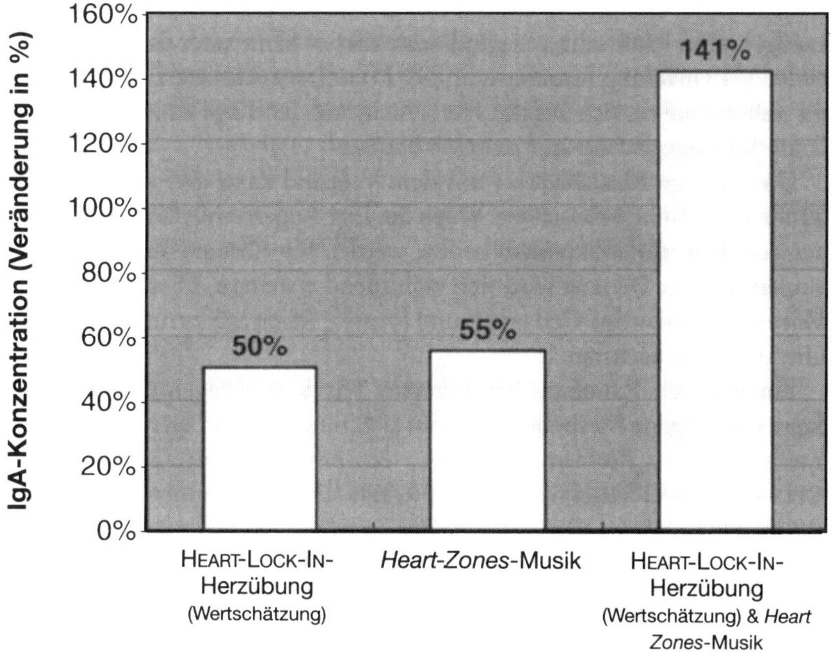

Abbildung 10.1: Die Wirkung der HEART-LOCK-IN-Herzübung auf das Immunsystem: In diesem Diagramm sehen Sie die durchschnittlichen Veränderungen des Antikörpers IgA im Speichel der Versuchspersonen nach der HEART-LOCK-IN-Herzübung. In der Mitte sehen Sie die Werte, nachdem die Testpersonen *Heart Zones. Musik zur Förderung der Herzintelligenz* gehört hatten (*Heart Zones* ist eine wissenschaftlich entwickelte Musik zur Förderung des mentalen und emotionalen Gleichgewichts); die dritte Säule stellt die Veränderungen der Versuchspersonen nach der Herzübung mit Musikbegleitung dar. Unter allen drei Voraussetzungen stiegen die IgA-Werte signifikant an; die Immunfunktion verbesserte sich am stärksten, wenn die Teilnehmer *Heart Zones* hörten und gleichzeitig die Herzübung praktizierten.

Tief gehen und weit werden

Von Leuten, die die HEART-LOCK-IN-Übung praktizieren, hören wir immer wieder, dass sie das Gefühl des Weitwerdens auch im Kopf empfinden wollen. Viele Techniken (kreatives Visualisieren und einige Meditationsformen beispielsweise) lehren, ein Gefühl von erweiterter Bewusstheit im Kopf zu erzeugen. Das kann sehr anregend sein, aber es kann auch das Gefühl fehlender Verwurzelung hinterlassen. Die HERZINTELLIGENZ-Emotionstechnik zielt darauf ab, sich auf das Herz, nicht auf den Kopf zu konzentrieren, damit Sie ausgeglichen und zentriert bleiben.

Die ständige Identifikation mit dem Verstand kann eine schwer zu ändernde Gewohnheit darstellen. Wenn Sie Ihre Augen schließen und die Alltagsgedanken allmählich ausblenden, werden Sie Abstand vom Alltag gewinnen und Ihr Denken wird sich wohltuend erweitern. Dieses Gefühl der Weite kann großartige Gedanken und kreative Ideen hervorrufen. Eine Idee führt dann zur nächsten.

Ein Beispiel: Raoul meditiert bereits seit Jahren begeistert. Er entwickelte seine eigene Methode und kann sich innerhalb weniger Minuten tief entspannen. Das Problem jedoch ist, dass er beim Klingeln des Telefons oder wenn jemand an seine Tür klopft, nur schwer aus seiner inneren Welt zurückkommen kann. Für ihn ist es sehr unstimmig, sich wieder in der äußeren Wirklichkeit zu orientieren und mit der Unterbrechung umzugehen, weil er nicht wirklich „mit beiden Beinen auf dem Boden steht".

Das Ziel der Herzübung besteht darin, sich zuerst intensiv auf das Herz zu besinnen. Dann kann sich das Bewusstsein erweitern, während man ausgeglichen und gelassen bleibt. Falls Sie gestört werden, müssen Sie sich bestimmt wieder ein wenig einstimmen, aber da Sie nicht abgedriftet sind, können Sie flexibel sein und sich leicht auf das einstellen, was gerade Ihre Aufmerksamkeit erfordert, und sich dann wieder in Ihr Herz einklinken. Es geht darum, gleichzeitig präsent, ‚geerdet' und offen zu sein. Die meisten Menschen erleben bei der HEART-LOCK-IN-Übung weitergehende und inspirierende Gedanken und Ideen. Das kann vergnüglich, unterhaltsam und gleichzeitig erhellend sein. Nichts ist verkehrt an solchen Gedanken, aber versuchen Sie, sich nicht in ihnen zu verlieren. Der Trick besteht darin, die Gedanken oder Bilder, wenn sie auftauchen, anzuerkennen, sie einen Moment lang zu genießen und dann die Aufmerksamkeit wieder auf die Grundgefühle des Herzens zurückzulenken. Bleiben Sie nicht in *Vorstellungen* über das Herz stecken; *empfinden* Sie die Herzensqualitäten! Dadurch bleiben Herz und Verstand in Balance.

Wenn Sie sich tief in Ihrem Herzen verankern und sich weit öffnen, bringen Sie sich mental, emotional und körperlich mehr in Schwung, als wenn

Sie mit Ihrem Verstand davontreiben. Es ist auch keinesfalls so, dass Sie alles aufgeben, wenn sich der Verstand dem Herzen hingibt. In die Tiefe zu gehen mindert das Vergnügen bei der Herzübung nicht. All Ihre Pläne, kreativen Ideen und Einsichten sind immer noch da, wenn Sie mit dem Üben fertig sind. Sie werden feststellen, dass Sie nach der Übung eine Verbindung zu Ihrem Herzen haben, die Sie in den übrigen Tag mitnehmen können. Sie werden ‚präsenter' sein, leichter Zugang zu Ihrem gesamten Kraftpotenzial haben und leichter aus einem Flow-Zustand heraus handeln können.

Sie sind Sie

Unterschätzen Sie nicht die Tiefe, die Sie bei einer HEART-LOCK-IN-Herzübung erreichen. Bei dieser Übung entwickeln Sie die wichtigste Beziehung überhaupt, die Beziehung zu sich selbst. Werden Sie Ihr eigener Wissenschaftler und experimentieren Sie mit der Übung.

Versuchen Sie, die Herzübung 3 bis 5 Mal pro Woche 15 Minuten lang zu praktizieren. Wenn Sie eine geeignete Musik finden, hören Sie sie währenddessen an. Machen Sie die Übung 5 Minuten lang, wenn Sie in einer Prüfung gelassen sein müssen, wenn Sie sich auf eine möglicherweise kontroverse Besprechung vorbereiten oder wenn Sie im Laufe des Tages einen Energieschub brauchen, aber sich nicht zurückziehen können.

Verbinden Sie sich tief mit Ihrem Herzen und schicken Sie jedem Lebensbereich oder Ihrem Körper – entweder als Ganzem oder einem bestimmten Organ oder Körpersystem – Liebe und Fürsorge. Prüfen Sie, ob sich die Dinge nicht bessern. Währenddessen werden Sie, wenn Sie immer wieder vom Kopf auf das Herz umschalten, zunehmend das Gefühl haben, *immer* aus dem Herz heraus zu leben. Aus diesem geerdeten und doch offenherzigen Zustand heraus können Sie sich all Ihren Aufgaben, Tätigkeiten und Beziehungen widmen. Ihre Verbindung mit Ihrem Herzen wird, in wechselndem Maße, von morgens bis abends immer bestehen. Ja, die Verbindung *besteht bereits* – Sie müssen sie sich nur noch bewusst machen und nutzen. Mit der HEART-LOCK-IN-Herzübung lernen Sie, immer länger mit Ihrem Herzen verbunden zu bleiben. Ab einem bestimmten Punkt ist es so, als ob dieser Zustand der Verbundenheit Ihr wirkliches Ich wäre. Dann versuchen Sie bei der Herzübung nicht mehr, irgendwohin zu gelangen. Sie stellt dann einen leichten Weg dar, da zu sein, wo Sie bereits sind.

Es spricht nichts dagegen, nach diesem Gefühl inneren Wissens zu streben. Das wirkt sich nicht nur auf jeden Lebensbereich vorteilhaft aus, es fühlt sich auch noch wunderbar an. Das Geheimnis dabei ist, dass das niemand anderes für Sie machen kann. Niemand bietet Ihnen Erfüllung auf dem Silbertablett an. Die Garantie dafür liegt in Ihrem Inneren – sie wartet nur darauf, dass Sie sie entdecken.

Die wichtigsten Punkte zur Erinnerung

- Mit der HEART-LOCK-IN-Herzübung werden Sie entdecken, dass Sie eine Quelle der Regeneration in sich tragen.
- Indem Sie Ihren Verstand beruhigen und eine feste Verbindung mit Ihrem Herzen aufrecht erhalten (sich auf seine Kraft *einklinken*), regeneriert und erholt sich Ihr ganzes System.
- Je stärker Sie die Grundgefühle des Herzens in Ihr Leben einbeziehen, desto stärker werden Sie von dieser liebevollen, offenherzigen Sichtweise profitieren.
- Grundgefühle des Herzens (wie Liebe, Anteilnahme und Wertschätzung) auszustrahlen wirkt sich in vielerlei Hinsicht wohltuend aus. Durch das Herz-Einklinken gelangen Sie leichter in einen kohärenten Zustand und können diesen leichter aufrechterhalten. Auf dieser Grundlage können Ihr Körper und Ihre Beziehungen heilen.
- Untersuchungen belegen, dass die HEART-LOCK-IN-Technik der HERZ-INTELLIGENZ-Methode die Immunfunktion verbessert, indem sie die Aktivität des Immunsystems erhöht. Diese Wirkung steigert sich noch, wenn man während der Herzübung die Musik *Heart Zones. Musik zur Förderung der Herzintelligenz* hört.
- Durch die Herzübung können Sie insgesamt – spirituell, mental, emotional, elektromagnetisch und zellulär – kohärenter werden. Die Kohärenz bringt Sie in Übereinstimmung mit Ihrem reifen Herzen.

Teil IV
Herzintelligenz und Gesellschaft

In Teil I bis Teil III haben wir Ihnen Techniken und Arbeitshilfen vorgestellt, mit denen Sie leichter Ihrem Herzen folgen können. Die Erfahrung lehrt uns, dass alle, die diese Techniken und Hilfen konsequent anwenden, ihr persönliches Leben in vielerlei Hinsicht enorm verbessern. Doch der Ansatz der HEARTMATH – HERZINTELLIGENZ-Methode geht über persönliche Vorteile hinaus.

Überall in diesem Buch haben wir wissenschaftliche Untersuchungen, Fallbeispiele, persönliche Erfahrungen und Anekdoten eingestreut, die belegen, wie wirksam angewandte Herzintelligenz sein kann. In Teil IV gehen wir noch einen Schritt weiter.

Als Erstes zeigen wir Ihnen, wie die Herzintelligenz eingesetzt werden kann (und bereits genutzt wird), um unsere Familien, Unternehmen, soziale Gruppen und die Gesellschaft positiv zu verändern. Wir beginnen mit den Verbesserungen in der Familie und im Bildungswesen. Wenn Eltern und Erzieher die HERZINTELLIGENZ-Übungen mit Kindern praktizierten, traten besonders ermutigende und zum Teil dramatische Veränderungen ein.

Die meisten von uns arbeiten in einem Unternehmen, einer Organisation oder Einrichtung. Die HERZINTELLIGENZ-Methode wurde vor allem auch eingesetzt, um die Produktivität und die Zufriedenheit am Arbeitsplatz zu erhöhen. Wir informieren Sie darüber, wie sich die Techniken in Betrieben auswirken.

Zum Schluss besprechen wir, was die Verbreitung der Herzintelligenz für die Gesellschaft und die Welt als Ganzes bedeuten kann. Rasche Veränderungen und neue Herausforderungen beeinflussen die gesamte Menschheit in allen Ländern der Erde. Wir stellen Ihnen unsere Sicht der Welt und Gesellschaft von heute vor und bieten Möglichkeiten an, wie wir mit Hilfe der herzintelligenten Techniken Herausforderungen begegnen, Veränderungen in den Griff bekommen und einen wertvollen Beitrag zu einer Welt leisten können, die eine neue Intelligenz und mehr Herz braucht.

In Teil IV werden Sie:

- erfahren, wie man die Techniken mit Kindern anwenden kann
- kennenlernen, wie wirksam sich die Herzintelligenz in Unternehmen und in der Gesellschaft auswirkt
- unsere derzeitige Epoche des schnellen Wandels besser verstehen und lernen, wie sie bei all diesen Veränderungen in Balance bleiben.

Kapitel 11
Familien, Kinder und die Bedeutung des Herzens

Stellen Sie sich vor, wie die Welt aussähe, wenn wir in unseren Familien und sozialen Gruppen ein Gefühl der inneren und äußeren Sicherheit, von Hoffnung und Optimismus für die Zukunft vermitteln könnten. Wie wäre es, wenn wir Menschen innerhalb unseres direkten Umfelds, selbst mitten im Wandel, erheblich stärker in Balance wären und unser Leben im Griff hätten? In den bisherigen Kapiteln haben wir ausgeführt, wie sich das FREEZE-FRAME-Sofortprogramm, die Power-Tool-Kraftspender des Herzens, die CUT-THRU-Emotionstechnik und die HEART-LOCK-IN-Herzübung nutzen lassen, um unsere Herzintelligenz einzuschalten und in uns einen kohärenteren Zustand zu erzeugen. Wenn wir die Kohärenz unseres Herzens auf die Menschen und Probleme ringsum ausstrahlen, werden unsere Beziehungen einfacher und wir finden leichter Lösungen für problematische Fragen. Das Anwenden der HEARTMATH – HERZINTELLIGENZ-Methode ändert die Art, wie wir auf unsere Familie, unseren Arbeitsplatz und gesellschaftliche Probleme reagieren.

Werte in der Familie

Die Familie stellt die wichtigste gesellschaftliche Einheit dar, in der wir Herzensqualitäten entwickeln können. Eine Familie wächst, geht miteinander durchs Leben und ist im Herzen miteinander verbunden. Das Wort „Familie" impliziert Wärme und einen Ort, an dem die Grundgefühle des Herzens genährt werden können, egal, ob es sich dabei um Blutsverwandtschaft handelt oder um eine Gruppe von Menschen, die sich aufgrund von innerer Über-einstimmung und gegenseitiger Unterstützung zueinander hingezogen fühlen.

Familiäre Werte sind Grundwerte und Wegweiser, die alle Familienmitglieder für das Wohlergehen der gesamten Familie als wichtig erachten. Die Grundgefühle des Herzens sind aufrichtig und bilden die Basis für die Gefühle untereinander. Selbst wenn wir Schwierigkeiten haben, bleiben wir durch unsere Herzensverbindung eine Familie. Die Familie bietet die nötige Sicherheit und Unterstützung und puffert äußere Probleme ab.

Eine Familie mit Angehörigen, die sich ihrer sicher sind, erzeugt eine magische Kraft, die Vieles auszurichten vermag. In unserer stressigen Zeit wirken solche Menschen wie Hoffnungsträger.

Leider bilden heutzutage viele Familien nicht den sicheren Hafen, den wir uns wünschen. Die öffentliche Meinung betrachtet die moderne Familie als vom Aussterben bedroht, weil diese soziale Gruppe immer instabiler wird und familiäre Werte an Bedeutung verlieren. Seit den 1970er-Jahren hat sich die klassische Familienstruktur drastisch verändert.[1] Die Familien werden kleiner und zerbrechen leichter. Viele Familien werden nur von *einem* Elternteil, einem Groß- oder Stiefelternteil zusammengehalten.

Nach einer Umfrage (der *Massachusetts Mutual Life Insurance Company* unter 1050 Amerikanern im Jahr 1992) bleiben die Werte in der Familie für die meisten Eltern wichtig. In dem Bericht stellte man fest, dass Amerikaner ihre höchsten Werte in der Familie folgendermaßen definieren: die Verantwortung für das eigene Handeln übernehmen, andere in ihrer Art respektieren und Familienmitglieder emotional unterstützen. Die überwiegende Mehrheit der Amerikaner glaubt, die Familienwerte würden hauptsächlich durch das gute Beispiel der Eltern weitergegeben; auch der Wert, andere Familienmitglieder „emotional zu unterstützen", werde hauptsächlich durch

Vorbilder gelernt. Und tatsächlich können Kinder nicht anders, als unserem Beispiel zu folgen – aber in Wirklichkeit lernen sie von uns, ebenso gestresst und unerfüllt zu sein, wie wir es sind.[2]

Fakt ist, dass wir nichts weitergeben können, was wir nicht selbst können. Wir sagen zwar, wir wollen, dass unsere Kinder Grundwerte des Herzens (wie Rücksicht, Rechtschaffenheit, Dankbarkeit und emotionale Unterstützung) zum Ausdruck bringen, aber wir erwarten anscheinend, dass sie diese Eigenschaften aus sich selbst heraus entwickeln. Kinder müssen den Wert dieser Eigenschaften *lernen* – nicht durch unsere Worte, sondern durch unsere Lebensweise.

Sind sowohl Eltern als auch Kinder emotional unkontrolliert, reagieren sie blindlings, sind launisch und ängstlich, dann gerät die Beziehung in eine Sackgasse. Die Eltern fordern mit ihrem Verhalten von ihren Kindern Gefühlsmanagement, doch selbst haben sie es nicht gelernt. Das führt jedoch nur zu unendlichen Diskussionen und es schwächt die eigentliche Kommunikation miteinander und die Familienbande. Das Ergebnis davon sind Unsicherheit, Angst, Angstprojektionen und dauerhafte Bindungslosigkeit.

Die Kinder von heute sind die erste Generation in der Weltgeschichte, die viele Informationen direkt aus den Medien bezieht, ohne dass Erwachsene sie filtern. Zu Recht sind die Eltern darüber besorgt. Wenn sie nicht eingreifen, nehmen Kinder die Werte auf, die sie durch die Welt der Musik, im Fernsehen, im Internet und in Kinofilmen präsentiert bekommen. In neun von zehn Fällen legen die Medien Wert auf Erregendes, Verführerisches oder Verbotenes – oft heißt das verkürzt gesagt: Sex, Blut und Gewalt.[3] Jeff Goelitz (der Leiter der Abteilung für Bildung und Familie bei der *HeartMath LLC*) sagt dazu: „Die Kinder lernen heute Mythen von den verschiedenen Medien statt von ihren Eltern und Verwandten. Obwohl sie sich noch nicht in dieser Welt zurechtfinden können, versuchen sie selbst, einen Sinn zu finden und Gut und Böse zu unterscheiden."

Laut Richard Dahl (Professor für Psychiatrie und Kinderheilkunde am *Medical Center der University of Pittsburgh*) verbringt das Durchschnittskind heute (1999) drei Stunden am Tag vor dem Fernseher. Das sind 21 Stunden in der Woche! Im Vergleich dazu sind die Kinder ungefähr 30 Stunden in der Schule. Mit ihren Eltern verbringen sie viel weniger Zeit: statistisch pro Woche nur acht Minuten „wertvolle Gespräche" mit ihren Vätern und elf Minuten mit ihren Müttern.[4] Wenn Kinder und Eltern so unglaublich wenig wertvolle Zeit gemeinsam verbringen, ist es kein Wunder, dass Eltern das Gefühl haben, ihre Kinder nicht sonderlich beeinflussen zu können. Selbst wenn sich Eltern sorgen, ihr Teenager könnte zum Beispiel rauchen, Alkohol trinken oder Gewalt anwenden, wissen sie nicht, wie sie ihre Bedenken anbringen können.

Jugendliche sind oft sehr geschickt darin, den Eindruck zu vermitteln, die Worte oder Taten ihrer Eltern würden ihr Leben nicht beeinflussen. Viele Eltern glauben ihnen und fühlen sich deshalb hilflos und ungehört in ihren Bemühungen, ihren Kindern zu einem ausgeglichenen Leben zu verhelfen. Michael Resnick (Soziologe an der Universität von Minnesota) führte kürzlich eine Untersuchung durch, die nachwies, dass amerikanische Eltern das Leben ihrer Kinder bis zur High School sehr wohl beeinflussen. In dieser landesweiten Studie stellten Resnick und seine Kollegen fest, dass die Gesundheit und das Wohlbefinden von Teenagern großenteils davon abhängen, ob sie sich von ihren Eltern umsorgt fühlen. Jugendliche, die sich von ihren Eltern geliebt fühlten, konnten (unabhängig von ihrer sozialen oder ökonomischen Stellung) Risikoverhalten (wie zum Beispiel frühen Sex, Rauchen, Alkohol- und Drogenmissbrauch, Gewalt und Selbstmord) leichter meiden.[5]

Die Rolle des Herzens in der kindlichen Entwicklung

Sich geliebt zu fühlen ist für Kinder wichtiger als alles andere. Eine neue Untersuchung der *Harvard University* belegt, dass Erwachsene, die sich als Kinder nicht geliebt fühlten, viel leichter krank werden als Menschen, die Liebe erfuhren. Das bedeutet, dass Liebe für ein gesundes Leben eine Notwendigkeit ist.[6]

Vom Augenblick der Geburt an ist Liebe für ein Kind so zentral für seine Gesundheit und sein Überleben wie Essen und Trinken. Wenngleich die grundlegenden Gehirnstrukturen und neuralen Schaltkreise zum Umgang mit Emotionen bereits vor der Geburt festgelegt sind, beeinflussen die

Erfahrungen in den ersten drei Lebensjahren ein Kind am stärksten. Die emotionale Umgebung, in der ein Kind aufwächst, beeinflusst die Entwicklung seiner emotionalen Schaltkreise.[7]

Gefühlszustände sind ansteckend. Lächeln Sie einem Baby zu und es lächelt zurück. Regen Sie sich auf und das Baby fängt an zu weinen. Wie bereits an anderer Stelle dargestellt, erstreckt sich unser elektromagnetisches Feld über unseren Körper hinaus und „informiert" unsere Umgebung über unsere emotionale Verfassung. Empfindet ein Elternteil echte Liebe und Fürsorge, wird dem Kind ein harmonischer und kohärenter Herzrhythmus mitgeteilt. Ist der Elternteil gestresst, ängstlich oder ärgerlich, wird ein disharmonischer, inkohärenter Herzrhythmus übermittelt. Wir zeigten bereits (zum Beispiel in der Untersuchung zur Elektrizität der Berührung in Kapitel 8), dass die elektromagnetische Kommunikation vom Herzen ausgehend über unseren Körper hinausstrahlt und von anderen wahrgenommen wird.

Mit kleinen Kindern zu sprechen oder ihnen vorzulesen, während man ängstlich, ärgerlich oder gestresst wirkt, wirkt kontraproduktiv. Wenn eine Mutter oder ein Vater versucht, nett zu einem Kind zu sein oder ihm vorzulesen, während sie oder er selbst ängstlich oder emotional aufgebracht ist, dann ist das vom Herzen erzeugte elektromagnetische Feld des Elternteils weniger kohärent – das Nervensystem des Kindes wird diese Inkohärenz feststellen. Eltern, die in Gegenwart ihrer Kinder chronische Angst und/oder Depression zeigen, erhöhen die Wahrscheinlichkeit, dass ihre Kinder an einer Vielzahl von mentalen oder emotionalen Problemen leiden werden. Eine Studie wurde mit Kindern im Alter von sieben bis dreizehn Jahren durchgeführt, deren Eltern wegen Depression, Angstneurose oder Angst und Depression behandelt wurden. 36 % der Kinder mit ängstlichen Eltern litten selbst unter Angst; 38 % der Kinder mit depressiven Eltern waren selbst depressiv; bei 45 % der Kinder mit ängstlich/depressiven Eltern wurde schließlich die gleiche Störung festgestellt.[8] Deborah C. Beidel (*Medical University of South Carolina*, Charleston), die Leiterin der Studie, meint dazu: „Diese Ergebnisse besagen nicht, dass Angst und andere Erkrankungen an bestimmten Genen festgemacht werden können; Lernen und Nachahmen sind sehr wirkungsvolle Arten, sich ein bestimmtes Verhalten anzueignen."

Stellt sich eine wichtige Bezugsperson auf die Gefühle des Kindes ein und reagiert angemessen auf seine Emotionen, werden die neuralen Schaltkreise positiv verstärkt. Werden die Emotionen eines Kindes jedoch immer wieder gleichgültig oder negativ aufgenommen, können keine stabilen Verschaltungen gebildet werden. Diese schwachen Verbindungen können dann unter Umständen dem neuralen „Zurückschneide-Prozess" nicht standhalten, der im Alter von zehn oder zwölf Jahren auftritt; oft sind diese Verbindungen dann für immer verloren. Nervenzellen, die keine Verbindungen oder Verschaltungen entwickelt haben, werden „gekappt" und lösen sich in der umgebenden Gehirn-Rückenmarks-Flüssigkeit auf, um andere Nervenstrukturen entstehen zu lassen. Doch selbst nach einer Vernachlässigung durch die Eltern gibt es viele Beispiele von Kindern, die ihren emotionalen und mentalen Stress aufgrund der aufrichtigen Liebe und Fürsorge von Pflegeeltern, einem „großen Bruder" oder Mentor überwinden konnten.[7]

Die Formbarkeit des Gehirns lässt in jedem Alter noch hoffen, dass emotionale Verschaltungen sich neu bilden – durch positive Verstärkung und dadurch, dass Eltern und Kinder Techniken für das Gefühlsmanagement lernen. Aufgrund ihrer natürlichen emotionalen Elastizität sind (sogar recht junge) Kinder für Gefühlsmanagement-Methoden erstaunlich offen. Forschern ist jedoch bekannt, dass die Elastizität und Flexibilität bereits in der Adoleszenz nachlässt. Lernen die Kinder nicht bis zum Teenageralter Fertigkeiten, um ihre Gefühle gut im Griff zu haben, werden sie die emotional unkontrollierten Erwachsenen von morgen.

Erzieher wie Jeff Goelitz wissen, dass die Hochgeschwindigkeitswelt, in die die Kinder hineinwachsen, erhebliches Selbstvertrauen und eine äußerst rasche intuitive Intelligenz erfordert. Auch der Wettbewerb wird noch zunehmen. Eine mentale Begabung ist natürlich immer wertvoll, doch künftig werden Kreativität und Anpassungsfähigkeit noch stärker gebraucht als je zuvor. Ganz entscheidend wird die Fähigkeit sein, mit anderen Menschen auszukommen; verbesserte interpersonale und soziale Fähigkeiten werden äußerst wichtig sein. Hier kommt die Herzintelligenz ins Spiel.

Indem Eltern und Kinder das FREEZE-FRAME-Sofortprogramm gemeinsam praktizieren, können sie allmählich Themen wie Disziplin, Verantwortung, Kommunikation und Familienaktivitäten aus einem neuen Blickwinkel betrachten. Mit Hilfe der CUT-THRU-Emotionstechnik können sie Lösungen finden und emotionsgeladene Begebenheiten loslassen. Sie können sich mit der HEART-LOCK-IN-Herzübung gegenseitig Liebe schicken – dies gehört zu den erfreulichsten Erlebnissen, die eine Familie miteinander teilen kann. Die Herzübung erhöht nicht nur die Kohärenz und die Bindung der Familie, sie prägt auch die wertvolle gemeinsame Zeit der Familie an einem Ort der Liebe und Geborgenheit. Ein Beispiel: Joanne praktiziert mit ihrem Mann und ihren zwei kleinen Kindern jeden Tag vor dem Abendessen ein kurze Herzübung. „Es stärkt die Familie richtig", erzählte uns Joanne. „Jede und jeder von uns sucht sich aus, wem er oder sie Liebe schicken will. Man kann die Veränderung richtig spüren. Das ist eine gemeinsame Zeit, die nur uns gehört, und sie unterscheidet sich sehr von anderen Aktivitäten."

Für alle Eltern sollte es oberste Priorität werden, eine familiäre Umgebung zu gestalten, die die Grundgefühle des Herzens und wirkliche Fürsorge zwischen Eltern und Kindern kultiviert. Die intuitive Verbindung zu den eigenen Kindern zu verstärken ist der erste Schritt zu einer Führung, die von den Kindern angenommen wird – sie werden Rücksicht entwickeln und auf eine angemessene Art diszipliniert sein können. Es ist entscheidend, gut mit Gefühlen umgehen zu können – nur so kann man ganzheitlich die eigene Intelligenz entwickeln und dem Druck und den Hindernissen, die zwangsläufig im Leben auftreten, erfolgreich begegnen.

Die HERZINTELLIGENZ-Methode im Bildungswesen

Gleichaltrige und Lehrer beeinflussen stark mit, wie Kinder das Leben wahrnehmen, welche Werte und Charaktereigenschaften sie entwickeln. Eine der wichtigsten und lohnendsten Einsatzmöglichkeiten der HERZINTELLIGENZ-Methode sind die Klassenzimmer in allen Ländern weltweit. Zurzeit gibt es 127 zertifizierte Lehrer und Berater, die die HERZINTELLIGENZ-Techniken im Klassenzimmer weitergeben dürfen. Außerdem haben viele (öffentliche wie private) Schulen in Amerika die HERZINTELLIGENZ-Methode in ihren Lehrplan aufgenommen.

1996 begann in einer Mittelschule (in Palm Springs in Dade County, Florida) ein HERZINTELLIGENZ-Programm für Schüler der siebten Jahrgangsstufe. Viele Schüler sprachen als Muttersprache Spanisch, Englisch war ihre zweite Sprache; einige hatten zu Hause Schwierigkeiten. Das Programm sollte ihre Widerstandsfähigkeit erhöhen, sie besser in die Gesellschaft integrieren und die Auswirkungen des Schulstresses ausgleichen. Die Resultate waren beachtlich. Die engagierten Lehrer und die HeartMath-Trainer beobachteten eine eindeutige Veränderung in allen wichtigen Parametern des *Achievement Inventory Measurement* (ein Fragebogen zur Leistungserhebung, mit dem das Programm evaluiert werden sollte). Durch die Anwendung der herzintelligenten Techniken waren die Schüler motivierter, konzentrierten sich besser auf die Arbeit in der Schule und konnten sowohl in der Schule als auch zu Hause ihre Zeit besser einteilen und besser mit der Zeit umgehen. Sie entwickelten bessere Führungsqualitäten, konnten besser kommunizieren und waren merklich weniger anfällig für Risikoverhalten. Die Schüler hatten das Gefühl, von ihren Eltern und Freunden stärker unterstützt zu werden, kamen mit sich selbst und ihren Lehrern besser zurecht und waren ihren Altersgenossen gegenüber mitfühlender. Zudem waren die Schüler in ihren Entscheidungen selbstbewusster und unabhängiger, konnten dem Gruppendruck leichter widerstehen und konnten besser mit Stress, Ärger und negativen Selbstgesprächen umgehen. Ingesamt waren die Schüler im Zusammensein mit ihren Freunden, in der Schule und mit ihrer Familie zufriedener und konnten ihr Leben besser selbst bestimmen. Die Abbildung 11.1 fasst einen Teil der Ergebnisse zusammen. Dieses Programm war so erfolgreich, dass 1997 fünfzehn dieser Schüler für ein Mentoring-Programm für alle Altersstufen in einer nahen Grundschule ausgewählt wurden; dort waren sie für 55 Zweit- und Drittklässler Tutoren für die HERZ-INTELLIGEN-Techniken.

Später im Jahr 1997 wurde das Programm erweitert und umfasst mittlerweile einen zweijährigen Wahlkurs für Schüler der besagten Mittelstufe mit dem Namen *HeartSmarts*. Der *HeartSmarts*-Lehrplan bietet eine Reihe von Techniken und Strategien, mit denen Schüler Stress abbauen, sich dauerhaft auf ihre Fächer konzentrieren, ihre Kommunikationsfertigkeiten steigern und ihr Verhältnis zu Gleichaltrigen, Lehrern und ihrer Familie verbessern können.

In einer Grund- und einer Mittelstufe in Dade County werden zurzeit weitere Mentoren-Programme quer durch alle Altersstufen eingeführt; diese Schulen planen, die HERZINTELLIGENZ-Übungen in den nächsten vier Jahren mehr als 1500 Schülern anzubieten. Die oben genannte Mittelschule in

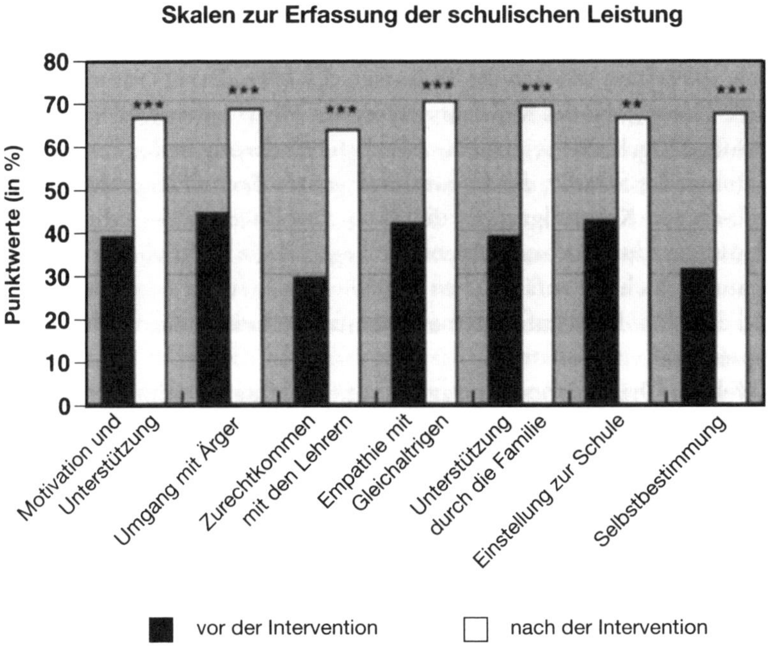

Abbildung 11.1: Die Wirkung der HERZINTELLIGENZ-Techniken auf Schulkinder: Nachdem eine siebte Klasse in einer amerikanischen Großstadt die herzintelligenten Techniken gelernt hatte, verbesserten sich ihre Leistungsfähigkeit, ihre Einstellungen und ihr Gefühlsmanagement enorm. Als Ergebnis ihres Übens verbesserte sich ihr Verhältnis zu ihrer Schularbeit, zu ihren Lehrern, Freunden, ihrer Familie und ihnen selbst beträchtlich. Dieses Schaubild fasst einen Teil der Ergebnisse dieser Studie zusammen. **p - 0,01, ***p - 0,001.

Palm Springs erweiterte das Programm, um mehr „Zweige" einzuführen, nachdem taube und schwerhörige Schüler erfolgreich das FREEZE-FRAME-Sofortprogramm gelernt hatten. Weil viele dieser Schüler auch Sprachschwierigkeiten haben, müssen sie sich manchmal doppelt bis dreifach so sehr anstrengen wie ihre Altersgenossen mit gesunden Ohren; doch sie bewältigten die FREEZE-FRAME-Schritte mit beträchtlicher Begeisterung.

In Verbindung mit der Arbeit an diesen Schulen führt das HeartMath-Institut gemeinsam mit dem *Miami Heart Research Institute* eine Studie durch, die erfasst, wie sich die Techniken der HERZINTELLIGENZ-Methode auf die Gesundheit des Kreislaufsystems der Mittelstufenschüler auswirkt. Vorläufige Ergebnisse zeigen eine merkliche Änderung in der Herzfrequenzvariabilität der Schüler, die die herzintelligenten Techniken praktizieren (im Vergleich zur Kontrollgruppe, die diese Ausbildung nicht erhielten). Die endgültigen Untersuchungsergebnisse liegen noch nicht vor (seien Sie also gespannt), doch die anfänglichen Ergebnisse weisen auf einen besseren Zustand des Herz-Kreislauf-Systems dieser jungen Leute hin und sind vielversprechend.

Welcher Ort wäre besser geeignet, um Fertigkeiten zur besseren Lebensbewältigung (wie die Techniken der HERZINTELLIGENZ-Methode) zu vermitteln, als Schulen? Unglücklicherweise müssen sich viele unserer Schulen mit einer Fülle von finanziellen, disziplinarischen und theoretischen Problemen herumschlagen. Neben Schwierigkeiten mit den Lehrplänen sind dies die Probleme, die viele Schulen daran hindern, den Schülern die notwendigen Fertigkeiten zur besseren Lebensbewältigung zu vermitteln. Doch die Pädagogen in Dade County haben mit ihrem Einsatz und ihrem Engagement gezeigt, dass bei ausreichendem Interesse eine solche Ausbildung angeboten werden kann. Ein 14-jähriger Junge der Schule in Dade County schrieb: „Mir hat es [das HERZINTELLIGENZ-Programm] gut gefallen. Wir lernten, unseren Verstand in die richtige Richtung zu lenken und, wenn wir schlecht drauf waren, ihn souverän unter Kontrolle zu halten, statt unsere Laune an jemand anderem auszulassen. Jeder sollte so drauf sein, wie wir es gelernt haben; denn wenn wir alle eine solche Einstellung hätten, gäbe es nicht all diese Kämpfe, wahrscheinlich würden sich die Menschen sogar richtig gern haben."

Kinder und die herzintelligenten Techniken

Wenn unsere Mitarbeiter die HEARTMATH – HERZINTELLIGENZ-Techniken in amerikanischen Schulen vorstellen, erleben sie die Kraft des Herzens auf neue und inspirierende Art. Die Kinder finden sofort Gefallen an diesen Übungen. Sie haben viel mehr Lust, in ihrem Herzen nach Antworten zu suchen, als Erwachsene. Ihre Fähigkeit, ihrem Herzen zu vertrauen, zeigt sich sehr deutlich.

In der herausfordernden und wettbewerbsorientierten Welt der jungen Leute brächte es ein schüchternes und sentimentales Herz einfach nicht. Doch diese Methoden verhelfen Kindern zu mehr Stärke und mehr Selbstvertrauen. Wenn sie sich an ihr Herz wenden, haben sie die Kraft, eine intelligente Wahl zu treffen, statt impulsiv zu reagieren. Ihr Herz gibt ihnen nicht nur ein Gefühl der Fürsorge und Zusammenarbeit, sondern auch ein stärkeres Gefühl, etwas/jemanden anerkennen zu können.

Auch die Disziplin der Schüler profitiert davon, wenn sie Techniken für das Gefühlsmanagement lernen. Lehrerinnen und Lehrer, wie Judith Carter, die die Herz-Techniken beherrschen, sparen Zeit und Energie. Carter erzählte: „Wenn ich ein Kind bitte, sich mit dem Herzen einzuklinken, fordere ich es auf, mit der HEART-LOCK-IN-Herzübung festzustellen, ob es nicht ein besseres Verhalten finden kann. Das funktioniert gut und hilft den Kindern, geschickt mit ihren Emotionen umzugehen. Es gibt einen eigens dafür reservierten Bereich im Klassenzimmer, in dem ich eine Eieruhr aufgestellt habe, mit der die Kinder die Zeit für ihre Herzübung einstellen können. Eines Tages fragte mich eine jüngere Schülerin, ob sie sich ein Herzpause nehmen könne. Sie ging in diesen Teil des Klassenzimmers, setzte sich hin und praktizierte die Übung mit einem breiten Lächeln auf ihrem Gesicht. Ich war so stolz, dass sie ihre Emotionen in den Griff bekommen hatte. Sie sagte mir später, sie habe ihrem Vater auch die Herzübung beigebracht."

Die Übungen wirken besonders in Zeiten körperlicher Aktivität, wie auf dem Spielplatz oder beim Sport. Letzten Sommer lehrte Beth McNamee, eine zertifizierte HeartMath-Lehrerin, 60 Kinder im Alter von sieben bis vierzehn Jahren bei einer Fußball-Freizeit im Norden von New York das FREEZE-FRAME-Sofortprogramm. Als die Kinder die Schritte gelernt hatten, kreierte Beth eine stressige Situation zum Üben für sie. Sie teilte die

Kinder in zwei Mannschaften ein und forderte sie auf, den Fußball in einem bestimmten Muster zu schießen. Beth achtete auf die Bemerkungen der Kinder während dieser Übung: „Das ist zu schwierig", „Das kann ich nicht!", „Geh mir aus dem Weg!", „Du machst das falsch!" Eine Mannschaft ging aus lauter Frust sogar auf einen Spieler aus den eigenen Reihen los und warf ihm vor, er bringe alles durcheinander.

Nach dieser Übung fragte Beth die Jugendlichen, was sie empfunden hätten. Alle sprachen von Frustration, Ärger, einer Niederlage und von der Enttäuschung über sich selbst. Obwohl es ein Spiel war, machte es ihnen keinen Spaß. Sie praktizierten einige Minuten lang das FREEZE-FRAME-Sofortprogramm und konzentrierten sich wieder auf ihr Herz. Dadurch änderten sie ihre Sichtweise: Sie kritisierten sich nicht mehr selbst und gegenseitig und es war ihnen auch nicht mehr so wichtig, die Aufgabe richtig zu machen. Weil sie mit den Werten ihres Herzens in Kontakt waren, betrachteten sie die ganze Sache freundlicher und aufgeschlossener. Plötzlich wurde ihnen auch bewusst, dass sie den einen Jungen zu Unrecht beschuldigt hatten, die Übung verpatzt zu haben – sie übernahmen jetzt alle die Verantwortung dafür. Beide Gruppen spielten ungezwungener zusammen weiter. Statt sich auf ihr Feststecken zu konzentrieren, fanden sie nun zu neuen Lösungen. Der ganze Prozess war effizienter, als jedes Team mehr als Einheit spielen konnte und nicht nur als Gruppe aus Individuen. Mit der Weisheit ihres Herzens konnten sie zu ihrer Höchstform finden, sowohl jeder Einzelne als auch als Team.

Unserer Erfahrung nach können die Kinder mit der HEARTMATH – HERZINTELLIGENZ-Methode Fertigkeiten entwickeln, die ihnen beim Fußballspielen und auf dem künftigen Arbeitsmarkt gleichermaßen helfen. Allein durch den FREEZE-FRAME-Fünfschritt haben sie Zugang zu ihren Stärken. Sie kommunizieren mehr und kommen mit anderen besser zurecht. Sind sie hingegen nicht mit den Grundwerten ihres Herzens in Kontakt, erleben sie die Welt zumindest als so frustrierend und stressig wie die Welt der Erwachsenen, die ihnen ihre Eltern gern erspart hätten.

Benachteiligten Kindern helfen

Nichts ist mit den Nachteilen zu vergleichen, die einem Kind entstehen, wenn es in den entscheidenden frühen Entwicklungsjahren nicht ausreichend geliebt wird. Kinder sind am stärksten benachteiligt, wenn die Grundgefühle des Herzens (wie Liebe, Anteilnahme und Wertschätzung) in ihrer Familie fehlen. Besonders bei manchen Familien in den Großstädten kann das familiäre Umfeld so schwierig sein, dass sich nur schwer Möglichkeiten finden lassen, den Kindern dabei zu helfen, die Grundgefühle des Herzens zu entwickeln.

Nach einer Eltern-Schulung in einer Großstadt erzählte Edie Fritz, ein HERZINTELLIGENZ-Trainer, folgende Geschichte: Eine Großmutter, die ihre Enkelin aufzog, weil die Eltern des Kindes dazu nicht in der Lage waren, fragte: „Wie soll man den Kindern Wertschätzung beibringen? Diese Kinder haben so wenig wertzuschätzen." Edie Fritz antwortete: „Wertschätzung hilft Kindern, einen ‚inneren Muskel' zu trainieren, der sie stärkt, damit sie nicht so schnell aufgeben. Wenn Kinder nichts wertschätzen können, verlieren sie die Hoffnung. Dann versuchen sie nichts mehr, sondern nehmen Drogen oder schließen sich Banden an." Edie erzählte ihr dann von zwei benachteiligten Großstadt-Schülern, einem Jungen und einem Mädchen, die darum kämpften, etwas (überhaupt irgendetwas) an ihrem Leben zu finden, das sie wertschätzen könnten. Eines Tages teilte das Mädchen mit, dass seine Mutter es am Morgen angelächelt habe; das mochte sie sehr. Der Junge brachte eine Rose mit in den Kurs. Er erklärte, dass er jeden Morgen auf dem Schulweg an einem Rosenstrauch vorbeigehe. An diesem Morgen hatten die Rosen geblüht; die Rose mochte er sehr. Edie fuhr fort: „Sobald die Kinder ihr Herz wieder für Wertschätzung öffnen, finden sie allerlei kleine Dinge, die sie wertschätzen können. Dann lassen sich auch größere Veränderungen im Verhalten und beim Lernen feststellen."

Für viele Kinder ist einer der schlimmsten Stressoren in ihrem Leben, als „gefährdet" oder „benachteiligt" abgestempelt zu werden. Diese Bezeichnungen verstärken nur das Gefühl des Getrenntseins und der Labilität, der vielleicht einzigen Konstanten in ihrem Leben. Dies gilt besonders für Migrantenkinder. Amelia Moreno ist zuständig für das Bildungsangebot für Migranten im Raum Los Angeles. Sie und ein Team von qualifizierten

Verwaltungsbeamten, Lehrern und Mentoren aus der Elternschaft sind Ansprechpartner für ungefähr 13 000 Migrantenfamilien. Ihr Ziel ist in erster Linie, die Kinder (vom Kleinkindalter bis zum Alter von 21 Jahren) dabei zu unterstützen, in der Schule ebenso gut zu sein, wie alle anderen Kinder, trotz ihrer extremen Armut und ihrer Mobilität und obwohl fast alle diese Kinder Spanisch als Muttersprache sprechen. Diese Familien verdienen ihren Lebensunterhalt oft in der Landwirtschaft, mit Packen, Fischen und anderen Saisonarbeiten und bleiben oft nicht länger als wenige Jahre an einem Ort. Weil sie so häufig umziehen, gehen die Kinder nur sporadisch zur Schule. Die Familien bemühen sich, ihre traditionelle Kultur aufrechtzuerhalten *und* mit der schnelllebigen amerikanischen Kultur Schritt zu halten, was oft Stress bedeutet.

In einem Alphabetisierungsprogramm für Migrantenfamilien (mit dem Titel „Corazon Contento", deutsch etwa: „Zufriedenes Herz") verwendet Amelia Moreno die spanische Version der HeartMath-Ausbildung. Letztes Jahr (wie auch in den vorangegangenen vier Jahren) erreichte sie mit ihrem Programm 300 Migrantenfamilien in 14 Vorschuleinrichtungen im Großraum Los Angeles. Bei diesem Programm drücken die Kinder im Vorschulalter mit ihren Eltern zusammen in nebeneinanderliegenden Klassenzimmern die Schulbank. Die Kinder lernen die Vorschulfertigkeiten; ihre Eltern lernen Englisch als zweite Sprache und arbeiten an ihren Lese- und Rechtschreibkenntnissen ebenso wie an ihren elterlichen Fähigkeiten. Die HERZINTELLIGENZ-Techniken spielen hier eine zentrale Rolle: Eltern wie Kinder lernen das FREEZE-FRAME-Sofortprogramm und verwandte Spiele und Aktivitäten aus der spanischen Übersetzung des Buches *Kannst du mit dem Herzen sehen?*[9] Frau Moreno berichtete: „Wenn diese Familien ihre Grundwerte stärken, können sie leichter gemeinsam lesen und schreiben lernen. (...) Ich bin seit 28 Jahren im Bildungswesen tätig. Meiner Erfahrung nach brauchen die Menschen Techniken, um sich selbst zum Erfolg verhelfen zu können und um die Menschen in ihrem Umfeld zu unterstützen. Wir wollen unsere Kinder auf jede Art erkennen lassen, dass sie ein großes Potenzial in sich haben, das nur durch ihre eigenen Überzeugungen über sich selbst eingeschränkt wird. Deshalb müssen wir auch selbst stark und leistungsfähig sein, um unseren Familien ein Vorbild zu sein, damit sie weiterhin Hoffnung haben. In der Landwirtschaft ist es genauso: man muss den Boden vorbereiten. Wir helfen den Familien, sich mit lebenslanger Weiterbildung zu befassen, indem wir ihre Intelligenz fördern, dann kann diese Bildung Früchte tragen – dazu nutzen wir vitale und lebensspendende Techniken. So können wir unsere reiche Kultur anerkennen und uns auf die Zukunft freuen, statt uns auf das, was wir nicht haben, zu konzentrieren. Die Lebensqualität, die Fähigkeit zu lieben und Liebe zu empfangen, das Licht, das durch die Widrigkeiten hindurchscheint, das ist es, was letztlich zählt. Auf diese Weise ist die Hoffnung in allen Kulturen Urquell des Lebens."

Um unsere Gesellschaft und unsere Welt zu verbessern, müssen wir zum Ausgangspunkt zurückkehren – zur Familie –, denn in ihr können die Grundwerte des Herzens, die die Welt lebenswert machen, entwickelt und genährt werden. Können unsere Familie diese Aufgabe nicht erfüllen, dann *müssen* es unsere Schulen, Kirchen, Krankenhäuser, Firmen und soziale Gruppen tun; hier geht es nicht um *sollten*. Wenn nicht Menschen einspringen, um diese Aufgabe zu erfüllen, geben wir die Möglichkeit auf, der zukünftigen Gesellschaft eine sichere Grundlage zu bereiten.

In dem Maß, in dem die HEARTMATH – HERZINTELLIGENZ-Methode Einzelpersonen, Familien, Kindern, Schulen und sozialen Gemeinschaften helfen kann, sich an ihr Herz zu wenden und neue Lösungen zu überlegen, erfüllt sie diesen Zweck. Wenn junge und alte Menschen ihre Herzintelligenz entwickeln, werden sie zu Hoffnungsträgern für die Zukunft.

Die wichtigsten Punkte zur Erinnerung

Zu Hause

- Machen Sie mit Ihren Kindern zu Beginn der schönen gemeinsamen Zeit (zum Beispiel vor dem Abendessen oder der Schlafenszeit) die HEART-LOCK-IN-Herzübung.
- Praktizieren Sie das FREEZE-FRAME-Sofortprogramm mit Ihren Kindern, bevor Sie ihnen Anweisungen geben, damit Sie kohärenter kommunizieren und die Kinder Ihnen besser zuhören.
- Helfen Sie Ihrem Kind, die FREEZE-FRAME-Schritte oder die CUT-THRU-Emotionstechnik anzuwenden, wenn es aufgebracht ist.

- Sprechen Sie mit Ihren Kindern über die Grundgefühle des Herzens; teilen Sie ihnen mit, wann sie wertschätzen, Anteil nehmen und nicht bewerten – und wann nicht.
- Unterstützen Sie, sooft Sie können, ein Gefühlsmanagement vom Herzen aus. Wenden Sie die HERZINTELLIGENZ-Techniken um ihrer selbst willen an und stärken Sie so das Herz Ihrer Familie. Es zahlt sich für Sie und Ihre Kinder in der Zukunft aus.

In der Schule

- Ermuntern Sie Ihre Kinder, sich an ihr Herz zu wenden, um soziale Konflikte mit einer reiferen Sichtweise zu lösen. Haben Schüler Konflikte miteinander, fördern Sie ihre Eigenverantwortung, indem Sie sie bitten, mit Hilfe des FREEZE-FRAME-Sofortprogramms neue Lösungen für ihre Meinungsverschiedenheiten zu finden.
- Führen Sie bei allen sportlichen Aktivitäten die FREEZE-FRAME-Schritte mit der ganzen Gruppe durch, sobald Frustration die Leistung und den Spaß beeinträchtigt. Praktizieren Sie das FREEZE-FRAME-Sofortprogramm vor und nach dem Sport, um gemeinsame Ziele zu klären, die Motivation zu erhöhen und die Ergebnisse einzuschätzen.
- Wenden Sie sich an Ihr Herz, um bei der Kopfarbeit Ihre mentale Klarheit zu erhöhen und eine umfassendere Sichtweise zu gewinnen. Wenn die Schüler die Herzintelligenz verstehen, fragen Sie sie beispielsweise, wie sich historische Begebenheiten verändert hätten, wenn die Beteiligten die herzintelligenten Techniken gekannt und genutzt hätten.
- Führen Sie die HEART-LOCK-IN-Übung zu Beginn des Tages mit Ihren Schülern durch, um sie auf das Lernen vorzubereiten.
- Bitten Sie die Kinder, „Herzpausen" einzulegen, damit sie wieder in Balance kommen und ihre Emotionen in den Griff bekommen.
- Lassen Sie die Kinder nach Pausen und Unterbrechungen die HEART-LOCK-IN-Übung durchführen, falls sie aufgedreht sind oder sich nicht konzentrieren können.

Kapitel 12
Gesellschaftliche Auswirkungen

Je fürsorglicher wir mit uns selbst und unserer Familie umgehen, desto besser können wir die Grundgefühle des Herzens ausdrücken. Es ist nur natürlich, dass wir dann Wege suchen, uns auch am Arbeitsplatz und in der Gesellschaft fürsorglich zu zeigen. Aber wir müssen keine Philanthropen werden oder für soziale Belange eintreten, um an anderen Anteil zu nehmen. Wenn wir unsere Herzintelligenz in all unsere Alltagssituationen einbringen, finden wir ganz automatisch neue Wege, fürsorglich zu sein.

Tom McGuiness (der Vizepräsident von *Mission Effectiveness and Community Outreach for Citrus Valley Health Partners* in Kalifornien) beschreibt sich als jemand, der schon immer zum Helfen berufen war. Er folgte den Impulsen seines Herzens und fühlte sich von den Bedürfnissen der Bevölkerungsgruppen, für die Gesundheitsfürsorge weder erschwinglich noch zugänglich ist, angezogen. Lange bevor Tom McGuiness die HERZINTELLIGENZ-Techniken kennenlernte, wusste er nur zu gut, dass wir in einer Welt leben, die mehr Herz braucht. Wie viele Menschen, die ihr Leben anderen widmen, fühlt sich Tom seiner Gemeinschaft sehr stark verpflichtet und engagiert sich sehr dafür, die Lebens- und Arbeitsbedingungen in seiner Gemeinschaft zu verbessern. Von Menschen, die sich wie Tom selbstlos für das Gemeinwohl einsetzen, können wir alle lernen. Geleitet von unserer Herzintelligenz werden wir Wege finden, das Leben anderer Menschen zu unterstützen. Indem unsere innere Kohärenz wächst, können wir die Bedürfnisse unseres sozialen Umfeldes bewusster und deutlicher wahrnehmen; wir haben dann auch mehr Energie und können mehr zum allgemeinen Wohlbefinden beitragen.

In unserer Gesellschaft beeinflussen Organisationen das Leben der Menschen. Beispielsweise stellen Einrichtungen und Unternehmen Produkte und Dienstleistungen bereit, die wir kaufen oder in Anspruch nehmen; sie sind zuständig für die Infrastruktur, unsere Schulen, unser Gesundheitswesen und so weiter. Der HEARTMATH – HERZINTELLIGENZ-Ansatz ist besonders geeignet, die mentale und emotionale Kohärenz innerhalb von Unternehmen zu steigern. Die Menschen in Unternehmen, die in den herzintelligenten Techniken ausgebildet sind, werden glücklicher, gesünder und produktiver. Dadurch werden die Kunden zufriedener. Dies wiederum macht unsere Gesellschaft stärker. Wir haben eindrucksvolle und lohnende Ergebnisse erlebt, wenn die Techniken in Firmen, Behörden, Kirchen, Krankenhäusern und anderen Institutionen eingesetzt wurden.

Unternehmen

Viele Firmen sehen sich komplexen Herausforderungen gegenüber, sobald sie versuchen, durch Umstrukturierung und Neupositionierung in der sich rasch ändernden Geschäftswelt ihre Wirtschaftlichkeit zu erhöhen. Bei diesen Umstrukturierungen kommt es oft zu abrupten Einschränkungen – die davon betroffenen Beschäftigten werden oft übergangen. Damit die Umwandlung von Unternehmen kohärent und mit möglichst geringen Kosten für die Firma vonstatten gehen, sollten Veränderungen aber möglichst einfühlsam durchgeführt werden, um stressige Folgen zu verringern.

Arbeitsüberlastung und ein zunehmender Druck, produktiver zu sein, sind heute häufige Stressoren am Arbeitsplatz. Zusätzlich machen sich die Arbeitnehmer Sorgen um ihre Zukunft, es gibt längere Arbeitszeiten, sinkende Zufriedenheit am Arbeitsplatz und schwindende Verbindlichkeit der Arbeitgeber ihnen gegenüber. Laut dem amerikanischen Arbeitsministerium verursacht heute den Menschen ihr *Arbeitsplatz* den meisten Stress, unabhängig von der Art ihrer Tätigkeit und der Höhe ihres Einkommens.[1]

Ohne hoch entwickeltes Gefühlsmanagement kommt der wachsende Druck am Arbeitsplatz die Führungskräfte, Manager und Mitarbeiter teuer zu stehen; denn er raubt Energie auf Kosten ihres Privat- und Familienlebens. Wir erleben immer mehr Männer und Frauen, die sich dafür entscheiden, weniger Gehalt zu beziehen oder auf eine Beförderung zu verzichten, und die stattdessen flexible Arbeitszeiten, weniger Druck und mehr Zeit für das Zusammensein mit ihren Kindern und Freunden haben. Für viele läuft es auf folgende Frage hinaus: Wie viel ist es wert, auch tagsüber eine Besorgung machen, zum Fußballspiel des Sohnes gehen und nachts gut schlafen zu können?

Aus Sicht des Unternehmens ist es nicht immer möglich, flexible Arbeitszeiten anzubieten; doch Firmen können viel für mehr Zufriedenheit am Arbeitsplatz tun. Langfristig kann es dem Ertrag nicht dienlich sein, Angestellte mit mangelnder Anteilnahme und Rücksicht zu behandeln. Es gibt zahlreiche Beispiele dafür, dass durch eine solche Behandlung die Produktivität und die Rentabilität zurückgingen. In einer teilnahmslosen Arbeitsumgebung werden wichtige Leute krank oder verlassen das Unternehmen, viele der Bleibenden werden zynisch und verlieren die Motivation.

Umgekehrt gibt es Firmen, die fürsorglich genug sind, ihren Leuten die Fertigkeiten zu vermitteln und Möglichkeiten zu bieten, mit denen sie ihre Arbeit und ihr Alltagsleben besser bewältigen. Solche Firmen haben loyale Angestellte, die sich leichter auf Neues einstellen können und enthusiastischer sind. Solche Mitarbeiterinnen und Mitarbeiter sind Veränderungen gegenüber flexibel und kreativ, ihre Leistung verbessert sich ständig. Investitionen, die die Ressourcen des Einzelnen erhöhen, um das Gleichgewicht zwischen Arbeit und Privatleben und das emotional-mentale Selbstmanagement zu verbessern, lohnen sich für Unternehmen.

1998 berichtete das *Wall Street Journal* von einer Studie, die die Firma *Sears & Roebuck* in 800 Unternehmen durchführte. Die Ergebnisse zeigten, dass zufriedene Angestellte nicht nur bei ihrer Firma blieben, sondern auch kostenlose Werbung machten, indem sie die Produkte der Firma anderen empfahlen. Wenn sich die Einstellung der Angestellten nur um 5 % verbesserte, dann waren die Kunden um 1,3 % zufriedener. Dies wiederum führte zu 0,5 % mehr Einkünften – ein beträchtlicher Gewinn für ein Unternehmen der untersuchten Größe. „Wir wissen, dass die Zufriedenheit der Angestellten die Kundenzufriedenheit ebenso erhöht wie die Produktivität", berichtet Brian McQuaid (Generaldirektor der Firma MCI) im gleichen Artikel. Doch in einer Firma wie dieser beläuft sich ein nur 5-prozentiger Rückgang der Leistungsfähigkeit der Angestellten auf einen Rückgang im

Jahresumsatz auf einige Hundert Millionen US-Dollar. Es zeugt von wirtschaftlichem Denken, für die Zufriedenheit der Angestellten zu sorgen und ihnen im Unternehmen das Beste zu bieten.[2]

Schon jetzt, aber vor allem künftig, werden mehr und mehr Firmen auf der Grundlage des *Inner Quality Management* ihrer Angestellten wachsen oder untergehen. Die Tage der gleichgültigen, roboterhaften Unternehmen sind vorüber. Die Firmen, die das sehen und geeignete Schritte unternehmen, werden in diesem neuen Jahrtausend wahrscheinlich zu den prosperierenden gehören.

Das Herz am Arbeitsplatz

Auf den ersten Blick könnte es so aussehen, als ob die Beachtung des Herzens am Arbeitsplatz etwas deplatziert wäre. In vielen Kreisen herrscht immer noch die Ansicht: „Geschäft ist Geschäft", und das Herz habe hier keinen Platz. Es mag erstaunlich erscheinen, doch unsere Trainer hören immer noch von Führungskräften, sie bräuchten keine „weichen" Fertigkeiten. Größtenteils jedoch wird die pragmatische Sichtweise der HERZ-INTELLIGENZ-Methode (kombiniert mit den biomedizinischen Daten und den ergebnisorientierten Prozessen) von Unternehmen sehr offen aufgenommen. Sobald die Grundwerte des Herzens und die neuen Techniken und Arbeitshilfen zur Steigerung der Herzintelligenz am Arbeitsplatz eingeführt werden, kommt es zu raschen und tiefgreifenden Veränderungen.

Bruce Cryer leitet die internationale Abteilung der *HeartMath LLC* und lehrt die herzorientierten Fertigkeiten in Unternehmen im ganzen Land. Er hat die Wirkung dieser Fertigkeiten mit eigenen Augen beobachtet und findet das Bedürfnis nach mehr Herz im Unternehmen sehr sinnvoll. „Bedenken Sie, dass alle Unternehmen lebende Systeme sind und aus denkenden und fühlenden Menschen bestehen", sagt Bruce. „Jeder einzelne Betrieb ist faktisch ein riesiger, komplexer Organismus, dessen Gesundheit und Widerstandfähigkeit von vielen Faktoren abhängen, die auch die Gesundheit und Balance des Einzelnen bestimmen. Kluge Unternehmen, ebenso wie kluge Menschen, erkennen die Elemente, die aus dem Gleichgewicht geraten sind, und die, die gut funktionieren, und wollen beide messen."[3]

1994 wurde Bruce Cryer mit seinem Team von der Firma *Motorola* beauftragt, die Leistung der Angestellten dort zu verbessern. Die Firma war bereits weltweit für ihre innovativen Produkte bekannt – teilweise kam es deshalb dazu, weil sie ungewöhnlich stark auf die Bedürfnisse ihrer Angestellten achtete. Doch der zunehmende Wettbewerb hatte den Einsatz erhöht. Der Stress war stärker als üblich. Wie es für *Motorola* typisch ist, war die Geschäftsleitung besorgt und unternahm entsprechende Schritte. Das HeartMath-Team wurde gebeten, auf die Themen Produktivität, Teamarbeit, Kommunikationsfertigkeiten, Stress, Gesundheit, Kreativität und Innovation einzugehen. Cryer und sein Team brachten den Angestellten von *Motorola* die HEARTMATH – HERZINTELLIGENZ-Methode bei; vor und nach der Schulung führten sie eine Umfrage durch, um mögliche Veränderungen zu ermitteln. Nachdem die Mitarbeiter sechs Monate lang die herzintelligenten Techniken praktiziert hatten, zeigten die Teilnehmer eine erheblich höhere Leistung:

- 93 % verzeichneten ein gesteigerte Produktivität
- 90 % zeigten eine bessere Teamarbeit
- 93 % bemerkten ein stärkeres Gefühl von Empowerment
- 93 % fühlten sich gesünder.

Die Fließbandarbeiter, die an der Schulung teilnahmen, gaben an, beträchtlich mehr Energie zu haben und vitaler zu sein. Sie waren weniger angespannt, bemerkten weniger körperliche Probleme in diesen sechs Monaten und empfanden am Ende dieses Zeitraumes mehr Erfüllung in ihrem Privatleben und in ihrem Beruf. *Motorola* interessierte sich auch für den Zusammenhang zwischen der Gesundheit des Herz-Kreislauf-Systems und der Leistungsfähigkeit jedes Einzelnen. Denn die Firma war sich der Tatsache bewusst, dass 28 % der erwachsenen Amerikaner an hohem Blutdruck leiden. Hoher Blutdruck ist nicht nur der stärkste Risikofaktor für Herzerkrankungen und Schlaganfälle, er kann auch die persönliche Leistungsfähigkeit und Produktivität erheblich beeinträchtigen.

Hauptanliegen des HeartMath-Trainerteams war die Steigerung der Produktivität, doch der Rückgang von Spannung und Stress wirkte sich auch auf die Gesundheit der Mitarbeiter eindeutig positiv aus. Zu Beginn der sechs Monate hatten (entsprechend dem amerikanischen Durchschnitt) 28 % der Führungskräfte, der Verwaltung und der Ingenieure hohen Blutdruck. Nach diesem Zeitraum hatten alle, die die HEARTMATH – HERZINTELLIGENZ-Techniken praktizierten, wieder Blutdruckwerte im Normbereich![4] Der

Stress ging sowohl subjektiv als auch objektiv zurück. Ein Angestellter erzählte: „Mein Familienleben bereitet mir jetzt weniger Sorgen. Ich komme besser mit meiner Familie zurecht und habe einige lang bestehende Probleme gelöst. Ich kann anderen zuhören, bin aufgeschlossen, bereit, Kollegen einzuarbeiten, und komme froh und tatendurstig zur Arbeit."

Die Teilnehmer berichteten, dass Angst (18 %), Burn-out (26 %) und Feindseligkeit (20 %) zurückgegangen waren; gleichzeitig stieg die Zufriedenheit (32 %) an. Allgemein gingen die Stresssymptome (darunter Schlaflosigkeit, Herzrasen, Kopfschmerzen, Sodbrennen und Zittern) um 36 % zurück. Seit damals haben über 1000 *Motorola*-Angestellte firmenintern das HeartMath-Training mit ähnlichen Ergebnissen absolviert; und an der *Motorola University* in Schaumburg, Illinois, wurde dieser Kurs als erstes Programm für Stressmanagement aufgenommen. Diese Firma hat die Erfahrung gemacht, dass es sich direkt auf den Gewinn auswirkt, wenn man sich die Herzintelligenz zunutze macht.

Das Herz in Unternehmen

Um den HEARTMATH – HERZINTELLIGENZ-Ansatz in Firmen einzuführen, arbeiten wir mit dem sogenannten „Inner-Quality-Management®"-Programm (IQM). Die gleichen Methoden, die Sie in diesem Buch gelernt haben, setzen wir, neben einigen anderen, für vier spezifische Ziele ein:

- besseres psychisches Selbstmanagement
- kohärente Kommunikation
- ein besseres Betriebsklima
- Unterstützung strategischer Veränderungsprozesse.

Das psychische Selbstmanagement bietet eine neue Basis für die individuelle Effektivität und Produktivität. Kohärente Kommunikation ist für die Teambildung entscheidend. Ein konstruktives und unterstützendes Betriebsklima stellt einen fruchtbaren Boden für langfristigen Erfolg dar. Strategische Erneuerung hält das ganze Unternehmen stark und gewährleistet, dass die Ressourcen ständig aufgefüllt werden.

Die HeartMath-Trainer vermitteln in Unternehmen zunächst das FREEZE-FRAME-Sofortprogramm zur Stressreduktion und um die geistige Klarheit zu erhöhen. Die Angestellten lernen dabei, ihre Energiespender und Energieräuber zu evaluieren. In fortgeschrittenen Kursen wird die CUT-THRU-Emotionstechnik vorgestellt, um das emotionale Gleichgewicht noch weiter zu verbessern. Viele Mitarbeiter nutzen auch die HEART-LOCK-IN-Herzübung, um sich vor oder nach der Arbeit oder in den Pausen zu regenerieren. Auf diese Weise hilft das Herz den Unternehmen, ihre Ziele zu erreichen.

Bei der *Royal Dutch Shell* in Großbritannien bildeten die HeartMath-Berater 150 Führungskräfte der mittleren und gehobenen Ebene aus und stellten signifikante Verbesserungen fest – besonders in der Gruppe mit dem höchsten Stresspegel. Spannungen gingen um 65 % zurück, Müdigkeit um 87 %, Ärger um 65 % und Pläne, das Unternehmen zu verlassen, um 44 %. Diese maßgeblichen Veränderungen traten in nur sechs Wochen ein. Sechs Monate später evaluierten die HeartMath-Berater noch einmal die Ergebnisse, um den bleibenden Wert der HERZINTELLIGENZ-Techniken zu überprüfen. Die Teilnehmer hatten dadurch mehr Zeit, ihre Fertigkeiten zu vervollkommnen; die Ergebnisse spiegeln dies wider. In jedem getesteten Bereich hatten die Stressparameter kontinuierlich abgenommen.

Diese Untersuchungen belegen, wie eindrucksvoll sich die Kohärenz des Herzens am Arbeitsplatz auswirken kann. Die meisten von uns verbringen einen Großteil ihrer Zeit am Arbeitsplatz und wir alle haben in irgendeiner Form mit Firmen zu tun oder sind von ihren Produkten und Dienstleistungen abhängig. In dem Maße, wie die Führungskräfte und Manager die praktischen Vorteile der Herzintelligenz am Arbeitsplatz entdecken und ihre Entwicklung fördern, werden sie ihren Aktionären, Angestellten, Kunden und der Gesellschaft einen enormen Dienst erweisen.

Behörden

Joseph Sundram leitet die Abteilung für Firmenschulung bei der *HeartMath LLC* und hat unser Programm in erstaunlich unterschiedlichen amerikanischen Behörden eingeführt. Diese Erfahrung bietet ihm die ungewöhnliche Gelegenheit zu beobachten, was geschieht, wenn Beamte, Militärs, Polizisten bei gefährlichen Einsätzen und Angestellte von Bund, Ländern und Gemeinden die HERZINTELLIGENZ-Methode praktizieren.

Beamte und Angestellte im öffentlichen Dienst sind vielfach den gleichen Stressoren und Herausforderungen ausgesetzt wie ihre Kollegen in der Privatwirtschaft. Doch bei der öffentlichen Hand gibt es auch spezifische Stressoren. Von Anfang an bot der öffentliche Dienst Beschäftigten etwas, was in der Privatwirtschaft mittlerweile verschwunden ist, nämlich eine lebenslange Anstellung, sofern sie sich an die Regeln halten. Um ein „Management je nach Laune" zu verhindern, gibt das Beamtenrecht die Richtlinien für die gerechte Behandlung der Beschäftigten, ihre Beförderung und Entlassung vor. Fragen Sie jedoch Beschäftigte der höheren Ebenen, wie diese Regeln *wirklich* angewandt werden, geht die Frustration gegen unendlich. Eine unbeabsichtigte Nebenwirkung dieser Regeln ist die Schwierigkeit, Leute loszuwerden, die keine angemessene Arbeit mehr leisten.

„In einer Firma wird man entlassen, wenn man ständig schlecht arbeitet", erklärt Joseph Sundram. „Durch den Kündigungsschutz im öffentlichen Dienst kann es immer noch zwei bis drei Jahre dauern, bis jemand von dieser Stelle entfernt wird. Oft wird der problematische Beamte einfach versetzt und wird an anderer Stelle zum Problem." Im Gegensatz zu Firmen haben viele Behörden eine Art Monopolstellung. Dies führt bei den Beamten zu einer charakteristischen Denkweise: wird außerordentlich viel Wert auf den Status Quo gelegt, verlieren Herzensqualitäten wie Anteilnahme, Flexibilität und gute Leistung ihre Bedeutung. In den meisten Fällen beeinträchtigen das starre System selbst und egoistischen Verhaltensweisen Einzelner die Qualität der Leistungen vieler. In Behörden gehen aufgrund der schwerfälligen Bürokratie Veränderungen nur langsam vonstatten. Die bereits erfolgten tiefgreifenden Veränderungen bedrohen die Sicherheit, auf die sich die Beamten immer verlassen haben. Ein Beispiel: Militärische Einrichtungen wurden verkleinert oder geschlossen; also kann auch ein lebenslanger Job in der Armee nicht mehr als selbstverständlich betrachtet werden. In einer Zeit, in der die Armee „schlanker" wird und mehr Technologie zum Einsatz kommt, haben weniger Leute (flexible Leute mit guter Ausbildung) Aussichten auf eine Karriere. In den letzten Jahren waren Tausende von Soldaten gezwungen, sich eine neue Arbeitsstelle zu suchen.

Laut Joseph Sundram wussten viele Behörden bereits, bevor der Druck von außen einsetzte, dass sie sich ändern mussten. Die explodierende Informationsfülle erforderte neue Technologien und Fertigkeiten; schließlich galt es, von Papier auf effizientere Computersysteme zur Datenverwaltung umzusteigen. Die Probleme mit der Arbeitsmoral nahmen zu. Die Beschwerden von Bürgern über den Service häuften sich. Es herrschte eine mangelnde Anteilnahme und das forderte von den Beschäftigten, den Unternehmen und den Kunden/Bürgern gleichermaßen ihren Preis.

Ein Beispiel: Ein staatliches kanadisches Energieversorgungsunternehmen, das weite Teile der USA mit Strom versorgt, sah sich enormen Herausforderungen gegenüber. Als die Stromversorgung in den Vereinigten Staaten für den freien Wettbewerb geöffnet wurde, musste sich dieses kanadische Unternehmen umstrukturieren, um wettbewerbsfähig zu bleiben und zu überleben. Falls es sich nicht entsprechend ändern könnte, würde es seine Marktanteile verlieren – es würde zusätzlich zehntausende von Arbeitsplätzen sowie die landesweite und die regionale Bedeutung verlieren. Die Firma war als Aktiengesellschaft gegründet und hatte jahrzehntelang so gearbeitet, doch kürzlich wurde sie in drei Aktien- und private Gesellschaften aufgeteilt. Erprobte Geschäftspraktiken und Dienstleistungen, ja selbst die Identität als staatliches Unternehmen mussten sich ändern. Beschäftigte als Teil eines staatlichen Monopols mit sicherer Zukunft mussten die Sprache der Rentabilität, des Wettbewerbs und des Kundenservices lernen. Die Botschaft war klar: Verändert euch oder ihr geht unter!

Der Übergang war nicht leicht. Eine Studie, die das HeartMath-Institut 1998 durchführte, ergab tiefgreifende Veränderungen in der Einstellung, der Leistung und Gesundheit bei einer Gruppe von Mitarbeitern, die das *Inner-Quality-Management-Training* absolvierten (im Vergleich zu einer Kontrollgruppe ohne dieses Training). Unmittelbar vor der eintägigen Ausbildung und zwölf Wochen danach wurden psychologische Tests durchgeführt. In der Kontrollgruppe stieg die Schlaflosigkeit um 15 %, in der Versuchsgruppe ging sie um 11 % zurück. Die soziale Unterstützung (wahrgenommen in Form von Kollegialität unter den Mitarbeitern) verbesserte sich in der Versuchsgruppe um 13 %, in der Kontrollgruppe hingegen nur um 3 %. In der Versuchsgruppe ging die Angst um 13 %, in der Kontrollgruppe nur um 3 % zurück. Die Zufriedenheit am Arbeitsplatz stieg in der Versuchsgruppe um 13 %, in der Kontrollgruppe nahm sie um 1 % ab. In dieser turbulenten Phase sank die Produktivität in der Kontrollgruppe um 5 %, in der Ver-suchsgruppe hingegen stieg sie um 1 % an (siehe Abbildung 12.1, Seite 324).

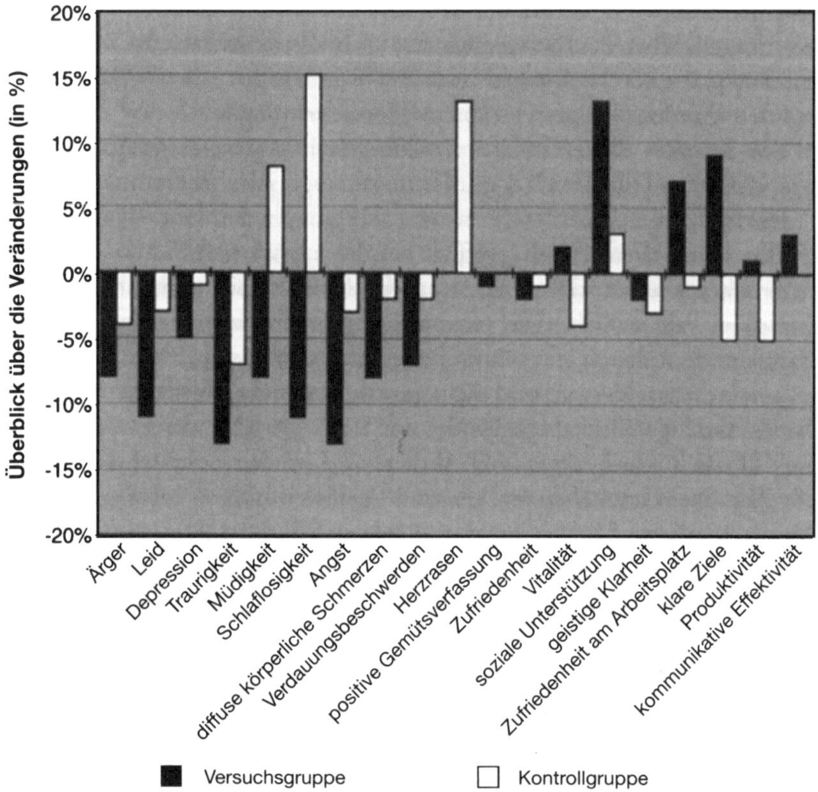

Abbildung 12.1: Auswirkung der HERZINTELLIGENZ-Techniken auf die Gesundheit und Effektivität in Unternehmen: In einer turbulenten Umstrukturierungsphase lernten die Angestellten eines staatlichen kanadischen Energieversorgungsunternehmens die herzintelligenten Techniken. Die Kursteilnehmer waren anschließend emotional ausgeglichener, gesünder und bei ihrer Arbeit effektiver (schwarze Balken). Eine Kontrollgruppe ohne diese Ausbildung zeigte in vielen Bereichen gegenläufige Tendenzen (weiße Balken).

Die Wirkung dieser Ergebnisse reicht noch viel weiter, als nur die Beschäftigten in eine gute Stimmung zu versetzen. Joseph Sundram betont: „Anteilnahme wirkt auf der körperlichen, kognitiven, betrieblichen Ebene sowie für den Service wie ein Schmiermittel. Harmonische (*entrained*) Unternehmen mit ebensolchen Angestellten sind effektivere und effizientere Systeme. Sie lernen schneller und besser und sie können sich leichter an die sich ändernden Gegebenheiten anpassen. Sie empfinden mehr Befriedigung, weil sie sich selbst, ihre Kollegen und andere Beteiligte wirklich unterstützen.” Behörden sind ja zum Dienst der Öffentlichkeit gedacht – Harmonie (Entrainment) bringt sowohl den und die Einzelne als auch die Einrichtung als Ganzes stärker in Kontakt mit ihrem ursprünglichen Auftrag. In unserer Arbeit mit zahlreichen Regierungsbehörden und Einrichtungen finden wir immer wieder ermutigende Daten, die durchgehend ein stärkeres körperliches und emotionales Wohlbefinden der Beschäftigten, die wir ausbildeten, belegen. Diese Ergebnisse unterstreichen unsere Überzeugung: Mit der Herzintelligenz sind wir in der Lage, individuelle und kollektive Herausforderungen zu bestehen.

Die „Schlachtfelder“ in den Städten

Beschäftigte in Unternehmen oder Beamte sind vielen herausfordernden und stressigen Situationen ausgesetzt, doch keine Berufsgruppe hat in Amerika potenziell so viel Stress wie die Polizei. In den Straßen unserer eigenen Stadt arbeiten die Polizeibeamten wie in einem Kriegsgebiet. Sie setzen regelmäßig für ihren Job ihr Leben aufs Spiel. Da überrascht es nicht, dass Polizisten die Statistiken über berufsbedingtes erzwungenes Ausscheiden aus dem Arbeitsleben, einen katastrophalen Gesundheitszustand und frühzeitigen Tod anführen. Sie erleben täglich pausenlos geringere und extreme Stressoren. In den letzten Jahren häufen sich die Klagen über die Brutalität einiger Polizisten – in einem so stressigen Job erscheint das beinahe unvermeidlich.

Stellen Sie sich vor, Sie seien Polizist oder Polizistin. Den ganzen Tag lang haben Sie eine feindselige, potenziell lebensbedrohliche Situation nach der anderen erlebt. Kurz vor Ende Ihrer Schicht flieht jemand, den Sie wegen zu schnellen Fahrens anhalten wollen. Sie jagen den Fahrer 45 Minuten lang; währenddessen pumpen Sie pausenlos Adrenalin in Ihren Organismus. Um nach einem solchen Tag Ihren Kampf-oder-Flucht-Reflex wieder ins Gleichgewicht zu bringen, damit Sie in der „zivilen” Welt, die Sie zu Hause erwartet, wieder angemessen reagieren können, brauchen Sie ein außerordentliches Maß an Selbstmanagement. Denken Sie noch einmal an die Verfolgungsjagd. Wenn Sie sich auf den Ärger und die Feindseligkeit dieser Stresssituation noch einmal einstellen, ist zwar Ihre Körperkoordination besser, doch Ihre Denkprozesse sind beeinträchtigt. Als Folge davon ist die Funktion der Großhirnrinde (des Gehirnbereichs, mit dem Sie alle Arten von Entscheidungen treffen – auch die moralischen) in Mitleidenschaft gezogen. Im Eifer des Gefechts sind die primitiveren Gehirnbereiche schwer am arbeiten.[5] Ohne die mildernden Impulse der komplexeren Hirnregionen mag Ihnen die Vorstellung ganz natürlich erscheinen, den Verdächtigen aus seinem Auto zu zerren und ihn zusammenzuschlagen.

Auf Ihr Herz umzuschalten und diesen Verdächtigen mit dem Herzen zu betrachten, brächte Ihnen einen enormen Vorteil. Sie könnten sich ein Stück weit von Ihrem Ärger, der Frustration und den Vorwürfen während der Verfolgungsjagd distanzieren und die Situation von einer objektiveren und neutraleren Warte aus betrachten. Sie wären geistig klarer, könnten besser entscheiden, Sie würden schneller reagieren und wären besser koordiniert. Falls die Situation Gewalt erfordern sollte, könnten Sie in solch einem Fall das rechte Maß finden. Übermäßige Gewalt könnte dem Verdächtigen, dem Fall und Ihrer Karriere schaden, ja sie könnte sogar weite Kreise ziehen. Zu wenig Kraftanwendung könnte die Sicherheit gefährden und zu Verletzung oder gar Tod unschuldiger Passanten, Ihrer selbst und Ihrer Kollegen führen. Wäre Ihr Herz an der Entscheidung beteiligt, würde Ihr Organismus in seinem Optimalzustand funktionieren und Sie könnten Ihr Handeln in einem größeren Rahmen betrachten.

1998 führte das HeartMath-Institut eine von sieben Polizeichefs einer Großstadt in Auftrag gegebene Studie durch. Dabei begleiteten die Forscher Polizisten aus sieben verschiedenen Polizeistationen bei einer Übung mit dem Namen „Szenario". Hierbei handelte es sich um einen simulierten Polizeieinsatz, ohne scharfe Munition. Außerhalb eines speziell präparierten Lagerhauses wurden die Polizisten über das Szenario instruiert: Möglicherweise sei eingebrochen worden. Eine üblicherweise sichere Tür stand einen Spalt offen und erhärtete so den Verdacht. Es könnten sich auch noch Menschen in dem Gebäude aufhalten. Falls dies der Fall wäre, sei unklar, ob es sich um Angestellte oder um Kriminelle (oder um beide) handelte. Eventuell seien sie bewaffnet. Abbildung 12.2 zeigt die physiologischen Reaktionen eines einzelnen Polizeibeamten während dieser Simulation.

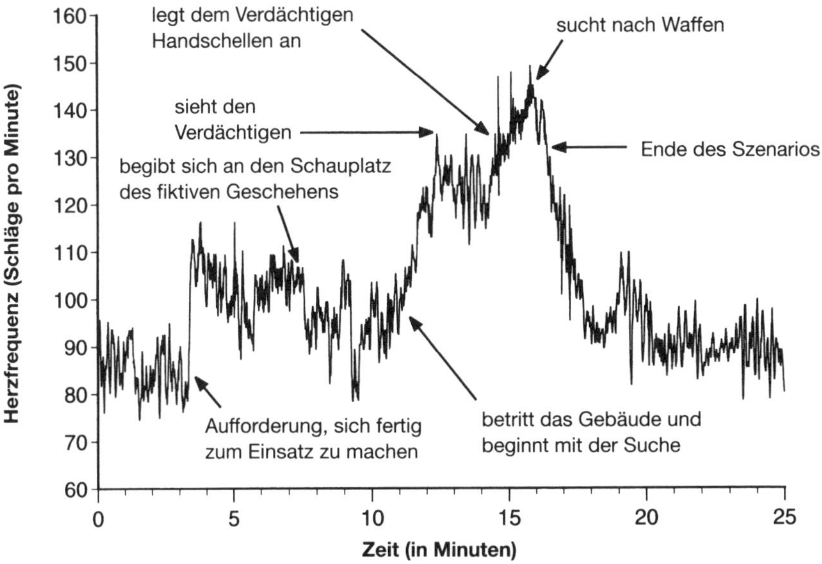

Abbildung 12.2: Herzrhythmus eines Polizisten während eines simulierten Polizeieinsatzes: Das Schaubild zeigt die Herzfrequenzvariabilität eines Polizeibeamten während einer simulierten Durchsuchung eines Lagerhauses nach einem möglicherweise bewaffneten Verdächtigen. Achten Sie auf den rapiden und drastischen Anstieg der Herzfrequenz beim Betreten des Gebäudes. Er vermutet, der Verdächtige habe eine Waffe versteckt, kann aber keine finden. An diesem Punkt ist seine Herzfrequenz auf ihrem höchsten Punkt. Später bezeichnet der Polizist diesen Moment als den stressigsten Teil des Szenarios.

Obwohl der Polizist weiß, dass es sich nur um eine Simulation handelt, können wir ganz deutlich das Einsetzen seines Kampf-oder-Flucht-Reflexes erkennen, als er aufgefordert wird, sich zum Einsatz fertig zu machen. Seine Herzfrequenz erhöht sich und sein Herzrhythmus wird ungeordnet. Sobald er sich an den Schauplatz des fiktiven Geschehens begibt (dort wird er kurz instruiert und macht seine letzten Vorbereitungen), schnellt sein Sympathikus erneut in die Höhe (dies führt zu einer Zacke in seinem Herzrhythmus; die Herzfrequenz hingegen steigt gleichmäßiger). Mit gezogener Waffe betritt er vorsichtig das Gebäude und sucht die herumstehenden Schachteln und Materialien nach möglichen Verstecken ab. Dabei schnellt seine Herzfrequenz wieder nach oben. Sein Herz schlägt jetzt mehr als zweimal pro Sekunde. Plötzlich sieht er jemanden in einer entfernten Ecke des Raumes. Er brüllt: „Polizei! Hände hoch und herauskommen!" Zu diesem Zeitpunkt schlägt sein Herz fast dreimal pro Sekunde (der Herzrhythmus ist stark gezackt), sein Blutdruck ist drastisch gestiegen, Adrenalin und Kortisol kreisen in seinem Organismus. Für seinen Körper ist das keine Simulation mehr.

In den nächsten, verwirrenden Sekunden behauptet der Eindringling, ein Angestellter zu sein, und sucht in seiner Jacke nach seinem Ausweis. Der Polizist insistiert mit schriller Stimme: „Auf den Boden legen! Sofort! Los jetzt!" In der nächsten Minute bringt der Polizist den Verdächtigen unter Kontrolle und legt ihm Handschellen an. Damit endet das Szenario.

Wie Sie aus der Grafik ersehen können, löst die Simulation einen massiven Kampf-oder-Flucht-Reflex aus. Dieser Zustand geht relativ rasch wieder auf das ursprüngliche Niveau zurück, doch der Polizist braucht zehn Minuten oder länger, um sich wirklich von diesem Erlebnis zu beruhigen. Während dieser Zeit rast sein Herz immer noch. Selbst nach Abschluss der Simulation ist sein Puls noch höher als vorher.

Einer der Gründe, warum die sieben Polizeipräsidenten ihrer Mannschaft das HeartMath-Training gesponsert haben, ist die beträchtliche positive Wirkung dieser Techniken auf die Leistung in Stresssituationen, denen Polizisten ausgesetzt sind. Ein anderer Grund ist die leichtere Orientierung im Gelände. Doch es gibt noch einen weiteren, persönlicheren Grund, warum diese Einrichtungen die HERZINTELLIGENZ-Methode benutzen. Nachdem sich Polizisten acht Stunden oder länger mit den weniger angenehmen Aspekten der Gesellschaft beschäftigt haben, ist es extrem schwierig, all diese Erfahrungen hinter sich zu lassen und zu Hause der liebevolle Vater/die liebevolle Mutter, Ehefrau/Ehemann oder Sohn/Tochter zu sein. Manchmal reagieren Polizisten auf Unfälle oder Gewaltszenen, bei denen Menschen grausam gelitten haben oder gestorben sind. Diese Bilder und Gefühle müssen sie dämpfen oder unterdrücken, um in einer solchen Situation ihre Arbeit tun zu können. Doch solche Bilder können Polizeibeamte noch lange verfolgen. Deshalb ist es durchaus eine Leistung, wenn sie sich eine ausgewogene Sichtweise aneignen, selbst wenn sie mit den dunkleren Seiten menschlichen Verhaltens konfrontiert sind.

Die HERZINTELLIGENZ-Methode gibt Polizeibeamten und allen anderen Berufsgruppen, die starkem Stress ausgesetzt sind, die nötigen Techniken an die Hand, Stress loszulassen und willentlich mit dem Herzen in Kontakt zu treten. Personen, die diese Fertigkeiten in Krisensituationen nutzen, bringen wahrscheinlich in Zeiten, wenn sie alle verfügbaren Ressourcen brauchen, Höchstleistungen.

Die Polizeistudie hat gezeigt, dass die herzintelligenten Techniken das Leben und den Dienst von Polizisten drastisch verändern können. 30 Beamte einer Versuchsgruppe absolvierten innerhalb von vier Wochen drei Trainingseinheiten; eine Kontrollgruppe erhielt im gleichen Zeitraum keine Ausbildung. Alle wurden vor dem Ausbildungsprogramm und vier Wochen später getestet. Wie Abbildung 12.3 (Seite 330) zeigt, stieg in der Kontrollgruppe die Depression innerhalb von 16 Wochen um 17 %. In der gleichen Zeit ging sie bei den Teilnehmern der Versuchsgruppe um 13 % zurück. In der Kontrollgruppe nahm der Stress um 1 % ab, in der Versuchsgruppe 20 %. Müdigkeit ging bei den Teilnehmern der Ausbildung um 18 % zurück, in der Kontrollgruppe um 1 %.

Unsere Polizei bringen für unsere Gemeinschaft und unser Land große Opfer. Wenn sie Fertigkeiten lernen, um ihre Arbeit mit möglichst wenig Stress und Leid zu verrichten und um leichter zwischen den Gefühlszuständen umzuschalten, können sie effektiver arbeiten und ihre Freizeit mit ihrer Familie Tag für Tag mehr genießen. Mit Hilfe dieser Fertigkeiten verhindern sie auch, dass sich langsam und tödlich wirkender Stress anhäuft; denn er kann zu ungewöhnlich häufigen Herz-Kreislauf-Erkrankungen und Todesfällen nach dem Eintritt in den Ruhestand führen, die immer wieder bei Polizisten vorkommen. Für ihren selbstlosen Einsatz verdienen sie etwas Besseres. Im Kontakt mit ihrer Herzintelligenz können sie kohärenter sein, häufiger im Flow-Zustand sein und mehr Lebensqualität genießen.

Für andere da sein

Dass die HeartMath-Schulungen in so verschiedenen Unternehmen und Organisationen so wirkungsvoll sind, liegt hauptsächlich daran, dass Unter-

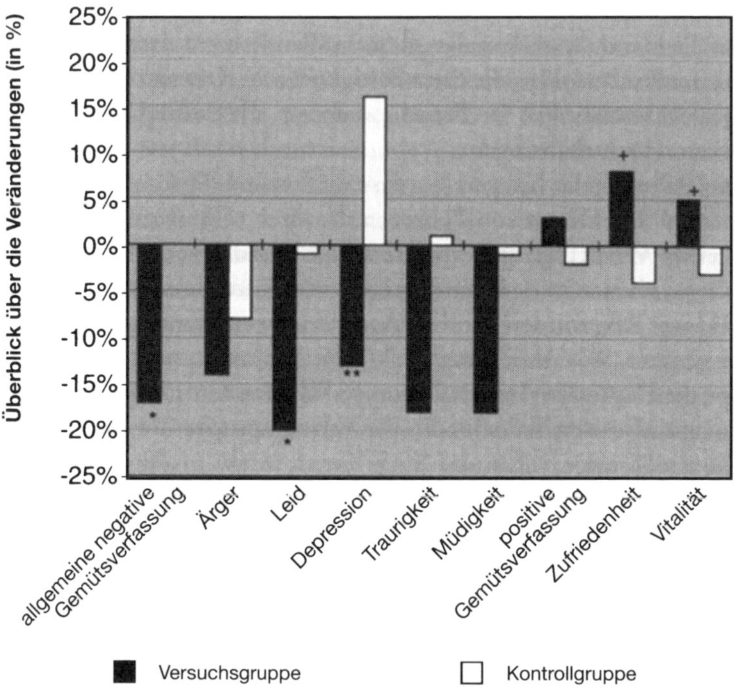

Abbildung 12.3: Stressabbau bei Polizisten, die die HerzIntelligenz-Techniken praktizieren: Bei den Polizisten, die die Techniken praktizierten, gingen Stress, negative Emotionen und körperliche Stresssymptome signifikant zurück (schwarze Balken). Die Ergebnisse wurden mit denen einer Kontrollgruppe, die die Methoden nicht gelernt hatten, verglichen (weiße Balken) $+<1$. $*p<0{,}05$, $**p<0{,}01$.

nehmen aus Einzelpersonen bestehen, die zusammenarbeiten. Wird die Zusammenarbeit verbessert, wirkt sich die Herzintelligenz am stärksten auf die Gesellschaft aus. Das Beste, was jeder und jede Einzelne von uns für die Gesellschaft tun kann, ist, bei sich selbst anzufangen. Wenn wir aus dem Herzen heraus leben, ermutigen wir andere Menschen in unserem Umfeld durch unser Vorbild, auch danach zu streben. Wenn Sie auf Ihr Herz hören, wird Ihnen Ihre Intuition die nötigen Erkenntnisse vermitteln und die nötige Führung geben, um diese Menschen zu unterstützen.

Um zu entscheiden, wie Sie Ihre Herzintelligenz am besten zum Wohle anderer einsetzen können, müssen Sie bei der Überlegung, was und wie viel Sie tun wollen, immer zwischen Anteilnahme und Überfürsorglichkeit unterscheiden. Viele gute Absichten haben die Erwartungen nicht erfüllt, weil übertriebene Anteilnahme im Namen der Fürsorge die Energie aufgezehrt hat. Wichtig ist, dass die gute Absicht effektives Handeln nicht zunichte macht. Unterscheiden Sie mit dem Herzen – nicht mit Ihrem übermäßig aufgeregten Kopf –, wo Sie Ihre Zeit und Energie investieren.

Wenn die Herzintelligenz entwickelt ist, reift das Verständnis davon, was Unterstützung wirklich ist. Es geht immer noch nur um Liebe – aber um eine Liebe mit einem praktischen Gewinn, in dem der effizienteste Energieeinsatz zum Ausdruck kommt.

Wenn Sie die HERZINTELLIGENZ-Übungen weiterhin anwenden, Ihre Energiespender sammeln und die Energieräuber ausschalten, erweitert sich nicht nur Ihr persönliches Verständnis vom „Service“, sondern Sie können dann anderen auch leichter wirksam helfen. Vertiefen Sie erst die Verbindung mit Ihrem Herzen, dann werden Sie immer wieder Gelegenheit haben, Ihre Herzensgüte mit anderen sinnvoll zu teilen.

Wir haben in diesem Buch wiederholt praktische Arbeitshilfen und Techniken vorgestellt, mit denen Sie Ihr Leben verbessern können. Wir haben Sie über die biomedizinische Forschung informiert, persönliche Beispiele gebracht und die Anwendung in Organisationen, Unternehmen und Einrichtungen vorgestellt, damit Sie die Kraft und die Intelligenz des Herzens besser verstehen. Im letzten Kapitel wollen wir davon etwas abweichen. Wir stellen Ihnen unsere Sicht des derzeitigen Zustandes der Welt, die Zukunft der Herzintelligenz und ein theoretisches Modell dafür vor, wie es sich auf unsere Gegenwart und Zukunft auswirken wird, wenn die individuelle und die kollektive Kohärenz zunehmen. Kapitel 13 will Sie anregen, über aufregende neue Möglichkeiten nachzudenken, wie sich das Potenzial der Herzintelligenz umfassender einsetzen lässt. Doch um diese neuen Möglichkeiten zu verwirklichen, ist es am wichtigsten, dass Sie die in den vorangehenden Kapiteln gelernten Techniken tatsächlich anwenden. Der letzte Schritt in der HEART-MATH – HERZINTELLIGENZ-Methode besteht darin, *Ihr Wissen anzuwenden.*

Kapitel 13 Das Herz im 21. Jahrhundert

Durch unsere Arbeit mit Menschen aus vielen verschiedenen Gesellschaftsbereichen (aus Firmen, Schulen, Polizeistationen, Kliniken, Praxen und Behörden) haben wir einen recht guten Überblick über die Herausforderungen, denen sich Menschen heute gegenübersehen, bekommen. Die meisten Menschen fühlen sich, was die Gegenwart angeht, überlastet und, was die Zukunft angeht, verunsichert. So viele Dinge verändern sich gleichzeitig, dass wir die Geschehnisse nur schwer überblicken können.

Hier ein Beispiel: Ein ranghoher Mitarbeiter einer großen Computerfirma besuchte eines unserer Seminare und erzählte Folgendes: „Unsere Firma fusioniert gerade mit einem anderen Unternehmen. Die Fusionen und Übernahmen von Firmen erfordern die Konsolidierung der Ressourcen und Technologien. Für die Beschäftigten ist es zurzeit sehr stressig, weil sie doppelt so viel arbeiten müssen – nämlich ihre übliche Arbeit verrichten und zusätzlich die andere Arbeit, die mit der Fusion mit Mitarbeitern einer anderen Unternehmenskultur einhergeht, in der die Dinge bisher anders gemacht wurden. Oft weiß man nicht, wo man steht. Man kann einen neuen Vorgesetzten bekommen, die eigene Stelle kann gestrichen werden, man kann in eine neue Abteilung oder in ein anderes Werk versetzt oder entlassen werden. Zusätzlich zu all dem musste sich unsere Firma gleichzeitig auch noch um das weltweite Y2K-Computerproblem kümmern. Relativ neue Computer im Wert von Milliarden von Dollar wurden ausrangiert, weil es nicht genug Software-Experten gab, die sie 2000-tauglich machen konnten. Dies kostete die Firmen so viel, dass die Aktienkurse zu fallen begannen. Unsere Kunden bestellten also viele neue 2000-taugliche Computersysteme, aber wir konnten nicht so viele produzieren, um vor dem Jahreswechsel alle Bestellungen auszuliefern. Es war ein Wettrennen gegen die Zeit. Das Problem wurde noch dadurch verschlimmert, dass die Regierung den Bestellungen anderer Kun-den zuvorkam. Die wichtigen 2000-tauglichen Computer für die Regierung mussten also eingeschoben werden. Außerdem hatten wir eine Wirtschafts-krise in Asien und kein Mensch weiß, in welche Richtung die Weltwirtschaft sich entwickelt. Es ist schon stressig genug, mit den Anforderungen am Ar-beitsplatz umzugehen; doch wenn ich in die Zukunft blicke, frage ich mich, ob meine Tätigkeit sinnvoll ist."

Die Welt befindet sich tatsächlich in einer wichtigen Übergangsphase. Der technologische Fortschritt, die Globalisierung der Wirtschaft und der Medien durch das Internet stellen uns plötzlich vor nie da gewesene Gelegenheiten und Herausforderungen. Wir befinden uns in einer Zeit raschen Wandels; alles und alle sind davon betroffen. Überall auf der Welt werden computergestützte Systeme (von Kommunikationssatelliten über Handys zu Banktransaktionen) zunehmend vernetzt und wechselseitig voneinander abhängig. Ein Problem in *einem* Gebiet kann eine weltweite Kettenreaktion auslösen. Wir alle haben von möglichen Szenarien gehört, die selbst die Gelassenen unter uns erschrecken. Als stark vernetzte weltweite Gesellschaft bewegen wir uns rasch auf wichtige Entscheidungen zu, die unsere derzeitige Sicherheit und das Leben künftiger Generationen beeinflussen. Die Probleme der Welt könnten sich noch verschlimmern, bevor sich die Lage bessert. Doch eben diese Herausforderungen unserer Zeit stellen auch die Möglichkeit für einen beträchtlichen Wandel des menschlichen Bewusstseins dar.

Wir befinden uns in einer Phase, in der die Entwicklung neuer, intelligenter Lösungen, die die Kohärenz und Harmonie fördern, wichtiger sind als Uneinigkeit und Auseinandersetzungen. Wir betrachten die Kultivierung der Herzintelligenz, die allen Menschen innewohnt, aber großenteils ungenutzt ist, als unsere größte Ressource, um diese Kohärenz zu erlangen.

Das weltweite Stressmoment

Die kollektive Energie der Gefühle, Gedanken und Einstellungen von fast sechs Milliarden Menschen auf diesem Planeten erzeugt eine bestimmte Atmosphäre, wir nennen es auch ein „Bewusstseins-Klima". Dieses Bewusstseins-Klima umgibt uns wie die Luft, die wir atmen, und beeinflusst uns auf der energetischen und emotionalen Ebene beträchtlich. Nehmen die *kohärenten* Gedanken und Gefühle zu, *verbessert sich* das Bewusstseins-Klima. Nehmen die *inkohärenten* Gedanken und Gefühle zu, steigt der *Stress* im Bewusstseins-Klima. Kohärenz oder Inkohärenz werden in diesem Bewusstsein-Klima übertragen wie Musik oder Lärm über das Radio.

Der kollektive Stress, den die Menschen überall empfinden, sorgt dafür, dass der innere Lärm und die inneren Störungen weithin übertragen werden. Zuerst wird der Stress zu Hause, in Schulen, Büros und auf der Straße von Mensch zu Mensch weitergegeben. Durch Fernsehen, Radio und Printmedien wird er verstärkt und vergrößert; so tritt er weltweit auf und erreicht täglich Milliarden von Menschen. Wenn Terroristen eine Bombe werfen, die Hunderte von Menschen tötet, wenn ein brutaler Staatsmann sich wieder in Kriegspose wirft oder in Indien oder Pakistan Atomtests durchgeführt werden, beeinflussen diese Ereignisse die Menschen weltweit. Sie spüren eine Woge der Spannung, die von diesen instabilen Situationen ausgeht, obwohl sie nicht direkt betroffen sind. Eine ähnliche Welle breitet sich aus, wenn von verheerenden Naturkatastrophen wie Erdbeben, Fluten, Wirbelstürmen oder Feuersbrünsten berichtet wird.

Die Quantenphysik hat gezeigt, dass Informationen in der sogenannten Nichtlokalität der Quanten praktisch unverzüglich ausgetauscht werden. Physiker haben in Experimenten nachgewiesen, dass zwei Teilchen, sobald sie sich einmal berührt haben, auf irgendeine Art und Weise immer verbunden bleiben. Verändert man *ein* Teilchen, dann ändert das andere sich gleichzeitig auch, selbst wenn es kilometerweit entfernt ist. Wenn wir im Fernsehen Meldungen hören, die unsere Gedanken und Stimmungen beeinflussen, bleiben wir mit diesen Informationen verbunden. Die Quantenphysiker David Bohm und Basil Hiley beschreiben diese nichtlokale Verbindung, die entfernte Objekte miteinander verbindet: „Man muss nur ein wenig nachdenken, um zu erkennen, dass [dies] (...) noch unmittelbarer und eindeutiger auf unser Bewusstsein mit seinem ständigen Strom vergänglicher Gedanken, Gefühle, Wünsche, Bedürfnisse und Impulsen zutrifft. Sie alle fließen ineinander und trennen sich wieder."[1] Bei beiden geht es um das unteilbare Ganze. Diese Physiker vertreten die Ansicht, die Gedanken und Gefühle der Menschen würden viel enger zusammenhängen, als bisher angenommen. Unser Hang zum Bewerten, Projizieren, zu Überfürsorglichkeit, unkontrollierten Emotionen und starren Denkweisen hat ein Bewusstseinsklima erzeugt, das die Menschen in einen Zustand der Inkohärenz bringt.

Werden Stresswellen erzeugt, nehmen unsere Emotionen diese inkohärente Energie auf. Selbst wenn die Welle nur durch uns hindurchfließt, gibt es emotionale Nachwirkungen. Wer je ein Erdbeben mit seinen Nachbeben erlebt hat, hat diese Störungsenergie noch tagelang in seinem Körper gespürt. Wellen starken emotionalen Stresses können sich ähnlich auf die ganze Welt auswirken. Finden massive Angst auslösende Ereignisse statt, erleben wir in gewisser Hinsicht *alle* Stress. Auf der Bewusstseinsebene sitzen wir alle im gleichen Boot. Angesichts der Physik des kollektiven Bewusstseins gewinnen Kohärenz und Inkohärenz an Bedeutung. Auf der Prioritätenliste steht auch unser eigenes Gefühlsmanagement ganz oben. Je nachdem, wie gut wir uns selbst kennen und im Griff haben, können wir dieses Stressmoment teilweise abwenden. Doch wir sind vielleicht immer noch anfällig für ein Ansteigen des Stresspegels in unserer Umgebung; denn dieser Anstieg kann den Amoklauf unserer Denkprozesse und unsere unkontrollierten Gefühlsreaktionen fördern und unsere Toleranzschwelle überschreiten.

Das Kohärenzmoment

Der weltweite Stress ist offensichtlich, doch es gibt eine ebenso starke Gegenkraft. Selbst wenn Stress und Inkohärenz zunehmen, wirkt die Kohärenz (die andere Art, diese Zeit des Wandels zu erleben) zu unseren Gunsten. Im zunehmenden Stress wächst eine neue Kraft in Richtung Kohärenz. Wir können uns auf sei allerdings nur einstimmen und sie verwirklichen durch unser Gefühlsmanagement und durch emotionale Ausgeglichenheit – Fertigkeiten, die einem großen Teil der Menschen unserer Gesellschaft fehlen.

Falls wir in Angst, Furcht, Resignation oder in der Unwilligkeit, uns zu ändern, stecken bleiben, wird uns diese schnelllebige Zeit eine Herausforderung nach der anderen präsentieren. Wir können uns selbst und anderen am besten helfen, wenn wir diese Übergangszeit mit der Kraft unseres Herzens durchstehen.

Im Massenbewusstsein wird zwar zurzeit mehr Inkohärenz als Kohärenz verbreitet, doch wir erleben auch stichhaltige Beweise für die Kraft der Kohärenz. Immer mehr Menschen sprechen miteinander über ihr Herz, darüber, ihrem Herzen zu folgen und zu versuchen, Wertschätzung, Mitgefühl und ein persönliches Gleichgewicht zu finden. In den Bestseller-Regalen gibt es Bücher, die uns zum Beispiel daran erinnern, Dankbarkeit und Freude im Leben zu finden.

Viele Menschen erleben einen Wandel in ihren Prioritäten und Werten. Sie haben es satt, nur ehrgeizig zu sein und ums nackte Überleben zu kämpfen. Das wachsende Interesse an Spiritualität und religiösen Praktiken aller Art machen deutlich, dass Menschen sich nach mehr sehnen. Sie sind auf der Suche, wenden sich nach innen, so gut sie können, und halten nach einem Sinn und einer Bedeutung in ihrem Leben Ausschau. Alle diese Beispiele zeugen von der Sehnsucht nach mehr Herz und nach einer Verbindung mit dem Geistigen.

Immer, wenn ein Mensch sich bemüht, Kontakt mit einem tieferen Teil in sich aufzunehmen, seine Emotionen ins Gleichgewicht zu bringen und die Stresswirkung abzubauen, profitiert sein Umfeld. Je mehr Einzelpersonen lernen, ihr inneres Gleichgewicht und ihre Selbstsicherheit zu bewahren und sich von der Inkohärenz ringsum fernzuhalten, desto besser können sie die Stressfrequenzen ausgleichen. Dies erleichtert es anderen, auf den Wellen der Veränderung zu surfen, statt von ihnen überschwemmt zu werden. Durch diese Kohärenz kann sich neues Bewusstsein ausbreiten und können weltweit neue Lösungen für soziale Probleme auftauchen.

Die Menschheit ist an einem Punkt in der Evolution angelangt, an dem die Besinnung auf die Herzintelligenz unabdingbar ist. In naher Zukunft wird das Gefühlsmanagement nicht mehr wie eine modische *Wahlmöglichkeit* erscheinen, wie es heute der Fall ist; es wird zur Hauptsache werden. Wir haben unsere Gefühle besser im Griff und kommen mit der Kraft der Kohärenz in Kontakt, wenn wir uns mit unserer Herzintelligenz verbinden. Mit dieser Fähigkeit führt uns unser Herz zu neuen Lösungen, die wir brauchen, um die weltweiten Herausforderungen zu bestehen. Sie eröffnet uns auch unsere innere Technik – die Kybernetik unserer Gedanken und Gefühle.

Aufgrund unserer eigenen Erfahrungen mit der Herzintelligenz können wir sagen, dass in den nächsten Jahren die Fortschritte in der „inneren Technik" schneller vonstatten gehen als die in der äußeren Technologie der letzten 100 Jahre. Wir wissen, dass dies eine gewagte Aussage ist. Aber sie kommt nicht von ungefähr; sie basiert auf der Tatsache, dass Kohärenz intelligenter und wirkungsvoller ist als Inkohärenz. Erinnern Sie sich, dass kohärentes Laserlicht viel stärker als das Licht einer Glühbirne ist. Im menschlichen Organismus ruft Inkohärenz Stress und Krankheit hervor. Die Gesellschaft hat genug davon. Es ist an der Zeit, die Kraft der Kohärenz zu erforschen. Der Übergang zur Herzintelligenz wird bedeutsamer sein als der Übergang vom Mittelalter zur Renaissance und dem Zeitalter der Wissenschaft, einschneidender als der Übergang von der industriellen Revolution zum Informationszeitalter des vergangenen Jahrhunderts. Der jetzige Übergang stellt einen tiefgreifenden Wandel im menschlichen Bewusstsein dar – er hat bereits begonnen.

Wissenschaft und Geist

Viele alte Formen der Medizinkunde waren davon überzeugt, dass der Körper über eine dynamische Energie oder eine Lebenskraft verfügt. Die chinesische Medizin bezeichnet diese Lebenskraft, die jeden Menschen durchströmt, mit dem Begriff *Chi*. Der Vitalismus ist eine naturphilosophische Richtung, die annimmt, dass man den Gesetzen der Physik und Chemie eine nichtstoffliche Kraft oder einen substanziellen Träger hinzufügen muss, um das Leben umfassend zu verstehen.[2] Dieser vitalistische Ansatz wurde von einer Reihe moderner Wissenschaftler wieder aufgenommen. Zu ihnen gehört Rupert Sheldrake, der die Existenz nichtstofflicher, aber bestimmender morphogenetischer oder formgebender Felder postuliert.[3] Diese nichtstofflichen Felder helfen erklären, warum viele Methoden der Alternativmedizin (darunter auch Gebete) wirken können. Feine Energie oder gewisse nichtstoffliche

Felder scheinen mit im Spiel zu sein, selbst wenn die wissenschaftlichen Messgeräte heute noch nicht fein genug sind, um sie zu messen.

Die Alternativmedizin konnte nur deshalb im letzten Jahrzehnt in den Vereinigten Staaten und in anderen Ländern der westlichen Welt so boomen und gedeihen, weil Menschen einen neuen Ansatz forderten. Sie lasen Berichte in der Zeitung oder erlebten, dass die alternativen Heilmethoden einem Freund oder einer Freundin gut halfen. Sie spürten, dass diese Methoden viel zu bieten haben. Jahrelang haben die *National Institutes of Health* (NIH; sie entsprechen etwa dem deutschen Bundesgesundheitsamt und andere medizinische Organisationen alternative Ansätze wie Akupunktur und Energiearbeit als unbeweisbar und deshalb unwirksam abgetan. Doch die NIH wurden schließlich vom Kongress gezwungen, sich diesem Bereich zu widmen, weil Millionen von Menschen sich von der konventionellen Medizin abwandten und in alternativen Behandlungsmethoden Heilerfolge erfuhren. Mittlerweile hat das NIH eine Abteilung für alternative Medizin eingerichtet, die die wirkungsvollsten alternativen Ansätze (selbst wenn sie nicht wissenschaftlich erklärt werden können) herausfindet und erforscht.

In der Physik wird über den Nicht-Raum diskutiert, aus dem sich die materielle Welt mit Raum und Zeit ableitet.[1] Der Physiker Roger Penrose hat behauptet, das Universum sei ein dynamisches Netz aus Quantenspins. Diese Spin-Netzwerke erzeugen eine sich entwickelnde Anordnung geometrischer Volumina, die die Raumzeit definieren und ausmachen.[4] Penrose arbeitet jetzt mit dem Physiker Stuart Hameroff zusammen. Sie wollen herausfinden, wie die Spin-Netzwerke lebenden Systemen Informationen übertragen. Hameroff stellte das Konzept des Quantenvitalismus vor. Nach dieser Theorie stammt das Leben von organisierenden Prozessen auf der fundamentalsten Ebene des Universums ab und ist eng mit diesen Prozessen verknüpft.[5] Diese beiden Forscher hoffen, wissenschaftlich erklären zu können, wie Bewusstsein und Biologie (was andere *Geist* und *Materie* nennen würden) zusammenkommen.

Wir sind der Ansicht, dass Forscher die subtile Energie oder die formgebenden Felder wissenschaftlich erklären werden können, sobald sie die Intelligenz und andere Herzattribute erforschen. Die Forschung am HeartMath-Institut hat gezeigt, dass sich das elektromagnetische Feld des Herzens über den Körper hinaus erstreckt. Bisher können Instrumente das Feld des Herzens nur bis 2,5-3 Meter vom Körper entfernt messen, doch es gibt

Hinweise, dass es ein nichtlokales Feld gibt, das Zeit und Raum überschreitet. Die Physiker William Gough und Robert Shacklett[6] haben, ebenso wie William Tiller[7], Modelle vorgestellt, die die elektromagnetische Theorie mit einem inhärenten, nichtlinearen, nichtlokalen, multidimensionalen Bereich, der nach holographischen Gesichtspunkten funktioniert, verbindet. Diese Modelle sind zwar noch nicht bewiesen, doch sie deuten an, wie sich das Feld des Herzens kilometerweit, ja, möglicherweise um die ganze Welt erstrecken kann.

Basierend auf den Erkenntnissen des HeartMath-Instituts, die darauf hinweisen, dass Kohärenz im Herzrhythmus beginnt und dann dem Gehirn und dem Körper mitgeteilt wird, vertreten wir folgende Theorie: Durch das Herz gelangt der Geist in den menschlichen Organismus. Die Eigenschaften des Geistes (Liebe, Mitgefühl, Fürsorge, Wertschätzung, Toleranz und Geduld) rufen alle eine erhöhte Kohärenz und Ordnung im Herzrhythmusmuster hervor. Ärger, Frustration, Angst, Furcht, Sorge und Feindseligkeit erzeugen im Herzrhythmus Inkohärenz und Unordnung. Sobald der Herzrhythmus von Menschen kohärenter wird, tritt auch die höhere Intelligenz des Herzens zutage. Die Menschen werden wohlmeinender, sie sind sich des Gesamtzusammenhangs stärker bewusst. Unserer Überzeugung nach kommt es zu Kohärenz, wenn sich der Geist mit der Menschlichkeit verbindet.

Wir Menschen müssen nicht warten, bis sich die Existenz eines höheren Bewusstseins oder Geistes wissenschaftlich beweisen lässt, um uns mit der organisierenden Intelligenz unseres Herzens zu verbinden. Sobald ausreichend viele Einzelpersonen sich auch nur ein wenig bemühen, sich konsequent auf die Kraft ihres Herzens einzulassen, kann die Menschheit weltweit eine neue Dimension von Kohärenz erleben. Aufgrund dieser Bemühungen wird sich ein Wechsel im Fokus vom Kopf weg und zum Herzen hin vollziehen. Jeder Mensch muss sich selbst für diesen Wechsel entscheiden, doch der Nutzen daraus ist enorm. Wenn mehr Menschen das Herz wählen, stimmen sie sich auf die Herzfrequenzen anderer ein, die das Gleiche tun. Dies hilft ihnen, gelassen auf den Wellen des Stressmoments und der weltweiten Veränderungen zu reiten.

Kohärenz in der Gesellschaft

Es kann als Indikator für wachsende soziale Kohärenz betrachtet werden, dass zum Beispiel Selbsthilfegruppen wie Pilze aus dem Boden schießen. Diese Gruppen fungieren als erweiterte Familien, ob sie nun von Menschen, die vor den gleichen Problemen stehen, von Menschen, die gemeinsam wachsen wollen, oder zu Studienzwecken gegründet werden. In solchen Gruppen finden Menschen Herzensverbindungen sowie emotionale und soziale Unterstützung. In Gruppen können Menschen beruflichen und privaten Stress abbauen. Die gegenseitige Anteilnahme der Gruppenmitglieder bei ihren Treffen und die Bemühungen jedes Einzelnen, mit dem eigenen Herzen in Kontakt zu kommen, tragen zur Verbreitung eines kohärenten Bewusstseins bei. Sie fördert die Zusammenarbeit und hilft Menschen, Stress und emotionalen Aufruhr abzupuffern.

Selbst das globale Stressmoment hat seine positive Seite. Stress zwingt Menschen oft, in ihrem Herzen nach Lösungen zu suchen, und er kann Menschen zusammenbringen. Bei regionalen Katastrophen sehen wir über ethnologische, kulturelle und wirtschaftliche Unterschiede hinweg und arbeiten zum Wohle der Gesamtheit zusammen, zumindest eine Zeit lang. Im Nachhinein erinnern wir uns an solche tief empfundenen Erlebnisse oftmals als Höhepunkte unseres Lebens.

Unsere Experimente zur Elektrizität der Berührung (siehe Kapitel 8) haben bewiesen, dass die elektromagnetischen Signale unseres Herzens sich in den Gehirnwellen der Menschen, die wir berühren, oder der Umstehenden zeigen. Die Versuche belegen auch, dass die vom Herzen produzierte elektromagnetische Energie über den Körper hinausstrahlt. Je mehr Liebe, Anteilnahme und Wertschätzung wir ausstrahlen, desto stärker ist die Frequenz oder die Welle, die unser Herz ausstrahlt und die es anderen Menschen erleichtert, mit ihrem Herzen in Kontakt zu kommen.

Wertschätzung allein ist schon eine kraftvolle Schwingung der Kohärenz. Ja, Wertschätzung verstärkt die Kohärenz und verbindet uns mit unserem wahren Selbst. Sie verbindet uns mit dem Herzen des Planeten und unserem tieferen Sinn. Indem wir die Herzensqualitäten (wie Wertschätzung, Anteilnahme, Mitgefühl und Liebe) in unserem Leben verwirklichen, stärken wir das Kohärenzmoment im Bewusstsein des Planeten. Wir gehen davon aus, dass das Kohärenzmoment schließlich die kritische Masse erreicht und ein Jahrtausend des Friedens und Wohlstandes hervorbringt, das auf einer neuen Intelligenz beruht. Die Menschheit wird schließlich den Bewusstseinswandel von der Inkohärenz zur Kohärenz vollziehen. Dann können die Menschen überall leichter auf eine Art und Weise wahrnehmen und handeln, die individuell und kollektiv ausgeglichen und fürsorglich ist.

Persönliche Verantwortung

Wenn Stress weltweit zunimmt, kann sich die emotionale Verzerrung leicht in Form von mentaler Überlastung und unkontrolliertem emotionalen Reagieren in unser System einschleichen. Die Überlastung hält alle von uns (Arme oder Reiche, Gebildete oder Ungebildete) mit den Geschehnissen ringsum gefangen und übermäßig identifiziert. In diesem Zustand schläft das Bewusstsein, wir wollen dann nur noch überleben.

Wenn wir persönlich die Verantwortung übernehmen wollen, ist es wichtig, emotional immer besser im Gleichgewicht zu sein und zu versuchen, nicht noch selbst zu dem Stress beizutragen. Überfürsorglichkeit ist für niemanden und nichts eine Hilfe. Stellen Sie sich den Herausforderungen und streben Sie danach, trotz der Veränderungen emotional stabil zu bleiben. Kapitulieren Sie nicht! Wir können alle vergangene Gefühle der Verwirrung und Überlastung hinter uns lassen und in unserem Inneren ein neues Zentrum der Integrität finden, indem wir den Verstand und die Emotionen mit dem Herzen kontrollieren. Dieser Prozess weckt Hoffnung und bringt uns stärker mit unserem Geist in Verbindung.

Es ist nicht mehr so schwierig, auf die Kohärenz des Herzens umzuschalten. Im Gegenteil, nie vorher war der Zugang zu einem kohärenten Leben so leicht, weil sich immer mehr Menschen an ihr Herz wenden. Als Folge davon können wir erheblich leichter über die Begrenzungen hinausgehen und erfüllt leben. Indem wir uns darin üben, unserem Herzen zu folgen, entwickeln wir die notwendigen Fähigkeiten und Erkenntnisse, um per-sönliche und gesellschaftliche Probleme anzugehen. Durch die Verbindung von Herz und Verstand wird ein neues Bewusstsein greifbar und lebendig. Jetzt ist die Zeit, uns sich dieses Versprechen zu Herzen zu nehmen. Doch Einsichten zu *gewinnen* ist etwas anderes, als *nach ihnen zu handeln*. Wir müssen dem Herzen folgen und für uns selbst und das Ganze eine bessere Welt kreieren.

Veränderungen herbeiführen – Selbstsicherheit entwickeln

Mein Anliegen (Doc Childre) war immer, Menschen darin zu unterstützen, einander mehr zu lieben und die Quelle der Liebe und Sicherheit in ihrem Herzen zu empfinden. Die HEARTMATH – HERZINTELLIGENZ-Methode ist nicht der einzige Weg, um das Potenzial des Herzens zu verwirklichen, aber sie wirkt – und das in vielen verschiedenen gesellschaftlichen Zusammenhängen. Die herzintelligenten Techniken kultivieren die Zuversicht: Sobald die Menschen ihre eigene Herzintelligenz entwickeln, taucht aus ihrem Inneren Vertrauen in die Zukunft auf – eine Hoffnung darauf, Frieden, Glück und Zufriedenheit erleben zu können und nicht im Stressmoment gefangen zu bleiben, sondern stattdessen einen wertvollen Beitrag zur Verbreitung der Herzintelligenz leisten zu können. Doch diese positive Aussicht kann durch Chaos getrübt werden. Wenn Ihre aktuelle Situation chaotisch erscheint, versuchen Sie sich daran zu erinnern, dass das häufig der Fall ist, weil sich Dinge neu formieren und zum Besseren wenden.

Hüten Sie sich davor, beim Üben sofort Ergebnisse zu erwarten, besonders bei lange bestehenden, emotional behafteten oder rein mentalen Themen. Oft bemühen wir uns halbherzig und sind dann enttäuscht, wenn nicht auf der Stelle alles in Ordnung ist. Das Herz kann geistige und gefühlsmäßige Verwirrung durchaus in kurzer Zeit transformieren; aber wenn wir ehrlich sind, wissen wir, dass es keine schnellen Lösungen gibt. Herzintelligenz jedenfalls ist keine ganz schnelle Lösung. Die HERZINTELLIGENZ-Methode ist jedoch ein Prozess, der die Dinge rasch in Ordnung bringt, wenn er aufrichtig angewandt wird.

Begehen Sie nicht den Fehler, bei dem Gefühl zu bleiben, dass die Situation ohnehin nicht besser wird, oder sich selbst zu sagen: „Ich habe es probiert, aber es funktioniert einfach nicht." In der Zeit zwischen der Bemühung, sich zu verändern, und dem sichtbaren Ergebnis straucheln die meisten Menschen und fallen in ihre gewohnten Verhaltensweisen zurück. *Seien Sie geduldig*, wenn Sie irgendeinen Teil der HERZINTELLIGENZ-Methode üben. Erwarten Sie keine Wunder über Nacht! Seien Sie beim Praktizieren dieser Arbeitshilfen und Techniken so konsequent wie möglich, dann werden Sie in angemessener Zeit davon profitieren.

Die neue Zeit

So viel ist sicher: Sobald man den Paradigmenwechsel vom Kopf zum Herzen vollzieht, macht das Leben viel mehr Spaß. Dieser Wechsel ist ein ständiger Fortschritt, der den eigenen inneren Zustand Schritt für Schritt verändert. Auf eine veränderte Wahrnehmung und Einstellung hin wird das äußere Leben entsprechend reagieren. Die Belohnung ist mehr Erfüllung.

Erfüllung macht sich erst im Inneren breit, sie ist zunächst ein *Gefühl.* Freilich gehören äußere Gewinne zur Erfüllung eines Menschen, doch sie bieten keine langfristige Erfüllung. Die Welt ist voll von Menschen, die dachten, Reichtum brächte ihnen Erfüllung – genügend von ihnen mussten feststellen, dass sie trotz großer Geldsummen immer noch unglücklich waren. Die Tür zur Erfüllung ist Ihr Herz. Ändern Sie mit Hilfe Ihrer Herzintelligenz Ihre Wahrnehmung und den Fluss Ihrer Gefühle, dann können Sie Ihre eigene Erfüllung kreieren und anziehen. Die Sehnsucht danach hört auf und wird durch Wertschätzung ersetzt.

Sobald sich die Verbindung zu Ihrer Herzintelligenz stabilisiert, sind Sie freier und sicherer, zu denken, zu fühlen und zu leben, wie es Ihnen entspricht. Aus einer neuen Reife heraus können Sie – furchtlos – Entscheidungen treffen, die für Sie stimmen, und dennoch die anderen respektieren. Das Leben ist dann immer noch unvorhersehbar, aber es fließt stärker, hat weniger Widerstand und Spannung. Sie haben eine neue Fähigkeit erlangt, sich zu entspannen. An durchschnittlichen Tagen fühlen Sie sich leichter, sind zuversichtlicher und aufgeschlossener. Sie verstehen intuitive Erkenntnisse praktisch und sie werden so natürlich wie das Atmen. Sie sind selbst gestärkt und in der Lage, am schöpferischen Prozess des Lebens mitzuwirken, wenn sich der Geist mit Ihrer Menschlichkeit vereinigt.

In der neuen Zeit wird das Leben für alle ganz anders sein, sobald eine kritische Masse von Menschen erst einmal den Wechsel zum Herzen hin vollzogen hat. Von all diesen und noch vielen anderen Vorteilen werden Sie profitieren, wenn Sie systematisch lernen, sich auf Ihr Herz zu konzentrieren, auf es zu hören und ihm zu folgen.

Glossar

Amygdala (Mandelkern): Das wichtige subkortikale Gehirnzentrum, das die verhaltensbedingten, neuralen, immunologischen und hormonellen Reaktionen auf Bedrohungen aus der Umwelt koordiniert. Der Mandelkern fungiert auch als Speicher der emotionalen Erinnerungen innerhalb des Gehirns. Er hat die Aufgabe, die aus der Umgebung wahrgenommenen, ankommenden Signale mit den emotionalen Erinnerungen zu vergleichen. So trifft die Amygdala unmittelbare Entscheidungen über das Maß an Bedrohung ankommender sensorischer Information. Durch seine umfangreichen Verbindungen zum Hypothalamus und anderen Zentren des vegetativen Nervensystems kann der Mandelkern das vegetative Nervensystem und die emotionalen Reaktionen in Gang setzen, bevor die höheren Gehirnzentren die sensorischen Informationen erhalten.

Anteilnahme: Anteilnehmen und fürsorglich sein geht von einer inneren Einstellung aus; auch das Gefühl, jemandem etwas Gutes zukommen zu lassen, kann Auslöser sein. Es geschieht, ohne ein Ziel vor Augen zu haben. Wirkliche Fürsorge wirkt sowohl auf den Gebenden als auch auf den Nehmenden verjüngend.

Arbeitsblatt zum Ausgleich von Positiva und Negativa: Eine Methode des *Inner Quality Management* (IQM), um die positiven und negativen Aspekte eines beliebigen Projekts, einer anstehenden Entscheidung, der Leistung eines Angestellten o.ä. einzuschätzen. Es ist für vielfältige andere Verwendungszwecke zu gebrauchen. Das *Arbeitsblatt zum Ausgleich von Positiva und Negativa* kann in Kombination mit dem FREEZE-FRAME-Sofortprogramm zu überraschenden Einsichten und zu Klarheit bei persönlichen und beruflichen Problemen führen. *Siehe auch Inner Quality Management.*

Atrial natriuretischer Faktor (ANF oder Atrialpeptid): Das Hormon ANF reguliert den Blutdruck, den Flüssigkeits- und Elektrolythaushalt des Körpers. Es wird auch als „Gleichgewichtshormon" bezeichnet. Dieses Hormon beeinflusst die Blutgefäße, die Nieren, die Nebennieren und viele andere regulatorische Bereiche im Gehirn.

Ausgewogenheit: Stabilität und Gleichgewicht oder auch die gleichmäßige Verteilung des Gewichts auf einer waagrechten Achse. Der Begriff bezeichnet auch die mentale oder emotionale Stabilität.

Autonomes/vegetatives Nervensystem: Der Teil des Nervensystems, der die meisten der unwillkürlichen Körperfunktionen reguliert, wie zum Beispiel die normale Herzfrequenz, die Peristaltik des Verdauungstraktes und die Sekretion vieler Drüsen. Es besteht aus zwei Ästen (dem Sympathikus und dem Parasympathikus) und reguliert über 90 % der Körperfunktionen. Herz, Gehirn, Immun- und Hormonsystem sowie Atmungs- und Verdauungstrakt werden durch dieses Netzwerk von Nerven verbunden.

Betriebliche Inkohärenz: Ein Zustand, der aus angesammeltem innerem „Lärm", Aufruhr, Druck und Konflikten zwischen Individuen in einer Organisation, einem Unternehmen oder einer Einrichtung resultiert. Betriebliche Inkohärenz ist gekennzeichnet durch verzerrte Wahrnehmung, einem hohen Maß an blindem emotionalem Reagieren und verminderter Effizienz, Kooperation und Produktivität.

Bewertungen: Starke, überwiegend negative Einstellungen und Ansichten, die oft auf unvollständigen und schädlichen, abträglichen Informationen beruhen und an denen man stark festhält.

Chaos: Starke Unordnung oder Verwirrung; Inkohärenz. Geht auf das griechische Wort chaos zurück, in der Bedeutung der ungeformten Materie. Dieser ungeordnete Zustand soll vor dem geordneten Universum existiert haben, so glaubte man.

CUT-THRU-Emotionstechnik: Es ist eine der Techniken der HERZINTELLIGENZ-Methode und baut auf dem FREEZE-FRAME-Sofortprogramm auf: nachdem mental verstanden worden ist, dass man Stress hat, bleiben oftmals emotionale Widerstände/Hindernisse, tatsächlich etwas an der eigenen Wahrnehmung und am eigenen Umgehen damit zu ändern. Die CUT-THRU-Übung dient dann dem Gefühlsmanagement. CUT-THRU kommt von englisch „cut through" und bedeutet auf Deutsch wörtlich „einen Weg bahnen", „einen Abkürzungsweg einschlagen"; sprich etwa: „Katt Sru:".

DHEA: Ein wichtiges Hormon, das von den Nebennieren produziert wird und als Vitalitätshormon bekannt ist, weil es den Alterungsprozess verlangsamt. Als natürlicher Gegenspieler zu den Glukokortikoiden im Körper (wie Kortisol) macht DHEA viele der ungünstigen physiologischen Auswirkungen von extremem Stress rückgängig. Es ist die Vorstufe der Sexualhormone Östrogen und Testosteron. Seine Aufgaben bestehen unter anderem darin, das Immunsystem zu stimulieren, den Cholesterinspiegel zu senken und das Zusammenspiel der Knochen und Muskeln zu fördern. Bei Patienten mit vielen ernsten Erkrankungen wurden niedrige DHEA-Konzentrationen festgestellt.

DNS: Ein komplexes Molekül, das in jeder Zelle des Körpers vorkommt und die genetische Information (oder Blaupause) trägt, die die ererbten Merkmale eines Menschen ausmacht. Als essenzieller Bestandteil allen Lebens besteht es aus zwei langen Kernsäureketten, die zu einer Doppelhelixstruktur verdrillt sind. Die DNS ist der Hauptbestandteil der Chromosomen.

Elektromagnetisches Signal: In der Physik beschreibt dieser Begriff eine Welle, die sich durch den Raum oder eine Materie bewegt. Die Welle wird durch das oszillierende elektrische und magnetische Feld hervorgerufen. Dieses Feld wiederum wird durch die oszillierende elektrische Ladung erzeugt. Im menschlichen Körper ist das Herz die stärkste Quelle elektromagnetischer Energie.

Emotion: Ein intensives Gefühl. Jede beliebige komplexe Reaktion, die sowohl mental als auch körperlich zum Ausdruck kommt, wie Liebe, Freude, Sorge oder Ärger. Die emotionale Energie ist neutral; sie verknüpft sich mit positiven oder negativen Gedanken und erzeugt so Emotionen. *Siehe auch Plus-Emotionen und Minus-Emotionen.*

Entrainment *siehe Harmonie.*

Erkenntnis: Die Fähigkeit, das innere Wesen oder die zugrunde liegende Wahrheit zu sehen und den Kern einer Sache zu erfassen; ein klares Verständnis oder ein Bewusstsein.

Flow-Zustand: Flow von englisch „flow“: Fließen, Strömen. Hier ein Zustand, in dem man an sein Potenzial angeschlossen bleibt und selbst bei Stress keinen Widerstand entwickelt oder abblockt.

FREEZE-FRAME-Sofortprogramm: Englisch „freeze frame“: deutsch etwa „den gewohnten Rahmen einfrieren”; sprich etwa *„fri:z freim“*. Eine Hauptmethode der HEARTMATH – HERZINTELLIGENZ-Methode; sie besteht darin, ganz bewusst seine mentale und emotionale Reaktion auf äußere oder innere Ereignisse von diesen zu entkoppeln. Das Zentrum der Aufmerksamkeit wird dann vom Verstand und den Emotionen weg auf die Herzgegend umgeschaltet, während man sich auf eine positive Emotion wie Liebe oder Wertschätzung konzentriert. Diese Technik dient dazu, Stress zu verhindern und loszulassen, indem sie ineffiziente Reaktionen im Augenblick des Stresses stoppt und die Aussicht auf neue, intuitive Erkenntnisse eröffnet. Der FREEZE-FRAME-Fünfschritt kann in zahlreichen Situationen angewandt werden, zum Beispiel für kreatives Denken, Innovation und Planung, aber auch, um allgemein Gesundheit und Wohlbefinden zu verbessern.

Frequenz: Die Häufigkeit, mit der sich eine Tätigkeit, eine Begebenheit oder ein Ereignis in einem bestimmten Zeitraum wiederholt. In der Physik bezeichnet Frequenz die Anzahl wiederkehrender Oszillationen, Vibrationen oder Wellen in einer Zeiteinheit. Üblicherweise wird sie in Zyklen pro Sekunde angegeben. Menschliche Intelligenz stellt sich in einer großen Bandbreite von Frequenzen dar.

Frequenzkopplung *siehe Harmonie.*

Fürsorge *siehe Anteilnahme.*

Gefühlsmanagement: Das Maß, in dem man seine emotionalen Reaktionen bewusst kontrollieren oder beeinflussen kann. Je mehr man über seine Emotionen weiß – wie sie funktionieren, welche Auswirkungen sie haben und wie die emotionale Gesundheit gefährdet wird – desto besser lernt man, sie zu regulieren.

Großhirnrinde: Der am höchsten entwickelte Teil des Gehirns, der alle menschlichen Fähigkeiten höherer Ordnung wie Sprache, Kreativität und Problemlösung steuert. Die Großhirnrinde entwickelt, wie andere Zentren des Gehirns auch, das ganze Leben lang ständig neue neurale Verbindungen oder Netzwerke.

Grundgefühle des Herzens: Innere Qualitäten, die gemeinhin mit dem Herzen assoziiert werden. Diese Eigenschaften stellen einige der vorteilhaftesten und produktivsten menschlichen Werte und Charakterzüge dar. Es gibt viele Grundgefühle des Herzens, zum Beispiel Lieben, Mitfühlen, Nicht-Bewerten, Mutigsein, Geduldigsein, Vergeben, Wertschätzen und Fürsorglichsein.

Harmonie: Hier im Kontext auch Frequenzkopplung und Entrainment. Ein Phänomen, das überall in der Natur zu beobachten ist. Danach gleichen sich Systeme oder Organismen, die ein wiederkehrendes Verhalten zeigen, einander an und oszillieren mit derselben Frequenz und Phase. Ein bekanntes Beispiel für diese Erscheinung ist die Synchronisation zweier oder mehrerer Standuhren mit Pendel, die nach einer Weile gleich pendeln, wenn sie nahe nebeneinander stehen. Bei Menschen ist diese Frequenzkopplung der verschiedenen Körpersysteme mit der Hauptfrequenz des Herzrhythmus oft während positiver emotionaler Zustände zu beobachten. In diesem Zustand arbeitet der Körper höchst effizient, deshalb geht dieser Zustand mit erhöhter Klarheit, größerem Schwung und tiefer Zufriedenheit einher. Harmonische Teams sind Teams, deren Frequenzen aneinander gekoppelt sind; sie arbeiten mit einem höheren Maß an Synchronisation, Effizienz und kohärenter Kommunikation.

Harmonie zwischen Herz und Gehirn: Ein Zustand, in dem Gehirnwellen mit sehr niedriger Frequenz und der Herzrhythmus gekoppelt („entrained") sind. Dieses Phänomen wird mit einer deutlich veränderten Wahrnehmung und mit erhöhter intuitiver Bewusstheit assoziiert. Siehe auch Harmonie.

HEART-LOCK-IN®-Herzübung: Englisch „heart lock-in": deutsch etwa „sich mit dem Herzen positiv einklinken"; sprich etwa: *„ha:rt lok in"*. Die HEART-LOCK-IN-Herzübung ist die dritte der drei Grundtechniken der HERZINTELLIGENZ-Methode – nach dem FREEZE-FRAME-Sofortprogramm und der CUT-THRU-Emotionstechnik (siehe jeweils dort): Nachdem Stress vom Verstand her identifiziert wurde (FREEZE-FRAME) und auf aufgebrachte Emotionen umsichtig Einfluss genommen wurde (CUT-THRU), ist mit der HEART-LOCK-IN-Herzübung eine tiefere Verbindung herzustellen. Sie kann den Verstand zur Ruhe bringen, eine solide Verbindung mit dem Herzen herstellen und sich in die Kraft des Herzens einklinken. Sie regeneriert und stärkt das ganze menschliche System.

Herz: Bei Wirbeltieren ein Hohlmuskelorgan, das durch seine rhythmische An- und Entspannung das Blut durch den Körper zirkulieren lässt. Es oszilliert rhythmisch und ist der zentrale und stärkste Energieerzeuger. Ein komplexes, sich selbst organisierendes System, das Informationen verarbeitet und über sein eigenes funktionelles „kleines Gehirn" verfügt, das ständig über die Nervenbahnen, über Hormone und über seinen Rhythmus und Druck Botschaften an das Gehirn sendet.

Herz-Kreislauf-System: Das System des menschlichen Körpers, das aus Herz und Blutgefäßen besteht.

Herzfrequenzvariabilität (HFV): Die normalen, zwischen den Herzschlägen auftretenden Veränderungen des Herzrhythmus. Die Analyse der HFV ist eine wichtige Methode, um die Funktion und die Ausgewogenheit des vegetativen Nervensystems zu beurteilen. Die HFV gilt als maßgeblicher Indikator des Alterungsprozesses und der allgemeinen und kardialen Gesundheit.

Herzintelligenz: Ein Begriff, der geprägt wurde, um das Konzept auszudrücken, dass das Herz ein intelligentes System ist, das sowohl die Emotionen als auch das Denken ins Gleichgewicht und in Kohärenz zu bringen vermag. Ist von der Methode die Rede, schreiben wir von der HEARTMATH – HERZINTELLIGENZ-Methode.

HFV *siehe Herzfrequenzvariabilität.*

Hormonsystem: Ein Hormon ist eine Substanz, die von lebenden Zellen produziert wird. Es zirkuliert in den Körperflüssigkeiten und ruft eine spezifische Wirkung in Zellen hervor, die von seinem Ausgangspunkt entfernt sind. Das Hormonsystem besteht aus den zahlreichen Hormonen, die im Körper agieren und interagieren und auf diese Weise viele Stoffwechselfunktionen im ganzen Körper regulieren. Ebenso regulieren Hormone die Zellen, Organe und Gewebe, die Hormone produzieren.

Immunsystem: Ein im Körper integriertes System, das aus Organen, Geweben, Zellen und Zellprodukten (wie Antikörpern) besteht. Es unterscheidet in unserem Körper „selbst" von „nicht-selbst" und neutralisiert mögliche krankmachende Organismen oder Substanzen. Man kann auch in der Wirtschaft (oder in anderen Systemen) vom „Immunsystem" eines Unternehmens sprechen – das beruht auf den innersten Werten, die die persönliche Erfüllung und das persönliche Wohlbefinden fördern und die die emotionalen Viren eliminieren, die die betriebliche Effektivität und Kohärenz durchdringen und zerstören können.

Inner Quality Management® (IQM): Das IQM integriert die innovative biomedizinische Forschung mit praktischen Methoden und Strategien zur Steigerung der betrieblichen Effektivität, der Kreativität, Innovation und erhöhter Produktivität. Das Paket des IQM wird ausführlich in dem Buch von Doc Childre/Bruce Cryer *Vom Chaos zur Kohärenz. Herzintelligenz im Unternehmen* (deutsch: VAK Verlags GmbH) vorgestellt.

Innere Kohärenz: Ein tiefer Zustand des psychischen Selbstmanagements, in dem man kör-perlich, mental und emotional mehr Ordnung und Harmonie entwickelt. In diesem Zu-stand funktionieren das Herz-Kreislauf-, das Immun-, das Hormon- und das Nervensystem effizienter. Der Zustand der inneren Kohärenz wird mit einem weniger blinden, emotionalen Reagieren und mit einer stärkeren geistigen Klarheit, Kreativität, Anpassungsfähigkeit und Flexibilität in Verbindung gebracht.

Intuition: Intelligenz und Verständnis, die die logischen, linearen Prozesse umgehen. Die Fähigkeit, unmittelbar, quasi instinktiv etwas zu wissen, ohne bewusstes und logisches Denken. Das reine, nicht angelernte, auf Schlussfolgerungen beruhende Wissen, das mit einer scharfsinnigen und schnellen Einsicht verbunden ist; oft mit dem gesunden Menschenverstand gleichgesetzt.

Intuitive Intelligenz: Eine Intelligenz, die sich von kognitiven Prozessen unterscheidet. Die intuitive Intelligenz entsteht, wenn man sich konsequent an die eigene Intuition wendet. Die Forschung zeigt, dass die Fähigkeit des Menschen, den Herausforderungen des Lebens flexibel zu begegnen, nicht auf Wissen, Logik oder Vernunft allein beruht, sondern auch die Fähigkeit mit einschließt, intuitiv zu entscheiden. Die Forschungsergebnisse am HeartMath-Institut lassen vermuten, dass Menschen ein höheres Maß an nutzbarer, intuitiver Intelligenz entwickeln können, wenn sie es einmal gelernt haben und es praktizieren.

Kardiale Kohärenz: Eine Form der Herzfunktion, in der der Herzrhythmus und die elektrischen Signale des Herzens stark geordnet sind. Die Forschung am HeartMath-Institut hat gezeigt, dass positive Emotionen wie Liebe, Fürsorge und Wertschätzung die Kohärenz des Herzschlagmusters erhöhen. In einem Zustand kardialer Kohärenz schwingen sich die Muster der Gehirnwellen, so hat sich gezeigt, auf die Muster der Herzfre-quenzvariabilität ein (*Herzfrequenzvariabilität siehe dort*). Die Ausgeglichenheit des Nervensystems und die Immunfunktion werden verbessert und die Körperfunktionen laufen harmonischer und effizienter ab.

Kohärenz: Ein Zusammenhang, eine innere Ordnung oder Harmonie zwischen den Teilen eines Systems. Der Begriff kann auch die Tendenz zu stärkerer Ordnung im Informationsgehalt eines Systems oder den Informationsfluss zwischen Systemen bezeichnen. In der Physik werden zwei oder mehr Wellenformen als kohärent bezeichnet, die phasengekoppelt sind, sodass ihre Energie zusammenwirkt. Kohärenz kann auch bei einer einzigen Wellenform auftreten. In diesem Fall bezeichnet sie eine geordnete oder sich verstärkende Verteilung des Energiegehalts. In letzter Zeit wächst das Interesse der Wissenschaft an der Kohärenz in lebenden Systemen. In einem kohärenten System geht praktisch keine Energie verloren, weil die Teile miteinander synchron sind. In Unternehmen können bei erhöhter Kohärenz neue Dimensionen von Kreativität, Kooperation, Produktivität und Qualität auf allen Ebenen erreicht werden. *Siehe auch Innere Kohärenz, Kardiale Kohärenz, Harmonie.*

Kopf: Beschreibt im Allgemeinen Gehirn und Verstand, also jenen Teil unserer Intelligenz, der linear und logisch arbeitet. Seine Hauptfunktion besteht im Analysieren, Memorieren, darin, Einteilungen vorzunehmen, zu vergleichen und durch die Sinne aufgenommene Botschaften und vergangene Erfahrungen zu sortieren. Diese Daten setzt der Kopf dann in Wahrnehmungen, Gedanken und Emotionen um.

Kortikale Hemmung: Eine Desynchronisation der Großhirnaktivität oder eine verminderte Großhirnaktivität. Sie resultiert, so wird angenommen, aus einem ungleichmäßigen Herzrhythmus und daraus folgenden ebenfalls ungleichmäßigen Nervensignalen, die das Herz bei Stress und negativen emotionalen Zuständen an das Gehirn sendet. Dieser Zustand kann sich in der Fähigkeit äußern, weniger effiziente Entscheidungen zu treffen, kann zu mangelhaften oder kurzsichtigen Entscheidungen führen, zu ineffektiver oder impulsiver Kommunikation und zu schlechterer Körperkoordination.

Kortisol: Ein Hormon, das die Nebennieren in Stresssituationen produzieren und das gemeinhin als das „Stresshormon" bekannt ist. Kortisol ist zwar ein ausgesprochen wichtiges Hormon, doch große Mengen können dem Körper schaden und Gehirnzellen im Hippokampus (einer Gehirnregion, die mit Lernen und Erinnerung assoziiert wird) zerstören.

Kraftspender des Herzens: Auch Power-Tool-Kraftspender des Herzens. Grundgefühle des Herzens, die wir nutzen können, um die Herzintelligenz zu aktivieren, Energiedefizite auszugleichen und unser Energieniveau zu steigern.

Limbisches System: Eine Gruppe kortikaler und subkortikaler Gehirnstrukturen, die mit dem emotionalen Verarbeiten und mit bestimmten Aspekten der Erinnerung zu tun haben. Diese Strukturen umfassen unter anderem die Hirnanhangdrüse, den Thalamus, den Hippokampus und den Mandelkern.

Minus-Emotionen: Die Wirkung der Emotionen auf unseren Körper hängt nicht davon ab, ob diese gerechtfertigt oder ungerechtfertigt sind, deshalb bezeichnen wir Emotionen, die zu Inkohärenz führen und uns Energie rauben, als „Minus-Emotionen" (*siehe auch Plus-Emotionen*). Dies erscheint angemessener, als sie als „positiv" oder „negativ" zu bewerten, weil diese Begriffe ein „richtig" oder „falsch", „gut" oder „schlecht" implizieren. Die biologische Wirklichkeit ist neutraler als diese Bewertungen. Aus der Sicht des Körpers sind Emotionen nicht richtig oder falsch; wir können jedoch sagen, sie sind für unsere Gesundheit und Lebensqualität entweder effizient oder ineffizient.

Nervensystem: Das System aus Zellen, Geweben und Organen, das die Reaktionen des Körpers auf innere und äußere Reize koordiniert und reguliert. Bei Wirbeltieren besteht das Nervensystem aus dem Gehirn und dem Rückenmark, den Nerven, Ganglien und Nervenzentren in den Rezeptoren und Effektoren. *Siehe auch Autonomes Nervensystem.*

Neurale Schaltkreise: Nervenbahnen, die aus miteinander verbundenen Neuronen in Gehirn und Körper bestehen. Durch sie werden spezielle Informationen verarbeitet. Die Forschung hat gezeigt, dass sich viele dieser Nervenverbindungen in der frühen Kindheit bilden und auf unseren Erfahrungen und der Art von Stimulation beruhen, die wir erleben. Ebenso können auch später im Leben unterschiedliche neurale Schaltkreise entweder verstärkt werden oder sich zurückbilden, je nachdem, wie häufig wir sie nutzen. Bestimmte Verschaltungen bilden sich durch wiederholtes Verhalten und werden dadurch verstärkt. Auf diese Weise können sowohl körperliche als auch emotionale Reaktionen in unserem System fest „verdrahtet" („gebahnt") werden und automatisch ablaufen.

Neuron: Jede beliebige Zelle des Nervensystems, die aus einem kernhaltigen Zellkörper mit einem oder mehr Dendriten und einem einzigen Axon besteht. Neuronen sind die grundlegenden strukturellen und funktionellen Einheiten des Nervengewebes.

Neutral: In der Physik bedeutet neutral, eine elektrische Nullladung zu haben. Bei Maschinen bezeichnet neutral eine Position, in der zum Beispiel die Gänge ausgekuppelt sind. Bei Menschen ist der neutrale Zustand ein Zustand, in dem wir uns bewusst von unseren automatischen mentalen und emotionalen Reaktionen auf eine Situation oder ein Problem gelöst haben, um eine umfassendere Sichtweise zu gewinnen.

Parasympathikus: Der Ast des vegetativen Nervensystems, der die Körperfunktionen verlangsamt oder entspannt. Dieser Teil des Nervensystems entspricht den Bremsen eines Autos.

Plus-Emotionen: Die Wirkung der Emotionen auf unseren Körper hängt nicht davon ab, ob sie gerechtfertigt oder ungerechtfertigt sind, deshalb bezeichnen wir Emotionen, die uns Energie und Kohärenz geben, als „Plus-Emotionen" (*siehe auch Minus-Emotionen*). Dies erscheint angemessener, als sie als „positiv" oder „negativ" zu bewerten, weil diese Begriffe ein „richtig" oder „falsch", „gut" oder „schlecht" implizieren. Die biologische Wirklichkeit ist neutraler als diese Bewertungen. Aus der Sicht des Körpers sind Emotionen nicht richtig oder falsch; wir können jedoch sagen, sie sind für unsere Gesundheit und Lebensqualität entweder effizient oder ineffizient.

Power Tools *siehe Kraftspender des Herzens.*

Psychisches Selbstmanagement: Der aktive Prozess, die eigenen automatischen mentalen und emotionalen Reaktionen auf Ereignisse oder Situationen zu reduzieren, statt ihr ahnungs- oder hilfloses Opfer zu sein.

Quantentheorie: Eine mathematische Theorie, die das Verhalten physikalischer Systeme beschreibt. Sie ist besonders nützlich, wenn man die energetischen Eigenschaften von Materie auf der subatomaren Ebene untersucht. Ein Schlüsselprinzip der Quantentheorie besagt, dass wir die Realität *nicht nur beobachten*, sondern dass wir auch daran *beteiligt sind*, wie wir unsere Realität *erschaffen*.

Solarplexus: Das große Nervengeflecht in der Magengegend direkt unter dem Brustbein. Sein Name ist von dem strahlenförmigen Muster der Nervenfasern abgeleitet. Dieses Nervengeflecht ist im ganzen Gewebe entlang der Speiseröhre, dem Magen, dem Dünn- und Dickdarm verteilt und wird auch als das *enterale Nervensystem* oder *Bauchgehirn* bezeichnet.

Stress: Druck, Anspannung oder ein Gefühl inneren Aufruhrs, das davon herrührt, wie wir Ereignisse oder Zustände wahrnehmen und auf sie reagieren. Ein Zustand negativer emotionaler Gemütsbewegung, der gewöhnlich mit Gefühlen wie Unbehagen oder Angst assoziiert wird, die wir den Umständen oder der Situation zuschreiben.

Sympathikus: Der Ast des vegetativen Nervensystems, der die Körperfunktionen beschleunigt und uns mobil macht und auf Handeln vorbereitet. Die Kampf-oder-Flucht-Reaktion auf Stress aktiviert den Sympathikus und verursacht neben vielen anderen Körperreaktionen, dass sich die Blutgefäße verengen und die Herzfrequenz steigt. Dieser Teil des Nervensystems ist dem Gaspedal im Auto vergleichbar.

Übertriebene Fürsorge: Ergebnis von Fürsorge und Anteilnahme, die in ein ineffizientes Extrem gesteigert wurden; die Grenze zu Angst und Sorge hin ist überschritten. Übertriebene Fürsorge behindert die persönliche und betriebliche Beweglichkeit mit am meisten. Sie ist so selbstverständlich geworden, dass Menschen oft nicht einmal wissen, dass sie übertrieben fürsorglich handeln, weil sich ihr Verhalten als Anteilnahme ausgibt. Wenn Menschen lernen, ihre persönlichen Schwachpunkte, die durch übertriebene Fürsorge entstehen, zu erkennen und auszugleichen, hört der persönliche und betriebliche Energie- und Effektivitätsverlust auf. *Siehe auch Anteilnahme.*

Vegetatives Nervensystem *siehe Autonomes Nervensystem.*

Wahrnehmung: Der Prozess oder die Fähigkeit, etwas mittels der Sinne zu verstehen; die Art, wie jemand eine Situation oder ein Ereignis betrachtet. Wie wir über ein Ereignis oder ein Problem denken, wie wir es empfinden und darauf reagieren, bestimmt, wie wir es wahrnehmen. Unser Grad an Bewusstheit bestimmt unsere erste Wahrnehmung eines Ereignisses und unsere Fähigkeit, diesen Daten einen Sinn zu verleihen. Die Forschung zeigt, dass sich unsere Wahrnehmung von Situationen erheblich verändern kann und sich umfassendere Sichtweisen und neue Möglichkeiten auftun, wenn sich Logik, Verstand und Intellekt harmonisch mit der intuitiven Herzintelligenz verbinden.

Wertschätzung: Eine aktive emotionale Haltung, mit der man die Qualität oder Bedeutung von jemandem oder etwas deutlich wahrnimmt, für den oder das man dankbar ist. Wertschätzung führt zu einem besseren physiologischen Gleichgewicht. Dies lässt sich an der Herz-Kreislauf- und der Immunfunktion messen.

Zeitliches Umschalten: Auch „Time Shift". Wird hier verwendet, um die Zeit zu beschreiben, die wir sparen, wenn wir uns von einer ineffizienten mentalen oder emotionalen Reaktion lösen und eine effizientere Wahl für unser Verhalten treffen. Umschalten stoppt eine Kettenreaktion von Zeit- und Energieverschwendung und versetzt Menschen in eine neue Dimension des Zeitmanagements, durch die sie Energie sparen und mehr Erfüllung erleben.

Zelle: Die kleinste strukturelle Einheit eines Organismus, die unabhängig funktionieren kann. Eine komplexe Einheit aus Protoplasma, das üblicherweise aus einem Kern, Zytoplasma und einer sie umschließenden Membran besteht.

Zellulär: Zellen enthaltend oder aus Zellen bestehend.

Anmerkungen

Kapitel 1: Jenseits des Gehirns – das intelligente Herz

1. Dossey, L., *Space, Time & Medicine*, Boston: Shambhala, 1985, S. 11.
2. Saint-Exupéry, A. de, *The Little Prince*, San Diego: Harcourt Brace Jovanovich, 1943, Zitat S. 70; dt. *Der kleine Prinz*, Düsseldorf: Rauch, 1998.
3. Schiefelbein, S., The powerful river, in: Poole, R. (Hrsg.), *The Incredible Machine*, Washington, D.C.: The Geographic Society, 1986.
4. Armour, J., Ardell, J. (Hrsg.), *Neurocardiology*, New York: Oxford University Press, 1984.
5. LeDoux, J., *The Emotional Brain: The Mysterious Underpinnings of Emotional Life*, New York: Simon & Schuster, 1996; dt. *Das Netz der Gefühle: wie Emotionen entstehen*, München, Wien: Hanser, 1998.
6. Lacey, J., Lacey, B., Some autonomic-central nervous system interrelationships, in: Black, P., *Physiological Correlates of Emotion*, New York: Academic Press, 1970, S. 205-227.
7. Frysinger, R.C., Harper, R.M., Cardiac and respiratory correlations with unit discharge in epileptic human temporal lobe, in: *Epilepsia*, 1990, 31 (2), S. 162-171.
8. Schandry, R., Sparrer, B., Weitkunat, R., From the heart to the brain: a study of heartbeat contingent scalp potentials, in: *International Journal of Neuroscience*, 1986, 30, S. 261-275.
9. McCraty, R., Tiller, W.A., Atkinson, M., Head-heart entrainment: A preliminary survey, in: *Proceedings of the Brain-Mind Applied Neurophysiology* EEG *Neurofeedback Meeting*, Key West (Florida), 1996.
10. Rosenfeld, S.A., *Conversations Between Heart and Brain*, Rockville, MD: National Institute of Mental Health, 1977, Zitat S. II.
11. Goleman, D., *Emotional Intelligence*, New York: Bantam Books, 1995, Zitat S. 47; dt. *Emotionale Intelligenz*, München: Deutscher Taschenbuch-Verlag, 1997.
12. Gardner, H., *Frames of Mind*, New York: Basic Books, 1985; dt. *Abschied vom IQ: die Rahmentheorie der vielfachen Intelligenzen*, Stuttgart: Klett-Cotta, 1994.
13. Mayer, J., Salovey, P., Emotional intelligence, in: *Applied and Preventive Psychology*, 1995, 4 (3), S. 197-208.
14. Bar-On, R., *The era of the „EQ": Defining and assessing emotional intelligence* (Vortrag,

gehalten an der 104. Jahreskonferenz der *American Psychological Association*), Toronto, 1996.

15. McCraty, R., Atkinson, M., Tiller, W.A. u. a., The effects of emotions on short-term heart rate variability using power spectrum analysis, in: *American Journal of Cardiology*, 1995, 76, S. 1089-1093.
16. McCraty, R., Atkinson, M., Tiller W.A., New electrophysiological correlates associated with intentional heart focus, in: *Subtle Energies*, 1995, 4 (3), S. 251-268.
17. Tiller, W., McCraty, R., Atkinson, M., Cardiac coherence: A new non-invasive measure of autonomic system order, in: *Alternative Therapies in Health and Medicine*, 1996, 2 (1), S. 52-65.
18. McCraty, R., Barrios-Choplin, B., Rozman, D. u. a., The impact of a new emotional self-management program on stress, emotions, heart rate variability, DHEA, and cortisol, in: *Integrative Physiological and Behavioral Science*, 1998, 33 (2), S. 151-170.
19. Rein, G., Atkinson, M., McCraty, R., The physiological and psychological effects of compassion and anger, in: *Journal of Advancement in Medicine*, 1995, 8 (2), S. 87-105.
20. Medalie, J.H., Goldbourt, U., Angina pectoris among 10.000 men. II. Psychosocial and other risk factors as evidenced by a multivariate analysis of a five-year incidence study, in: *American Journal of Medicine*, 1976, 60 (6), S. 910-921.
21. Medalie, J.H., Stange, K.C., Zyzanski, S.J. u. a., The importance of biopsychosocial factors in the development of duodenal ulcer in a cohort of middle-aged men, in: *American Journal of Epidemiology*, 1992, 136 (10), S. 1280-1287.
22. House, J.S., Robbins, C., Metzner, H.L., The associations of social relationships and activities with mortality: prospective evidence from the Tecumseh Community Health Study, in: *American Journal of Epidemiology*, 1982, 116 (1), S. 123-140.
23. Russek, L., Schwartz, G.E., Perceptions of parental love and caring predict health status in midlife: A 35-year-follow-up of the Harvard mastery of stress study, in: *Psychosomatic Medicine*, 1997, 59 (2), S. 144-149.
24. Ornish, D., *Love and Survival: The Scientific Basis for the Healing Power of Intimacy*, New York: HarperCollins, 1998.
25. Barrios-Choplin, B., McCraty, R., Cryer, B., A new approach to reducing stress and improving physical and emotional well being at work, in: *Stress Medicine*, 1997, 13, S. 193-201.
26. McCraty, R., Watkins, A., *Autonomic Assessment Report Interpretation Guide*, Boulder Creek, CA: Institute of HeartMath, 1996.
27. McCraty, R., Rozman, D., Childre, D. (Hrsg.), *HeartMath: A New Biobehavioral Intervention for Increasing Health and Personal Effectiveness – Increasing Coherence in the Human System* (Arbeitstitel), Amsterdam: Harwood Academic Publishers, 1999.

Kapitel 2: Die ideale Partnerschaft

1. LeDoux, J., The Emotional Brain: *The Mysterious Underpinnings of Emotional Life*, New York: Simon & Schuster, 1996; dt. *Das Netz der Gefühle*: wie Emotionen entstehen, München, Wien: Hanser, 1998.
2. Atkinson, M., *Personal and Organizational Quality Survey Progress Report for CalPERS*, Boulder Creek, CA: HeartMath Research Center, 1998.
3. McCraty, R., Rozman, D., Childre, D. (Hrsg.), *HeartMath: A New Biobehavioral Intervention for Increasing Health and Personal Effectiveness – Increasing Coherence in the Human System* (Arbeitstitel), Amsterdam: Harwood Academic Publishers, 1999.
4. Armour, J., Ardell, J. (Hrsg.), *Neurocardiology*, New York: Oxford University Press, 1994.
5. Armour, J., Anatomy and function of the intrathoracic neurons regulating the mammalian heart, in: Zucker, I., Gilmore, J. (Hrsg.), *Reflex Control of the Circulation, Boca Raton*, FL: CRC Press, 1991, S. 1-37.
6. Armour, J., Neurocardiology: Anatomy and functional principles, in: McCraty, R., Rozman, D., Childre, D. (Hrsg.), *HeartMath: A New Biobehavioral Intervention for Increasing Health and Personal Effectiveness – Increasing Coherence in the Human System* (Arbeitstitel), Amsterdam: Harwood Academic Publishers, 1999.
7. Lacey, J., Lacey, B., Some autonomic-central nervous system interrelationships, in: Black, P. (Hrsg.), *Physiological Correlates of Emotion*, New York: Academic Press, 1970, S. 205-227.
8. Koriath, J., Lindholm, E., Cardiac-related cortical inhibition during a fixed foreperiod reaction time task, in: *International Journal of Psychophysiology*, 1986, 4, S. 183-195.
9. Schandry, R., Montoya, P., Event-related brain potentials and the processing of cardiac activity, in: *Biological Psychology*, 1996, 42, S. 75-85.
10. Frysinger, R.C., Harper, R.M., Cardiac and respiratory correlations with unit discharge in epileptic human temporal lobe, in: *Epilepsia*, 1990, 31 (2), S. 162-171.
11. Turpin, G., Cardiac-respiratory integration: Implications for the analysis and interpretation of phasic cardiac responses, in: Grossman, P., Janssen, K., Vaitl, D. (Hrsg.), *Cardiorespiratory and cardiosomatic psychophysiology*, New York: Plenum Press, 1985, S. 139-155.
12. Cantin, M., Genest, J., The heart as an endocrine gland, in: *Scientific American*, 1986, 254 (2), S. 76-81.
13. Kellner, M., Wiedemann, K., Holsboer, F., Atrial natriuretic factor inhibits the CRH-stimulated secretion of ACTH and cortisol in man, in: *Life Science*, 1992, 50 (24), S. 1835-1842.
14. Kentsch, M., Lawrenz, R., Ball, P. u. a., Effects of atrial natriuretic factor on anterior pituitary hormone secretion in normal man, in: *Clinical Investigator*, 1992, 70, S. 549-555.
15. Vollmar, A., Lang, R., Hänze, J. u. a., A possible linkage of atrial natriuretic peptide to the immune system, in: *American Journal of Hypertension*, 1990, 3 (5, Teil 1), S. 408-411.
16. Telegdy, G., The action of ANP, BNP, and related peptides on motivated behavior in rats, in: *Reviews in the Neurosciences*, 1994, 5 (4), S. 309-315.

17. Huang, M., Friend, D., Sunday, M. u. a., Identification of novel catecholamine-containing cells not associated with sympathetic neurons in cardiac muscle, in: *Circulation*, 1995, 92 (8), S. 1-59.
18. Pert, C., *Molecules of Emotion*, New York: Scribner, 1997.
19. Langhorst, P., Schulz, G., Lambertz, M., Oscillating neuronal network of the „common brainstem system", in: Miyakawa, K., Koepchen, H., Plosa, C. (Hrsg.), *Mechanisms of Blood Pressure Waves*, Tokio: Japan Scientific Societies Press, 1984, S. 257-275.
20. Song, L., Schwartz, G., Russek, L., Heart-focused attention and heart-brain synchronization: Energetic and physiological mechanisms, in: *Alternative Therapies in Health and Medicine*, 1998, 4 (5), S. 44-62.
21. McCraty, R., Tiller, W.A., Atkinson, M., *Head-heart entrainment: A preliminary survey, in: Proceedings of the Brain-Mind Applied Neurophysiology EEG Neurofeedback Meeting*, Key West, FL, 1996.
22. McCraty, R., Atkinson, M., Tomasino D. u. a., The electricity of touch: Detection and measurement of cardiac energy exchange between people, in: Pribram, K. (Hrsg.), *Brain and Values: Is a Biological Science of Values Possible?*, Mahwah, NJ: Lawrence Erlbaum Associates, 1998, S. 359-379.
23. Dekker, J.M., Schouten, E.G., Klootwijk, P. u. a., Heart rate variability from short electrocardiographic recordings predicts mortality from all causes in middle-aged and elderly men, The Zutphen Study, in: *American Journal of Epidemiology*, 1997, 145 (10), S. 899-908.
24. Umetani, K., Singer, D.H., McCraty, R. u. a., Twenty-four-hour time domain heart rate variability and heart rate: Relations to age and gender over nine decades, in: *Journal of the American College of Cardiology*, 1998, 31 (3), S. 593-601.
25. McCraty, R., Atkinson, M., Tiller, W.A. u. a., The effects of emotions on short-term heart rate variability using power spectrum analysis, in: *American Journal of Cardiology*, 1995, 76, S. 1089-1093.
26. Tiller, W., McCraty, R., Atkinson, M., Cardiac coherence: A new, noninvasive measure of autonomic nervous system order, in: *Alternative Therapies in Health and Medicine, 1996, 2 (1), S. 52-65.*
27. American Heart Association, 1998 *Heart and Stroke Statistical Update*, Dallas, TX: American Heart Association, 1997.
28. Rein, G., Aktinson, M., McCraty, R., The physiological and psychological effects of compassion and anger, in: *Journal of Advancement in Medicine*, 1995, 8 (2), S. 87-105.
29. McCraty, R., Aktinson, M., Rein, G. u. a., Music enhances the effect of positive emotional states on salivary IgA, in: *Stress Medicine*, 1996, 12, S. 167-175.
30. McCraty, R., Barrios-Choplin, B., Rozman, D. u. a., The impact of a new emotional self-management program on stress, emotions, heart rate variability, DHEA, and cortisol, in: *Integrative Physiological and Behavioral Science*, 1998, 33 (2), S. 151-170.
31. Strogatz, S.H., Stewart, I., Coupled oscillators and biological synchronization, in: *Scientific American*, 1993, 269 (6), S. 102-109.

32. George, zitiert in: Marquis, J., Our emotions: Why we feel the way we do; New advances are opening our subjective inner worlds to objective study. Discoveries are upsetting longheld notions, in: *Los Angeles Times*, 14.10.1996, S. A-1.

Kapitel 3: Die Risiken der Inkohärenz

1. Childre, D., Cryer, B., *From Chaos to Coherence*, Boston: Butterworth-Heinnemann, 1998: dt. *Vom Chaos zur Kohärenz, Herzintelligenz im Unternehmen*, Kirchzarten bei Freiburg: VAK-Verlag 2000.
2. McCraty, R., Tiller, W.A., Atkinson, M., Head-heart entrainment: A preliminary survey, in: *Proceedings of the Brain-Mind Applied Neurophysiology EEG Neurofeedback Meeting*, Key West, Florida, 1996.
3. Cooper, C., *Handbook of Stress, Medicine, and Health*, Boca Raton, FL: CRC Press, 1996.
4. Hafen, B., Frandsen, K., Karren, K. u. a., *The Health Effects of Attitudes, Emotions, and Relationships*, Provo, UT: EMS Associates, 1992.
5. Sterling, P., Eyer, J., Biological Basis of stress-related mortality, in: *Social Science and Medicine*, 1981, 15 E, S. 3-43.
6. Rosch, P., Job Stress: America's leading adult health problem, in: *USA Today*, Mai 1991, S. 42-44.
7. Wayne, D., Reactions to stress, in: *Identifying Stress* (diese Reihe wurde im Februar 1998 von der Website der Health-Net & Stress Management angeboten).
8. Rosenman, R., The independent roles of diet and serum lipids in the 20th-century rise and decline of coronary heart disease mortality, in: *Integrative Physiological and Behavioral Science*, 1993, 28 (1), S. 84-98.
9. Eysenck, H.J., Personality, stress, and cancer: prediction and prophylaxis, in: *British Journal of Medical Psychology*, 1988, 61 (Teil 1), S. 57-75.
10. Mittleman, M.A., Maclure, M., Sherwood, J.B. u. a., Triggering of acute myocardial infarction onset by episodes of anger, in: *Circulation*, 1995, 92 (7), S. 1720-1725.
11. Kubzansky, L.D., Kawachi, I., Spiro, A., III u. a., Is worrying bad for your heart? A prospective study of worry and coronary heart disease in the Normative Aging Study, in: *Circulation*, 1997, 95 (4), S. 818-824.
12. Dixon, J., Dixon, J., Spinner, J., Tensions between career and interpersonal commitments as a risk factor for cardiovascular disease among women, in: *Women and Health*, 1991, 17, S. 33-57.
13. Penninx, B.W., van Tilburg, T., Kriegsman, D.M. u. a., Effects of social support and personal coping resources on mortality in older age: "The Longitudinal Aging Study Amsterdam", in: *American Journal of Epidemiology*, 1997, 146 (6), S. 510-519.
14. Allison, T.G., Williams, D.E., Miller, T.D. u. a., Medical and economic costs of psychologic distress in patients with coronary artery disease, in: *Mayo Clinic Proceedings*, 1995, 70 (8), S. 734-742.

15. Gullette, E., Blumenthal, J., Babyak, M. u. a., Effects of mental stress on myocardial ischemia during daily life, in: *Journal of the American Medical Association*, 1997, 277, S. 1521-1526.
16. Mittleman, M., Maclure, M., Mental stress during daily life triggers myocardial ischemia [Editorial, Kommentar], in: *Journal of the American Medical Association*, 1997, 277, S. 1558-1559, Zitat S. 1558.
17. Hiemke, C., Circadian variations in antigen-specific proliferation of human T lymphocytes and correlation to cortisol production, in: *Psychoneuroimmunology*, 1994, 20, S. 335-342.
18. DeFeo, P., Contribution of cortisol to glucose counterregulation in humans, in: *American Journal of Physiology*, 1989, 257, S. E35-E42.
19. Manolagas, S.C., Adrenal steroids and the development of osteoporosis in the oophorectomized women, in: *Lancet*, 1979, 2, S. 597.
20. Beme, R., *Physiology*, St. Louis: Mosby, 1993.
21. Marin, P., Cortisol secretion in relation to body fat distribution in obese premenopausal women, in: *Metabolism*, 1992, 41, S. 882-886.
22. Kerr, D.S., Campbell, L.W., Applegate, M.D. u. a., Chronic stress-induced acceleration of electrophysiologic and morphometric biomarkers of hippocampal aging, in: *Society of Neuroscience*, 1991, 11 (5), S. 1316-1317.
23. Sapolsky, R., *Stress, the Aging Brain, and the Mechanisms of Neuron Death*, Cambridge, MA: MIT Press, 1992.
24. Nixon, P., King, J., Ischemic heart disease: Homeostasis and the heart, in: Watkins, A., *Mind-Body Medicine: A Clinician's Guide to Psychoneuroimmunology*, New York: Churchill Livingstone, 1997, S. 41-73.
25. Temoshok, L., Dreher, H., The Type C Connection: *The Behavioral Links to Cancer and Your Health*, New York: Random House, 1992.
26. Carroll, D., Smith, G., Willemsen, G. u. a., Blood Pressure reactions to the cold pressor test and the prediction of ischemic heart disease: Data from the Caerphilly Study, in: *Journal of Epidemiology and Community Health*, September 1998, S. 528.
27. Siegman, A.W., Townsend, S.T., Blumenthal, R.S. u. a., Dimensions of anger and CHD in men and women: Self-ratings versus spouse ratings, in: *Journal of Behavioral Medicine*, 1998, 21 (4), S. 315-336.
28. Vest, J., Cohen, W., Road rage, in: U. S. *News & World Report*, 25.5.1997, S. 24-30.
29. Pearsall, P., *The Heart's Code*, New York: Broadway Books, 1998.
30. Williams, R., *Anger Kills*, New York: Times Books, 1993.
31. Tiller, W., McCraty, R., Atkinson, M., Cardiac coherence: A new non-invasive measure of autonomic system order, in: *Alternative Therapies in Health and Medicine*, 1996, 2 (1), S. 52-65.
32. McCraty, R., Atkinson, M., Tiller W.A., New electrophysiological correlates associated with intentional heart focus, in: *Subtle Energies*, 1995, 4 (3), S. 251-268.
33. Burrows, G., Stress in the professional, in: *Seventh International Congress on Stress*, Montreux, Schweiz: The American Institute of Stress, 1995.

Kapitel 4: Das FREEZE-FRAME®-Sofortprogramm

1. Thomson, B., Change of heart, in: *Natural Health*, Sep./Okt. 1997, S. 98-103.
2. Childre, D., FREEZE-FRAME: *A Scientifically Proven Technique for Clear Decision Making and Improved Health*, Boulder Creek, CA: Planetary Publications, 1998; dt. *Die Herzintelligenz entdecken. Das Sofortprogramm in fünf Schritten*, Kirchzarten bei Freiburg: VAK Verlag, 1999.
3. McCraty, R., Atkinson, M., Tiller, W.A. u. a., The effects of emotions on short-term heart rate variability using power spectrum analysis, in: *American Journal of Cardiology*, 1995, 76, S. 1089-1093.
4. McCraty, R., Tiller, W.A., Atkinson, M., Head-heart entrainment: A preliminary survey, in: *Proceedings of the Brain-Mind Applied Neurophysiology EEG Neurofeedback Meeting*, Key West, Florida, 1996.
5. McCraty, R., Atkinson, M., Tiller W.A., New electrophysiological correlates associated with intentional heart focus, in: *Subtle Energies*, 1995, 4 (3), S. 251-268.
6. Tiller, W., McCraty, R., Atkinson, M., Cardiac coherence: A new non-invasive measure of autonomic system order, in: *Alternative Therapies in Health and Medicine*, 1996, 2 (1), S. 52-65.
7. McCraty, R., Aktinson, M., Rein, G. u. a., Music enhances the effect of positive emotional states on salivary IgA, in: *Stress Medicine*, 1996, 12, S. 167-175.
8. Rein, G., Atkinson, M., McCraty R., The physiological and psychological effects of compassion and anger, in: *Journal of Advancement in Medicine*, 1995, 8 (2), 87-105.
9. Raschke, F., The hierarchical order of cardiovascular-respiratory coupling, in: Grossman, P., Janssen, K.H.L., Vaitl, D. (Hrsg.), *Cardiorespiratory and cardiosomatic psychophysiology*, New York: Plenum Press, 1985, S. 207-217.

Kapitel 5: Energieeffizienz

1. Sterling, P., Eyer, J., Biological Basis of stress-related mortality, in: *Social Science and Medicine*, 1981, 15E, S. 3-42.
2. Kiecolt-Glaser, J.K., Stephens, R.E., Lipetz, P.D. u. a., Distress and DNA repair in human lymphocytes, in: *Journal of Behavioral Medicine*, 1985, 8 (4), S. 311-320.
3. Sapolsky, R., *Stress, the Aging Brain, and the Mechanisms of Neuron Death*, Cambridge, MA: MIT Press, 1992.
4. Tiller, W., McCraty, R., Atkinson, M., Cardiac coherence: A new non-invasive measure of autonomic system order, in: *Alternative Therapies in Health and Medicine*, 1996, 2 (1), S. 52-65.
5. Atkinson, M., *Personal and Organizational Quality Survey Progress Report for CalPERS*, Boulder Creek, CA: HeartMath Research Center, 1998.
6. Atkinson, M., *Personal and Organizational Quality Survey Progress Report for Department of Justice, Workers Compensation Study*, Boulder Creek, CA: HeartMath Research Center, 1997.

7. Atkinson, M., *Personal and Organizational Quality Survey Progress Report for Internal Revenue Service*, Boulder Creek, CA: HeartMath Research Center, 1997.
8. McCraty, R., Barrios-Choplin, B., Rozman, D. u. a., The impact of a new emotional self-management program on stress, emotions, heart rate variability, DHEA, and cortisol, in: *Integrative Physiological and Behavioral Science*, 1998, 33 (2), S. 151-170.
9. McCraty, R., Barrios-Choplin, B., Atkinson, M. u. a., The effects of different types of music on mood, tension, and mental clarity, in: *Alternative Therapies in Health and Medicine*, 1998, 4 (1), S. 75-84.
10. Kiecolt-Glaser, J.K., Malarkey, W.B., Chee, M. u. a., Negative behavior during marital conflict is associated with immunological down-regulation, in: *Psychosomatic Medicine*, 1993, 55 (5), S. 395-409.
11. Kiecolt-Glaser, J.K., Glaser, R., Cacioppo, J.T. u. a., Marital stress: Immunologic, neuroendocrine, and autonomic correlates, in: *Annals of the New York Academy of Sciences*, 1998, 840, S. 656-663.
12. Malarkey, W.B., Kiecolt-Glaser, J.K., Pearl, D. u. a., Hostile behavior during marital conflict alters pituitary and adrenal hormones, in: *Psychosomatic Medicine*, 1994, 56 (1), S. 41-51.
13. Rosenman, R.H., Brand, R.J., Jenkins, D. u. a., Coronary heart disease in Western Collaborative Group Study, (...), in: *JAMA*, 1975, 233 (8), S. 872-877.
14. Barefoot, J.C., Dahlstrom, W.G., Williams, R.B. Jr., Hostility, CHD incidence, and total mortality: a 25-year follow-up study of 255 physicians, in: *Psychosomatic Medicine*, 1983, 45 (1), S. 59-63.
15. Rein, G., Atkinson, M., McCraty R., The physiological and psychological effects of compassion and anger, in: *Journal of Advancement in Medicine*, 1995, 8 (2), 87-105.

Kapitel 6: Im Zentrum des Herzens: die Kraftspender

1. Cathcart, J., *The Acorn Principle*, New York: St. Martin's Press, 1998, Zitat S. 179.

Kapitel 7: Das Geheimnis der Emotionen verstehen

1. *Stedman's Medical Dictionary*, Baltimore: Williams & Wilkins, 1990.
2. LeDoux, J.E., Emotion, memory, and the brain, in: *Scientific American*, 1994, 270 (6), S. 50-57.
3. Benson, H., Timeless Healing, New York: Scribner, 1996; dt. *Heilung durch Glauben: Selbstheilung in der neuen Medizin*, München: Heyne, 1998.
4. *The Random Hous College Dictionary*, New York: Random House, 1995.
5. LeDoux, J., *The Emotional Brain: The Mysterious Underpinnings of Emotional Life*, New York: Simon & Schuster, 1996; dt. Das Netz der Gefühle: wie Emotionen entstehen, München, Wien: Hanser, 1998.
6. LeDoux, J.E., Emotional memory systems in the brain, in: *Behavioural Brain Research*, 1993, 58 (1-2), S. 69-79.

7. Oppenheimer, S., Hopkins, D., Suprabulbar neuronal regulation of the heart, in: Armour, J.A., Ardell, J.L. (Hrsg.), *Neurocardiology*, New York: Oxford University Press, 1994, S. 309-341.
8. Pribram, K.H., *Brain and Perception: Holonomy and Structure in Figural Processing*, Hillsdale, NJ: Lawrence Erlbaum Associates, 1991.
9. Pert, C., *Molecules of Emotion*, New York: Scribner, 1997.
10. Frysinger, R.C., Harper, R.M., Cardiac and respiratory correlations with unit discharge in epileptic human temporal lobe, in: *Epilepsia*, 1990, 31 (2), S. 162-171.
11. McCraty, R., Barrios-Choplin, B., Rozman, D. u. a., The impact of a new emotional self-management program on stress, emotions, heart rate variability, DHEA, and cortisol, in: *Integrative Physiological and Behavioral Science*, 1998, 33 (2), S. 151-170.
12. McCraty, R., Atkinson, M., Tiller W.A., New electrophysiological correlates associated with intentional heart focus, in: *Subtle Energies*, 1995, 4 (3), S. 251-268.
13. McCraty, R., Tiller, W.A., Atkinson, M., Head-heart entrainment: A preliminary survey, in: *Proceedings of the Brain-Mind Applied Neurophysiology EEG Neurofeedback Meeting*, Key West, Florida, 1996.
14. Tiller, W., McCraty, R., Atkinson, M., Cardiac coherence: A new non-invasive measure of autonomic system order, in: *Alternative Therapies in Health and Medicine*, 1996, 2 (1), S. 52-65.
15. Lessmeier, T.J, Gamperling, D., Johnson-Liddon, V. u. a., Unrecognized paroxysmal supraventricular tachycardia: potential for misdiagnosis as panic disorder, in: *Archives of Internal Medicine*, 1997, 157, S. 537-543.
16. Goleman, D., *Emotional Intelligence*, New York: Bantam Books, 1995; dt. *Emotionale Intelligenz*, München: Deutscher Taschenbuch-Verlag, 1997.

Kapitel 8: Fürsorge und übertriebene Fürsorge

1. McCraty, R., Atkinson, M., Tomasino D. u. a., The electricity of touch: Detection and measurement of cardiac energy exchange between people, in: Pribram, K. (Hrsg.), *Brain and Values: Is a Biological Science of Values Possible?*, Mahwah, NJ: Lawrence Erlbaum Associates, 1998, S. 359-379.
2. McCraty, R., Rozman, D., Childre, D. (Hrsg.), *HeartMath: A New Biobehavioral Intervention for Increasing Health and Personal Effectiveness – Increasing Coherence in the Human System* (Arbeitstitel), Amsterdam: Harwood Academic Publishers, 1999.
3. Russek, L., Schwartz, G. Interpersonal heart-brain registration and the perception of parental love: A 42 year follow-up of the Harvard Mastery of Stress Study, in: *Subtle Energies*, 1994, 5 (3), S. 195-208.
4. Tiller, W., McCraty, R., Atkinson, M., Cardiac coherence: A new, noninvasive measure of autonomic nervous system order, in: *Alternative Therapies in Health and Medicine*, 1996, 2 (1): 52-65.
5. Quinn, J., Building a body of knowledge: Research on Therapeutic Touch 1974-1986, in: *Journal of Holistic Nursing*, 1988, 6 (1), S. 37-45.

6. Die Forschungen über menschliche Berührung an der Universität von Miami haben amerikaweit auf Untersuchungen aufmerksam gemacht, die belegen, wie positiv und stärkend sich Massage auf Frühchen, Babys und Kinder auswirkt. In: *(Fort Lauderdale) Sun-Sentinel*, 8.1.1998.
7. Field, T., Massage therapy for infants and children, in: *Journal of Developmental Behavioral Pediatrics*, 1995, 16 (2), S. 105-111.
8. Ironson, G., Field, T., Scafidi, F. u. a., Massage therapy is associated with enhancement of the immune systems's cytotoxic capacity, in: *International Journal of Neuroscience*, 1996, 84 (1-4), S. 205-217.
9. Field, T., Ironson, G., Scafidi, F. u. a., Massage therapy reduces anxiety and enhances EEG pattern of alertness and math computations, in: *International Journal of Neuroscience*, 1996, 86 (3-4), S. 197-205.
10. Green, J., Shellenberger, R., The subtle energy of love, in: *Subtle Energies*, 1993, 4 (1), S. 31-55.
11. Hafen, B., Frandsen, K., Karren, K., u. a., *The Health Effects of Attitudes, Emotions, and Relationships*, Provo, UT: EMS Associates, 1992.
12. Ornish, D., Love and Survival: *The Scientific Basis for the Healing Power of Intimacy*, New York: HarperCollins, 1998.
13. Friedmann, E., Thomas, S.A., Pet Ownership, social support, and one-year survival after acute myocardial infarction in the Cardiac Arrhythmia Suppression Trial (CAST), in: *American Journal of Cardiology*, 1995, 76 (17), S. 1213-1217.
14. Melson, G., Peet, S., Sparks, C., Children's attachment to their pets: Links to socio-emotional development, in: *Children's Environments Quarterly*, 1991, 8 (2), S. 55-65.
15. McClelland, D.C., Kirshnit, C., The effects of motivational arousal through films on salivary immunoglobulin A, in: *Psychological Health*, 1998, 2, S. 31-52.
16. Rein, G., Atkinson, M., McCraty R., The physiological and psychological effects of compassion and anger, in: *Journal of Advancement in Medicine*, 1995, 8 (2), S. 87-105.

Kapitel 9: Die Cut-Thru®-Emotionstechnik

1. LeDoux, J., *The Emotional Brain: The Mysterious Underpinnings of Emotional Life*, New York: Simon & Schuster, 1996; dt. *Das Netz der Gefühle: wie Emotionen entstehen*, München, Wien: Hanser, 1998.
2. Blakeslee, S., Complex and hidden brain in the gut makes stomachaches and butterflies, in: *New York Times*, 23.1.1996, Zitat S. C-3.
3. McCraty, R., Barrios-Choplin, B., Rozman, D. u. a., The impact of a new emotional self-management program on stress, emotions, heart rate variability, DHEA, and cortisol, in: *Integrative Physiological and Behavioral Science*, 1998, 33 (2), S. 151-170.
4. Ebbinghaus, H., Memory: *A Contribution to Experimental Psychology*, New York: Dover, 1963 (Nachdruck), 1885; dt. *Über das Gedächtnis: Untersuchungen zur experimentellen Psychologie*, Darmstadt: Wiss. Buchgesellschaft, 1992.

5. Kandel, E., Genes, nerve cells, and the remembrance of things past, in: *Journal of Neuropsychiatry*, 1989, 1 (2), S. 103-125.
6. Schacter, D., Memory and awareness, in: *Science*, 1998, 280 (3), S. 59-60.
7. Pert, C., *Molecules of Emotion*, New York: Scribner, 1997.
8. Compound being tested could ease aches of aging, in: *San Jose (CA) Mercury News*, 3.9.1995.
9. Shealy, N., A review of dehydroepiandrosterone (DHEA), in: *Integrative Physiological and Behavioral Science*, 1995, 30 (4), S. 308-313.
10. Kerr, D.S., Campbell, L.W., Applegate, M.D. u. a., Chronic stress-induced acceleration of electrophysiologic and morphometric biomarkers of hippocampal aging, in: *Society of Neuroscience*, 1991, 11 (5), S. 1316-1317.
11. Marin, P., Cortisol secretion in relation to body fat distribution in obese premenopausal women, in: *Metabolism*, 1992, 41, S. 882-886.
12. Namiki, M., Biological markers of aging, in: *Nippon Ronen Igakkai Zasshi*, 1994, 31, S. 85-95.
13. Childre, D. L., *Speed of Balance: A Musical Adventure for Emotional and Mental Regeneration*, Boulder Creek, CA: Planetary Publications, 1995. (Musik-CD und -Kassette)
14. Childre, D.L., *CUT-THRU*, Boulder Creek, CA: Planetary Publications, 1996.

Kapitel 10: Die HEART-LOCK-IN®-Herzübung

1. Paddison, S., *The Hidden Power of the Heart*, Boulder Creek, CA: Planetary Publications, 1992.
2. Kauffman, D., Face to face: Interview with Everett Koop, in: *Science & Spirit*, 1997, 9 (3), S. 9.
3. Ornish, D., *Love and Survival: The Scientific Basis for the Healing Power of Intimacy*, New York: HarperCollins, 1998.
4. Myers, D., Psychology, applied spirituality, and health: Do they relate?, in: *Science & Spirit*, 1998, 9 (3), S. 30.
5. Benson, H., *Timeless Healing*, New York: Scribner, 1996; dt. *Heilung durch Glauben: Selbstheilung in der neuen Medizin*, München: Heyne, 1998.
6. Dossey, L., *Healing Words*, San Franzisko: HarperCollins, 1993, Zitat S. 97.
7. McCraty, R., Barrios-Choplin, B., Rein, G. u. a., Music enhances the effect of positive emotional states on salivary IgA, in: *Stress Medicine*, 1996, 12, S. 167-175.
8. McCraty, R., Barrios-Choplin, B., Atkinson, M. u. a., The effects of different types of music on mood, tension, and mental clarity, in: *Alternative Therapies in Health and Medicine*, 1998, 4 (1), S. 75-84.
9. McCraty, R., Barrios-Choplin, B., Rozman, D. u. a., The impact of a new emotional self-management Programm on stress, emotions, heart rate variability, DHEA, and cortisol, in: *Integrative Physiological and Behavioral Science*, 1998, 33 (2), S. 151-170.

10. Tomasi, T., *The Immune System of Secretions*, New Jersey: Prentice-Hall, 1976.
11. Childre, D.L., *Heart Zones*, Boulder Creek: Planetary Publications, 1991; dt. *Heart Zones. Musik zur Förderung der Herzintelligenz*, Kirchzarten bei Freiburg: VAK Verlag, 1999.

Kapitel 11: Familien, Kinder und die Bedeutung des Herzens

1. Childre, D.L., *A Parenting Manual*, Boulder Creek: Planetary Publications, 1995; dt. Immer dem Herzen nach. Ein Ratgeber für Eltern, Kirchzarten bei Freiburg: VAK Verlag, 2000.
2. *National Survey on Communicating Family Values* (Auftragsarbeit der *Massachusetts Mutual Insurance Company*), Dezember 1992, Zitat S. 4.
3. Balancing work and family, *Business Week*, 16.9.1996.
4. Sacks, M., Sensory overload: Many hours in the fast lane render '90 kids bored, restless, in: *San Jose (CA) Mercury News*, 10.3.1998.
5. Resnick, M.D., Bearman, P.S., Blum, R.W. u. a.: Protecting adolescents from harm. Finding from the National Longitudinal Study on Adolescent Health, *Journal of the American Medical Association* (1997), 278 (10), S. 823-832.
6. Russek, L., Schwartz, G.E., Perceptions of parental love and caring predict health status in midlife: A 35-year follow-up of the Harvard mastery of stress study, in: *Psychosomatic Medicine*1997, 59 (2), S. 144-149.
7. Brownlee, S., Invincible kids, in U. S. *News & World Report*, 11.11.1996.
8. Beidel, D.C., Turner, S.M., At risk for anxiety: I. Psychopathology in the offspring of anxious parents, in: *Journal of the American Academy of Child and Adolescent Psychiatry*, 1997, 36 (7), S. 918-924.
9. Childre, D.L., *Teaching Children to Love*, Boulder Creek: Planetary Publications, 1996; dt. *Kannst du mit dem Herzen sehen? Mit Kindern die Herzintelligenz entdecken. 77 Spiele*, Kirchzarten bei Freiburg: VAK Verlag, 2000.

Kapitel 12: Gesellschaftliche Auswirkungen

1. Taking the stress out of being stressed out, in: *Business Week Health Wire*, 20.3.1997.
2. Rucci, A.J., Kirn, S.P., Quinn, R.T., The employee-customer-profit chain at Sears, in: *Harvard Business Review*, Januar/Februar 1998, S. 82.
3. Childre, D., Cryer, B. *From Chaos to Coherence: Advancing Emotional and Organizational Intelligence Through Inner Quality Management*, Boston: Butterworth-Heinemann, 1998, Zitat S. 4; dt. *Vom Chaos zur Kohärenz. Herzintelligenz im Unternehmen*, Kirchzarten bei Freiburg: VAK Verlag, 2000.
4. Barrios-Choplin, B., McCraty, R., Cryer, B., A new approach to reducing stress and improving physical and emotional well being at work, in: *Stress Medicine*, 1997, 13, S. 193-201.
5. Arnsten, A., The biology of being frazzled, in: *Science*, 1998, 280 (5370), S. 1711-1712.

Kapitel 13: Das Herz im 21. Jahrhundert

1. Bohm, D., Hiley, B. J., *The Undivided Universe*, Routledge, 1993, Zitat S. 382.
2. McCraty, R., Rozman, D., Childre, D. (Hrsg.), *HeartMath: A New Biobehavioral Intervention for Increasing Health and Personal Effectiveness – Increasing Coherence in the Human System* (Arbeitstitel), Amsterdam: Harwood Academic Publishers, 1999.
3. Sheldrake, R., *A New Science of Life*, Los Angeles: Tarcher, 1981; dt. *Das schöpferische Universum: die Theorie des morphogenetischen Feldes*, Frankfurt, Berlin, 1993, 1996.
4. Penrose, R., *Shadows of the Mind: A Search for the Missing Science of Consciousness*, Oxford: Oxford University Press, 1994; dt. *Schatten des Geistes: Wege zu einer neuen Physik des Bewußtseins*, Heidelberg, Berlin, Oxford: Spektrum – Akademischer Verlag, 1995.
5. Hameroff, S. R., „More neural than thou": Reply to Patricia Churland's „Brainshy", in: Hameroff, S., Kaszniak, A., Scott, A. C. (Hrsg.), *Toward a Science of Consciousness II*, Cambridge, MA: MIT Press, 1998.
6. Gough, W. C., Shacklett, R. L., The science of connectiveness; part III: the human experience, *Subtle Energies*, 1993, 4 (3), S. 187-214.
7. Tiller, W. A., *Science and Human Transformation*, Walnut Creek, CA: Pavior Publishing, 1997.

Die HEARTMATH – HERZINTELLIGENZ-Methode können Sie erleben

Retreats, Seminare und Ausbildungsprogramme

Die Ausbildungsprogramme wurden speziell entwickelt, um Ihnen Techniken an die Hand zu geben, mit denen Sie Ihre Produktivität steigern können – durch mehr Zufriedenheit am Arbeitsplatz, klare Ziele und eine bessere Gesundheit. Gleichzeitig werden Spannungen, Burn-out, körperliche Stresssymptome und negative Stimmungen abgebaut, denn die Techniken sind auf Situationen zugeschnitten, die durch Informationsüberlastung, Zeitdruck und Stress geprägt sind. Die *HeartMath LLC* bietet Programme und Einzelveranstaltungen an, um Einzelpersonen und Unternehmen dabei zu unterstützen, die HEARTMATH – HERZINTELLIGENZ-Methode zu entdecken und dauerhaft davon zu profitieren. Das *Inner Quality Management (IQM)* ist ein spezielles Programm für Einrichtungen, Organisationen und Unternehmen; es umfasst Module, die an spezielle Organisationsziele individuell angepasst werden können. Das Angebot gilt derzeit in den USA und in Großbritannien; in absehbarer Zeit werden auch in Deutschland Seminare abgehalten werden (Infos dann unter www.herzintelligenz.de). Weitere Informationen zu Ausbildungen und Seminaren in den USA erhalten Sie direkt bei:

HeartMath LLC
14700 West Park Avenue, Boulder Creek, CA 95006, USA
Internet: *http://www.heartmath.com*

Bücher, Kassetten und Lernprogramme

Die HEARTMATH – HERZINTELLIGENZ-Methode wurde von Doc Childre entwickelt und bietet einfache und bewährte Techniken und Arbeitshilfen, mit denen man die eigenen mentalen und emotionalen Reaktionen auf das Leben mit Hilfe der natürlichen und weisen Intelligenz des eigenen Herzens „managen" kann. Informationen über Bücher, Audiokassetten, CD und Lernprogramme, die auf deutsch erschienen sind, erhalten Sie unter:
VAK Verlags GmbH
Stichwort „HerzIntelligenz"
Eschbachstraße 5, D-79199 Kirchzarten bei Freiburg
Fax: (0049)-07661-987 199
E-Mail: *info@vakverlag.de*
Internet: *www.herzintelligenz.de*

Doc Childre schrieb bereits einige weitere Bücher:

- *Vom Chaos zur Kohärenz. Herzintelligenz im Unternehmen* (Kirchzarten bei Freiburg: VAK Verlag, 2000)
- *Die Herzintelligenz entdecken. Das Sofortprogramm in fünf Schritten* (Kirchzarten bei Freiburg: VAK Verlag, 1999; dazu auch die Musik *Heart Zones. Musik zur Förderung der Herzintelligenz* als CD und MC)
- *Kannst du mit dem Herzen sehen? Mit Kindern die Herzintelligenz entdecken. 77 Spiele* (Kirchzarten bei Freiburg: VAK Verlag, 2000)
- *Immer dem Herzen nach. Ein Ratgeber für Eltern* (Kirchzarten bei Freiburg: VAK Verlag, 2000)
- *Kopf oder Herz? Lifeguide für Teens* (Kirchzarten bei Freiburg: VAK Verlag, 2000)
- *Self Empowerment: The Heart Approach to Stress Management*
- *HeartMath Discovery Program: Daily Readings and Self-Discovery Exercises for Creating a More Rewarding Life*

Die Forschungen am HeartMath-Institut

Das HeartMath-Institut (IHM) ist ein gemeinnütziges Forschungszentrum, das dabei ist, unser Wissen um die menschliche Intelligenz und die Rolle, die das Herz dabei spielt, zu revolutionieren. Die wissenschaftlichen Untersuchungen am IHM zeigen, wie das Herz die Wahrnehmung, die Verarbeitung von Informationen sowie das Gleichgewicht des Hormon- und des Immunsystems beeinflusst. Diese Untersuchungen wurden in führenden medizinischen Fachzeitschriften wie *The American Journal of Cardiology, Stress Medicine und Journal of Advancement in Medicine* veröffentlicht. Auf Deutsch sind diese *Forschungsberichte zur HerzIntelligenz-Methode* direkt beim VAK-Verlag erschienen (nicht über den Buchhandel; Adresse und E-Mail siehe oben).

Außerdem baut das IHM derzeit ein Wellness-Zentrum auf und leitet ein Netzwerk kleiner Studiengruppen zur Entwicklung der Herzintelligenz.

Das HeartMath-Institut informiert Sie:

- wie Sie an eine Selbsthilfegruppe („Hub Gruppe“) gründen können
- über die Forschungsergebnisse und über Fallstudien
- wie Sie die Arbeit unterstützen können.

Weitere Informationen über das HeartMath-Institut erhalten Sie beim:
Institute of HeartMath
P.O.Box 1463, Boulder Creek, CA 95006, USA
E-Mail: *info@heartmath.org*
Internet: *http://www.heartmath.org*

Über die Autoren

Doc Childre ist der Gründer des HeartMath-Instituts (IHM), eines gemeinnützigen Forschungs- und Fortbildungszentrums, das sich zum Ziel gesetzt hat, die Rolle des Herzens für den menschlichen Organismus, die Psyche und das gesellschaftliche Leben zu erforschen und „nutzbar" zu machen. Er versammelte ein Team von Wissenschaftlern, Pädagogen und Geschäftsleuten um sich, die den Stress, dem Menschen heute ausgesetzt sind, zu ihrem Thema gemacht haben. Die Techniken der HEARTMATH® – HERZINTELLIGENZ-Methode helfen Menschen, systematisch zu lernen, ihre Herzintelligenz zu nutzen, um gesünder zu werden, sich wohler zu fühlen, effektiver zu kommunizieren und Beruf- und Privatleben befriedigender zu verbinden. Doc Childre schrieb eine ganze Reihe weiterer Bücher, die die Anwendungen des HEARTMATH – HERZINTELLIGENZ-Systems ausführen (deutsch bei VAK).

Howard Martin ist Berater für Führungskräfte am o.g. IHM (Boulder Creek, Kalifornien) und hat das HEARTMATH – HERZINTELLIGENZ-System maßgeblich mitentwickelt.

Donna Beech half dabei, dem Buch seine sprachliche Gestalt zu geben.

Dr. Susanne Marx:

HerzIntelligenz® kompakt

Gesund und gelassen, klar und kreativ

Leseprobe: www.vakverlag.de

Das leicht erlernbare Übungsprogramm aktiviert Ihre Herzintelligenz im Handumdrehen und macht sie im Alltag praktisch nutzbar. Die Methode baut Angst, Sorgen und Stress ab, hilft bei Erschöpfung und Schlaflosigkeit, senkt Bluthochdruck und stabilisiert Ihren Herzrhythmus. Sie erleichtert die Entscheidungsfindung, steigert Ihre Kreativität und Produktivität und verbessert Ihre Kommunikation. Der kompakte Ratgeber im Taschenformat präsentiert die Grundzüge der wissenschaftlich fundierten HerzIntelligenz®-Methode auf einen Blick.

112 Seiten, Flexocover (10 x 15,5 cm)
ISBN 978-3-86731-063-5

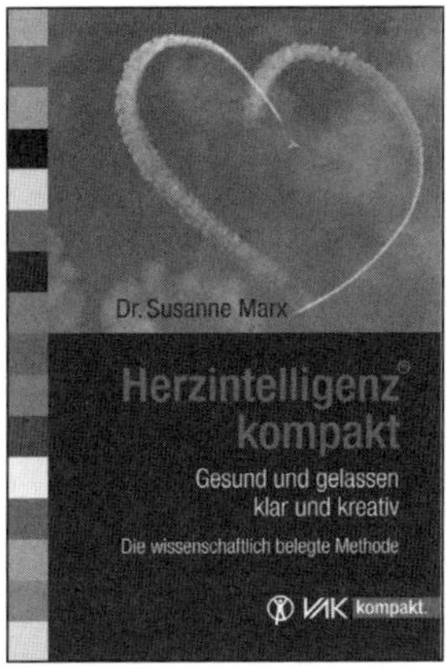

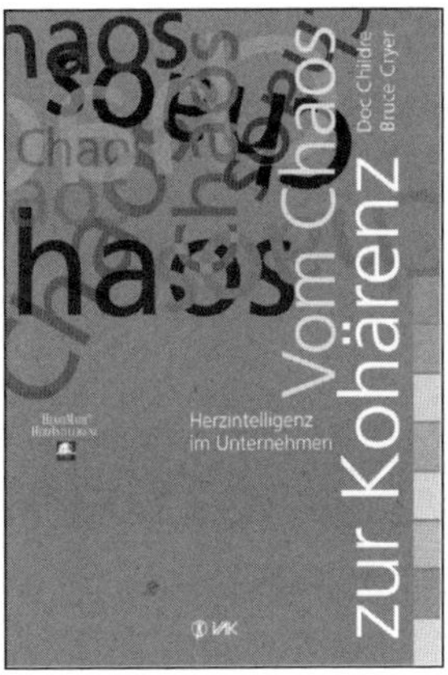

Doc Childre, Bruce Cryer:

Vom Chaos zur Kohärenz

Herzintelligenz im Unternehmen

Reihe: HeartMath – HerzIntelligenz

Leseprobe: www.vakverlag.de

Inner Quality Management® – das ist ein brillanter und neuer Ansatz: Mit ihm finden Unternehmen und Angestellte leistungsstark und gesund den Weg aus der Stress-Schraube. Im Mittelpunkt: die Herzintelligenz.
Inner Quality Management® umfasst Aspekte wie: Selbstmanagement, kohärente Kommunikation, besseres Betriebsklima, Strategien und Neuerungen.

276 Seiten, 24 Abbildungen, Paperback (15 x 21,5 cm)
ISBN 978-3-932098-65-9

Doc Childre:

Immer dem Herzen nach

Ein Ratgeber für Eltern

Reihe: HeartMath – HerzIntelligenz

Leseprobe: www.vakverlag.de

In diesem Buch zeigt der Autor, wie Eltern ihre Kinder mit dem Herzen sehen und diese Fähigkeit auch ihren Kindern vermitteln können. Seine HerzIntelligenz-Methode hilft Familien, einfühlsamere Kommunikation zu entwickeln, emotionale Schmerzen zu mindern und die zwischenmenschlichen Beziehungen zu verbessern. Mit den leicht zu erlernenden, wissenschaftlich getesteten Techniken können Eltern bei ihren Kindern Selbstwertgefühl und Selbstachtung fördern.

194 Seiten, Paperback (15 x 21,5 cm)
ISBN 978-3-932098-62-8

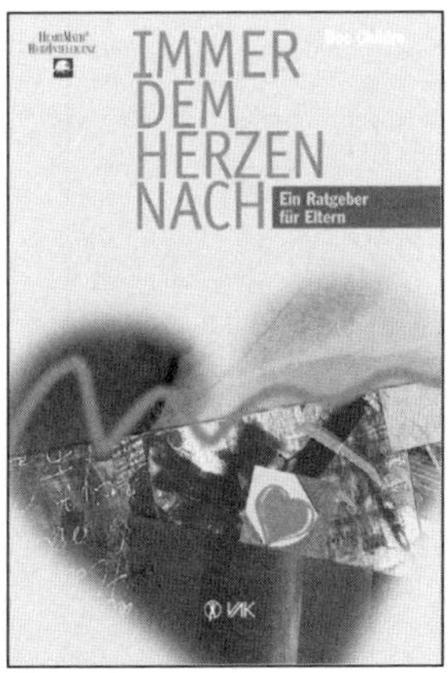

Bestellen Sie unsere kostenlosen Kataloge: www.vakverlag.de